国家出版基金项目
NATIONAL PUBLICATION FOUNDATION

"十三五"國家重點出版物出版規劃項目

本草綱目研究集成

總主编 張志斌 鄭金生

本草綱目影校對照 二

百病主治藥

張志斌 鄭金生 校點

科学出版社
龍門書局
北京

圖書在版編目（CIP）數據

本草綱目影校對照. 二, 百病主治藥 / 張志斌, 鄭金生校點. — 北京 : 龍門書局, 2017

（本草綱目研究集成）

“十三五”國家重點出版物出版規劃項目　國家出版基金項目

ISBN 978-7-5088-5218-8

Ⅰ. ①本… Ⅱ. ①張… ②鄭… Ⅲ. ①《本草綱目》 Ⅳ. ①R281.3

中國版本圖書館CIP數據核字（2017）第121411號

責任編輯：鮑　燕　曹麗英 / 責任校對：李　影

責任印制：肖　興 / 封面設計：黃華斌

科學出版社
龍門書局 出版

北京東黃城根北街16號

郵政編碼：100717

http://www.sciencep.com

北京利豐雅高長城印刷有限公司 印刷

科學出版社發行 各地新華書店經銷

*

2017年8月第　一　版　開本：787×1092 1/16

2017年8月第一次印刷　印張：50

字數：1182 000

定價：398.00圓

（如有印裝質量問題，我社負責調換）

本草綱目研究集成

學術指導委員會

主　任　王永炎

委　員　曹洪欣　黄璐琦　吕愛平
　　　　謝雁鳴　王燕平

本草綱目研究集成

編輯委員會

總 主 編　張志斌　鄭金生

常　　委　王家葵　鄔家林　王咪咪　華林甫
　　　　　汪惟剛

編　　委　趙中振　郝近大　曹　暉　李鍾文
　　　　　梅全喜　于大猛　侯酉娟

學術秘書　于大猛

總序

進入二十一世紀，面向高概念時代，科學、人文互補互動，整體論、還原論朝向融通共進。中醫學人更應重視傳承，并在傳承基礎上創新。對享譽全球的重大古醫籍做認真系統的梳理、完善、發掘、升華，而正本清源，以提高學術影響力。晚近，雖有運用多基因網絡開展證候、方劑組學研究，其成果用現代科技語言表述，對醫療保健具有一定意義。然而積學以啟真，述學以爲道，系統化、規範化，多方位、高層次的文獻研究，當是一切中醫藥研究項目的本底，確是基礎的基礎，必須有清醒的認識，至關重要。

中醫千年古籍，貴爲今用。然古籍之所以能爲今用，端賴世代傳承，多方詮釋，始能溝通古今，勵行繼承創新。深思中醫學的發展史，實乃歷代醫家與時俱進，結合實踐，對前輩賢哲大家之醫籍、理論、概念、學説進行詮釋的歷史。而詮釋的任務在於傳達、翻譯、解釋、闡明與創新。詮釋就是要在客體（即被詮釋的文本）框架上，賦予時代的精神，增添時代的價值。無疑，詮釋也是創新。

明代李時珍好學敏思，勤于實踐，治學沉潛敦厚。博求百家而不倦，確系聞名古今之偉大醫藥科學家，備受中外各界人士景仰。明代著名學者王世貞稱其爲「真北斗以南一人」，莫斯科大學將其敬列爲世界史上最偉大的六十名科學家之一（其中僅有兩位中國科學家）。其巨著本草綱目博而不繁，詳而知要，求性理之精微，乃格物之通典。英國著名生物學家達爾文稱之爲「中國古代百科全書」。二〇一一年本草綱目被聯合國教科文組織列入「世界記憶名録」（同時被列入僅兩部中醫藥古籍），實爲中國傳統文化之優秀代表。欲使這樣一部不朽的寶典惠澤醫林，流傳後世，廣播世界，更當努力詮釋，整理發揚。此乃本草綱目研究集成叢書之所由作也。

中國中醫科學院成立六十年以來，前輩學者名醫于坎坷中篳路藍縷，負重前行，啟迪後學，篤志薪火傳承。志斌張教授、金生鄭教授，出自前輩經緯李教授、繼興馬教授之門下，致力醫史文獻研究數十年，勤勉精進，研究成果累累。二〇〇八年歲末，志斌、金生二位學長，联袂應邀赴德國洪堡大學，參與本草綱目研究國際合作課題。歷時三年餘，所獲甚豐。二〇一一年兩位教授歸國後，向我提出開展本草綱目系列研究的建議，令我敬佩。這是具有現實意義的大事，旋即與二位共議籌謀，欲編纂成就一部大型叢書，命其名曰本草綱目研究集成。課題開始之初，得到中醫臨床基礎醫學研究所領導的支持，立項開展前期準備工作。二〇一五年本草綱目研究集成項目獲得國家出版基金資助。此爲課題順利開展的良好機遇與條件。

中醫藥學是將科學技術與人文精神融合得最好的學科，而本草綱目則是最能體現科學百科精神的古代本草學著作，除了豐富的醫藥學知識之外，也飽含語言文字學、儒釋道學、地理學、歷史學等社會科學內容與生物學、礦物學、博物學等自然科學內容，真可謂是「博大精深」。要做好、做深、做精本草綱目的詮釋研究，實非易事。在志斌、金生二教授具體組織下，聯合國內中醫、中藥、植物、歷史地理、語言文字、出版規範等方面專家，組成研究團隊。該團隊成員曾完成中華大典下屬之藥學分典、衛生學分典、醫學分典婦科總部，以及海外中醫珍善本古籍叢刊、温病大成、中醫養生大成等多項大型課題與巨著編纂。如此多學科整合之團隊，不惟多領域知識兼備，且組織及編纂經驗豐富，已然積累衆多海内外珍稀古醫籍資料。是爲本草綱目研究集成編纂之堅實基礎。

李時珍生於明正德十三年（一五一八）。他窮畢生之智慧財力，殫精竭慮，嘔心瀝血，經三次大修，終於明萬曆六年（一五七八）編成本草綱目。至公元二〇一八年，乃時珍誕辰五百周年，亦恰逢本草綱目成書四百四十周年。志斌、金生二教授及其團隊各位學者能團結一心，與科學出版社精誠合作，潛心數年，將我國古代名著本草綱目研究推向一個高峰！此志當勉，此誠可嘉，此舉堪贊！我國中醫事業有這樣一批不受浮躁世風之影響，矢志不渝於「自由之思想，獨立之精神」的學者，令我備受鼓舞。冀望書成之時培育一輩新知，壯大團隊。感慨之餘，聊撰數語，樂觀厥成。

中央文史研究館館員
中國工程院院士
王永炎

丙申年元月初六

總前言

本草綱目研究集成是本着重視傳承，并在傳承基礎上創新之目的，圍繞明代李時珍本草綱目（此下簡稱綱目）進行系統化、規範化，多方位、高層次整理研究而撰著的一套學術叢書。綱目不僅是中華民族傳統文化的寶典，也是進入「世界記憶名録」，符合世界意義的文獻遺産。欲使這樣一部寶典惠澤當代，流芳後世，廣播世界，更當努力詮注闡釋，整理發揚。本叢書針對綱目之形制與内涵，以「存真、便用、完善、提高、發揚」爲宗旨，多方位進行系統深入研究，撰成多種專著，總稱爲本草綱目研究集成。

我國偉大的醫藥學家李時珍，深明天地品物生滅無窮，古今用藥隱顯有異；亦熟諳本草不可輕言，名不核則誤取，性不核則誤施，動關人命。故其奮編摩之志，窮畢生精力，編成綱目巨著。至公元二〇一八年，乃李時珍誕辰五百周年，亦恰逢綱目成書四百四十周年。當此之際，我們選擇綱目系列研究作爲一項重點研究課題，希望能通過這樣一項純學術性的研究，來紀念偉大的醫藥學家李時珍。

爲集思廣益，本課題成員曾反復討論應從何處着手進行具有創新意義的研究。綱目問世四百餘年間，以其爲資料淵藪，經節編、類纂、增删、續補、闡釋之後續本草多至數百。中、外基於綱目而形成的研究專著、簡體標點、注釋語譯、外文譯注等書，亦不下數百。至於相關研究文章則數以千計。儘管如此，至今綱目研究仍存在巨大的空間。諸如綱日文本之失真，嚴格意義現代標點本之缺如，系統追溯綱目所引原始文獻之空白，綱目藥物及藥圖全面研究之未備，書中涉及各種術語源流含義研究之貧乏，乃至綱目未收及後出本草資料尚未得到拾遺彙編等等，都有待完善與彌補。

在明確了綱目研究尚存在的差距與空間之後，我們決定以「存真、便用、完善、提高、發揚」爲宗旨，編撰下列九種學術研究著作。

一、本草綱目導讀：此爲整個叢書之「序曲」。該書重點任務是引導讀者進入綱目這座宏偉的「金谷園」。

二、本草綱目影校对照：將珍貴的綱目金陵本原刻影印，并結合校點文字及校記脚注，采用單雙頁對照形式，以繁體字豎排的版式配以現代標點，并首次標注書名綫、專名綫。這樣的影印與校點相結合方式，在綱目研究中尚屬首創。此舉旨在最大程度地保存綱目原刻及文本之真，且又便於現代讀者閱讀。

三、本草綱目詳注：全面注釋書中疑難詞彙術語，尤注重藥、病、書、人、地等名稱。此書名爲「詳注」，力求選詞全面，切忌避難就易。注釋簡明有據，體現中外現代相關研究成果與中醫特色，以求便於現代運用，兼補綱目某些語焉不詳之憾。

四、本草綱目引文溯源：綱目「引文溯源」方式亦爲該叢書首創。綱目引文宏富，且經李時珍删繁汰蕪，萃取精華，故文多精簡，更切實用。然明人好改前人書，李時珍亦未能免俗，其删改之引文利弊兼存。此外，綱目雖能標注引文出處，却多有引而不確、注而不明之弊。本書追溯時珍引文之原文，旨在既顯現李時珍錘煉引文之功力，又保存綱目引文之真、落實文獻出處，提高該書的可信度，以便讀者更爲準確地理解綱目文義。

五、本草綱目圖考：此書研究角度乃前所未有。該書將金陵本、錢（蔚起）本、張（紹棠）本三大系統藥圖（各千餘幅）逐一進行比較，考釋綱目藥圖異同之原委，及其與前後本草藥圖之承繼關係，有助於考證藥物品種之本真，彌補綱目原藥圖簡陋之不足。

六、本草綱目藥物古今圖鑒：以綱目所載藥物爲單元，彙聚古代傳統本草遺存之二萬餘幅藥圖（含刻本墨綫圖及手繪彩圖），配以現代藥物基原精良攝影，并結合現代研究成果，逐一考察諸圖所示藥物基原。該書藥物雖基於綱目，然所鑒之圖涉及古今，其便用、提高之益，又非局促於綱目一書。

七、本草綱目辭典：此書之名雖非首創，然編纂三原則却係獨有：不避難藏拙、不抄襲敷衍、立足時珍本意。堅持此三原則，旨在體現專書辭典特色，以別於此前之同名書。所收詞目涉及藥、病、書、人、地、方劑、炮製術語等，以及冷僻字詞典故。每一詞條將遵循史源學原則，追溯詞源，展示詞證，保證釋義之原創性。此書不惟有益於閱讀綱目，亦可有裨於閱讀其他中醫古籍。

八、本草綱目續編：該書雖非詮釋綱目，却屬繼承時珍遺志，發揚綱目傳統之新書。該書從時珍未見之本草古籍及時珍身後涌現之傳統醫藥書（截止於一九一一年）中遴選資料，擷粹删重，釋疑辨誤，仿綱目體例，編纂成書。該書是繼綱目之後，對傳統本草知識又一次彙編總結。

九、本草綱目研究札記：這是一部體裁靈活，文風多樣，内容廣泛的著作。目的在於展示上述諸書在校勘、注釋、溯源、考釋圖文等研究中之思路與依據。綱目被譽爲「中國古代的百科全書」，凡屬上述諸書尚未能窮盡之綱目相關研究，例如綱目相關的文化思考與文字研究等，都可以「研究札記」形式進入本書。因此，該書既可爲本叢書上述子書研究之總「後臺」，亦可爲綱目其他研究之新「舞臺」，庶幾可免遺珠之憾。

本叢書學術指導委員會主任王永炎院士對詮釋學有一個引人入勝的理解，他認爲，詮釋學的任務在於傳達、解釋、闡明和創新，需要獨立之精神，自由之思想。本書的設計，正是基於這樣的一種精神。我們希望通過這樣可以單獨存在的各種子書，相互緊密關聯形成一個有機的整體，以期更好地存綱目之真，使詮釋更爲合理，闡明更爲清晰，寓創新於其中。通過這樣的研究，使綱目這一不朽之作在我們這一代的手中，注入時代的血肉，體現學術的靈魂，插上創新的翅膀。

當然，我們也深知，綱目研究的諸多空白與短板，并非本叢書能一次全部解決。在綱目整理研究方面，我們不敢説能做到完美，但希望我們的努力，能使綱目研究朝着更爲完美的方向邁進一大步。

張志斌　鄭金生

二〇一六年二月十二日

前言

本草綱目影校對照是本草綱目研究集成叢書之一種，主要任務爲「存真」與「便用」。「存真」即存本草綱目（下簡稱綱目）古籍原貌之真、顯李時珍原意之真。「便用」即方便現代讀者閱讀理解及使用。

現代綱目研究在「存真」、「便用」方面已取得了若干進展。例如綱目金陵本已多次影印，簡體校點本亦有多種。校點本中影響最大的是人民衛生出版社首次校點本（劉衡如校）、華夏出版社新校注本（劉衡如、劉山永校注）。此外，前輩學者尚志鈞、錢超塵所校綱目亦都具有很高的學術水準。

本書充分汲取上述工作已取得的成果，又經反復討論，廣泛咨詢，希冀在以下五個方面予以拓展：影校對照、繁體豎排、全式標點（新式標點，加上書名綫與專名綫）、保留原版式用意，以及同版多底本核校。

一　影校對照

中外單一的綱目影印已有多次，但迄今爲止尚未見綱目全本影校對照。近幾十年來校點綱目多采用金陵本，此因金陵本最接近李時珍綱目之真。然指望單一文字校勘以存綱目之真又談何容易！古人云：「校書如掃塵，旋掃旋生。」一個經過現代録入、校排的本子即便達到了最嚴格的出版要求（萬分之一差錯率），則綱目一百九十萬字仍有可能存在一百九十個訛誤！因此，采用影印與校點相對照的方式（簡稱「影校對照」）則可彌補單一校點、單一影印之不足。本書之「影校對照」，即在雙頁展示彩色金陵本書影，單頁給出相應的校點文字并出示校記。在同視野中展現影印、校點頁面，可取相得益彰之效。

本草綱目研究集成叢書中，還設計了本草綱目引文溯源、本草綱目詳注、本草綱目辭典等子書。此數書承擔了綱目引書原文追溯、綱目名詞術語及相關難點解釋等功能。因此本書之「校」，則專注於校正綱目編印過程中之文詞謬誤（兼及部分重要文獻出處錯誤），但注意保存李時珍原意之真。李時珍引文或糅合諸家之文，或以己意改易原文。此等引文只要文理通順，一般不改不注，不爲追求使綱目引文與原文保持一致而喪失綱目原文之真。凡屬李時珍原意，即便後人考其失誤（如全書皆誤出周憲王、李延飛等名稱），仍保留原文，僅加注指出此誤。至於時珍所引之書原文溯源、詞語釋義、義理辨析、藥物品種考訂之類的问題，將留待前述其他專門子書去解決。

二　繁體豎排

國内迄今已出版的綱目校點本無一例外都是簡體字本，且絶大多數是横排本。某些繁體字轉化成簡體字，會導致古籍原始信息丢失。例如：本草書中的「鬱金」與「郁李」、「射干」與「乾薑」、「生薑」與「姜公魚」三組中藥名，其中不同的「鬱」與「郁」、「干」與「乾」、「薑」與「姜」，在簡體字本中就成了相同的「郁」、「干」、「姜」。這類轉换很難尋回原字的形狀與意義，最終或導致永久丢失原字所含信息。

現代簡體字的制定着眼於方便一般民衆的閲讀理解，尚未充分顧及某些專業術語的特殊性。例如，中醫書中的「南面」與「南麪」，前者是指朝南的方位，後者則指南方的麪食。如果采用簡體字表達，兩個風牛馬不相及的概念就混爲一談了。因此，在重要中醫古籍整理中，采用繁體字可以提升存真的程度，避免原始信息丢失。有了繁體字本的基礎，再進行簡體字的整理工作，就可避免簡體字本難以還原的弊病。鑒於綱目至今缺乏繁體校點本，我們選用繁體字來校點綱目全書的意義就不言而喻了。

采用繁體字整理綱目，雖然避免了簡體字易丢失信息之弊，但其難度并没有因此而減輕。因爲古籍中繁體字存在着複雜的異體字取捨问題。二〇一三年版的通用規範漢字表適用於現代簡體字規範，却不盡適用於專業古籍的繁體字整理。因此，必須事先進行深入的相關文字研究。關於本書處理綱目繁體用字的各種問題，本書校後記將詳細羅列。至於本書采用豎排，主要是方便與影印頁的版式對照，并便於體現綱目金陵本原版式特殊含義（詳見下文）。

三 全式標點

全式標點除了使用新式標點諸種符號外，還特別使用了書名綫（波紋綫）與專名綫（直綫）。其中用書名綫代替書名號，用於標注書名及篇名。

關於書名綫

從劉衡如先生開始，現代各種綱目校點本都不加説明地略去了書名號。按説這不符合現代校點的規範要求，但後續校點者都心照不宣地避開這一難題。李時珍對引文出處的標示确實不規範，要逐一認定其所引全部書名并非易事。如食療本草，或簡稱「食療」、「食療方」，或稱「孟詵本草」，或以作者姓或名（「孟詵」、「孟氏」、「詵」及「張鼎」、「鼎」）來代替出處。更有甚者，如綱目「獼猴」之别名「王孫」注出「柳文」。「柳文」究竟是書名？人名？文章名？或某人之書簡稱？不加考察確實難以分辨。劉衡如先生以個人之力首次校點綱目，暫時避開這一難題情有可原。在綱目校點本出現三十多年後，我們再次校點綱目還不解決這一問題，如何向讀者交代?

標示綱目引用書名的確不易。例如「本經」，一般人會以爲是神農本草經的簡稱，實際上并非全都如此。綱目玄石云「【弘景曰】本經慈石，一名玄石」，此「本經」確指神農本草經。但綱目大黄云「【震亨曰】大黄苦寒善泄，仲景用之瀉心湯者，正因少陰經不足，本經之陽亢甚無輔……」，此「本經」指的是少陰經脈。而綱目芍藥云:「【别録曰】芍藥生中嶽川谷及丘陵……【承曰】本經芍藥生丘陵。」據上下文，此「本經」實指别録。最後這一類的「本經」是指作者「所本之經」，即其所依據的前人著作。因此遇到此類「本經」，必須將其引文逐條與神農本草經核對，才能判定是本經，還是「所本之經」，方能決定是否標示書名綫。因此準確標示書名綫，關係到考鏡本草學術之源流，絶非小事。

關於專名綫

現代青年讀者可能對專名綫接觸甚少，不明其用。專名綫用于標示專有名詞，包括地名、人名、朝代名、年號名等等。

以地名爲例：綱目紫石英有云:「烏程縣北隴山所出。」此「北隴山」是縣北的「隴山」?抑或山名「北隴山」?只有由專門的歷史地理學者在考證該地名的歷史沿革基礎上，才能確定如何標示專名綫。此句加上正確的專名綫則爲：「烏程縣北壟山」。即位於烏程縣北的壟山。可見沒有專業知識，要想標好專名綫是很困難的。

人名、朝代、年號也常出現疑似易混的問題。熟諳歷史的人知道「梁貞白先生」並非姓梁名貞白，而是梁代的貞白先生（即陶弘景）。但對一般的讀者，則必須將此名詞標示專名綫「梁貞白先生」，才能一目了然。又如「唐永徽故事」，不是關於「唐永徽」此人的故事，而是唐代永徽年間的舊事。

更冷僻一些的名詞，則需要深入考察。例如「宋齊丘化書」，據四庫全書提要考證，該書乃南唐譚峭所撰化書，被宋齊丘剽竊更名。李時珍或直引其名「宋齊丘」。然此「宋齊丘」非指宋代的齊丘，而是五代南唐人，姓宋名嵩，號齊丘子，人稱宋齊丘。所以，其專名號應該標作：「宋齊丘化書」。

當地名與人名并稱時，也會增加專名號標示的難度。如綱目中提到「菑川王美人」，此指菑川（地名）的王姓美人？抑或指菑川王的嬪妃？經深入考證原文所指之後，才知道正確的專名綫當爲「菑川王美人」，亦即「菑川王的嬪妃」之義。

專名綫標注涉及名詞多，難度更有甚於書名綫。因爲書名古今變化不大，又有書志或現存書籍可考。但地名與人名的查找更困難，這些名詞混雜起來就更是難上加難。所以，我們選擇全式標點，實際上是自出難題，向自己發起挑戰。要解決這一難題，就必須采用史源學方法，全面考察綱目所出人名、書名、地名，并對綱目引文進行溯源，才有可能最大限度地解決書名綫、專名綫的標示問題。經過數年的努力，我們已經基本完成了綱目中專名、書名的考察，并在本草綱目研究集成叢書中設立本草綱目引文溯源子書，以保證綱目全式標點有扎實穩固的研究基礎。

四　保留原版式用意

綱目金陵版爲豎排版式，但該版某些横向排列内容也有深意。例如金陵本引據古今經史百家書目中，某些同類書名末字相同的書籍排在同一横列。如圖一的第一、第三横列大多是「譜」，第二横列則大多是「志」。遺憾的是，僅十年之隔的江西本就忽略了金陵本排列原意，將原本的三列改爲兩列（見圖二）。此後現代横排校點本更難看到金陵本原版式用意。因此，保持繁體字豎排，就有可能保留金陵本原版式用意，達到更大的存真效果（見圖三）。

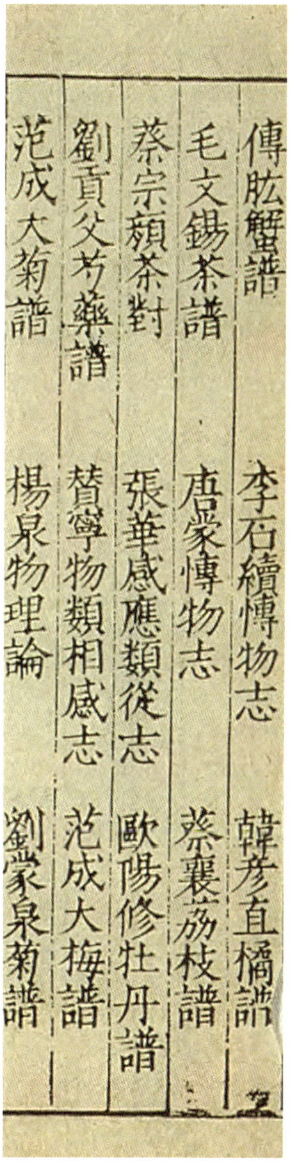

圖一　金陵本百家書目葉書影

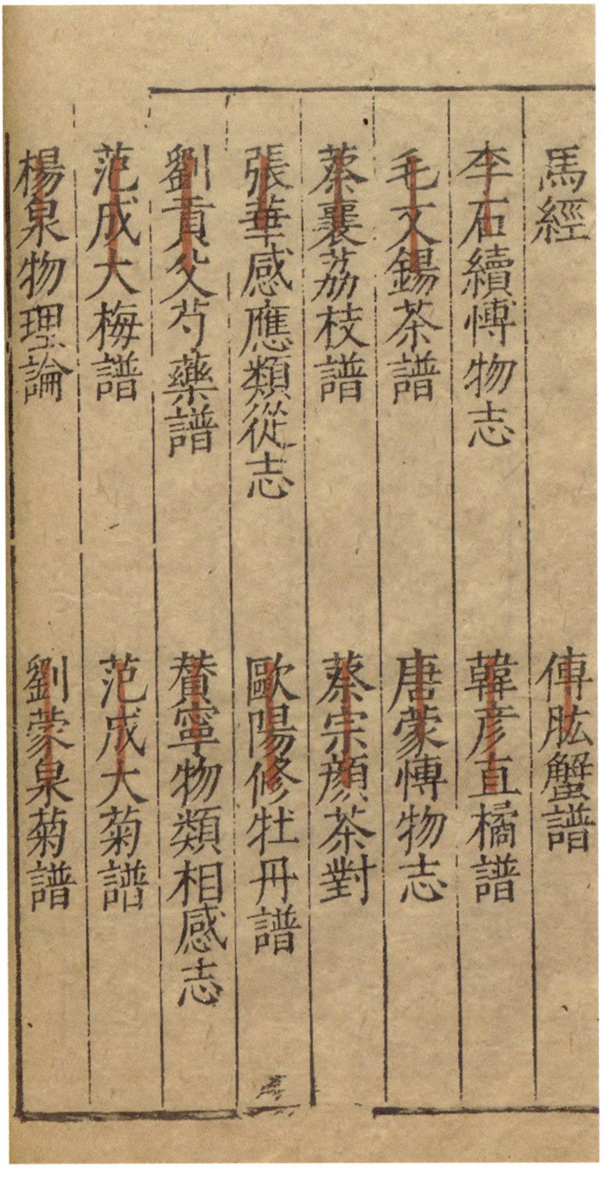
馬經 傅肱蟹譜
李石續博物志 韓彥直橘譜
毛文錫茶譜 唐蒙博物志
蔡襄荔枝譜 蔡宗顏茶對
張華感應類從志 歐陽修牡丹譜
劉貢父芍藥譜 贊寧物類相感志
范成大梅譜 范成大菊譜
楊泉物理論 劉蒙泉菊譜

圖二 江西本百家書目葉書影

傅肱蟹譜 李石續博物志 韓彥直橘録
毛文錫茶譜 唐蒙博物志 蔡襄荔枝譜
蔡宗顏茶對 張華感應類從志 歐陽修牡丹譜
劉貢父芍藥譜 贊寧物類相感志 范成大梅譜
范成大菊譜 楊泉物理論 劉蒙菊譜

圖三 本草綱目影校對照同葉模拟書影

金陵本版式最能反映李時珍的原意，即將具有某一特征的書名平行排列。除上述書名末字相同的書籍之外，有時還將同一作者的書置於同一横列，例如「張仲景金匱玉函方」、「張仲景傷寒論」在同一横列中并排，還有「孫真人千金備急方」「孫真人千金翼」、「孫真人千金髓方」等，都是横向排在一起。若變更版式，就不能一目了然看到其中的聯繫。此外，在綱目金陵版卷二還有多處使用了特殊版式，對理解原文含義均有裨益，茲不贅述。

五　同版多底本核校

綱目各種現代點校本都注意到找一個最爲可靠的底本，故金陵本是大家廣爲運用的底本。但今存各種金陵本在流傳過程中，會有不同的收藏者。這些藏書人的收藏目的可能各不相同。出於實用目的，某些藏書人可能對書中闕、損、訛、脱等問題進行一些修改。而爲了保持書籍的美觀，這種修改可能采用高精度描改方式，使之不易被察覺。對此現象，錢超塵先生早在二〇〇三年就已在北京中醫大學學報上撰文予以批評。若使用經過補訂修改過的某一底本，就很難盡可能准確地反映金陵本的原貌。當今綱目金陵本全世界僅存八部全帙（據日本學者真柳誠先生的最新研究，現存部數可能更多），分藏三個國家的圖書館。其中我國存有兩部，且均是各館的鎮館之寶，輕易不以示人。因此即便學風嚴謹的學者，也很難做到同時采用多種金陵本參校。下面舉兩個因單一底本致誤之例。

其一，卷十七「藺茹」條「根」之「氣味」：「【普曰】神農：辛。岐伯：酸、鹹，有毒。李當之：大寒。【之才曰】甘草爲之使，惡麥門冬。」其中「有毒」與「惡麥」四個字，因此葉原書版刻缺損左下角而字殘闕。核對日本國會本、内閣本、美國國會本、中研院（中國中醫科學院）本均如此（見圖四至图七），惟上圖本經描補（見圖八）。其描補的「有毒」「惡」三字，可謂是天衣無縫，惟有最後一個「麥」低於正常行格，可被看出。因此，此前的校點本可能用的都是上圖本作爲底本，均只校出了一個「麥」字，其校語反映的并非金陵本原貌。

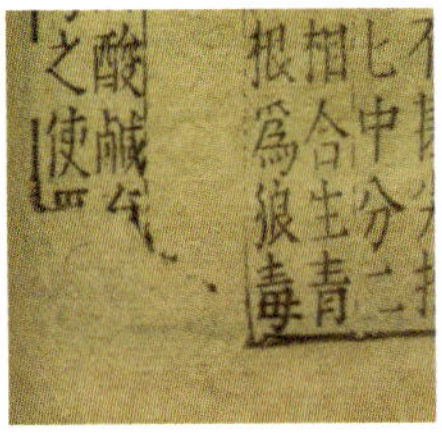
圖四　美國國會本藺茹

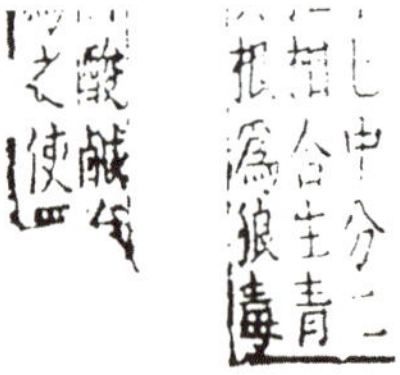
圖五　内閣本藺茹

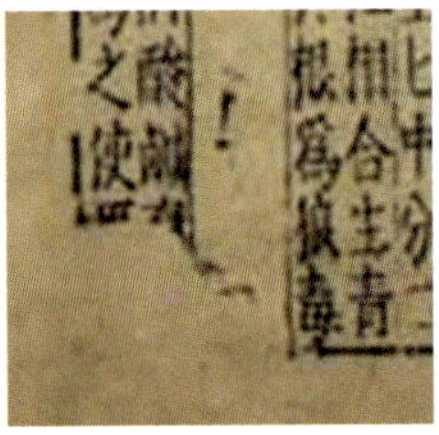
圖六　中研院本藺茹

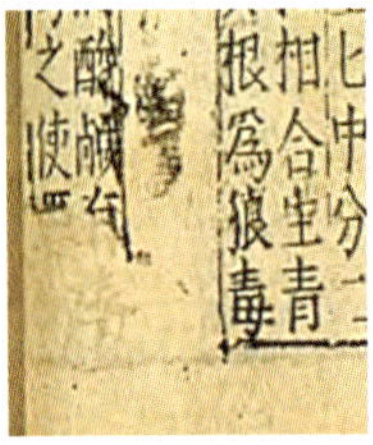
圖七　日本國會本藺茹

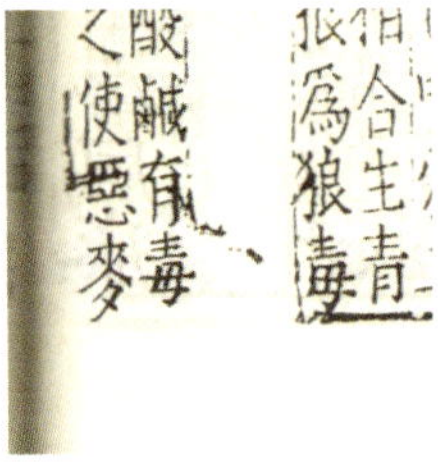
圖八　上圖本藺茹

其二，卷十八旋花條「釋名」：「【炳曰】旋葍當作葍旋音福鏇，用根入藥。別有旋覆音璿伏，用花入藥。今云旋葍，誤矣。【頌曰】別録言其根主續筋，故南人呼爲續筋根。一名𤜣腸草，象形也。【宗奭曰】世俗謂之鼓子花，言其花形肖也。【時珍曰】其花不作瓣狀，如軍中所吹鼓子，故有旋花、鼓子之名。」這一葉中，第一至四行的第十二字「用、呼、言、有」（凡四字），均缺損。還是一樣的問題，上圖本與中研院本經相對精細的描補（見圖九、十），不易分辨。其他，除內閣本尚保留原貌外（見圖十一），日本國會本與美國國會本也經過某些描補，但描補的方式比較粗略，甚至用的是紅筆（圖十二、圖十三）。通過五本對照，描補的問題則昭然顯示。同理，單一使用上圖本作爲底本的學者，就注意不到此處金陵本的原貌。

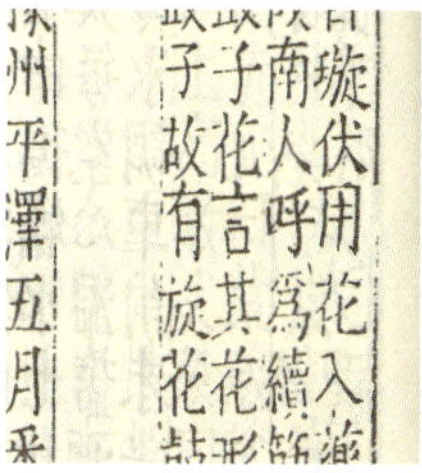
圖九　上圖本旋花

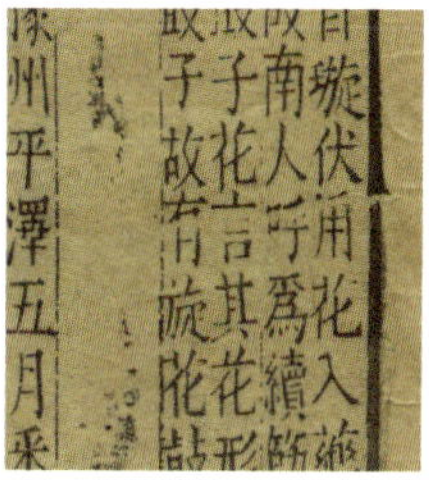
圖十　中研院本旋花

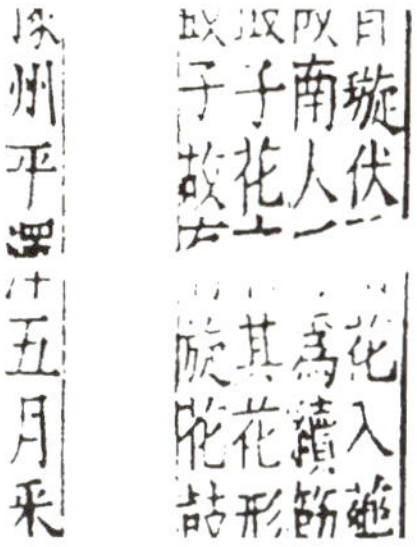
圖十一　內閣本旋花

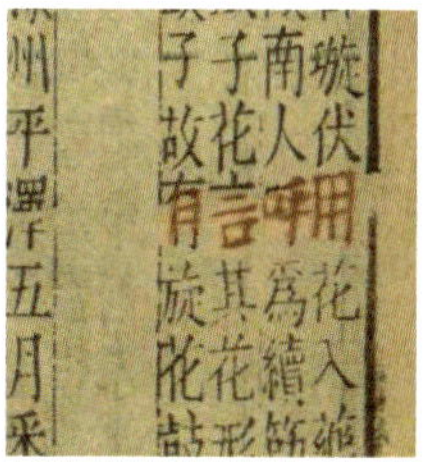
圖十二　日本國會本旋花

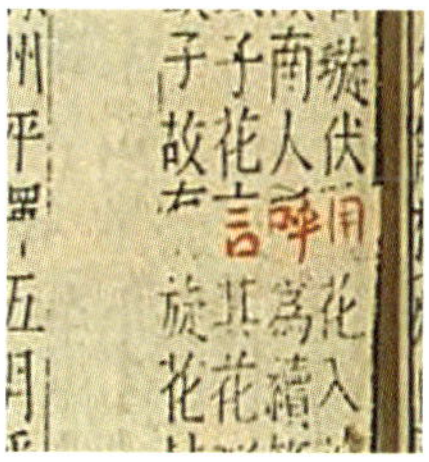
圖十三　美國國會本旋花

針對綱目這樣一部前人已經做過多次校點的偉大著作，如果想要在前人的基礎上有所超越，再次整理必須采取同版多底本進行核校。我們課題在前期工作中，爲了應對現存本草綱目若干金陵本被收藏者描補修改的問題。收集了現存八個全帙本中的五個。即：上海圖書館、中國中醫科學院圖書館、日本國立公文書館内閣文庫、日本國會圖書館、美國國會圖書館的藏本，以求得覽綱目金陵本最真實的原本面貌。

我們課題組希望在影校對照、繁體字豎排、加注書名綫與專名綫、保留原版式用意、同版多底本核校，這五個方面填缺補漏，精益求精，以期傳達更能存真，解釋更爲合理，闡述更爲清晰。但上述工作存在諸多困難，我們不敢説已經做得很好，但希望儘可能地朝着完美方向前進一步。歡迎中醫藥界同仁、各界朋友、各位讀者對本書校點所做的工作及存在的問題提出批評指正。

張志斌　鄭金生

二〇一七年二月八日

校點凡例

一、本書采用影印與校點結合、分單雙頁對照形式整理本草綱目（以下簡稱綱目）。校點部分使用繁體字、豎排，并儘量保持綱目金陵本原版式，以利存真、便讀。

二、本書影校以日本國會圖書館所藏金陵本爲底本（簡稱日本國會本），必要時核校另外四部金陵本：美國國會圖書館（美國國會本）、日本國立公文書館内閣文庫（内閣本）、中國中醫科學院圖書館（中研院本）、上海市圖書館（上圖本）藏本。

三、綱目版本除金陵本爲祖本外，明清時存在三個版本系統：江西本、錢蔚起本（錢本）、張紹棠本（張本）。今取江西本爲主校本，必要時參校錢本與張本，并充分汲取現代校勘研究成果，如人民衛生出版社劉衡如校點本（人衛本）、華夏出版社劉衡如、劉山永校注本（華夏本）、上海科學技術出版社錢超塵等校點本（上科本）、安徽科學技術出版社尚志鈞、任何校點本（安科本）等。參校本中還有李時珍曾大量引用的證類本草、普濟方等多種書籍。上述校勘用書及其版本等相關信息詳見本書末所附校後記。

四、本書專注於校正綱目編印過程所致文詞（或重要出處）謬誤，但注意保存李時珍原意之真。綱目引文或有化裁、增減，只要不悖原意、文理通順者，一般不改不注。若可能屬李時珍原意之誤，則出注指誤，不改原文。鑒於綱目祖本爲明後期坊刻本，明清翻刻本又罕有碩學通儒爲之校勘，故本書校勘綱目時，首重追溯引文相關原始文獻，不追求與金陵本以後諸翻刻本相合。若時珍所引原書已佚，或時珍自撰之文，無法溯源求本，則先據主校本，次爲參校本，擇善而從。疑難字詞、術語含義及學術爭議等，一般不加評注，可參本草綱目研究集成所含本草綱目引文溯源、本草綱目詳注、本草綱目辭典等子書。

五、本書校點文字版式多遵原書，惟將原雙行小字改作單行。另原書卷首之分卷目録及卷前標題或簡或繁，很不統一。現從中選擇相對規範的方式予以統一，如「本草綱目石部目録第十一卷」及「本草綱目石部第十一卷」。正文之前言「某類若干種」，時或大字，時或小字，現統一用大字表示，如「草之一　山草類三十一種」。凡卷末「某卷終」、「某部某卷終」等字樣，原書或有或無，并無定規，今均予删除。

六、原目録一仍其舊，統計數字一般按時珍所出。目録與正文不符時，出注説明。全書及每部書之前，另按正文實際内容新編目録。綱目附圖兩卷，圖頁所出藥名亦另編目録。目録中大字爲原藥圖上方横排藥名，小字爲圖内所注文字。

七、本書采用現代標點，并標注專名綫、書名綫。其中「某某方」，經溯源核實確有其書，或代指其書者，則標以書名號。否則視作方劑出處「某人之方」，僅將姓氏標注專名號。又「某氏方」，若作者之名不確，或雖有名而非特指某書者，一般不標書名號，僅標「某氏方」。如「胡氏方」（可能指胡氏婦人方、胡濙衛生易簡方）、「崔氏方」（可能指崔玄亮方、崔知悌方、崔行功方）、「張仲景方」（源於今本傷寒論、金匱要略）等。

八、校勘文字采用「改誤加注」與「指誤加注」結合。偶有同一誤字在同一藥條或同頁中反復出現，僅在首注中指明「下同此誤徑改」。

九、本書屬古籍整理，力求保存古籍原貌。書中内容、藥物劑量及所用藥物，若有與現代不相適應者，不做任何删改。李時珍对原方劑量有意改動者，除過於出格者外，均不予修改、注釋。

十、本書原本用字情况比較複雜，涉及通假字、古今字、異體字、俗體字、訛誤等多種用字情况。經逐字研究并參考其他古籍整理經驗，確立如下處理原則：

①通假字、古今字、避諱字等，一般不改不注。

②異體字，凡無歧義者采用正字。字有多義，以各從底本爲基本原則，參照通用規範漢字字典等語詞工具書，以及中華書局新字形及異體字統改字表與中華大典異體字規範字表兩個相对權威的古籍整理内部文件斟酌處理。

③俗訛字，一般按俗訛從正的原則改正。

④本草綱目專用、行業專用字，李時珍個人用字觀點，特别是藥名、地名、書名、中醫術語等專業術語的用字，本着名從主人、釋從主人原則，凡不悖字理者，均不加改動。

⑤凡藥名用字，在不違背保留藥物别名原則的基礎上，以誤名、異體從正（按以上俗訛字改

正之例）、别名從本、譯名從音、習用從俗爲原則處理。
⑥若屬古籍常用字時，或處於兩可之間，或難以用以上各條歸類處理者，本着尊重底本的原則，各從底本。
⑦根據上述各類形義有某種關聯的用字取捨原則，制定本書「形義相關用字取捨表」，附載於本書第十部以備考。
⑧若屬古刻本常見混用字，如「已、己、巳」、「七、匕」、「水、氷」等等，按文義徑改不注，并在本書第十部給出全部常見形誤徑改字表。
十一、凡校記涉及内証，即依據綱目本書者，省略「本書」二字，直接給出卷次及藥條。
十二、凡校记涉及其他古籍，凡通用名著（如爾雅、説文等），按古籍整理慣例標示出處；其他書籍一般按書名、卷次、篇名（或方名）三級標示出處。

本草綱目影校對照總目録

二　百病主治藥目録

二 百病主治藥

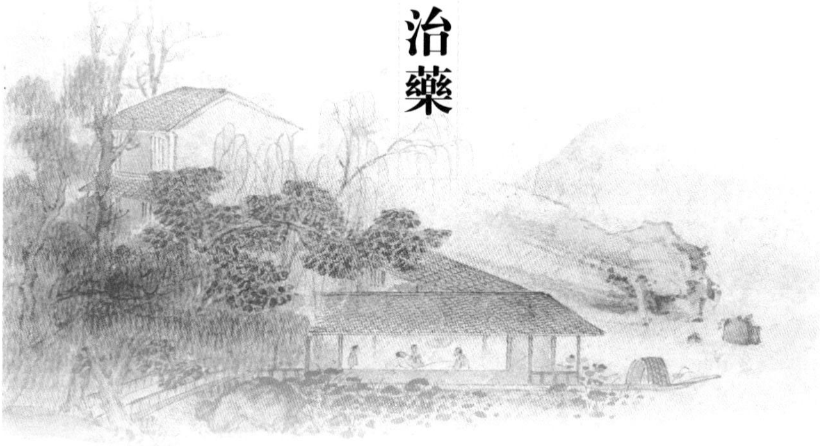

本草綱目第三卷目録

百病主治藥上

諸風　痙風　項強　癲癇
卒厥　傷寒熱病　瘟疫　暑
濕　火熱　諸氣　痰飲
脾胃　吞酸嘈雜　噎膈　反胃
嘔吐　噦啘　呃逆　霍亂
泄瀉　痢　瘧　心下痞滿
脹滿　諸腫　黃疸　脚氣
痿　轉筋　喘逆　欬嗽
肺痿肺癰　虛損　瘵疰　邪祟
寒熱　吐血衂血　齒衂　血汗

本草綱目第三卷目録

百病主治藥上

本草綱目主治[illegible]卷之三目錄

欬嗽血　諸汗　怔忡　健忘

驚悸　煩惑　狂躁　不眠

多眠　消渴　遺精夢洩　赤白濁

癃淋　溲數遺尿　小便血　陰痿

強中　囊癢　大便燥結　脫肛

痔瘻　下血　瘀血　積聚癥瘕

諸蟲　腸鳴　心腹痛　脇痛

腰痛　疝㿗

欬嗽血　諸汗　怔忡　健忘
驚悸　煩惑[一]　狂躁[二]　不眠
多眠　消渴　遺精夢洩　赤白濁
癃淋　溲數遺尿　小便血　陰痿
强中　囊癢　大便燥結　脱肛
痔瘻[三]　下血　瘀血　積聚癥瘕
諸蟲　腸鳴　心腹痛　脇痛
腰痛　疝㿗

〔一〕煩惑：本卷正文作「狂惑」。
〔二〕狂躁：本卷正文作「煩躁」。
〔三〕痔瘻：本卷正文作「痔漏」。

本草綱目第三卷

百病主治藥上

諸風有中臟 中腑 中經 中氣 痰厥 痛風 破傷風 麻痺

吹鼻 皂莢末 細辛末 半夏末 梁上塵 葱莖插鼻耳

熏鼻 巴豆烟 蓖麻烟 黄芪湯

擦牙 白梅肉 南星末 蜈蚣末 蘇合丸 白礬鹽 龍腦南星

吐痰 藜蘆或煎或散 皂莢末酒服 食鹽煎湯 人參蘆或煎或散 瓜蒂 赤小豆虀汁調服 萊菔子擂汁 桐油掃入 桔梗蘆為末湯服二錢 牙皂莢 萊菔子為末煎灌 附子尖研末茶服 牛蒡子末葱涎酒服 常山末水煎 醋蜜和服 膽礬末醋調灌 牙皂 晋礬末水服 大鰕煮熟食鰕飲汁探吐 苦茗茶探吐 石綠醋糊為丸每化一丸 砒霜研末湯服少許 地松搗汁 豨薟搗汁 離鬲草汁 芭蕉油汁 石胡荽汁 三白草汁 蘇方木

本草綱目第三卷

百病主治藥上

諸風

有中臟、中腑、中經、中氣、痰厥、痛風、破傷風、麻痺。

【吹鼻】皂莢末、細辛末、半夏末、梁上塵。葱莖插鼻、耳。

【熏鼻】巴豆烟、蓖麻烟、黄芪湯。

【擦牙】白梅肉、南星末、蜈蚣末、蘇合丸、白礬鹽、龍腦。南星。

【吐痰】藜蘆、或煎，或散。皂莢末、酒服。食鹽、煎湯。人參蘆、或煎，或散。瓜蒂、赤小豆、韲汁調服。萊菔子、擂汁。桐油、掃入。桔梗蘆、爲末，湯服二錢。牙皂、萊菔子、爲末，煎灌。附子尖、研末，茶服。牛蒡子末、羌活酒服。常山末、水煎。醋、蜜、和服。膽礬末、醋調，灌。牙皂、晉礬末、水服。大蝦、煮熟，食蝦飲汁，探吐。苦茗茶、探吐。石緑、醋糊爲丸，每化一丸。砒霜、研末，湯服少許。地松、擣汁。豨薟、擣汁。離鬲草、汁。芭蕉油、汁。石胡荽、汁。三白草、汁。蘇方木、

煎酒調乳香末二錢服治男女中風口噤立吐惡物出 橘紅一斤熬逆流水一盞服乃吐痰聖藥也

【貼喎】南星末薑汁調貼 蓖麻仁擣貼 炒石灰醋調貼 烏頭末龜血調貼 雞冠血

蝸牛擣貼 生鹿肉切貼 鮎魚尾切貼 皂莢末醋調貼 伏龍肝鼈血調貼 鱓魚血

蛞蝓擣貼 寒食麪醋貼 桂末水調貼 •馬膏桂酒 大麥麪括樓汁調 蟹膏貼

衣魚摩之 蜘蛛向火摩之 牛角䚡炙熨 水牛鼻火炙熨之 大蒜膏貼合谷穴 巴豆貼手掌心

【各經主治】藁本手太陽 羌活足太陽 白芷手陽明 葛根足陽明 黃芪手少陽

柴胡足少陽 防風手太陰 升麻足太陰 細辛手少陰 獨活足少陰 芎藭手足厥陰

【發散】麻黃發散賊風風寒風熱風濕身熱麻痺不仁熬膏服之治風病取汗 荊芥散風熱祛表邪清頭目行瘀血主賊風頑痺喎斜同薄荷熬膏服治偏風研末童尿酒服治產後中風神効 薄荷治賊風散風熱風寒利關節發毒汗為小兒風涎要藥 葛根發散肌表風寒風熱止渴 白芷解利陽明及肺經風寒風熱皮膚風痺瘙痒利九[illegible]

表汗不可缺之 升麻發散陽明風邪 蔥白散風寒風熱風濕身痛 生薑散風寒風濕 桂枝[illegible]

煎酒，調乳香末二錢服，治男女中風口噤，立吐惡物出。橘紅。一斤，熬逆流水一盌服，乃吐痰聖藥也。

【貼喎】南星末、薑汁調貼。蓖麻仁、搗貼。炒石灰、醋調貼。烏頭末、龜血調貼。雞冠血、蝸牛、搗貼。生鹿肉、切貼。鮎魚尾、切貼。皂莢末、醋調貼。伏龍肝、鼈血調貼。鱓魚血、蛞蝓、搗貼。寒食麵、醋貼。桂末、水調貼。馬膏、桂酒、大麥麪、栝〔一〕樓汁調。蟹膏、貼。衣魚、摩之。蜘蛛、向火摩之。牛角䚡、炙熨。水牛鼻、火炙熨之。大蒜膏、貼合谷穴。巴豆。貼手掌心。

【各經主治】藁本、手太陽。羌活、足太陽。白芷、手陽明。葛根、足陽明。黄芪、手少陽。柴胡、足少陽。防風、手太陰。升麻、足太陰。細辛、手少陰。獨活、足少陰。芎藭。手足厥陰。

【發散】麻黄、發散賊風，風寒，風熱，風濕，身熱，麻痺不仁。熬膏服之，治風病取汗。荆芥、散風熱，祛表邪，清頭目，行瘀血。主賊風，頑痺，喎斜。同薄荷熬膏服，治偏風。研末，童尿、酒服，治産後中風，神效。薄荷、治賊風，散風熱風寒，利關節，發毒汗，爲小兒風涎要藥。葛根、發散肌表風寒風熱，止渴。白芷、解利陽明及肺經風寒風熱，皮膚風痺瘙痒，利九竅，表汗不可缺之。升麻、發散陽明風邪。葱白、散風寒，風熱，風濕，身痛。生薑、散風寒風濕。桂枝、治一切風

〔一〕栝：原作「括」。今據卷十八栝樓改。

冷風濕骨節攣痛，解肌開腠理。煎汁氣扶脾土，熨陰痹。黃荊根治皮膚諸風心風頭風，解肌發汗。鐵線草治男女諸風，産後風，發出粘汗。水萍治熱毒風濕麻痹，左癱右瘓，三十六風，蜜丸酒服取汗。治風熱癮疹，煎水浴取汗。

風寒風濕

草部

羌活一切風寒風濕，不問久新，透關利節，為太陽厥陰少陰要藥。防風三十六般風，去上焦風邪，頭目滯氣，經絡留濕，一身骨節痛，除風去濕仙藥。藁本一百六十惡風頭面，身體風濕，手足癱瘓。石菖蒲浸酒服，治三十六風，一十二痹，主骨痿。丸服，治中風濕痹不能屈伸。豨薟治肝腎風氣麻痹癱緩諸痛，九蒸九酒丸服。葈耳大風濕痹，毒在骨髓，為末水服或丸服，百日病出，如丹如疥如駁，起皮。亦可釀酒。牛蒡根風毒緩弱，浸酒服。○老人中風，口目瞤動，風濕久痹，筋攣骨痛，一二十年風疾病。茵蔯蒿風濕寒熱，釀酒服。○浴風痹。白朮逐風濕，舌本強，消痰益胃。蒼朮大風頑痹，筋骨軟弱，散風除濕解鬱。○汁釀酒，治一切風濕筋骨痛。車前子

水蓼　陸英　飛廉　忍冬　坐拏草　蒴藋　伏牛花

石南藤　百靈藤酒　青藤酒　鉤吻並主風邪濕痹，骨痛拘攣。防己中風濕不語，拘攣，口目喎斜，瀉血中濕熱。茵芋年久風濕痹痛，拘急軟弱。艾葉灸諸風口噤，浴風濕麻痹。○白附子諸風冷氣，失音，頭面遊風，足弱無力，風痹，同僵蠶、全蠍研末酒服。附子　烏頭　天雄並主風濕痰氣，麻痹拘攣。

冷風濕，骨節攣痛，解肌，開腠理，抑肝氣，扶脾土，熨陰痺。**黄荆根**、治肢體諸風，心風頭風，解肌發汗。**鐵線草**、治男女諸風、産後風，發出粘汗。**水萍**。治熱毒風濕麻痺，左癱右瘓，三十六風，蜜丸，酒服，取汗。治風熱瘙痒，煎水，浴，取汗。

【風寒風濕】【草部】**羌活**、一切風寒風濕，不問久新，透關利節，爲太陽厥陰少陰要藥。**防風**、三十六般風，去上焦風邪，頭目滯氣，經絡留濕，一身骨節痛。除風去濕仙藥。**藁本**、一百六十惡風，頭面身體風濕，手足軃曳。**石菖蒲**、浸酒服，治三十六風，一十二痺，主骨痿。丸服，治中風濕痺，不能屈申。**豨薟**、治肝腎風氣，麻痺癱緩諸病，九蒸九晒，丸服。**葈耳**、大風濕痺，毒在骨髓，爲末水服，或丸服，百日病出，如丹〔一〕如疥，如駁起皮。亦可釀酒。**牛蒡根**、風毒緩弱，浸酒服。○老人中風，口目瞤動，風濕久痺，筋攣骨痛，一二十年風疾病。**茵蔯蒿**、風濕攣縮，釀酒服。○浴風痺。**白朮**、逐風濕，舌木强，消痰益胃。**蒼朮**、大風頑〔二〕痺，筋骨軟弱，散風除濕解鬱。○汁釀酒，治一切風濕筋骨痛。**車前子**、**水蓼**、**陸英**、**飛廉**、**忍冬**、**坐拏草**、**蒴藋**、**伏牛花**、**石南藤**、**百靈藤**、酒。**青藤**、酒。**鉤吻**、並主風邪濕痺，骨痛拘攣。**防己**、中風濕，不語拘攣，口目喎斜，瀉血中濕熱。**茵芋**、年久風濕痺痛，拘急軟弱。**艾葉**、灸諸風口噤。○浴風濕麻痺。**白附子**、諸風冷氣失音，頭面遊風，足弱無力。○風喎，同僵蠶、全蝎研末，酒服。**附子**、**烏頭**、**天雄**並主風濕痰氣麻痺，拘攣

〔一〕丹：卷十八葈耳「主治」作「瘍」。
〔二〕頑：卷十二蒼朮「主治」作「痛」。

不遂，通經絡，開氣道，燥濕痰。**草烏頭**惡風冷痰，癱緩，年久麻痺。**芫花**毒風冷痰，四肢拘攣。**羊躑躅**賊風

走皮中淫淫痛。○風濕痺痛不遂，言蹇，酒蒸為末，牛乳酒服亦效。**蓖麻子油**酒煑日服，治偏風不遂。○作膏，通關

拔風邪出外。（穀菜）**大豆**炒焦投酒中飲，主風痺癱緩，口噤口喎，破傷中風，產後風痓，頭風。○煑食，治濕痺膝痛。○黏蒸

用治四肢攣縮。**豆豉**浸酒治膝攣不遂骨痛。**大豆黃卷** **巨勝**釀酒治風痺痛。**麻仁**骨髓風毒

痛不能動，炒香浸酒飲。**麻勃**一百二十種惡風，黑色遍身苦痺攣。**麥麩**醋蒸熨風濕痺痛。**薏苡**久風濕痺

筋急拘攣，亦煑酒服。**茄子**腰脚風血積冷，筋攣痛，煎汁熬膏，入粟粉、麝香、朱砂丸服。不遂（果）**秦椒**治風濕痺。**蜀椒**

大風肉枯，生蟲遊走，痺痛死肌，寒熱，腰脚不遂，散寒除濕，為丸。**吳茱萸**煎酒治頑風痺痒。○同薑豉煎酒冷服取汗。治

賊風口喎不語。**柏葉**釀酒。**松節**酒。**秦皮**風寒濕痺。**五加皮**名追風使，治一切風濕痿痺，攣急，宜釀酒

皂莢通關節，搜肝風，瀉肝氣。**蔓荊實**除賊風，搜肝氣筋骨間寒濕痺，頭旋腦鳴。**欒荊子**大風諸風不遂

（蟲部）**蠶沙**風緩頑痺不隨，炒浸酒服，亦蒸熨。**蝎**半身不遂，抽掣，口目喎斜，研入麝香酒服。**竹蝨**半身不遂，同麝

香浸酒服出汗。（鱗介）**守宮**中風癱緩，同諸藥煎服。**鯪鯉甲**中風癱緩，寒熱風痺，及風濕強直，痛不可忍。**烏**

蛇酒。**白花蛇**酒。**蚺蛇**酒。○並主賊風頑痺，痛痺，大風癘癬，有蟲。**鱓魚**逐十二風邪濕氣，作臛取汗。

不遂。通經絡，開氣道，燥濕痰。**草烏頭**、惡風冷痰癱緩，年久麻痺。**芫花**、毒風冷痰，四肢拘攣。**羊躑躅**、賊風走皮中淫淫痛。○風濕痺痛，不遂言蹇，酒蒸爲末，牛乳酒服，亦效。**蓖麻子油**、酒煮日服，治偏風不遂。○作膏，通關，拔風邪出外。【穀菜】**大豆**、炒焦投酒中，飲，主風痺癱緩，口噤口喎，破傷中風，産後風痓，頭風。○煮食，治濕痺膝痛。○醋蒸，卧，治四肢攣縮。**豆豉**、浸酒，治膝攣不遂，骨痛。**大豆黄卷**、**巨勝**、釀酒，治風痺痛。**麻仁**、骨髓風毒，痛不能動，炒香浸酒飲。**麻勃**、一百二十種惡風，黑色遍身，苦痺攣。**麥麩**、醋蒸，熨風濕痺痛。**薏苡**、久風濕痺，筋急拘攣，亦煮酒服。**茄子**、腰脚風血積冷，筋攣痛。煎汁熬膏，入粟粉、麝香、朱砂，丸服。【果木】**秦椒**、治風濕痺。**蜀椒**、大風，肉枯生蟲，遊走痺痛，死肌寒熱，腰脚不遂，散寒除濕，爲丸。**吴茱萸**、煎酒，治頑風痺痒。○同薑、豉煎酒，冷服取汗，治賊風口喎不語。**柏葉**、釀酒。**松節**、酒。**秦皮**、風寒濕痺。**五加皮**、名追風使，治一切風濕，痿痺攣急，宜釀酒。**皂莢**、通關節，搜肝風，瀉肝氣。**蔓荆實**、除賊風，搜肝氣，筋骨間寒濕痺，頭旋腦鳴。**欒荆子**、大風，諸風不遂。【蟲部】**蠶沙**、風緩頑痺不隨，炒浸酒服，亦蒸熨。**蝎**、半身不遂，抽掣，口目喎斜，研，入麝香，酒服。**竹蝨**、半身不遂，同麝香浸酒服，出汗。【鱗介】**守宫**、中風癱緩，同諸藥煎服。**鯪鯉甲**、中風癱緩，寒熱風痺及風濕强直，痛不可忍。**烏蛇**、酒。**白花蛇**、酒。**蚺蛇**、酒。○並主賊風，頑痺痛痒，大風，瘡癬有蟲。**鱓魚**、逐十二風邪濕氣，作臛取汗。

水龜甲酒主大風緩急拘攣煑食除風痺痛禽部雞屎白炒研豆淋酒服主風痙濕痺口噤不省人事五
靈脂散血活血引經有功○癱緩熱酒服二錢○風冷痺痛同乳沒川烏丸服鴈肪鵜鶘油主風痺透
經絡引藥氣入內獸部羊脂賊風痿痺腫痛緩毒氣引藥入內熊脂風痺青羖羊角炒研酒服治風
痰恍惚悶絕復甦驢毛骨中一切風炒黄浸酒服取汗狸骨一切遊風羊脛骨酒虎脛骨酒並
主諸風注痛金石部雄黃除百節中大風搜肝氣金牙石一切緩腳不遂火煅酒淬飲河砂風濕頑痺
冷風癱緩晒熱坐之冷即易取汗鼠壤土蒸熨中風冷痺偏枯死肌

風熱濕熱草部通草瀉火利九竅百脉黃芩黃連菊花秦艽並治風熱
濕熱玄參大青苦參白鮮皮白頭翁白英青葙子
敗醬桔梗並治風熱大黃蕩滌濕熱下一切風熱柴胡治濕痺拘攣平肝膽三焦包絡相火
少陽寒熱必用之藥升麻去皮膚肌肉風熱白微暴中風身熱腹滿忽忽不知人龍葵治風消熱令人少睡
麥門冬清肺火止煩熱天門冬風濕偏痺及熱中風牡丹皮寒熱中風瘈瘲驚癇煩熱手足少陰厥陰
四經伏火鈎藤肝風心熱大人頭眩小兒十二驚癇紫葳及莖葉熱風遊風匕刺蒺藜諸風瘙痒大便

水龜、釀酒，主大風，緩急拘攣。煮食，除風痹痛。【禽部】雞屎白、炒研，豆淋酒服，主風寒濕痹，口噤，不省人事。五靈脂、散血活血，引經有功。○癱緩，熱酒服二錢。○風冷痹痛，同乳、没、川烏，丸服。雁肪、鵜鶘油、主風痹，透經絡，引藥氣入內。【獸部】羊脂、賊風痿痹腫痛，徹毒氣，引藥入內。熊脂、風痹。青羖羊角、炒研，酒服，治風痰恍惚，悶絕復甦。驢毛、骨中一切風，炒黄，浸酒服，取汗。狸骨、一切遊風。羊脛骨、酒。虎脛骨、酒。並主諸風注痛。【金石】雄黄、除百節中大風，搜肝氣。金牙石、一切腰脚不遂，火煅，酒淬飲。河砂、風濕頑痹，冷風癱緩，晒熱坐之，冷即易，取汗。鼠壤土。蒸熨中風冷痹，偏枯死肌。

【風熱濕熱】【草部】甘草、瀉火，利九竅百脉。黄芩、黄連、菊花、秦艽、並治風熱濕熱。玄參、大青、苦參、白鮮皮、白頭翁、白英、青葙子、敗醬、桔梗、並治風熱。大黄、蕩滌濕熱，下一切風熱。柴胡、治濕痹拘攣，平肝膽、三焦、包絡相火，少陽寒熱必用之藥。升麻、去皮膚肌肉風熱。白微、暴中風，身熱腹滿，忽忽不知人。龍葵、治風消熱，令人少睡。麥門冬、清肺火，止煩熱。天門冬、風濕偏痹及熱中風。牡丹皮、寒熱，中風瘛瘲，驚癇煩熱，手足少陰、厥陰四經伏火。鉤藤、肝風心熱，大人頭眩，小兒十二驚癇。紫葳及莖葉、熱風，遊風，風刺。蒺藜、諸風瘙痒，大便

結穀果**胡麻**久食不生風熱風病人宜食之**綠豆**浮風風疹**白扁豆**行風氣除溫熱**茶茗**中風昏憒

多睡**梨汁**除風熱不語○葉亦作煎木部**槐實**氣熱煩悶**枝**釀酒治大風瘻痺**白皮**治中風皮膚不仁身

直不得屈申煎酒及水服**膠**一切風熱口噤筋攣四不收頑痺周身如蟲行破**側柏葉**凡中風不省口噤手足嚲

曳便取一握同葱白擣酒煎服能退風和氣不成廢人**花桑枝**炒香煎飲治風氣拘攣身體風疹久服終身不患偏

風**葉**煎酒治一切風○蒸罨風痛出汗**白楊皮**毒風緩弱氣在皮膚中浸酒服**皂莢子**疏導五臟風熱

先服治腰脚風痛不能行**巵子**去熱毒風除煩悶**黃櫱皮**腎經風熱**地骨皮**腎家風濕痺**櫸葉**

遠近一切風煎汁和竹瀝服**荊瀝**除風熱開經絡導痰涎日飲之**竹瀝**暴中風痺大熱煩悶失音不語子冒風痓

破傷風噤養血清痰並宜同薑汁飲之**竹葉**痰熱中風不語煩熱**天竹黃**諸風熱痰涎失音不語蟲獸**蟬**

花一切風熱癱瘓**犀角**大熱風毒攻亂煩悶中風失音**羚羊角**一切熱毒風濕注伏在骨間及毒風卒死子癇

痙疾金石**石膏**風熱煩躁**鐵華粉**平肝除風熱**鐵落**熒**鐵** **赤銅**並除賊風反折燒赤淬酒飲

痰氣草部**天南星**中風中氣痰厥不省人事同木香煎服○諸風口噤同蘇葉生薑煎服**半夏**消痰除濕

○痰厥中風同甘草防風煎服**前胡**化痰熱下氣散風**旋覆花**風氣濕痺胸上痰結留飲○中風壅滯蜜丸服

結。【穀果】胡麻、久食不生風熱，風病人宜食之。緑豆、浮風風疹。白扁豆、行風氣，除濕熱。茶茗、中風，昏憒多睡。梨汁、除風熱不語。○葉亦作煎。【木部】槐實、氣熱煩悶。枝、釀酒，治大風痿痹。白皮、治中風，皮膚不仁，身直不得屈申，煎酒及水服。膠、一切風熱，口噤筋攣，四肢不收，頑痹，周身如蟲行。側柏葉、凡中風不省，口噤，手足嚲曳，便取一握，同葱白擣酒，煎服，能退風和氣，不成廢人。花桑枝、炒香煎飲，治風氣拘攣，身體風疹。久服，終身不患偏風。葉、煎酒，治一切風。○蒸罨風痛，出汗。白楊皮、毒風緩弱，氣〔一〕在皮膚中，浸酒服。皂莢子、疏導五臟風熱。丸服，治腰脚風痛不能行。巵子、去熱毒風。除煩悶。黄蘗皮、腎經風熱。地骨皮、腎家風濕痹。檉葉、遠近一切風，煎汁，和竹瀝服。荆瀝、除風熱，開經絡，導痰涎，日飲之。竹瀝、暴中風痹，大熱煩悶，失音不語，子冒風痓，破傷風噤，養血清痰，並宜同薑汁飲之。竹葉、痰熱，中風不語，煩熱。天竹黄、諸風熱痰涎，失音不語。【蟲獸】蟬花、一切風熱瘙痒。犀角、大熱風毒，毷氉煩悶，中風失音。羚羊角、一切熱、毒、風、濕注伏在骨間，及毒風卒死，子癇痓疾。【金石】石膏、風熱煩躁。鐵華粉、平肝，除風熱。鐵落、勞鐵、赤銅。並除賊風反折，燒赤，浸酒飲。

【痰氣】【草部】天南星、中風，中氣，痰厥，不省人事，同木香煎服。○諸風口噤，同蘇葉、生薑煎服。半夏、消痰除濕。○痰厥中風，同甘草、防風煎服。前胡、化痰熱，下氣散風。旋覆花、風氣濕痹，胸上痰結留飲。○中風壅滯，蜜丸服。

〔一〕氣：卷三十五白楊「主治」此前有「毒」字。

香附子 心肺虛氣客熱行肝氣升降諸氣○煎湯浴風疹 **木香** 中氣不省人事研末服之行肝氣調諸氣 **藿香** 升降諸氣 **蘇葉** 散風寒行氣利肺 **蘇子** 治腳中濕氣風結治風順氣化痰利膈寬腸消諸食治風寒濕痺四肢攣急不能踐地 **玄胡索** 除風治氣活血通經絡 **蘭葉** 浴風瘡浴名風藥 **大戟** **甘遂** 並治經絡痰飲留滯麻痺隱痛牽引走注 **威靈仙** 治諸風宣通五臟去冷滯痰水利腰膝 **牽牛子** 除風毒下一切壅果滯迷 **杏仁** 頭面風氣往來煩熱散風降氣化痰○逐日生吞治偏風不遂失音不語肺中風熱 **陳橘皮** 理氣除濕痰 **枳實** **枳殼** 大風在皮膚中如麻豆苦痒痲木破氣勝濕化痰 **枳茹** 漬酒服治中風身直及口僻目斜 **檳榔** 除一切風一切氣宣利臟腑 **烏藥** 治中風中氣、服則風散氣降一時痰下 **龍腦香** 入骨治骨痛散經絡攣滯 **蘇合香** **安息香** 通諸竅臟腑一切不正之氣 【蟲獸】 **麝香** 入肉治風在骨隨○中風不省香油灌二錢 **白殭蠶** 散風痰酒服七枚治口噤發汗並一切風痓風疹 【金石】 **鉛霜** 降中風痰濕

礬石 除風消痰

血滯 【草部】 **當歸** **芎藭** 並主一切風一切氣一切虛破惡血養新血○蜜丸服治風痰行氣解鬱 **丹參** 除風邪留熱骨節痛四肢不遂破宿血生新血○清酒飲治風毒足軟名奔馬草 **芍藥** 治風除血痺瀉肝安脾肺○風

香附子、心肺虛氣客熱，行肝氣，升降諸氣。○煎湯，浴風疹。**木香**、中氣不省人事，研末服之，行肝氣，調諸氣。**藿香**、升降諸氣。**蘇葉**、散風寒，行氣利肺。**蘇子**、治腰脚中濕氣風結，治風順氣化痰，利膈寬腸。煮粥食，治風寒濕痺，四肢攣急，不能踐地。**玄胡索**、除風治氣，活血通經絡。**蘭葉**、浴風痛，俗名風藥。**大戟**、**甘遂**、並治經絡痰飲留滯，麻痺隱痛，牽引走注。**威靈仙**、治諸風，宣通五藏，去冷滯痰水，利腰膝。**牽牛子**、除風毒，下一切壅滯。【果木】**杏仁**、頭面風氣，往來煩熱，散風降氣化痰。○逐日生吞，治偏風不遂，失音不語，肺中風熱。**陳橘皮**、理氣除濕痰。**枳實**、**枳殼**、大風在皮膚中如麻豆，苦痒麻木，破氣勝濕化痰。**枳茹**、漬酒服，治中風身直及口僻目斜。**檳榔**、除一切風、一切氣，宣利臟腑。**烏藥**、治中風中氣，氣順則風散，氣降則痰下。**龍腦香**、入骨，治骨痛，散經絡壅滯。**蘇合香**、**安息香**、通諸竅臟腑，辟[一]一切不正之氣。【蟲獸】**麝香**、入肉[二]，治風在骨髓[三]。○中風不省，香油灌二錢。**白殭蠶**、散風痰。酒服七枚，治口噤，發汗，並一切風痓、風疹。【金石】**鉛霜**、墜中風痰濕。**礬石**。除風消痰。

【血滯】【草部】**當歸**、**芎藭**、並主一切風，一切氣，一切虛。破惡血，養新血。○蜜丸服，治風痰，行氣解鬱。**丹參**、除風邪留熱，骨節痛，四肢不遂。破宿血，生新血。○漬酒飲，治風毒足軟，名奔馬草。**芍藥**、治風，除血痺，瀉肝，安脾肺。○風

〔一〕辟：原脱。今據卷三十四蘇合香「發明」補。
〔二〕肉：卷五十一麝麝臍香「發明」作「脾」。
〔三〕髓：原作「随」。今據改同上。

毒花胃氣痛同虎骨浸酒飲　地黃逐血痺塡骨髓　茺蔚子治風解熱○莖葉治血風痛　地榆汁釀酒治風痺補腦　虎杖煮酒治風在骨節間　薑黃止暴風痛除風熱理血中之氣　紅藍花治六十二種風及血氣痛○子煎服治女子中風煩渴

【穀菜】麻仁中風出汗下氣逐一切風利血脈　韭汁肥白人中風失音

【果木】桃仁血滯風痺大便結酒浸作丸治偏風○蘇方木男女中風口噤同乳香服　乳香中風口噤燒烟熏口目喎斜活血止痛

【蟲獸】蚕蠍暴風身冷如癱化黏行罘手足　阿膠男女一切風病骨節痛不隨　醍醐酒服治中風煩熱　野駝脂一切風疾皮膚急痺酒服研摩之

風虛

【草部】天麻主肝氣不足風虛內作頭運目旋麻痺不仁語言不遂為定風神藥　黃芪風虛自汗逐五藏惡血瀉陰火去虛熱無汗則發有汗則止　人參補元氣定魂魄止煩躁生津液消痰　沙參去皮肌浮風宣五臟風氣養肝氣　長松煮酒治一切風虛　黃精補中除風濕　葳蕤治中風暴熱不能動搖虛風濕毒風溫自汗灼熱一切虛乏　牛膝寒濕痿痺拘攣膝痛強筋補肝臟風虛　石龍芮　骨碎補　巴戟天　狗脊　萆薢　菝葜　土伏苓　何首烏並主風虛風濕痺痛軟弱補肝腎利關節　列當煮酒去風血補腰腎　白及腎中邪氣風痱不收痲痺氣　仙茅一切風氣腰腳風冷攣痺不能行

毒在骨髓，痛，同虎骨浸酒飲。地黄、逐血痹，填骨髓。茺蔚子、治風解熱。○莖葉，治血風痛。地榆、汁釀酒，治風痹，補腦。虎杖、煮酒，治風在骨節間。薑黄、止暴風痛，除風熱，理血中之氣。紅藍花、治六十二種風及血氣痛。○子煎服，治女子中風煩渴。【穀菜】麻仁、中風出汗，下氣，逐一切風，利血脉。韭汁、肥白人中風失音。【果木】桃仁、血滯風痹，大便結。○酒浸作丸，治偏風。蘇方木、男女中風口噤，同乳香服。乳香、中風口噤，燒烟熏口目喎斜，活血止痛。【蟲獸】蜜蠟、暴風身冷如癱，化貼，并裹手足。阿膠、男女一切風病，骨節痛不隨。醍醐、酒服，治中風煩熱。野駝脂。一切風疾，皮膚急痹，酒服，并摩之。

【風虚】【草部】天麻、主肝氣不足，風虚内作，頭運目旋，麻痹不仁，語言不遂，爲定風神藥。黄芪、風虚自汗。逐五藏惡血，瀉陰火，去虚熱。無汗則發，有汗則止。人參、補元氣，定魂魄，止煩躁，生津液，消痰。沙參、去皮肌浮風，宣五臟風氣，養肝氣。長松、煮酒，治一切風虚。黄精、補中，除風濕。葳蕤、治中風暴熱，不能動摇，虚風濕毒，風温，自汗灼熱，一切虚乏。牛膝、寒濕痿痹，拘攣膝痛，强筋，補肝臟風虚。石龍芮、骨碎補、巴戟天、狗脊、萆解、菝葜、土伏苓、何首烏、並主風虚風濕，痹痛軟弱，補肝腎，利關節。列當、煮酒，去風血，補腰腎。白及、腎[一]中邪氣，風痱不收，補肺氣。仙茅、一切風氣，腰脚風冷，攣痹不能行，九

〔一〕腎：卷十二白及「主治」作「胃」。

家方咽浸酒服。淫羊藿一切冷風攣急不仁老人昏耄○浸酒服治偏風　蛇床子男女風虛濕痺毒風腰胯
痠痛○浴大風身痒　補骨脂風虛冷痺骨髓傷敗一切風氣痛作在腰　兔絲子補肝風虛利腰脚　覆盆
子勞損風虛補肝明目　石斛脚膝軟弱久冷風痺○酥浸蒸服至一鎰永不骨痛　絡石　木蓮藤
扶芳藤並主風血腰脚一切冷氣浸酒飲　薯蕷去冷風頭面遊風強筋骨壯脾胃　栗腎虛腰脚無力
日食十顆○栗楔治筋骨風痛　松子諸風骨節風　木部　松葉風痛脚痺浸酒服出汗　松節風虛久痺骨節
痛能燥血中之濕　杜仲　海桐皮　山茱萸　枸杞子並上風虛腰脚痛　冬青
子浸酒去風虛　神木治周痺偏風毒風不語　石南逐諸風脚弱　南燭熬膏治一切風強筋益氣　不
彫木浸酒去風氣補虛　放杖木為風痺腎弱要藥　木天蓼釀酒治風勞虛冷有奇效　石部　磁石
周痺風濕肢節中痛男女風虛同白石英浸水煮粥食　白石英風虛冷痺諸陽不足燒淬酒飲　孔公孽風冷
脚痺同石斛浸酒飲　石腦　石鍾乳　陽起石　代赭石　禹餘粮　石
硫黃並主風冷濕痺　雲母粉中風寒熱如在舟車　海蠶諸風冷氣虛勞　烏雞中風舌強煩熱麻痺酒煑
食　練鵲浸酒飲治風　麋角風虛冷痺暖腰膝壯陽

蒸九晒，浸酒服。淫羊藿、一切冷風，攣急不仁，老人昏耄。○浸酒服，治偏風。蛇牀子、男女風虚，濕痺毒風，腰胯酸痛。○浴大風身痒。補骨脂、風虚冷痺，骨髓傷敗，一切風氣痛，作丸服。兔絲子、補肝風虚，利腰脚。覆盆子、勞損風虚，補肝明目。石斛、脚膝軟弱，久冷風痺。○酥浸蒸，服至一鎰，永不骨痛。絡石、木蓮葉、扶芳藤、並主風血，暖腰脚，一切冷氣，浸酒飲。【菜果】薯蕷、去冷風，頭面遊風，强筋骨，壯脾胃。栗、腎虚腰脚無力，日食十顆。○栗楔，治筋骨風痛。松子、諸風，骨節風。【木部】松葉、風痛脚痺，浸酒服，出汗。松節、風虚久痺，骨節痛，能燥血中之濕。杜仲、海桐皮、山茱萸、枸杞子、並主風虚，腰脚痛。冬青子、浸酒，去風虚。神木、治周痺，偏風，毒風不語。石南、逐諸風脚弱。南燭、熬膏，治一切風，强筋益氣。不彫木、浸酒，去風氣補虚，放杖木、爲風痺腎弱要藥。木天蓼、釀酒，治風勞虚冷有奇效。【石部】磁石、周痺風濕，肢節中痛，男女風虚，同白石英浸水，煮粥食。白石英、風虚冷痺，諸陽不足，燒淬酒飲。孔公孽、風冷膝痺，同石斛浸酒飲。石腦、石鍾乳、陽起石、代赭石、禹餘粮、石硫黄、並主風冷濕痺。雲母粉、中風寒熱，如在舟車。海蠶〔一〕、諸風冷氣虚勞。烏雞、中風舌强，煩熱麻痺，酒煮食。練鵲、浸酒飲，治風。麋角。風虚冷痺，暖腰膝，壯陽。

〔一〕海蠶：此藥及其後凡四藥並非「石部」。然卷三、卷四中此類疏忽不一而足，維持原貌，不予補改。後同。

痓風即痓病屬太陽督脈二經其證發熱口噤如癇身體強直角弓反張甚則搐搦傷風有汗者為柔痓○傷寒濕無汗者為剛痓○金瘡折傷癰疽產後俱有破傷風濕發痓之證

風寒風濕草部麻黃 桂枝 朮主風寒風濕痓 羌活風寒風濕傷金瘡癇痓○產後中風口噤不知人酒水煎服 葛根金瘡中風寒發痓欲死煮汁服乾者為末 荊芥散風濕風熱○產後中風口噤四肢強直角弓反張或搐搦欲死為末豆淋酒服入童尿尤妙 防風主金瘡中風濕內痓 天南星打撲傷損金瘡破傷風及傷濕牙關緊急角弓反張同防風末熱酒小便調服名玉真散二服即甦○南星半夏等分為末薑汁竹瀝灌服一錢仍灸印堂○口噤生研同薑汁或龍腦擦牙名開關散 薇蘅小兒破傷風口噤同白附子末薄荷酒服一字 細辛督脈為病脊強而厥 防己除風濕手足攣急 芍藥 芎藭一切風氣 當歸客血內寒中風痓汗不出○產後中風不省吐涎痰厥同荊芥末童尿酒服下咽即有生意 附子陰痓自汗 草烏破傷風病同白芷蔥白煎酒取汗 威靈仙破傷風病同獨蒜香油搗服取汁菜穀 大蒜產後中風角弓反張不語煎酒服取汗或煎水服 黑大豆破傷風濕炒半熟研蒸以酒淋汁服取汗仍傳瘡上○亦同朱砂末酒服石部 雄黃破傷中風同白芷煎酒歠服取汗介 白花蛇破傷中風項強身直同烏蛇蜈蚣末服 土虺蛇破傷中風口噤具蝎同地龍南

痙風 即痙病，屬〔一〕太陽、督脉二經。其證發熱，口噤如癇，身體强直，角弓反張，甚則搐搦〔二〕。傷風有汗者，爲柔痓。傷寒濕無汗者，爲剛痓。○金瘡，折傷，癰疽，産後，俱有破傷風濕發痓之證。

【風寒風濕】【草部】**麻黄**、**桂枝**、**朮**、並主風寒風濕痓。**羌活**、風寒風濕傷金瘡，癇痓。○産後中風，口噤不知人，酒水煎服。**葛根**、金瘡中風寒，發痓欲死，煮汁服。乾者爲末。**荆芥**、散風濕風熱。○産後中風口噤，四肢强直，角弓反張，或搐搦欲死，爲末，豆淋酒服，入童尿尤妙。**防風**、主金瘡中風濕，内痓。**天南星**、打撲傷損，金瘡破傷風及傷濕，牙關緊急，角弓反張，同防風，末，熱酒、小便調服，名玉真散，三服即甦。○南星、半夏等分，爲末，薑汁、竹瀝灌服一錢。仍灸印堂。○口噤，生研，同薑汁或龍腦，揩牙，名開關散。**薇銜**、小兒破傷風，口噤，同白附子，末，薄荷酒服一字。**細辛**、督脉爲病，脊强而厥。**防己**、除風濕，手足攣急。**芍藥**、**芎藭**、一切風氣。**當歸**、客血内塞〔三〕，中風痓，汗不出。○産後中風不省，吐涎瘈瘲，同荆芥，末，童尿、酒服，下咽即有生意。**附子**、陰痓自汗。**草烏**、破傷風病，同白芷、葱白，煎酒，取汗。**威靈仙**、破傷風病，同獨蒜、香油擣服，取汗〔四〕。【菜穀】**大蒜**、産後中風，角弓反張，不語，煎酒服，取汗。或煎水服。**黑大豆**、破傷風濕，炒半熟，研蒸，以酒淋汁服。取汗，仍傅瘡上。○亦同朱砂，末，酒服。【石部】**雄黄**、破傷中風，同白芷煎酒服，取汗。【鱗介】**白花蛇**、破傷中風，項强身直，同烏蛇、蜈蚣，末服。**土虺蛇**、破傷中風，口噤目斜，同地龍、南

〔一〕屬：原作「厲」。今從錢本改。
〔二〕搦：原作「弱」。今從錢本改。
〔三〕塞：原作「寒」。今據卷十四當歸「主治」改。
〔四〕汗：原作「汁」。今據卷十八威靈仙「附方」改。

星汁服。守宮 破傷風病，同南星、膩粉丸服，取汗。龍齒 主諸痙。鰾膠 破傷風搐，口噤強直，燒研，同麝香、蘇木酒服。

木，擣服，乃吐；口噤，有表症，同蜈蚣末，煎羌活、防風、川芎湯服；〇牙后灌，乃蘇。入子臟，與破傷風同，炒研，蟬蛻湯服三錢。

土，破傷溼病，口噤強直，牡蠣酒服二錢，并傅之。蠮螉窠 破傷風溼，痙以熱酒化一錢服，與泥敷之上，眞對用效。

破傷中風，同天麻、蟬蛻爲丸。蟾酥 破傷風病，剝皮調入花椒，同酒炒熟，再入酒熱服。

汗淋酒服，取汗，仍同麝香貼之，千烏頭末熬調服。口噤，蜈蚣 一條，仍同蝎梢、附子、烏頭末，摻之立甦。

〔禽獸〕

雞子 產稍。雞屎白 破傷中風，產後中風，小兒臍風，口噤反張強直，以黑豆同炒黃，用酒沃之，少頃溫服取汗。

或入竹瀝，急研末，酒服五分。野鴿屎 破傷風病傳入裏者，炒研，同江鰾、白殭蠶、雄黃末，蒸餅丸服。雀屎 破傷風，瘡作白痂無血者，殺人，研，同上。鴨涎 小兒痙風反張，滴之。黃明膠 破傷風，燒研，酒服取汗。狐目 同上，神效。狐

肝 狼屎中骨 破傷風，燒灰末，同蟬蛻，酒服。六畜毛蹄甲 痙。人手足爪甲 破傷

中風，油炒熱，酒服取汗。飯和手足甲，炒，搗加南星。

風熱痙 鐵落 炒熱淬酒飲，上蘇風痙。〔草〕黃連 破傷風，煎酒，入黃蠟化服。地黃 產後風痙，

取汁，同薑汁交浸，焙研酒服。〔果木〕杏仁 金瘡及破傷中風，角弓反張，杵蒸絞汁服，并塗瘡上，仍以燭火灸之，取效。

本草綱目主治 卷之三 七

星，丸服，取汗。**守宫**、破傷風病，同南星、膩粉，丸服，取汗。**龍齒**、主諸痓。**鰾膠**、破傷風搐强直，燒研，同射香，蘇木，酒〔一〕服，仍封瘡口。○有表症，同蜈蚣，末，煎羌活、防風、川芎湯服。○産後搐搦，乃風入子臟，與破傷風同，炒研，蟬蜕湯服三錢。**牡蠣**、破傷濕病，口禁强直，酒服二錢，并傅之。【蟲】**蜜蠟**、破傷風濕，如瘧，以熱酒化一塊服，與玉真散對用立效。**蠍**、破傷中風，同天麻、蟾酥，爲丸，豆淋酒服，取汗。仍同射香貼之。**蟾蜍**、破傷風病，剥爛入花椒，同酒炒熟，再入酒熱服，取汗。**蜈蚣**、破傷中風，同蝎梢、附子、烏頭，末，熱酒服一字，仍貼瘡上，取汗。○研末摻牙，立甦。**殭蠶**、口噤，發汗。【禽獸】**雞子**、瘛痓。**雞屎白**、破傷中風，産後中風，小兒臍風，口噤反張，强直瘈瘲，以黑豆同炒黄，用酒沃之，少頃温服，取汗。或入竹瀝。**野鴿屎**、破傷風病傳入裏，炒研，同江鰾、白僵蠶、雄黄，末，蒸餅丸服。**雀屎**、破傷風，瘡作白痂無血者，殺人最急，研末，酒服五分。**鴨涎**、小兒痓風反張，滴之。**黄明膠**、破傷風，燒研酒服，取汗。**狐目**、同上，神效無比。**狐肝**、**狼屎中骨**、破傷風，同蟬蜕、桑花，末，米飲服。**六畜毛蹄甲**、瘛痓。【人】**手足爪甲**。破傷中風，油炒，熱酒服，取汗便愈。○手足顫掉，加南星。

【風熱濕熱】【石部】**鐵落**、炒熱，淬酒飲，主賊風痓。【草】**黄連**、破傷風，煎酒，入黄蠟化服。**地黄**、産後風痓，取汁，同薑汁交浸焙研，酒服。【果木】**杏仁**、金瘡及破傷中風，角弓反張，杵蒸，絞汁服。并塗瘡上，仍以燭火灸之取效。

〔一〕酒：原作「晒」。今據卷四十四鱁鮧「附方」改。

槐膠　桑瀝破傷中風和酒飲至醉　篳茇痓風　竹瀝去痰熱子冒風痙口金瘡中風破傷中風產後中風小兒中風發痙口噤反張欲死飲一二升或入薑汁　欒荊主痓　蘇方木破傷中風產後中風為末酒服三錢立效

【虫獸】蟬蛻破傷風病發熱炒研酒服一錢仍以葱涎調塗上去汁○小兒臍風口噤入全蠍輕粉　羚羊角子癇痙疾　牛黃淋痙　烏牛尿刺傷中水熱飲一升

【人】人尿痙風及產後風痙入酒飲　髮髲灰大人痓小兒驚

【外傅】貝母　茅花並金瘡傷風　劉寄奴　麥麪同鹽瘡　白芋　炒鹽　路頭灰　鼠灰　亂髮灰並傅風入瘡中腫痛　胡粉上瘡入水腫同炭灰傅　煨葱傅金瘡傷水同乾薑黃蘗煎水洗諸瘡傷風水　薤白　韭葉並主諸瘡中風寒及水溼腫痛擣烘罨之冷即易或加灸至汗出　箭笴漆刮塗　鯉魚目灰　鮎魚目灰並主刺瘡傷風及水傅取汁出　豬肉乘熱貼之連易三次立消　人耳塞破傷中風或水痛不可忍封之一夕水盡即安

【洗浸】雞腸草手足瘡傷水　桑灰汁瘡傷出水入腹殺人　自己尿金瘡中風日洗數次

【熨灸】商陸瘡傷水溼擣炙熨之冷即易　蜀椒諸瘡中風腫痛和麪煨熨　槐白皮安瘡上灸百壯　桑枝刺傷瘡犯露水腫痛多殺人炮熱烙之冷即易

槐膠、桑瀝、破傷中風，和酒飲至醉。箽葉、痓風。竹瀝、去痰熱，子冒風痓。○金瘡中風，破傷中風，產後中風，小兒中風，發痓口禁，反張欲死，飲一二升，或入薑汁。欒荆、狂痓。蘇方木、破傷中風，產後中風，爲末，酒服三錢，立效。【蟲獸】蟬蜕、破傷風病，發熱，炒研，酒服一錢。仍以葱涎調塗，去惡汁。○小兒臍風口禁，入全蝎、輕粉。羚羊角、子癇痓疾。牛黄、熱痓。

烏牛尿、刺傷中水，熱飲一升。【人】人尿、痓風及產後風痓，入酒飲。髮髲灰。大人痓，小兒驚。

【外傅】貝母、茅花、並金瘡傷風。劉寄奴、麥麪、同燒鹽。白芋、炒鹽、鷺頭灰、鼠灰、亂髮灰、並傅風入瘡中，腫痛。胡粉、主瘡入水濕，腫痛，同炭灰傅。煨葱、傅金瘡傷水。同乾薑、黄檗煎水，洗諸瘡傷風水。薤白、韭葉、並主諸瘡中風寒及水濕，腫痛，擣烘封之，冷即易，或加灸，至水出。箭笴漆、刮塗。鯉魚目、灰。鮎魚目、灰。並主刺瘡傷風及水。傅取汁出。猪肉、乘熱貼之，連易三次，立消。人耳塞。破傷中風或水，痛不可忍，封之一夕，水盡即安。【洗浸】雞腸草、手足瘡傷水。桑灰汁、瘡傷風水，入腹殺人。自己尿。金瘡中風，日洗數次。【熨灸】商陸、瘡傷水濕，擣炙，熨之，冷即易。蜀椒、諸瘡中風，腫痛，和麪煨熨。槐白皮、安瘡上，灸百壯。桑枝、刺傷瘡，犯露水，腫痛，多殺人，炮熱烙之，冷即易。

黍穰　青布　竹瀝　白馬通　六畜毛蹄甲並主諸瘡傷風及水傷燒飲外者罨燒灰合水出汗飲

項強

〔風溼〕防風凡腰痛項強不可回顧乃手足太陽症必須用此　荊芥秋後作枕及鋪床下立春去之　蔴汁

白芷　藁本　薄荷　菊花　貝母

癲癇有風熱驚邪皆兼虛與痰

〔吐痰〕瓜蒂　藜蘆　烏頭尖　附子尖　石膽　石綠並吐癲癇暗風

痰故　蕉油暗風癇疾眩運仆倒飲之取吐　白梅擦牙追涎或加白礬　皂莢水浸揉汁熬膏入麝攤曬每以一片化漿水灌鼻取涎

〔風熱驚痰〕草木　羌活　防風　荊芥　薄荷　細辛　龍膽

防己　藁本　升麻　青黛　白鮮皮並主風熱驚癇　百合　鴨跖草

並主癇邪狂熱身熱　鉤藤小兒癇同甘草煎服　防葵癲癇狂走者研末酒服　莨菪子癲狂風癇浸酒煎丸

黍穰、青布、牛屎、白馬通、騾屎。並主諸瘡傷風及水，腫痛欲死者，單燒熏，令〔一〕水出盡愈。

項强

【風濕】防風、凡腰痛項强，不可回頭，乃手足太陽症，必須用此。荆芥、秋後作枕及鋪床下，立春去之。羌活、白芷、藁本、薄荷、菊花、貝母。

癲癇

有風熱、驚邪，皆兼虚與痰。

【吐痰】瓜蒂、藜蘆、烏頭尖、附子尖、石膽、石緑、並吐癲癇暗風痰涎。芭蕉油、暗風癇疾，眩運仆倒，飲之取吐。白梅、擦牙追涎，或加白礬。皂莢。水浸，挼汁熬膏，入射攤晒，每以一片化漿水，灌鼻取涎。

【風熱驚痰】【草木】羌活、防風、荆芥、薄荷、細辛、龍膽、防己、藁本、升麻、青黛、白鮮皮、並主風熱驚癇。百合、鴨跖草、並主癲邪，狂叫身熱。釣藤、卒癇，同甘草，煎服。防葵、癲癇狂走者，研末，酒服。莨菪子、癲狂風癇，浸酒煎，丸

〔一〕令：底本漫漶，餘各金陵本原作「冷」。今據卷五十牛屎「附方」改。

服。蛇含 紫菀 半夏並主寒熱驚癇瘛瘲 天南星風癇痰迷，九蒸九曬，薑汁丸服 鬱金
失心顛狂，痰血絡聚心竅，同明礬丸 甘遂心風顛癇，痰迷心竅，豬心煮食 菖蒲開心孔，去心竅痰惡血 苦參
童尿煎汁釀酒飲，主三十年癇 天門冬風顛發則作，耳如鳴，引脇痛，為末酒服 紫河車驚癇顛疾，搖頭弄舌
熱在激衝驚癇，腹中攻衝少方 附子諸風癇疾，同五靈脂末，豬心血丸服 蒼耳大風癇疾 艾葉顛癇諸風，灸顖
頂正門當中，隨年壯 伏神 琥珀 雷丸 莽草 蔓荊子 木蘭皮並主
風癇驚邪狂走 苦竹笋 竹葉 竹瀝 天竹黃並主風熱痰涎，發顛狂癇疾 莨菪
小兒癇疾 蘇合香癇痓邪氣 皂莢搐吹通肺，風癇吐痰涎，研同蒼耳蜜熬膏之服 蓖麻仁五癇數，痛日出
三日齋，煮食 桑白皮驚癇客忤，瀉肺氣 桂心伐肝收肝 茲藁小兒出癇，發則惡病，號啼可療，疾水服
紫荊花根葉久近風癇，酒服三錢，後淡發狀，水四十九日愈 [illegible]木六驚失心，煮汁服 金石
砂豬心煮過，同伏神丸服 黃丹同白礬末服 黑鉛分同水銀南，鉛乙丸服 密陀僧 龍骨
銀屑 生銀 生鐵 鐵粉 鐵落 鐵精 鐵華粉 鐵漿
古鏡 珊瑚 紫石英 菩薩石 雄黃同丹砂研末丸服 雌黃同黃丹服

服。蛇含、紫菀、半夏、並主寒熱驚癇瘈瘲。天南星、風癇痰迷，九蒸九晒，薑汁丸服。鬱金、失心風顛，痰血絡聚心竅，同明礬丸。甘遂、心風顛癇，痰迷心竅，猪心煮食。黄連、泄心肝火，去心竅惡血。苦參、童尿煎汁，釀酒飲，主三十年癇。天門冬、風顛發則作吐，耳鳴引脅痛，爲末酒服。紫河車、驚癇顛疾，搖頭弄舌，熱在腹中。薇銜、驚癇吐舌。附子、暗風癇疾，同五靈脂，末，猪心血丸服。蒼耳、大風癇疾。艾葉、癲癇諸風，灸穀道正門當中，隨年壯。伏神、琥珀、雷丸、莽草、蔓荆子、木蘭皮、並主風癲，驚邪狂走。苦竹笋、竹葉、竹瀝、天竹黄、並主風熱痰涎發顛狂癇疾。蘆薈、小兒癲癇。蘇合香、癇痓邪氣。皂莢、搜肝通肺，風癇五種，燒研，同蒼耳、密陀僧，丸服。蓖麻仁、五種風癇，用黄連、石膏，煮食。桑白皮、驚癇客忤，瀉肺氣。桂心、伐肝扶脾。莁荑、小兒蟲癇，發則惡症昏搐，同漆灰水服。紫葳〔一〕花根葉、久近風癇，酒服三錢，後梳髪，漱水四十九口，愈。震燒木、大驚失心，煮汁服。【金石】丹砂、猪心煮過，同伏神丸服。黄丹、同白礬，末服。黑鉛、同水銀、南星，丸服。密陀僧、金屑、銀屑、生銀、生鐵、鐵粉、鐵落、鐵精、鐵華粉、鐵漿、古鏡、珊瑚、紫石英、菩薩石、雄黄、同丹砂研末，丸服。雌黄、同黄丹、射

〔一〕葳：原字漫漶。今從江西本補正。

香丸服礬石同細茶丸服慈石　玄石　石青　消石　青蒙石　代
赭石已上二十五味並主風熱痰涎煎蒸水銀失心風同藕節炒丸服蛇黃暗風癇疾火煅醋淬末服伏
龍肝狂顛風邪不識人為末水服天子藉田三推犁下土驚悸顛邪安神定魄蜂房
雀甕　蚯蚓　全蝎　蜈蚣　蜣螂　白殭蠶並主癇發搐蠶退
紙顛狂亂走悲泣妄言及風癇病燒灰酒服蚱蟬顛病寒熱小兒癇絕不能言衣魚小兒癇同竹瀝煎酒服
鱗介
龍角　龍骨　龍齒顛疾狂走五驚十二癇白花蛇　烏蛇定搐癇蛇蛻
蛇癇顛疾瘈瘲搐弄舌玳瑁熱癇
禽部
鴨涎顛癇發搐鴈毛小兒佩之辟癇啄木鳥久年風癇同荊
芥煅服烏鴉暗風癇疾瓶所入朱砂服不過十日愈又煅研同蒼耳子胡桃服鴟頭顛癇眩冒瘦療同黃丹爲
丸服肉亦可食鴞肉食之主風癇鳳凰臺雞癇顛癇發狂水磨服
獸部
狗齒及糞中骨
白狗血癇並狗豚卵　猪屎癇並猪羊齒　羊頭骨羊癇羖羊角風癇
燒灰酒服牛齒　牛屎中豆　牛拳木癇並牛馬齒　馬目　馬懸蹄
馬繩索　野馬肉癇並馬驢乳心熱氣癇驢脂酒服主狂顛不能語不識人六畜毛

香丸服。礬石、同細茶丸服。慈石、玄石、石青、消石、青蒙石、代赭石、已上二十五味，並主風熱痰涎顛癇。水銀、失心風，同藕節炒，丸服。蛇黄、暗風癇疾，火煅醋淬，末服。伏龍肝、狂顛風邪不識人，爲末，水服。天子藉田三推犁下土、驚悸顛邪，安神定魄。【蟲部】蜂房、雀甕、蚯蚓、全蝎、蜈蚣、蜣蜋、白殭蠶、並主癲癇發搐。蠶退紙、顛狂亂走，悲泣妄言及風癇病，燒灰酒服。蚱蟬、顛病寒熱，小兒癇絶不能言。衣魚、小兒癇，同竹瀝，煎酒服。【鱗介】龍角、龍骨、龍齒、顛疾狂走，五驚十二癇。白花蛇、烏蛇、定癇搐。蛇蜕、蛇癇，顛疾瘈瘲，摇頭弄舌。玳瑁、熱癇。【禽部】鴨涎、癲癇發搐。雁毛、小兒佩之辟癇。啄木鳥、久年風癇，同荆芥煅服。烏鴉、暗風癇疾，煅研，入朱砂服，不過十日愈。〇又煅研，同蒼耳子、胡桃服。鴟頭、顛癇眩冒瘈瘲，同黄丹爲丸服。〇肉亦可食。鴞肉、食之主風癇。鳳凰臺、雞癇，顛癇發狂，水磨服。

【獸部】狗齒及糞中骨、白狗血、並狗癇。豚卵、猪屎、並猪癇。羊齒、羊頭骨、羊癇。羖羊角、風癇，燒灰，酒服。牛齒、牛屎中豆、牛拳木、並牛癇。馬齒、馬目、馬懸蹄、馬繩索、野馬肉、並馬癇。驢乳、心熱氣癇。驢脂、酒服，主狂顛不能語，不識人。六畜毛

蹄甲驚癇顛痓 牡鼠煎油主驚癇 羚羊角 犀角 犛牛角 象牙 牛
黄 鮓荅 野猪黄及膽 熊膽並主風熱癲癇 麝香 虎睛鼻 狐
肝 狐肉並主顛癇驚悸歌笑 猴頭骨顛癇口噤 人髮癇痓 人胞與食治久顛失志亦和藥作丸
服 人魄磨水服定顛狂

風虚 〔草部〕 人参消胸中痰治驚癇○小兒風癇同辰砂蛤粉末猪心血丸服 石菖蒲開心孔通九竅出音
聲爲末猪心湯日服治癲癇風疾 遠志安心止忘 天麻小兒風癇善驚失志補肝定風 蛇牀子 芍
藥 牡丹 女萎並主驚癇寒熱癲癇 當歸 芎藭 地黄並養血 縮砂
桔梗 香附並驚癇邪氣 萆薢緩關節老血頭旋風癇 〔果部〕 酸石榴小兒癇釀蝎五枚泥煆研
乳服五分 柏實定癇養血 〔蟲部〕 蜂蜜 雞子並癇痓 白雄雞及腦顛邪狂妄

卒厥 有尸厥 氣厥 火厥 痰厥 血厥 中惡 魘死 驚死

外治 半夏 菖蒲 皂角 雄黄 梁上塵並主卒死尸厥魘死客忤中惡爲末
吹鼻 葱黄刺入鼻中七八寸汁及納下部 薤汁 韭汁並灌鼻 醋鬼擊卒死灌漂雞少許入鼻[illegible]

蹄甲、驚癇顛痓。**牡鼠**、煎油，主驚癇。**羚羊角**、**犀角**、**犛牛角**、**象牙**、**牛黄**、**鮓荅**、**野猪黄及膽**、**熊膽**、並主風熱癲癇。**麝香**、**虎睛鼻**、**狐肝**、**狐肉**、並主顛癇，恍惚歌笑。**猴頭骨**、顛癇口噤。**人髮**、癇痓。**人胞**、煮食，治久癲失志，亦和藥作丸服。**人魄**。磨水服，定顛狂。

【風虚】【草部】**人參**、消胸中痰，治驚癇。○小兒風癇，同辰砂、蛤粉，末，猪心血丸服。**石菖蒲**、開心孔，通九竅，出音聲。爲末，猪心湯日服，治癲癇風疾。**遠志**、安心志。**天麻**、小兒風癇，善驚失志，補肝定風。**蛇牀子**、**芍藥**、**牡丹**、**女萎**、並主驚癇，寒熱瘈瘲。**當歸**、**芎藭**、**地黄**、並養血。**縮砂**、**桔梗**、**香附**、並驚癇邪氣。**萆薢**、關〔一〕節老血，頭旋風癇。【果木】**酸石榴**、小兒癇，釀蝎五枚，泥煆，研，乳服五分。**柏實**、定癇養血。【蟲禽】**蜂蜜**、**雞子**、並癇痓。**白雄雞及腦**。顛邪狂妄。

卒厥

有尸厥、氣厥、火厥、痰厥、血厥、中惡、魘死、驚死。

【外治】**半夏**、**菖蒲**、**皂角**、**雄黄**、**梁上塵**、並主卒死，尸厥魘死，客忤中惡，爲末，吹鼻。**葱黄**、插入鼻中七八寸及納下部。**薤汁**、**韭汁**、並灌鼻。**醋**、鬼擊卒死，灌少許入鼻。**酒**、驚怖

〔一〕關：此前原衍「緩」字。今據卷十八萆薢「主治」删。

卒死灌之并灰酒服乳香　安息香　樟木並燒烟熏之　雞冠血殺死中惡卒死塗面及心

并滴口鼻東門上雞頭為末酒服犬肉搨心上　青牛蹄鬼死安頭上即甦　牛黃　麝

香水服熱湯忤惡卒死隔衣熨臍冷即易　井底泥臥忽不寤勿以火照但痛齧足跟及拇趾甲際多唾其面以泥

塗目令人垂頭于井中呼之即甦死甑鬼魘死不寤箪前燒之　鞋履臥時一仰一覆則不魘　人尿中惡

不寤尿其面上即甦燒人灰置枕中辟魘寐

內治　女青諸卒死搗末酒灌立活　菖蒲汁　蠡實根汁並灌之　南星　木香

附子同木香煎服　陳粟米卒得鬼打諸水服　白微婦人無故年多卒厥不省人事名血厥同當歸

人參并草煎服　巴豆鬼擊同杏仁汁服取利　常山小兒驚忤中惡口噤同牡蠣煎服吐痰　猪膽水痰

厥　燒尸場土尸厥湯灌　食鹽卒鬼擊水灌并噴之　鍋底土魘寐死末灌一錢并吹鼻　白

鴨血　白犬血　猪心血　尾血並灌之　犀角中惡鬼氣卒死厥逆口鼻出清血須臾不

救似死尸厥但腹不鳴心下暖同麝香各研末服二錢即甦　羚羊角熱毒風攻注中惡毒氣卒不識人　狐膽

人卒暴亡即取溫水化灌入喉即活移時者無及　馬屎卒中惡死絞汁灌之　白馬夜眼卒死尸厥同尾菟丸

卒死，灌之，并吹兩鼻。乳香、安息香、樟木、並燒烟熏之。雞冠血、寢死，中惡卒死，塗面及心，并納口鼻。東門上雞頭、爲末，酒服。犬肉、搨心上。青牛蹄、魘死，安頭上即甦。牛黄、麝香、水服。熱湯、忤惡卒死，隔衣熨腹，冷即易。井底泥、卧忽不寤，勿以火照，但痛齧足母趾甲際，多唾其面，以泥塗目，令人垂頭于井中呼之，即甦。瓦甑、魘死不寤，覆面打破〔一〕之。鞋履、卧時一仰一覆，則不魘。人尿、中惡不醒，尿其面上即甦。燒人灰。置枕中，辟魘寐。

【内治】女青、諸卒死，擣末酒灌，立活。昌蒲汁、蠡實根汁、並灌之。南星、木香、附子、同木香煎服。陳粟米、卒得鬼打，擂水服。白微、婦人無故汗多，卒厥不省人事，名血厥。同當歸、人參、甘草煎服。巴豆、鬼擊，同杏仁汁服，取利。常山、小兒驚忤，中惡卒死，同牡蠣煎服，吐痰。鹽膽水、吐痰厥。燒尸場上土、尸厥，洵湯灌。食鹽、卒鬼擊，水灌并噀之。鍋底土、魘寐死，末，灌二錢，并吹鼻。白鴨血、白犬血、猪心血、尾血、并灌之。犀角、中惡鬼氣，卒死厥逆，口鼻出清血，須臾不救，似乎尸厥，但腹不鳴，心下暖，同麝香、朱砂，末，服二錢，即甦。羚羊角、熱毒風攻注，中惡毒氣，卒不識人。狐膽、人卒暴亡，即取温水化灌，入喉即活，移時者無及。馬屎、卒中惡死，絞汁灌之。白馬夜眼、卒死尸厥，同尾燒，丸

〔一〕破：原字漫漶。今據江西本補正。

服褌襠 汗衫卒中鬼昏厥口鼻出血燒灰湯服 鐵錐柄鬼打鬼排中惡和桃奴鬼箭丸服 刀鞘鬼打燒灰水服

傷寒熱病寒乃標熱乃本春為溫夏為熱秋為瘧冬為寒四時天行為疫癘

發表草部 麻黄 羌活太陽少陰 葛根 升麻 白芷陽明太陰 細辛少陰 蒼朮太陰 荊芥 薄荷 紫蘇並發四時傷寒不正之汗 香薷四時傷寒不正之氣為末熱酒服取汗 香附散時氣寒疫 艾葉時氣溫疫煎服取汗 蒼耳葉發風寒頭痛汗 浮萍夾驚傷寒同犀角鉤藤末服取汗 天仙藤治傷寒同麻黄發汗 牛蒡根搗汁服發天行時疾汗 穀部 豆豉治數種傷寒同葱白發汗通關節汗後不解同鹽吐之○胡麻煎酒發汗 生薑 小蒜 葱白連鬚 茗茶並發汗 杏仁同酢煎發時行溫病汗 桃葉蒸卧發傷寒汗 胡桃同葱薑煎茶服發汗 桂枝太陽解肌 皂莢傷寒初起燒赤水服取汗○研汁和薑茶服取汗 水石部 百沸湯多飲取汗 丹砂傷寒時氣始得一二日發汗服取汗○塗身向火亦出汗 石膏陽明發熱解肌出汗 代赭石傷寒無汗同乾薑末熱醋調塗掌心合定暖卧取汗

服。

褌襠、汗衫、並中鬼昏厥，口鼻出血，燒灰，湯服。鐵錐柄、鬼打鬼排中惡，和桃奴、鬼箭，丸服。刀鞘。鬼打，燒灰，水服。

傷寒熱病 寒乃標，熱乃本。春爲温，夏爲熱，秋爲瘴，冬爲寒，四時天行爲疫癘。

【發表】【草部】麻黄、羌活、太陽、少陰。葛根、升麻、白芷、陽明，太陰。細辛、少陰。蒼术、太陰。荆芥、薄荷、紫蘇、並發四時傷寒不正之汗。香薷、四時傷寒不正之氣，爲末，熱酒服，取汗。香附、散時氣寒疫。艾葉、時氣温疫，煎服取汗。蒼耳葉、發風寒頭痛汗。浮萍、夾驚傷寒，同犀角、釣藤，末服，取汗。天仙藤、治傷寒，同麻黄，發汗。牛蒡根、擣汁服，發天行時疾汗。【穀菜】豆豉、治數種傷寒，同葱白，發汗通關節。○汗後不解，同鹽，吐之。胡麻、煎酒，發汗。生薑、小蒜、葱白、【果木】茗茶、並發汗。杏仁、同酢煎，發時行温病汗。桃葉、蒸卧，發傷寒汗。胡桃、同葱、薑擂茶服，發汗。桂枝、太陽解肌。皂莢、傷寒初起，燒赤，水服取汗。○研汁，和薑、蜜服，取汗。【水石】百沸湯、多飲取汗。丹砂、傷寒時氣，始得一二日，煮服取汗。○塗身向火亦出汗。石膏、陽明發熱，解肌出汗。代赭石。傷寒無汗，同乾薑，末，熱醋調塗掌心，合定，暖卧取汗。

攻裏　草部　大黃（陽明、太陰、少陰、厥陰燥熱滿痢諸證）　栝樓實（利熱實結胸）　甘遂（水結胸）　葶藶（結胸狂躁）　大戟　芫花（水飲，腸下）　蕘花（行水）　蜀漆（行水）　千里及（上天下疫氣結黃，煮汁吐利）　桃仁（下瘀血）　巴豆（寒熱蟲結胸行）　水蛭　虻蟲（下血）　芒消（下痞滿燥結）

和解　草部　柴胡（少陽寒熱諸證。○傷寒餘熱，同甘草煎服）　半夏　黃芩　芍藥　牡丹　貝母　甘草（並主寒熱）　白朮　葳蕤　白微　白鮮皮　防風　防己（並主風溫風濕）　澤瀉　秦艽　海金沙　木通　海藻（並主濕熱）　黃連　大青　黃藥　白藥　薺苨　船底苔　陟釐（並主天行熱毒狂瀆）　知母　玄參　連軺　天門冬　麥門冬　栝樓根（並主熱病煩渴）　前胡　惡實　射干　桔梗（並主痰熱咽痛）　惡草　白頭翁（熱痢）　五味子（欬嗽）　苦參（熱病狂邪不避水火，欲死，服）　龍膽草（傷寒發狂，末服二錢）　青黛（陽毒發斑，及天行頭痛寒熱，水研服）　地黃（溫毒發斑，熬黑膏服。○同薄荷汁服，主熱瘴昏迷）　青葙苗（擣汁服，大治溫癘）　蘘荷（溫病初得，頭痛壯熱，擣汁服）　蘆根（傷寒內熱，時疾煩悶，煮汁服）　葎草（汗後虛熱，杵汁服）　蛇莓（傷寒大熱，杵汁服）　番木

【攻裏】【草部】大黄、陽明、太陰、少陰、厥陰，燥熱滿痢諸證。栝樓實、利熱實結胸。甘遂、寒實結胸。葶藶、結胸狂躁。大戟、芫花、脇下水飲。蕘花、行水。蜀漆、行水。千里及、主天下疫氣，煮汁吐利。【果木】桃仁、下瘀血。巴豆、寒熱結胸。【蟲石】水蛭、虻蟲、下瘀血。芒消。下痞滿躁結。

【和解】【草部】柴胡、少陽寒熱諸證。○傷寒餘熱，同甘草煎服。半夏、黄芩、芍藥、牡丹、貝母、甘草、並主寒熱。白术、葳蕤、白微、白鮮皮、防風、防己、並主風温、風濕。澤瀉、秦艽、海金沙、木通、海藻、並主濕熱。黄連、大青、黄藥、白藥、薺苨、船底苔、陟釐、並主天行熱毒狂煩。知母、玄參、連軺、天門冬、麥門冬、栝樓根、並主熱病煩渴。前胡、惡實、射干、桔梗、並主痰熱咽痛。蕙草、白頭翁、熱痢。五味子、欬嗽。苦參、熱病狂邪，不避水火，蜜丸服。龍膽草、傷寒發狂，末服二錢。青黛、陽毒發斑及天行頭痛寒熱，水研服。地黄、温毒發斑，熬黑膏服。○同薄荷汁服，主熱瘴昏迷。青葙苗、擣汁服，大治温癘。蘘荷、温病初得，頭痛壯熱，擣汁服。蘆根、傷寒内熱，時疾煩悶，煮汁服。葎草、汗後虚熱，杵汁服。蛇莓、傷寒大熱，杵汁服。番木

鱧腸熱病汁服磨虎杖時疫流毒攻手足腫痛欲斷煮汁漬之含水藤天行時氣煩渴（穀部）黑大豆
疫癘發腫炒熟同甘草煎服豆豉傷寒頭痛寒熱瘴氣及汗後不解身熱懊憹同巵子煎服○餘毒攻手足煎酒服○
暴病同薤白煎服赤小豆除濕熱薏苡仁風濕痛粳米煩熱餳建中麻子脾約秘結（菜部）
百合百合病葱白少陰下利乾薑痞濕下利及茄子溫疾茶萊汁解時行壯熱生瓜
菜汁解陽毒壯熱煩悶（果部）大棗和營衛杏仁利肺氣桃仁行血烏梅煩渴蚘厥及橘
皮嘔噦痰氣檳榔傷寒痞滿結胸末服馬檳榔傷寒熱病每嚼數枚水吞梨汁熱毒煩渴○木皮傷寒溫
疫同甘草秫米粥煤服芰實傷寒積熱吳茱萸厥陰頭痛多涎蜀椒陰毒時氣及蚘厥鹽麩子
天行寒熱（木部）巵子煩熱懊憹黃蘗熱毒下利及吐血厚朴腹滿頭痛枳殼痞滿枳實滿實竹
葉煩熱竹茹溫氣寒熱秦皮熱痢梓白皮時行溫病壯熱發黃煎服桐木皮傷寒發狂煎服取吐
下欅木皮時行頭痛熱結在腸胃柳葉天行熱病楝實溫疾傷寒大熱煩狂李根白皮奔豚
伏苓行濕利小便豬苓熱渴水逆小便不利（水部）臘雪解傷寒時氣溫疫大熱冬霜解傷寒內熱
夏冰陽毒熱盛置于膻中涼水陽毒浸青布貼胸中蚯蚓糞譫語狂亂涼水服蜣螂轉丸（蟲部）

鼈、熱病，磨汁服。虎杖、時疫流毒攻手足，腫痛欲斷，煮汁漬之。含水藤、天行時氣煩渴。【穀部】黑大豆、疫癘發腫，炒熟，同甘草，煎服。豆豉、傷寒頭痛，寒熱瘴氣及汗後不解，身熱懊憹，同巵子煎服。○餘毒攻手足，煎酒服。○暴痢，同薤白煎服。赤小豆、除濕熱。薏苡仁、風濕痛。粳米、煩熱。餳、建中。麻子、脾約秘結。【菜部】百合、百合病。葱白、少陰下利。乾薑、痞濕及下利。茄子、温疾。蒜菜汁、解時行壯熱。生瓜菜汁、解陽毒壯熱頭痛。【果部】大棗、和營衛。杏仁、利肺氣。桃仁、行血。烏梅、煩渴及蚘厥。橘皮、嘔噦痰氣。檳榔、傷寒痞滿結胸，末服。馬檳榔、傷寒熱病，每嚼數枚，水吞。梨汁、熱毒煩渴。○木皮，傷寒温病，同甘草、秫米、鍋煤服。芰實、傷寒積熱。吴茱萸、厥陰頭痛，多涎。蜀椒、陰毒時氣及蚘厥。鹽麩子、天行寒熱。【木部】巵子、煩熱懊憹。黄蘗、熱毒下利及吐血。厚朴、滿痞頭痛。枳殼、痞滿。枳實、滿實。竹葉、煩熱。竹茹、温氣寒熱。秦皮、熱痢。梓白皮、時行温病，壯熱發黄，煎服。桐木皮、傷寒發狂，煎服，取吐下。櫸木皮、時行頭痛，熱結在腸胃。柳葉、天行熱病。楝實、温疾傷寒，大熱煩狂。李根白皮、奔豚。伏苓、行濕利小便。猪苓、熱渴水逆，小便不利。【水土】臘雪、解傷寒、時氣、温疾大熱。冬霜、解傷寒内熱。夏冰、陽毒熱盛，置于膻中。涼水、陽毒，浸青布貼胸中。蚯蚓糞、譫語狂亂，涼水服。蜣螂轉丸、時氣

煩熱欬汁服 梁上塵 釜底墨並主陽毒發狂 黑鉛傷寒毒氣 鉛丹火劫驚邪 古
文錢時氣欲死煮汁入麝香服取吐或下 鐵粉陽毒發狂同龍膽草磨刀水服 鐵鏵小兒百日傷寒壯熱燒赤
淬水服 石膏傷寒頭痛如裂壯熱如火解肌發汗陽明潮熱大渴同黃連煎服治傷寒發狂 消石解利四時
一切傷寒同甘草末服 凝水石時氣熱盛 雄黃傷寒欬逆煎酒服燒烟熏狐惑 食鹽傷寒寒熱 赤
石脂 禹餘粮少陰下利 石蟹天時熱疾 鱗介 龍骨火劫驚邪○下利不止 鼈甲陰毒 玳
瑁熱結狂言磨水服 牡蠣傷寒寒熱及自汗水結 海蛤傷寒血結同芒硝滑石甘草服 文蛤傷寒大汗
煩熱口渴末服 貝子傷寒狂熱 禽部 雞子傷寒發斑下痢○生吞一枚治傷寒發狂煩躁○打破煮渾入漿啜之治
天行不解○井中浸冷吞七枚治妊娠時疾安胎 雞屎白傷寒寒熱 獸部 豬膽少陽證熱渴又導大便不通 牛黃天行熱病
豬膏傷寒時氣溫水服一彈丸日三 豬膚少陰咽痛 犀角傷寒熱毒發狂發斑吐血下血
羚羊角傷寒熱在肌膚 牛角時氣寒熱頭痛 馬屎 羊屎 羊屎傷寒手足疼欲脫並洗之
阿膠熱毒下利 人尿少陰下利入白通湯 人屎大熱狂走水漬服 人中黃水研 胞衣水
並主熱病發狂飲之

煩熱，絞汁服。梁上塵、釜底墨，並主陽毒發狂斑。【金石】黑鉛、傷寒毒氣。鈆丹、火劫驚邪。古文錢、時氣欲死，煮汁，入麝香服，取吐或下。鐵粉、陽毒發狂，同龍膽草、磨刀水服。鐵鏵、小兒百日傷寒壯熱，燒赤，淬水服。石膏、傷寒頭痛如裂，壯熱如火，解肌發汗，陽明潮熱大渴。○同黃連煎服，治傷寒發狂。滑石、解利四時一切傷寒，同甘草，末服。凝水石、時氣熱盛。雄黃、傷寒欬逆，煎酒服。○燒烟熏狐惑。食鹽、傷寒寒熱。赤石脂、禹餘粮、少陰下利。石蟹、天時熱疾。【鱗介】龍骨、火劫驚邪。○下利不止。鼈甲、陰毒。玳瑁、熱結狂言，磨水服。牡蠣、傷寒寒熱及自汗水結。海蛤、傷寒血結，同芒硝、滑石、甘草服。文蛤、傷寒大汗，煩熱口渴，末服。貝子、傷寒狂熱。【禽部】雞子、傷寒發斑下痢。○生吞一枚，治傷寒發狂煩躁。○打破煮渾，入漿啜之，治天行不解。○井中浸冷，吞七枚，治妊娠時疾，安胎。雞屎白、傷寒寒熱。【獸部】猪膽、少陽證熱渴，又導大便不通。猪膏、傷寒時氣，温水服一彈丸，日三。猪膚、少陰咽痛。犀角、傷寒熱毒，發狂發斑，吐血下血。牛黃、天行熱病。羚羊角、傷寒熱在肌膚。牛角、時氣寒熱頭痛。馬屎、羊屎、羊尿、傷寒手足疼欲脱，並洗之。阿膠、熱毒下痢。人尿、少陰下利，入白通湯。人屎、大熱狂走，水漬服。人中黃、研水。胞衣水。並主熱病發狂，飲之。

溫經草部人參傷寒厥逆發躁，脉沉，以半兩煎湯調牛膽南星末服。○壞證不省人事，一兩煎服，脉復即甦。○夾陰傷寒，小腹痛，嘔吐厥逆，脉伏，同薑附煎服，即回陽。附子治三陰經證及陰毒傷寒，陰陽易病。蓼子女勞復，卵縮入腹絞痛，煮汁服。草烏頭陰毒，插入穀道中。穀部黑大豆陰毒，炒焦投酒熱服取汗。乾薑陰毒，同附子末納中有發。韭根陰陽易病。葱白陰毒，炒熱熨臍。芥子陰毒，貼臍發汗。果部蜀椒陰毒，入湯液用。胡椒陰毒，同葱白、麝香和蠟作挺，入莖內，出汗愈。吳茱萸陰毒，酒拌蒸熨足心。木部松節炒焦投酒服，治陰毒。烏藥子陰毒，炒黑水煎服取汗。青竹皮女勞復，外腎腫，腹中絞痛，水煎服。皂莢仁陰毒。石部雄黃陰毒，入湯藥。消石　石硫黃陰毒，二味等末，服三錢取汗。○硫黃同巴豆丸服，治陰陽二毒。太陰玄精石陰毒正陽丹用之。雞屎白陰毒，同黑豆、亂髮、地膚子炒焦，入酒服取汗。鴿屎陰毒，炒焦酒服取汗。麝香陰毒。獸人鼠屎陰易腹痛，同韭根煮汁服取汗。豚卵陰陽易病，少腹急痛，熱酒吞二枚。父母爪甲陰陽易病，同中衣襠燒灰酒服。婦人陰毛陰陽易病，卵縮欲死，燒灰以洗陰水服。服器褌襠女勞復及陰陽易，燒灰水服。○下裩帶燒服，病後勞復。月經衣燒末水服。

食復勞復草部麥門冬傷寒後小勞復作發熱，同甘草、竹葉、粳米煎服。胡黃連勞復，同梔子丸服。

【温經】【草部】人參、傷寒厥逆發躁，脉沉，以半兩煎湯，調牛膽南星末服。○壞證不省人事，一兩煎服，脉復即甦。○夾陰傷寒，小腹痛，嘔吐厥逆，脉伏，同薑、附煎服，即回陽。附子、治三陰經證及陰毒傷寒、陰陽易病。蓼子、女勞復，卵〔一〕縮入腹絞痛，煮汁服。草烏頭、陰毒，插入穀道中。【穀菜】黑大豆、陰毒，炒焦投酒，熱服取汗。乾薑、陰毒，同附子用，補中有發。韭根、陰陽易病。葱白、陰毒，炒熱熨臍。芥子、陰毒，貼臍，發汗。【果部】蜀椒、陰毒，入湯液用。胡椒、陰毒，同葱白、麝香，和蠟作梃，插入莖内，出汗愈。吴茱萸、陰毒，酒拌蒸熨足心。【木部】松節、炒焦投酒服，治陰毒。烏藥子、陰毒，炒黑，水煎服，取汗。青竹皮、女勞復，外腎腫，腹中絞痛，水煎服。皂莢仁、陰毒。【石禽】雄黄、陰毒，入湯藥。消石、石硫黄、陰毒，二味爲末，服三錢，取汗。○硫黄同巴豆丸服，治陰陽二毒。太陰玄精石、陰毒，正陽丹用之。雞屎白、陰毒，同黑豆、亂髮、地膚子，炒焦入酒服，取汗。鴿屎、陰毒，炒焦酒服，取汗。【獸人】鼠屎、陰易腹痛，同韭根，煮汁服，取汗。豚卵、陰陽易病，小腹急痛，熱酒吞二枚。麝香、陰毒。手足〔二〕爪甲、陰陽易病，同中衣襠燒灰，酒服。婦人陰毛、陰陽易病，卵縮欲死，燒灰，以洗陰水服。【服器】褌襠、女勞復及陰陽易，燒灰水服。○下裳帶燒服，病免勞復。月經衣。燒末，水服。

【食復勞復】【草部】麥門冬、傷寒後小勞，復作發熱，同甘草、竹葉、粳米，煎服。胡黄連、勞復，同巵子丸服。

〔一〕卵：原作「卯」。今據卷十六蓼「附方」改。
〔二〕手足：原作「父母」。今據卷五十二爪甲「附方」改。

蘆根勞復食復煮汁服〔穀〕飯傷寒多食復作發熱燒末飲服　麴食復煮服　橘皮食復水煎服〔木〕〔石〕枳殼勞復發熱同梔子豉漿水煎服　梔子食復發熱上方加大黃○勞復發熱同枳殼豉鼠屎葱白煎服　胡粉食復勞復水服少許　凝水石解傷寒勞復　鼈甲食復勞復燒研水服　抱出雞子殼勞復炒研湯服一合取汗　馬屎勞復燒末冷酒服　豭鼠屎　人屎勞復燒灰酒服　頭垢勞復含棗許水下　洗手足水食復勞復飲一合　頭巾勞復口渴浸汁服　繳脚布勞復洗汁服　砧上垢食復勞復同病人足下土鼠屎煎服　飯籮食復燒灰水服

瘟疫

辟禳〔草部〕蒼朮山嵐瘴氣溫疾惡氣弭災沴()燒烟熏去鬼邪　升麻吐溫疫時氣毒癘　蒼耳為末水服辟惡邪不染疫疾　虎耳擂酒服治瘟疫　木香　辟虺雷　徐長卿　鬼督郵

藁本　女青　山柰　蘘荷　葎草並辟毒疫溫鬼邪氣　白茅香　茅香

蘭草並煎湯浴辟疫氣　艾納香　兜納香　蜘蛛香〔木部〕沉香　蜜香

檀香　降真香　蘇合香　安息香　詹糖香　樟腦　返

蘆根、勞復、食復，煮汁服。【穀果】飯、傷寒多食，復作發熱，燒末，飲服。麴、食復，煮服。橘皮、食復，水煎服。【木石】枳殼、勞復發熱，同梔子、豉、漿水，煎服。梔子、食復發熱，上方加大黄。○勞復發熱，同枳殼、豭〔一〕鼠屎、葱白，煎服。胡粉、食復、勞復，水服少許。凝水石、解傷寒勞復。鼈甲、食復、勞復，燒研，水服。抱出雞子殼、勞復，炒研，湯服一合，取汗。馬屎、勞復，燒末，冷酒服。豭鼠屎、人屎、勞復，燒灰，酒服。頭垢、勞復，含棗許，水下。洗手足水、食復、勞復，飲一合。頭巾、勞復口渴，浸汁服。繳脚布、勞復，洗汁服。砧上垢、食復、勞復，同病人足下土、鼠屎，煎服。飯籮。食復，燒灰，水服。

瘟疫

【辟禳】【草部】蒼术、山嵐瘴氣，温疾惡氣，弭灾沴。○燒烟熏，去鬼邪。升麻、吐温疫、時氣、毒癘。蒼耳、爲末，水服，辟惡邪，不染疫疾。虎耳、擂酒服，治瘟疫。木香、辟虺雷、徐長卿、鬼督郵、藁本、女青、山柰、菝葜、葎草、並辟毒疫、温鬼邪氣。白茅香、茅香、蘭草、並煎湯浴，辟疫氣。艾納香、兜納香、蜘蛛香、【木部】沉香、蜜香、檀香、降真香、蘇合香、安息香、詹糖香、樟腦、返

〔一〕豭：原作「假」。今從江西本改。

魂香　兜木香　皂莢　古厠木並燒之辟疫　釣樟葉置門上　烏藥

預知子　阿魏　乳香臘月二十四日五更取初汲水浸至元旦五更人嚼一塊飲水三呷一年無疫

松葉細切酒服日三能辟五年瘟　栢葉時氣瘴疫社中東南枝為末日服　桃枝　桃橛　桃

符並辟疫　桃仁一茱萸青鹽炒過每嚼二十枚預辟瘴癘　三歲陳棗核中仁常服百邪不干（穀菜）

椒柏酒　屠蘇酒元旦飲之辟瘟癘　黑豆布袋一斗納井中一夜取出每服七粒辟瘟時氣　赤

小豆除夕正月朔望投井中辟瘟病○正月七日囊盛置井中三日取出男吞七粒女吞二七一年無病○元旦向東吞

三七粒一年無疫○立秋日面西吞七粒不病痢　豉和白术浸酒常飲除瘟疫病　麻子仁除夜同小豆投井中

辟疫　穄米為末水服不染瘟疫　蒜時氣溫病擣汁服○立春元旦作五辛盤食辟溫疫　蔓菁立春後庚子日飲汁

一年免時疫　馬齒莧元旦食之解疫氣　生薑辟邪　淡竹葉解疫（服器）　初病人衣蒸過則一

家不染　草繩度所住戶中壁屈結之則不染（水土）　半天河水飲之辟疫　東壁土　塚上土

石五月五日取埋戶外家不患時氣（石部）　丹砂蜜丸太歲日平旦各吞三七丸永無疫疾　陽起石解溫疫令

氣　婆娑石瘴疫熱悶頭痛（鱗介）　蚺蛇肉　鱖魚　鯇魚　牛魚　鮑魚頭

魂香、兜木香、皂莢、古厠木、並燒之辟疫。釣樟葉、置門上。烏藥、預知子、阿魏、乳香、臘月二十四日五更，取初汲水，浸至元旦五更，人嚼[一]一塊，飲水三呷，一年無疫。松葉、細切，酒服，日三，能辟五年瘟。柏葉、時氣瘴疫，社中東南枝，爲末，日服。桃枝、桃橛、桃符、並辟疫。桃仁、茱萸、青鹽炒過，每嚼一二十枚，預辟瘴癘。三歲陳棗核中仁、常服，百邪不干。【穀菜】椒柏酒、屠蘇酒、元旦飲之，辟瘟癘。黑豆、布袋一斗，納井中一夜，取出，每服七粒，辟禳時氣。赤小豆、除夕正月朔望投井中，辟瘟病。○正月七日，囊盛置井中，三日取出，男吞七粒，女吞二七，一年無病。○元旦向東吞三七粒，一年無疫。○立秋日面西吞七粒，不病痢。豉、和白术，浸酒常飲，除瘟疫病。麻子仁、除夜同小豆投井中，辟疫。穄米、爲末，水服，不染瘟疫。蒜、時氣温病，擣汁服。○立春、元旦，作五辛盤食，辟温疫。蔓菁、立春後庚子日，飲汁，一年免時疾。馬齒莧、元旦食之，解疫氣。生薑、辟邪。淡竹葉、解疫。【服器】初病人衣、蒸過，則一家不染。草繩、度所住户中壁，屈結之，則不染。【水土】半天河水、飲之辟疫。東壁土、塚上土石、五月五日取，埋户外，一家不患時氣。【石部】丹砂、蜜丸，太歲日平旦，各吞三七丸，永無疫疾。陽起石、解温疫冷氣。婆娑石、瘴疫，熱悶頭痛。【鱗介】蚺蛇肉、鱤魚、鯇魚、牛魚、鮑魚頭

〔一〕嚼：原作「爵」。今從江西本改。

灰 貢龜 珠鼈 蜆肉並食辟疫 獸部雄雞冬至作腊立春食之辟疫 東門上雞頭辟禳惡疫 雄鵲冬至埋圊前辟時疾温氣 石燕肉炒浸酒飲辟疫癘温嵐瘴 五靈脂辟疫 獺肉煮服主疫氣温病及牛馬疫 狸肉温鬼毒氣皮中如針刺 麝香 靈貓陰 雄狐屎燒之辟疫癘 馬骨及蹄佩之辟疫 貘皮寢之辟癘

瘴癘草部 升麻吐 釵子股吐 葛根 草犀 大黃温瘴 附子冷瘴 恒山吐 芫花下 金絲草 錦地羅 千金藤 伏雞子根 解毒子 含水藤 千里及 肉豆蔻 蒼朮穀菜部 葱 茖葱 蒜 白菘 苦蕎 豉 紅麴 燒酒 果部 茶 鹽麩子 檳榔 烏梅 大腹皮 安息香 蘇合香 阿魏 相思子吐 石部丹砂 雄黃 砒石 婆娑石 鱗部蚺蛇肉 鯪鯉甲 海豚魚作脯 海鷂魚燒服 獸部豬血 豬屎 羖羊角 山羊肉 羚羊角 犀角 麝香 果然肉 猴頭骨及肉 人部天靈蓋

灰、賁龜、珠鼈、蜆肉、並食辟疫。【禽獸】雄雞、冬至作腊，立春食之，辟疫。東門上雞頭、辟疫禳惡。雄鵲、冬至埋圊[一]前，辟時疾温氣。石燕肉、炒，浸酒飲，辟温疫嵐瘴。五靈脂、辟疫。獺肉、煮服，主疫氣温病及牛馬疫。狸肉、温鬼毒氣，皮中如針刺。麝香、靈猫陰、雄狐屎、燒之辟疫。馬骨及蹄、佩之辟疫。貘皮。寢之避癘。

【瘴癘】【草部】升麻、吐。釵子股、吐。葛根、草犀、大黄、温瘴。附子、冷瘴。恒山、吐。芫花、下。金絲草、錦地羅、千金藤、伏雞子根、解毒子、含水藤、千里及、肉豆蔻、蒼术、【菜穀】葱、茖葱、蒜、白菘、苦茄、豉、紅麴、燒酒、【果木】茶、鹽麩子、檳榔、烏梅、大腹皮、安息香、蘇合香、阿魏、相思子、吐。【石部】丹砂、雄黄、砒石、婆娑石、【鱗部】蚺蛇肉、鯪鯉甲、海豚魚、作脯。海鷂魚、燒服。【獸部】猪血、猪屎、羖羊角、山羊肉、羚羊角、犀角、麝香、果然肉、猴頭骨及肉、【人部】天靈蓋。

[一] 圊：原作「圚」。今從張本改。

暑

有受暑中暍 受涼中暑

〔中暍〕草穀 水蓼 煑汁灌 胡麻 炒黑井水擂灌 寒食麪 井水灌 〔菜果〕大蒜 同道中熱土擣水澄服 瓜蔕 吐之即省 〔水土〕熱湯 布蘸熨心即甦仍徐灌之 地漿 灌 道中熱土 壅臍上令人溺于中即甦 車輦土 澄水服 仰天皮 新水調灌 熱瓦 互熨心上

〔清暑〕草部 香薷 解暑利小便有徹上徹下之功夏月解表之藥能發越陽氣消散畜水 黃連 酒煑丸服主伏暑在心脾發熱吐瀉痢渴諸病 石香薷 紫蘇葉 蒼朮 白朮 木通 車前 澤瀉 半夏 藿香 縮砂 〔穀菜〕白扁豆 薏苡仁 稷米 大蒜 〔果木〕木瓜 枇杷葉 赤伏苓 厚朴 猪苓 並主傷暑有濕熱諸病 桂心 大解暑毒同伏苓丸服○同蜜作渴水飲 黃蘗 去濕熱瀉陰火滋腎水去痿弱 〔石水〕雪水 夏氷 滑石 石膏 朱砂 解渴 雄黃 暑毒在脾濕氣連脚或吐或痛或痢或霍亂過丸服 消石 硫黃 二味結砂主外傷暑熱內傷生冷發為頭痛寒熱吐瀉霍亂心腹痛諸病○三伏香硫黃百粒去積滯甚妙 玄精石 解暑消積

暑

有受暑中暍，受凉中暑。

【中暍】【草穀】水蓼、煮汁灌。胡麻、炒黑，井水擂，灌。寒食麪、井水灌。【菜果】大蒜、同道中熱土擣，水澄服。瓜蒂、吐之即省。【水土】熱湯、布蘸熨心即甦，仍徐灌之。地漿、灌。道中熱土、壅臍上，令人溺于中，即甦。車輦土、澄水服。仰天皮、新水調灌。熱瓦。互熨心上。

【清暑】【草部】香薷、解暑利小便，有徹上徹下之功。夏月解表之藥，能發越陽氣，消散畜水。黄連、酒煮，丸服，主伏暑在心脾，發熱，吐瀉痢渴諸病。石香薷、紫蘇葉、蒼术、白术、木通、車前、澤瀉、半夏、藿香、縮砂、【穀菜】白扁豆、薏苡仁、稷米、大蒜、【果木】木瓜、枇杷葉、赤伏苓、厚朴、猪苓、並主傷暑有濕熱諸病。桂心、大解暑毒，同伏苓，丸服。○同蜜，作渴水飲。黄蘗、去濕熱，瀉陰火，滋腎水，去痿弱。【水石】雪水、夏冰、滑石、石膏、朱砂、解渴。雄黄、暑毒在脾，濕氣連脚，或吐或痛，或痢或瘧，鍊過，丸服。消石、硫黄、二味結砂，主外傷暑熱，内傷生冷，發爲頭痛寒熱，吐瀉霍亂，心腹痛諸病。○三伏吞硫黄百粒，去積滯，甚妙。玄精石。解暑消積。

瀉火益元（草部）黄芪（傷暑自汗喘促肌熱）人參（暑傷元氣大汗痿躄同麥門冬五味子煎服大瀉陰火補元氣助金水）甘草（生瀉火熟補火與參芪同為瀉火益氣之藥）麥門冬（清肺金降心火止煩渴欬嗽）黄芩 知母（瀉肺火滋腎水）虎杖（同甘草煎飲壓一切暑毒煩渴利小便）（果）（木）苦茗（同薑煎飲或醋同飲主傷暑瀉痢）石南葉（煎服解暑）烏梅（生津止渴）西瓜 甜瓜 椰子漿（解暑毒）

濕（有風濕寒濕濕熱）

風濕（草部）羌獨活 防風 細辛 麻黄 木賊 浮萍 藁本 芎藭 蛇牀子 黄芪 黄精 葳蕤 秦艽 昌蒲 漏蘆 菊花 馬先蒿 白蒿 菴藺 旋覆 豨薟 蒼耳 薇銜 蒴藋 石龍芮 茵蕷 防已 茜根 忍冬 蘇子 南星 萆薢 土伏苓 龍常 葱白 薏苡 胡麻 大豆 秦椒 蔓椒 蜀椒紅 柏實 松葉 沈香 龍腦 蔓荊 皂莢 枸杞 五加皮 桂枝 伏牛花 厚朴（與蒼朮擣）

【瀉火益元】【草部】黄芪、傷暑自汗，喘促肌熱。人參、暑傷元氣，大汗痿躄，同麥門冬、五味子，煎服，大瀉陰火，補元氣，助金水。甘草、生瀉火，熟補火，與參、芪同爲瀉火益氣之藥。麥門冬、清肺金，降心火，止煩渴欬嗽。黄芩、知母、瀉肺火，滋腎水。虎杖、同甘草煎飲，壓一切暑毒煩渴，利小便。【果木】苦茗、同薑煎飲，或醋同飲，主傷暑瀉痢。石南葉、煎服，解暑。烏梅、生津止渴。西瓜、甜瓜、椰子漿。解暑毒。

濕有風濕、寒濕、濕熱。

【風濕】【草部】羌獨活、防風、細辛、麻黄、木賊、浮萍、藁本、芎藭、蛇牀子、黄芪、黄精、葳蕤、秦艽、昌蒲、漏蘆、菊花、馬先蒿、白蒿、菴䕡、旋覆、豨薟、蒼耳、薇蘅、蒴藋、石龍芮、茵蕷、防已、茜根、忍冬、蘇子、南星、萆薢、土伏苓、龍常、葱白、薏苡、胡麻、大豆、秦椒、蔓椒、蜀椒紅、柏實、松葉、沈香、龍腦、蔓荆、皂莢、枸杞、五加皮、桂枝、伏牛花、厚朴、與蒼术、橘皮同。除濕病。（石部）慈石 白石英 （蟲鱗）蝎風淫濕痺，炒研，入麝香酒服。 鱓魚濕風惡氣，作臛食。

寒濕（草部）蒼朮除上中下三焦濕，發汗利小便，逐水，功最大。 草烏頭除風濕燥脾胃，同蒼朮製煑作丸服。 附子 烏頭 芫花 王孫 狗脊 牛膝 山柰 紅豆蔻 草果 蠡實 艾葉 木香 杜若 山薑 廉薑 （穀菜）葡萄酒 燒酒 豆黃 生薑 乾薑 芥子 蒜 葫 蘹香 （果木）吳茱萸 胡椒 欓子 蓮實 桂心 丁香 樟腦 烏藥 山茱萸 （獸部）貘皮 木狗皮 諸獸毛皮 氈 火鍼

濕熱（草部）山茵蔯 黃芩 黃連 防已 連翹 白朮 柴胡 苦參 龍膽草 車前 木通 澤瀉 通草 白鮮 豬草 半夏 海金沙 地黃 甘遂 大戟 萱草 牽牛氣分 大黃血分 營實根 夏枯草 （穀菜）赤小豆 大豆黃卷 薏苡仁

皮，同除濕病。【石部】慈石、白石英、【蟲鱗】蝎、風淫濕痺，炒研，入麝香，酒服。鱓魚。濕風惡氣，作臛食。

【寒濕】【草部】蒼朮、除上、中、下三焦濕，發汗，利小便，逐水功最大。濕氣身重作痛，熬膏服。○諸方詳見本條。草烏頭、除風濕，燥脾胃，同蒼朮制煮，作丸服。附子、烏頭、芫花、王孫、狗脊、牛膝、山柰、紅豆蔻、草果、蠡實、艾葉、木香、杜若、山薑、廉薑、【穀菜】葡萄酒、燒酒、豆黃、生薑、乾薑、芥子、蒜葫、蘹香、【果木】吴茱萸、胡椒、欓子、蓮實、桂心、丁香、樟腦、烏藥、山茱萸、【獸部】貘皮、木狗皮、諸獸毛皮氈、火鍼。

【濕熱】【草部】山茵蔯、黄芩、黄連、防己、連翹、白朮、柴胡、苦參、龍膽草、車前、木通、澤瀉、通草、白鮮、蕕草、半夏、海金沙、地黄、甘遂、大戟、萱草、牽牛、氣分。大黄、血分。營實根、夏枯草、【穀菜】赤小豆、大豆黄卷、薏苡仁、

旱芹（殺光） 乾薑 生薑（木部） 椿白皮 伏苓 猪苓 酸棗 梛葉

木槿 榆皮（介石） 蜆子（下濕熱氣） 滑石 石膏 礬石 緑礬

·火熱（有鬱火、實火、虛火、氣分熱、血分熱、五臟熱、十二經熱）

升散（草部） 柴胡（平肝膽三焦包絡相火，除肌熱潮熱，寒熱往來，小兒骨熱疳熱，婦人產前產後熱。○虛勞發熱，同人參煎服） 升麻（解肌肉熱，散鬱火） 葛根（解陽明煩熱，止渴散鬱火） 羌活（散火鬱發熱） 白芷（散風寒身熱，浴小兒熱） 薄荷汁（骨蒸勞熱） 水萍（暴熱身痒，能發汗） 香附（散心腹客熱氣鬱）

瀉火（草部） 黃連（瀉肝膽心脾火，退客熱） 黃芩（瀉肺及大腸火，肌肉骨蒸諸熱。○肺熱如火燎，煩躁欬嗽引飲，一味煎服） 胡黃連（骨蒸勞熱，小兒疳熱，婦人胎蒸） 秦艽（陽明濕熱，勞熱潮熱骨蒸） 沙參（清肺熱） 桔梗（肺熱） 龍膽（肝膽火，胃中伏熱） 青黛（五臟鬱火） 蛇莓 白鮮皮 大青（並主時行腹中大熱） 連翹（少陽陽明三焦氣分之火） 青蒿（熱在骨節） 惡實（食前挼吞三枚，散諸結節筋骨煩熱毒） 燈籠草（骨熱肺熱） 積雪草（暴熱，小兒熱） 虎杖（壓一切熱毒） 因陳（去湿熱） 景天（身熱，小兒驚熱） 鈎藤（平心肝大利小便。○同甘草滑石服，治小兒驚熱） 酸漿 防已 木通 通草 燈心旱芹、丸服。乾薑、生薑、【木部】椿白皮、伏苓、猪苓、酸棗、柳葉、木槿、榆皮、【介石】蜆子、下濕熱氣。滑石、石膏、礬石、緑礬。

火熱有鬱火、實火、虚火，氣分熱、血分熱、五臟熱、十二經熱。

【升散】【草部】柴胡、平肝膽、三焦、包絡相火，除肌熱潮熱，寒熱往來，小兒骨熱、疳熱，婦人産前産後熱。○虚勞發熱，同人參，煎服。升麻、解肌肉熱，散鬱火。葛根、解陽明煩熱，止渴散鬱火。羌活、散火鬱發熱。白芷、散風寒身熱，浴小兒熱。薄荷汁、骨蒸勞熱。水萍、暴熱身痒，能發汗。香附。散心腹客熱氣鬱。

【瀉火】【草部】黄連、瀉肝膽心脾火，退客熱。黄芩、瀉肺及大腸火，肌肉骨蒸諸熱。○肺熱如火燎，煩躁欬嗽引飲，一味煎服。胡黄連、骨蒸勞熱，小兒疳熱，婦人胎〔一〕蒸。秦艽、陽明濕熱，勞熱，潮熱骨蒸。沙參、清肺熱。桔梗、肺熱。龍膽、肝膽火，胃中伏熱。青黛、五臟鬱火。蛇苺、白鮮皮、大青、並主時行，腹中大熱。連翹、少陽、陽明、三焦氣分之火。青蒿、熱在骨間。惡實、食前挼吞三枚，散諸結節筋骨煩熱毒。燈籠草、骨熱、肺熱。積雪草、暴熱，小兒熱。虎杖、壓一切熱毒。因蔯、去濕熱。景天、身熱，小兒驚熱。鈎藤、平心肝火〔二〕，利小便。○同甘草、滑石服，治小兒驚熱。酸漿、防己、木通、通草、燈心、

〔一〕胎：原字缺損似「抬」。今從江西本改。
〔二〕火：原作「大」。今據卷十八鈎藤「发明」改。

澤瀉　車前　地膚　石膏　瞿麥並利小便，洩火熱　烏韭熱在腸胃　屋遊熱在皮膚　土馬騣骨熱煩敗　大黃瀉諸實熱不通，足太陰手足陽明厥陰五經血分藥　著蓬子

李葉　桃葉　棗葉木部　楮葉　楝實　手乖　秦皮　梓白皮並浴小兒身熱　梔子心肺胃小腸火，解鬱利小便　鼠李根皮身皮熱毒　木蘭皮身熱面皰　桑白皮虛勞客火　地骨皮瀉肺火腎火胞中火，補正氣，去骨間有汗之蒸，同防風甘草煎服　溲疏皮膚熱，胃中熱

竹葉　竹茹　竹瀝並主煩熱有痰　荊瀝熱痰　水部　雪水　冰水　井水並除大熱　石膏除三焦肺胃大腸火，解肌發汗，退熱，潮熱骨蒸發熱，為丸散服。○食積痰火，為丸服。○小兒壯熱，同青黛丸服　長石胃中熱，四肢寒　理石營衛中大熱煩毒　方解石胸中留熱　玄精石風熱　凝水石身熱，皮中如火燒，煩滿，水飲之，涼血降火　食鹽　鹵鹼除大熱　消石五臟積熱　朴消胃中結熱。○紫雪、碧雪、紅雪、金石凌，皆硝煉結藥也　玄明粉胃中實熱，腸中宿垢　白頸蚯蚓解熱毒狂煩　雪蛆代胃涼心蚳猬解毒　獸部　犀角瀉肝涼心清胃，解大熱諸毒氣　牛黃涼心肝　羚羊角風熱寒熱　象牙骨蒸熱　牛膽　豬膽　熊膽並除肝火　白馬脛骨煅過降火，可代芩連　人部　人中

澤瀉、車前、地膚、石韋、瞿麥、並利小便，洩火熱。烏韭、熱在腸胃。屋遊、熱在皮膚。土馬騣、骨熱煩敗。大黄、瀉諸實熱不通，足太陰、手足陽明、厥陰五經血分藥。【菜果】莙蓬子、李葉、桃葉、棗葉、【木部】楮葉、楝實、羊桃、秦皮、梓白皮、並浴小兒身熱。巵子、心肺胃小腸火，解鬱，利小便。鼠李根皮、身皮熱毒。木蘭皮、身熱面皰。桑白皮、虚勞肺火。地骨皮、瀉肺火、腎火、胞中火，補正氣，去骨間有汗之蒸，同防風、甘草，煎服。溲疏、皮膚熱，胃中熱。竹葉、竹茹、竹瀝、並主煩熱有痰。荆瀝、熱痰。【水石】雪水、冰水、井水、並除大熱。石膏、除三焦、肺胃、大腸火，解肌發汗退熱，潮熱骨蒸發熱，爲丸、散服。○食積痰火，爲丸服。○小兒壯熱，同青黛，丸服。長石、胃中熱，四肢寒。理石、營衛中大熱煩毒。方解石、胸中留熱。玄精石、風熱。凝水石、身熱，皮中如火燒，煩滿，水飲之，凉血降火。食鹽、鹵鹼、除大熱。消石、五臟積熱。朴消、胃中結熱。○紫雪、碧雪、紅雪、金石凌，皆解熱結藥也。玄明粉、胃中實熱，腸中宿〔一〕垢。【蟲介】白頸蚯蚓、解熱毒狂煩。雪蛆、玳瑁、凉心解毒。【獸部】犀角、瀉肝凉心清胃，解大熱諸毒氣。牛黄、凉心肝。羚羊角、風熱寒熱。象牙、骨蒸熱。牛膽、猪膽、熊膽、並除肝火。白馬脛骨、煅過，降火，可代芩、連。【人部】人中

〔一〕宿：原作「缩」。今據卷十一玄明粉「發明」改。

白除三焦膀胱肝經伏火 人溺滋降火甚速 人乳大解五臟實熱骨蒸勞熱

〔緩火〕〔草部〕甘草生用瀉三焦五臟六腑火 黃芪瀉陰火補元氣去虛熱無汗則發有汗則止 人參與黃芪甘草三味為益氣瀉火除肌熱躁熱之聖藥甘溫除大熱也 麥門冬降心火清肺熱虛勞客熱止渴 五味子與人參麥門冬三味為清金滋水瀉火止渴止汗生脈之劑 天門冬肺勞風熱丸服〇陰虛火動有痰熱同五味子丸服〇婦人骨蒸同生地黃丸服 葳蕤五勞七傷虛熱〇煎服治發熱口乾小便少 白朮除胃中熱肌熱止汗 伏苓〇婦人血虛發熱小兒脾虛骨蒸同伏苓甘草芍藥煎服 茅根 地筋客熱在腸胃 甘焦根 菰根 蘆根 天花粉並主大熱煩渴 栝樓根潤肺降火化痰〇飲酒發熱同青黛薑汁丸服〇婦人月經不調夜熱痰嗽同青黛香附末服〔菜穀〕山藥除煩熱涼而補 小麥客熱煩渴涼心 粱米脾胃客熱 麻仁虛勞客熱水煎服〔果部〕梨消痰降火涼心肺 柹涼肺壓胃熱 李曝食去骨間勞熱 烏梅下氣除熱 馬檳榔熱病嚼食 蕉子涼心 甘蔗解熱〔介禽〕鼈肉同柴胡諸藥丸服治骨蒸 鴨肉 鴿肉並解熱〔獸人〕兔肉涼補 豪豬肉 豬肉肥熱人宜食之 豬乳 酥酪 醍醐 人乳

白、降三焦、膀胱、肝經相火。人溺、滋降火甚速。人屎。大解五臟實熱，骨蒸勞熱。

【緩火】【草部】甘草、生用，瀉三焦五臟六腑火。黄芪、瀉陰火，補元氣，去虚熱。無汗則發，有汗則止。人參、與黄芪、甘草三味，爲益氣瀉火、除肌熱躁熱之聖藥，甘温除大熱也。麥門冬、降心火，清肺熱、虚勞客熱，止渴。五味子、與人參、麥門冬三味，爲清金滋水、瀉火止渴、止汗生脉之劑。天門冬、肺勞風熱，丸服。○陰虚火動，有痰熱，同五味子，丸服。○婦人骨蒸，同生地黄，丸服。葳蕤、五勞七傷虚熱。○煎服，治發熱口乾，小便少。白术、除胃中熱、肌熱，止汗。○婦人血虚發熱，小兒脾虚骨蒸，同伏苓、甘草、芍藥，煎服。茅根、地筋、客熱在腸胃。甘焦根、菰根、蘆根、天花粉、並主大熱煩渴。栝樓根、潤肺降火化痰。○飲酒發熱，同青黛、薑汁，丸服。○婦人月經不調，夜熱痰嗽，同青黛、香附，末服。【菜穀】山藥、除煩熱，凉而補。小麥、客熱煩渴，凉心。粱米、脾胃客熱。麻仁、虚勞客熱，水煎服。【果部】梨、消痰降火，凉心肺。柿、凉肺，壓胃熱。李、曝食，去骨間勞熱。烏梅、下氣除熱。馬檳榔、熱病，嚼食。蕉子、凉心。甘蔗、解熱。【介禽】鼈肉、同柴胡諸藥，丸服，治骨蒸。鴨肉、鴿肉、並解熱。【獸人】兔肉、凉補。豪猪肉、猪肉、肥熱人宜食之。猪乳、酥酪、醍醐、人乳。

滋陰（草部）生地黄 諸經血熱，滋陰退陽。○蜜丸服，治女人發熱成勞。○蜜煎服，治小兒壯熱，煩渴昏沉。

熟地黄 血虛勞熱，產後虛熱，老人虛燥。同生地黄為末，薑汁糊丸，治婦人勞熱。

玄參 煩躁骨蒸，滋陰降火，與地黄同功。治胷中氤氳之氣，無根之火，為聖劑。同大黄、黄連丸服，治三焦積熱。

當歸 血虛憊熱，困渴引飲，目赤面紅，日夜不退，脈洪如白虎證者，同黄芪煎服。

丹參 冷熱勞，風邪留熱。同鼠屎末服，主小兒中風，身熱拘急。

牡丹 治少陰、厥陰血分伏火，退無汗之骨蒸。

知母 心煩，骨熱勞往來，產後蓐勞，熱勞，瀉肺命火，滋腎水部。

黄蘗 下焦濕熱，滋陰降火。

各經火藥 肝 氣柴胡，血黄芩。心 氣麥門冬，血黄連。脾 氣白芍藥，血生地黄。肺 氣石膏，血梔子。腎 氣知母，血黄蘗。膽 氣連翹，血柴胡。小腸 氣赤茯苓，血木通。大腸 氣黄芩，血大黄。膀胱 氣滑石，血黄蘗。胃 氣葛根，血大黄。三焦 氣連翹，血地骨。包絡 氣麥門冬，血牡丹皮。

各經發熱藥 肝 氣柴胡，血當歸。心 氣黄連，血生地黄。脾 氣芍藥，血木瓜。肺 氣石膏，血桑白皮。腎 氣知母，血地黄。膽 氣柴胡，血栝樓。小腸 氣赤茯苓，血木通。大腸 氣芒硝，血大黄。膀胱 氣滑石，血澤瀉。胃 氣石膏，血芒硝。三焦 氣石膏，血竹葉。包絡 氣麥門冬，血牡丹皮。

諸氣 怒則氣逆，驚則氣亂。喜則氣散，勞則氣耗。悲則氣消，思則氣結。恐則氣下，寒則氣收。

【滋陰】【草部】生地黄、諸經血熱，滋陰退陽。○蜜丸服，治女人發熱成勞。○蜜煎服，治小兒壯熱，煩渴昏沉。熟地黄、血虚勞熱，産後虚熱，老人虚燥。同生地黄，爲末，薑汁糊丸，治婦人勞熱。玄參、煩躁骨蒸，滋陰降火，與地黄同功。治胸中氤氲之氣，無根之火，爲聖劑。同大黄、黄連，丸服，治三焦積熱。當歸、血虚發[一]熱，困渴引飲，日赤面紅，日夜不退，脉洪如白虎證者，同黄芪，煎服。丹參、冷熱勞，風邪留熱。同鼠屎，末服，主小兒中風，身熱拘急。牡丹、治少陰厥陰血分伏火，退無汗之骨蒸。知母、心煩，骨熱勞往來，産後蓐勞，熱勞。瀉肺命火，滋腎水。【木部】黄蘗。下焦濕熱，滋陰降火。

【各經火藥】肝，氣，柴胡；血，黄芩。心，氣，麥門冬；血，黄連。脾，氣，白芍藥；血，生地黄。肺，氣，石膏；血，卮子。腎，氣，知母；血，黄蘗。膽，氣，連翹；血，柴胡。小腸，氣，赤伏苓；血，木通。大腸，氣，黄芩；血，大黄。膀胱，氣，滑石；血，黄蘗。胃，氣，葛根；血，大黄。三焦，氣，連翹；血，地骨。包絡。氣，麥門冬；血，牡丹皮。

【各經發熱藥】肝，氣，柴胡；血，當歸。心，氣，黄連；血，生地黄。脾，氣，芍藥；血，木瓜。肺，氣，石膏；血，桑白皮。腎，氣，知母；血，地黄。膽，氣，柴胡；血，栝樓。小腸，氣，赤伏苓；血，木通。大腸，氣，芒硝。血，大黄。膀胱，氣，滑石；血，澤瀉。胃，氣，石膏；血，芒硝。三焦，氣，石膏；血，竹葉。包絡。氣，麥門冬；血，牡丹皮。

諸氣怒則氣逆，喜則氣散，悲則氣消，恐則氣下，驚則氣亂，勞則氣耗，思則氣結，寒則氣收，

〔一〕發：原脱。今據卷十四當歸根「附方」補。

炅則氣泄

鬱氣【草部】香附 心腹膀胱連脇下氣妨，常日憂愁。總解一切氣鬱，行十二經氣分，有補有瀉，有升有降。蒼朮 消氣塊，解氣鬱。撫芎 與香附、蒼朮總解諸鬱。木香 心腹一切滯氣。和胃氣，泄肺氣，行肝氣。凡氣鬱而不舒者宜用之。衝脉為病，逆氣裏急。同補藥則補，同瀉藥則瀉。〇中氣，竹瀝、薑汁調灌。〇氣厥，同訶子丸散。〇一切走注，酒磨服。藿香 快氣。雞蘇 紫蘇 順氣。薄荷 去憤氣。【穀部】赤小豆 縮氣，散氣。萊菔子 練五臟惡氣，化積滯。葱白 除肝中邪氣，通上下陽氣。胡荽 熱氣結滯，經年數發，煎飲。萵苣 白苣 開胸膈擁氣。馬齒莧 諸氣不調，煮粥食。黃瓜菜 通結氣。【果部】杏仁 下結氣，同桂枝、橘皮、訶棃勒丸服。青橘皮 疏肝散滯，同茴香、甘草末服。檳榔 宣利五臟六腑壅滯，破胸中一切氣，性如鐵石。大腹皮 下一切氣。卮子 五藏結氣，炒黑煎服。梨木灰 氣積鬱冒。橄欖 毗梨勒 開胃下氣。榆莢仁 消心腹惡氣，令人能食。【石部】鐵落 胸膈熱氣，食不下。長石 腸脇肺間邪氣。麝香 靈貓陰【人部】人尿 一切氣塊，煎服。參釀酒飲

痰氣【草部】半夏 消心腹胸脇痰熱結氣。貝母 散心胸鬱結之氣，消痰。桔梗 前胡 白

炅則氣泄。

【鬱氣】【草部】香附、心腹膀胱連脇下氣妨，常日憂愁，總解一切氣鬱，行十二經氣分，有補有瀉，有升有降。蒼朮、消氣塊，解氣鬱。撫芎、與香附、蒼朮，總解諸鬱。木香、心腹一切滯氣。和胃氣，泄肺氣，行肝氣，凡氣鬱而不舒者，宜用之。衝脉爲病，逆氣裏急。同補藥則補，同瀉藥則瀉。○中氣，竹瀝、薑汁調灌。○氣脹，同訶子，丸服。○一切走注，酒磨服。藿香、快氣。雞蘇、紫蘇、順氣。薄荷、去憤氣。【穀菜】赤小豆、縮氣，散氣。萊菔子、練五臟惡氣，化積滯。葱白、除肝中邪氣，通上下陽氣。胡荽、熱氣結滯，經年數發，煎飲。萵苣、白苣、開胸膈擁氣。馬齒莧、諸氣不調，煮粥食。黃瓜菜、通結氣。【果木】杏仁、下結氣，同桂枝、橘皮、訶黎勒，丸服。青橘皮、疏肝散滯，同茴香、甘草，末服。檳榔、宣利五臟六腑壅滯，破胸中一切氣，性如鐵石。大腹皮、下一切氣。巵子、五藏結氣，炒黑，煎服。梨木灰、氣積鬱冒。橄欖、毗黎勒、開胃下氣。榆莢仁、消心腹惡氣，令人能食。【石獸】鐵落、胸膈熱氣，食不下。長石、脇肋肺間邪氣。麝香、靈貓陰、【人部】人尿。一切氣塊，煎苦參，釀酒飲。

【痰氣】【草部】半夏、消心腹胸脇痰熱結氣。貝母、散心胸鬱結之氣，消痰。桔梗、前胡、白

前蘇子並主消痰一切逆氣　射干散胸中痰結熱氣　芫花諸般氣痛醋炒同玄胡索服　威靈
仙宣通五臟去心腹冷滯推陳致新○男婦氣痛同韭根烏藥雞子煮酒服○牽牛利一切氣壅滯○三焦壅滯涕唾痰
涎昏眩不爽皂角汁丸服○氣築奔衝同檳榔末服　穀菜　蕎麥消氣寬腸　黑大豆調中下氣　生薑心胸冷熱
氣○暴逆氣上嚼數片即止　萊菔子　白芥子消痰下氣　果部　山楂行結氣　橘皮痰隔氣長
水煎服○下焦冷氣蜜丸服　橙皮消痰下氣同生薑檀香甘草作餅服　柚皮消痰下氣及憤懣之痰酒煮蜜拌服
枸櫞皮除痰止心下氣痛　金橘下氣快膈　枇杷葉下氣止嘔　楊梅除憤憒惡氣　木部　枳實
枳殼　伏苓破結氣逐痰水　桑白皮下氣消痰　皂莢一切痰氣燒研同蘿蔔子薑汁蜜丸服
介部　鱉甲抑結氣不散酒炙同栢葉香附丸服　牡蠣驚恚怒氣結氣老血　擔羅同昆布作羹消結氣
血氣　草部　當歸氣中之血　芎藭血中之氣　蓬莪茂氣中之血　薑黃血中之氣　三稜血中之氣
鬱金血氣　玄胡索　木部　乳香　沒藥　騏驎竭　安息香並活血散氣
冷氣　草部　艾葉心腹一切冷氣鬼氣擣汁服　附子升降諸氣煎汁入沉香服　烏頭一切冷氣童尿浸作
丸散　肉豆蔻　草豆蔻　紅豆蔻　高良薑　益智子　蓽茇

前、蘇子、並主消痰，一切逆氣。射干、散胸中痰結熱氣。芫花、諸般氣痛，醋炒，同玄胡索服。威靈仙、宣通五臟，去心腹冷滯，推陳致新。○男婦氣痛，同韭根、烏藥、雞子，煮酒服。牽牛、利一切氣壅滯。○三焦壅滯，涕唾痰涎，昏眩不爽，皂角汁丸服。○氣築奔衝，同檳榔，末服。【穀菜】蕎麥、消氣寬腸。黑大豆、調中下氣。生薑、心胸冷熱氣。○暴逆氣上，嚼〔一〕數片〔二〕即止。萊菔子、白芥子、消痰下氣。【果部】山楂、行結氣。橘皮、痰隔氣脹〔三〕，水煎服。○下焦冷氣，蜜丸服。橙皮、消痰下氣，同生薑、檀香、甘草，作餅服。柚皮、消痰下氣及憤懣之痰，酒煮，蜜拌服。枸櫞皮、除痰，止心下氣痛。金橘、下氣快腸。枇杷葉、下氣止嘔。楊梅、除憤憒惡氣。【木部】枳實、枳殼、伏苓、破結氣，逐痰水。桑白皮、下氣消痰。皂莢、一切痰氣，燒研，同蘿蔔子、薑汁，蜜丸服。【介部】龜甲、抑結氣不散，酒炙，同柏葉、香附，丸服。牡蠣、驚恚怒氣，結氣老血。擔羅。同昆布作羹，消結氣。

【血氣】【草部】當歸、氣中之血。芎藭、血中之氣。蓬莪茂、氣中之血。薑黄、血中之氣。三稜、血中之氣。鬱金、血氣。玄胡索、【木部】乳香、没藥、騏驎竭、安息香。並活血散氣。

【冷氣】【草部】艾葉、心腹一切冷氣惡氣，擣汁服。附子、升降諸氣，煎汁，入沉香服。烏頭、一切冷氣，童尿浸，作丸服。肉豆蔻、草豆蔻、紅豆蔻、高凉薑、益智子、蓽茇、

〔一〕嚼：原作「爵」。今從江西本改。
〔二〕片：原作「升」。今據卷二十六生薑「附方」改。
〔三〕脹：原作「長」。今從江西本改。

畢勃沒　縮砂　補骨脂　胡盧巴　蒟醬並破冷氣　五味子奔豚冷氣
心腹冷氣脹葉蒜葫　芸薹　蔓菁芥　乾薑　煌茠　秦荻梨　馬
芹並破冷氣合食　茴香腎邪冷氣同附子制為末服一　白芥子腹中冷氣微炒為丸服　杲杏　蜀椒
解鬱結其性下行過三焦凡人食飽氣上生吞一二十枚即散　秦椒　胡椒　畢澄茄　吳茱
萸　食茱萸　桂　沉香　丁香　丁皮　檀香　烏藥　樟
腦　蘇合香　阿魏　龍腦樹子並破冷氣下惡氣　厚朴男女氣脹飲食不下冷熱
相攻薑汁炙研末飲服　訶黎勒一切氣疾宿食不消每夜嚼咽　金石　金屑破冷氣　黑鉛腎臟氣發
同石亭脂木香麝香丸服　銅器炙熨冷氣痛　車轄冷氣走痛燒淬水服　白石英心背中冷氣　紫石
英寒熱邪氣補心氣養肺氣　靈砂治冷氣升降陰陽既濟水火　玄精石　礜石　硇砂元臟
虛冷氣痛同杏仁丸服〇又同川烏頭丸服　石硫黃一切冷氣積痛同青鹽丸服〇同消石青皮陳皮丸服　魚禽
鱧魚下一切氣同胡椒大蒜小豆葱水煮食　黃雌雞　烏雌雞並治冷氣著床

痰飲痰有六濕熱風寒食氣也飲有五支留伏溢懸也皆生于濕

畢勃没、縮砂、補骨脂、胡盧巴、蒟醬、並破冷氣。五味子、奔豚冷氣，心腹氣脹。【菜】蒜葫、芸薹、蔓菁、芥、乾薑、蔊菜、秦狄梨、馬芹、並破冷氣。茴香、腎邪冷氣，同附子制，爲末服。白芥子、腹中[一]冷氣，微炒，爲丸服。【果木[二]】蜀椒、解鬱結，其性下行，通三焦。凡人食飽氣上，生吞一二十枚即散。秦椒、胡椒、畢澄茄、吴茱萸、食茱萸、桂、沉香、丁香、丁皮、檀香、烏藥、樟腦、蘇合香、阿魏、龍腦樹子、並破冷氣，下惡氣。厚朴、男女氣脹，飲[三]食不下，冷熱相攻，薑汁炙，研末，飲服。訶黎勒、一切氣疾，宿食不消，每夜嚼咽。【金石】金屑、破冷氣。黑鉛、腎臟氣發，同石亭脂、木香、射香，丸服。銅器、炙熨冷氣痛。車轄、冷氣走痛，燒，淬水服。白石英、心胃中冷氣。紫石英、寒熱邪氣，補心氣，養肺氣。靈砂、治冷氣，升降陰陽，既濟水火。玄精石、砒石、硇砂、元臟虚冷氣痛，同桃仁，丸服。○又同川烏頭，丸服。硫黄、一切冷氣積痛，同青鹽，丸服。○同消石、青皮、陳皮，丸服。【魚禽】鱧魚、下一切氣，同胡椒、大蒜、小豆、葱，水煮食。黄雌雞、烏雌雞。並治冷氣著床。

痰飲 痰有六：濕、熱、風、寒、食、氣也。飲有[四]五：有支、留、伏、溢、懸也。皆生于濕。

〔一〕中：原作「申」。今從江西本改。
〔二〕果木：原作「杲本」。今從錢本改。
〔三〕飲：原作「飮」。今從江西本改。
〔四〕有：此後原衍一「有」字。今從張本删。

風寒溼鬱 草部

半夏 行溼下氣溼去則涎燥氣下則痰降乃痰飲主藥法制半夏可咀嚼○胷膈痰壅薑汁作餅煎服○停痰冷飲同橘皮煎服○中焦痰涎同枯礬丸服○結痰不出同桂心草烏頭丸服○支飲作嘔同生薑伏苓煎服○風痰溼痰清壺丸○風痰辰砂化痰丸○氣痰三仙丸○驚痰辰砂半夏丸○老人風痰半夏硝石丸○小兒痰熱同南星入牛膽陰乾丸服

天南星 ○除痰燥溼○壯人風痰同木香生薑煎服○痰迷心竅壽星丸○小兒盛痰抱龍丸

蒼朮 消痰水解溼鬱治痰夾瘀血成窠囊

白朮 消痰水燥脾胃○心下有水同澤瀉煎服○五飲酒癖同薑桂丸服

旋覆花 胷上痰結唾如膠漆及膀胱留飲焙研蜜丸服

威靈仙 心膈痰水宿膿久積○停痰宿飲喘欬嘔逆同半夏皂角水丸

麻黃 散肺經火鬱止好垂痰喘

細辛 破痰利水開胷中滯結

薄荷 小兒風涎要藥

蘇子 治風順氣消痰

佛耳草 除痰壓時氣

附子 胃冷溼痰嘔吐同半夏生薑丸服

烏頭　天雄　白附子 並主風痰溼痰

草烏頭 胷上冷痰食不下心腹冷痰作痛

紫金牛 風痰

百兩金 風涎

艾葉 口吐清水煎服

防巳 膈間支飲喘滿木防巳湯

葶藶 胷中痰飲結氣

人參 胷中痰變痰水逆黃

肉豆蔻 冷氣嘔沫同半夏木香丸

益智子 上膈客冷吐沫

草荳蔻　高涼薑　廉薑　蓽茇　紅荳蔻　蒟醬　狼毒　莢穀

乾薑 並主冷痰燥溼溫中

生薑 除溼去痰下氣

【風寒濕鬱】【草】半夏、行濕下氣，濕去則涎燥，氣下則痰降，乃痰飲主藥。法制半夏可咀嚼。○胸膈痰壅，薑汁作餅，煎服。○停痰冷飲，同橘皮，煎服。○中焦痰涎，同枯礬，丸服。○結痰不出，同桂心、草烏頭，丸服。○支飲作嘔，同生薑、伏苓，煎服。○風痰濕痰，清壺丸。○風痰，辰砂化痰丸。○氣痰，三仙丸。○驚痰，辰砂半夏丸。○老人風痰，半夏硝石丸。○小兒痰熱，同南星，入牛膽陰乾，丸服。天南星、除痰燥濕。○壯人風痰，同木香、生薑，煎服。○痰迷心竅，壽星丸。○小兒風痰，抱龍丸。蒼朮、消痰水，解濕鬱，治痰夾淤血成囊。白朮、消痰水，燥脾胃。○心下有水，同澤瀉，煎服。○五飲酒癖，同薑、桂，丸服。旋覆花、胸上痰結，唾如膠漆及膀胱留飲，焙研，蜜丸服。威靈仙、心膈痰水，宿膿久積。○停痰宿飲，喘欬嘔逆，同半夏、皂角，水丸。麻黄、散肺經火鬱，止好唾痰喘。細辛、破痰利水，開胸中滯結。薄荷、小兒風涎要藥。蘇子、治風順氣消痰。佛耳草、除痰，壓時氣。附子、胃冷濕痰嘔吐，同半夏、生薑，丸服。烏頭、天雄、白附子、並主風痰濕痰。草烏頭、胸上冷痰，食不下，心腹冷痰作痛。紫金牛、風痰。百兩金、風涎。艾葉、口吐清水，煎服。防己、膈問支飲喘滿，木防己湯。葶藶、胸中痰飲結氣。人參、胸中痰，變酸水，逆黄。肉豆蔻、冷氣嘔沫，同半夏、木香，丸。益智子、上膈客寒，吐沫。草豆蔻、高涼薑、廉薑、蓽茇、紅豆蔻、蒟醬、狼毒、【菜穀】乾薑、並主冷痰，燥濕溫中。生薑、除濕去痰下氣。

○痰嗽喘氣同蘇子煎服　芥及子　白芥子痰在脇下及皮裏膜外非此不達○同白朮丸服○同蘿蔔子蘇子丸下痰氣　米醋　燒酒　梨　木瓜　榿子　榲桲　橙皮　柑皮並去溼痰水並　橘皮除溼痰酒飲嘔噦反胃○二陳湯○潤下丸○寬中丸○痰膈胷中熱脹水煎服○嘈雜吐清水為末舐之○下焦冷痰丸服　檳榔消穀下氣逐水除痰癖為末湯服○嘔吐痰水同橘皮煎或末服　大腹皮

都念子　都咸子　蜀椒溫中除溼○心腹留飲○椒目同巴豆丸服治留飲腹痛　吳茱萸

痰厥痰涎　胡椒　蓽澄茄　厚朴消痰溫中○痰壅嘔逆薑汁制末服　沈香冷痰虛熱同附子煎服　杉材肺壅痰滯　皂莢胷中痰結挼汁熬膏丸服○一切痰氣燒研同萊菔子丸服○釣痰丸同半夏白礬丸含

○子及木皮並治風痰　白楊皮浸酒痰癖化　槐膠一切風涎　石虫　礬石痰飲散游　赤石脂

飲水成癖吐水不止末服一斤良　白殭蠶散風痰結核○一切風痰研末薑汁服　桂蠹寒癖

溼熱火鬱

栝樓降火清金滌痰結○清痰利腸同半夏熬膏服○胷痺痰嗽取子同薤白煎服○飲酒痰癖脇脹嘔吐腹鳴同神麴末服　貝母化痰降氣解鬱潤肺○痰脹同厚朴丸服　前胡　柴胡　黃芩

桔梗　知母　白前　紫菀　麥門冬　燈籠草　鴨跖草

○痰厥卒風，同附子，煎服。芥及子、白芥子、痰在脇下及皮裏膜外，非此莫除。○同白朮，丸服。○同蘇子、萊菔子，丸，下痰氣。米醋、燒酒、【果木】木瓜、櫨子、榲桲、橙皮、柚皮、並去濕痰水唾。橘皮、除濕痰留飲，嘔噦反胃。○二陳湯。○潤下丸。○寬中丸。○痰隔胸中熱脹，水煎服。○嘈雜吐清水，爲末舐之。○下焦冷痰，丸服。檳榔、消穀下氣，逐水除痰濕[一]，爲末湯服。○嘔吐痰水，同橘皮煎或末服。大腹皮、都念子、都咸子、蜀椒、溫中除濕，心腹留飲。○椒目，同巴豆，丸服，治留飲腹痛。吴茱萸、厥陰痰涎。胡椒、畢澄茄、厚朴、消痰溫中。○痰壅嘔逆，薑汁制，末服。沈香、冷痰虚熱，同附子，煎服。杉材、肺壅痰滯。皂莢、胸中痰結，挼汁熬膏，丸服。○一切痰氣，燒研，同萊菔子，丸服。○釣痰丸，同半夏、白礬，丸含。○子及木皮，並治風痰。白楊皮、浸酒，化痰癖[二]。槐膠、一切風涎。【石蟲】礬石、痰涎飲澼。赤石脂、飲水成澼，吐水不止，末服一斤，良。白殭蠶、散風痰結核。○一切風痰，研末，薑汁服。桂蠹。寒澼。

【濕熱火鬱】【草】栝樓、降火清金，滌痰結。○清痰利膈，同半夏，熬膏服。○胸痺痰嗽，取子，同薤白煎服。○飲酒痰澼，脇脹，嘔吐腹鳴，同神麴，末服。貝母、化痰降氣，解鬱潤肺。○痰脹，同厚朴，丸服。前胡、柴胡、黄芩、桔梗、知母、白前、紫苑、麥門冬、燈籠草、鴨跖草、

[一] 濕：卷三十一檳榔「主治」作「澼」。
[二] 癖：原作「辟」。今據卷三十五白楊「主治」改。

懸鉤子 解毒子 辟虺雷 草犀 澤瀉 舵菜 山藥
竹筍〔果木〕烏梅 林檎 白柿 鹽麩子 甘蔗汁 梨汁
藕汁 茗 皋蘆葉 楂核 枳實 枳殼消暢痰滯停痞脹為末服 〔木〕桑
白皮上焦痰氣 荊瀝煩熱痰壅滌清欲吐 竹瀝去煩熱清痰養血痰在經絡四肢及皮裏膜外非此不達不行
竹茹 竹葉痰熱嘔逆 木槿花風痰壅逆研末湯服 伏苓膈中痰水淡滲濕熱 訶黎勒降火
消痰◯葉亦下氣消痰 天竹黃〔金石〕鉛 鉛霜 鉛丹 胡粉 鐵華粉並墜
風熱驚痰 密陀僧痰結胸中不散醋水煮過為末每酒水煎二錢飲 靈砂上盛下虛痰涎壅逆 水銀小兒
驚熱風涎 蓬砂 浮石〔蟲鱗〕五倍子並化頑痰解熱毒 百藥煎清金化痰同細茶海螵蛸丸服
海螵蛸〔介〕海蛤 文蛤 蛤粉 牡蠣並化濕痰熱痰老痰 爛蜆殼心胸痰水
吞酸燒服 牛黃化熱痰 阿膠潤肺化痰利小便
氣滯食積〔草部〕香附子散氣鬱消飲食痰飲利胸膈◯停痰宿食同半夏白礬皂角水丸服 雞蘇消熱痰
除酸水 蘇葉〔穀〕麴 神麴 麥糵並消食積痰飲下氣 醋 萊菔及子[illegible]

懸鉤子、解毒子、辟虺雷、草犀、澤瀉、舵菜、山藥、竹筍、【果木】烏梅、林檎、白杮、鹽麩子、甘蔗汁、梨汁、藕汁、茗、皋蘆葉、蕤核、枳實、枳殼、胸脇痰澼，停水痞脹，爲末服。桑白皮、上焦痰氣。荆瀝、煩熱痰唾，瀁瀁欲吐。竹瀝、去煩熱，清痰養血。痰在經絡四肢及皮裏膜外，非此不達不行。竹茹、竹葉、痰熱嘔逆。木槿花、風痰壅逆，研末，湯服。伏苓、膈中痰水，淡滲濕熱。訶黎勒、降火消痰。○葉亦下氣消痰。天竹黄、【金石】鈆、鈆霜、鈆丹、胡粉、鐵華粉、並墜風熱驚痰。密陀僧、痰結胸中不散，醋水煮過，爲末，每〔一〕酒水煎一錢飲。靈砂、上盛下虚，痰涎壅逆。水銀、小兒驚熱風涎。蓬砂、浮石、【蟲鱗】五倍子、並化頑痰，解熱毒。百藥煎、清金化痰，同細茶、海螵蛸，丸服。海螵蛸、【介獸】海蛤、文蛤、蛤粉、牡蠣、並化濕痰、熱痰、老痰。爛蜆殼、心胸痰水吞酸，燒服。牛黄、化熱痰。阿膠。潤肺化痰，利小便。

【氣滯食積】【草部】香附子、散氣鬱，消飲食痰飲，利胸膈。○停痰宿飲〔二〕，同半夏、白礬、皂角，水丸服。雞蘇、消穀，除酸水。蘇葉、【穀菜】麴、神麴、麥蘗、並消食積痰飲，下氣。醋、萊菔及子、消食下痰，

〔一〕每：原为白丁。今據卷八密陀僧「附方」補。

〔二〕飲：原作「食」。今據卷十四莎草香附子「附方」改。

有推墻倒壁之功 仙人杖菜去冷痰癖 蕁菜消食熱冷痰 桑耳癖飲積聚〇留飲宿食同巴豆蒸過

丸服 蘑菰 茼蒿 果石 山樝並消食積痰 鹽楊梅消食去痰作屑服 銀杏生食降痰 杏

仁 雄黃 粉霜 輕粉 金星石 青礞石 硇砂 綠礬

並消痰涎積癖 銀朱痰氣結胸同礬石丸服有聲白散 石膏食積痰火煅研醋糊丸服 馬刀 牡

蠣 蜆 蛤痰積 蚌粉痰涎結于胸膈心腹痛日夜不止或乾嘔以巴豆炒赤去豆醋糊丸服 鬼眼睛

痰飲積及濕痰心腹痛燒研酒服 五靈脂痰血凝結同半夏薑汁丸服

宣吐 人參蘆 桔梗蘆 藜蘆 三白草汁 恒山 蜀漆 鬱

金同藜蘆末 杜衡 石莧 石胡荽汁 離南草汁 附子尖 土瓜根

及巳 苦參 地松 豨薟 羊躑躅 紫河車 虎耳草

芭蕉油 蘿蔔子 苦瓠 瓜蒂 苦茗 烏梅 酸榴皮

梨汁 桐油 皂莢 巵子 相思子 松蘿 熱湯 虀

水 鹽鹵水 石綠 石青 石膽 白青 砒石 密陀僧

有推墻倒壁之功。仙人杖菜、去冷痰澼。蓴菜消食，豁冷痰。桑耳、癖飲積聚。○留飲宿食，同巴豆，蒸過丸服。蘑菰、茼蒿、【果石】山樝、並消食積痰。鹽楊梅、消食去痰，作屑服。銀杏、生食降痰。杏仁、雄黄、粉霜、輕粉、金星石、青礞石、硇砂、緑礬、並消痰涎積癖。銀朱、痰氣結胸，同礬石，丸服，有聲自散。石膏、食積痰火，煅研，醋糊丸服。【介禽】馬刀、牡蠣、魁蛤、痰積。蚌粉、痰涎結于胸膈，心腹痛日夜不止，或乾嘔，以巴豆炒赤，去豆，醋糊丸服。鬼眼睛、痰飲積及濕痰心腹痛，燒研，酒服。五靈脂。痰血凝結，同半夏，薑汁丸服。

【宣吐】人參蘆、桔梗蘆、藜蘆、三白草、汁。恒山、蜀漆、鬱金、同藜蘆末。杜衡、石莧、石胡荽、汁。離鬲草、汁。附子尖、土瓜根、及己、苦參、地松、豨薟、羊躑躅、紫河車、虎耳草、芭蕉油、蘿蔔子、苦瓠、瓜蒂、苦茗、烏梅、酸榴皮、梨汁、桐油、皂莢、巵子、相思子、松蘿、熱湯、虀水、鹽鹵水、石緑、石青、石膽、白青、砒石、密陀僧、

礬石 大鹽 蝦汁

蕩滌 甘遂直達水氣所結之處 芫花胸中痰水脅下飲澼 荛花腸胃留澼 大戟濕熱水澼 續隨子痰飲宿滯 牽牛痰飲宿膿 大黃 射干 桃花宿水痰飲積滯為末水服或作餅食取利 接骨木下水飲 巴豆寒澼宿食大便閉酒煮三日夜煎丸水下○風痰濕病安掌心取汗 芒消 朴消

脾胃 有勞倦內傷○有飲食內傷○有濕熱○有虛寒

勞倦 草部 甘草補脾胃除邪熱益三焦元氣養陰血 人參勞倦內傷補中氣瀉邪火○煎膏合薑蜜服 黃芪益脾胃實皮毛去肌熱止自汗 黃精 葳蕤補中益氣 白朮熬膏服良 蒼朮安脾除濕熬膏作丸散有四制八制坎離交感諸丸 柴胡平肝引清氣自左而上 升麻入胃引清氣自右而上 芎藭瀉肝安脾肺收胃氣 石斛厚脾胃長肌肉 使君子建脾胃除虛熱 連翹脾胃濕熱 木香 甘松香 藿香 縮砂蔤 白豆蔻 紫蘇葉莖 羅勒 蒔蘿 馬芹並理元氣 蘹香同生薑炒黃丸服開胃進食 同蒿 薺菜 苜蓿 菾菜 仙人杖草 草豉 胡蘿蔔 芋 山藥 石耳 蘑菰 雞㙡 五芝

礬石、大鹽、蝦汁。

【蕩滌】甘遂、直達水氣所結之處。芫花、胸中痰水，脅下飲澼。蕘花、腸胃留澼。大戟、濕熱水澼。續隨子、痰飲宿滯。牽牛、痰飲宿膿。大黄、射干、桃花、宿水痰飲積滯，爲末，水服，或作餅食，取利。接骨木、下水飲。巴豆、寒澼宿食，大便閉，酒煮三日夜，煎丸，水下。〇風痰濕病，安掌心取汗。芒消、朴消。

脾胃有勞倦内傷。〇有飲食内傷。〇有濕熱。〇有虚寒。

【勞倦】【草部】甘草、補脾胃，除邪熱，益三焦元氣，養陰血。人參、勞倦内傷，補中氣，瀉邪火。〇煎膏，合薑、蜜服。黄芪、益脾胃，實皮毛，去肌熱，止自汗。黄精、葳蕤、補中益氣。白术、熬膏服良。蒼术、安脾除濕，熬膏，作丸散，有四制、八制、坎離、交感諸丸。柴胡、平肝，引清氣自左而上。升麻、入胃，引清氣自右而上。芍藥、瀉肝，安脾肺，收胃氣。石斛、厚脾胃，長肌肉。使君子、健脾胃，除虚熱。連翹、脾胃濕熱。木香、甘松香、藿香、縮砂蜜、白豆蔻、紫蘇、【菜穀】羅勒、蒔蘿、馬芹、並理元氣。蘹香、同生薑炒黄，丸服，開胃進食。同蒿、薺菜、苜蓿、萘菜、仙人杖草、草豉、胡蘿蔔、芋、山藥、石耳、蘑菰、雞㙡、五芝、

胡麻 小麥 大麥 雀麥 糯 粳 秈 稷 黍 蜀
秫 粱 粟 秫穇子 稗子 稂 東廧 彫胡 蓬子
水粟 蔄草米 䕬草米 薏苡 罌子粟 黑大豆 赤小
豆 綠豆 白豆 豌豆 蠶豆 豇豆 藊豆 刀豆 豆
豉 豆腐 豆黃（壯氣潤肌，以豬脂和丸，每服百丸，即易肥健，甚驗。○脾弱不食，同麻子熬香研，日服） 陳
廩米 青精飯 諸米粥 飴糖 酒 糟（果木）大棗（同薑末點服） 仲
思棗 木瓜 柰 白柿 橘皮 鉤栗 橡子 榛子 龍
眼 橄欖 榧子 檳榔 大腹皮 桄榔麪 莎木麪 波
羅蜜 無花果 摩厨子 芡實 蓮實 藕 井蕨 沙糖
梟芘 清明柳枝（脾弱食不化，似翻胃，煎湯煮小米，米床麪晒收，每用烹食） 沉香 檀香
訶黎勒 厚朴 伏苓（水石部）潦水 井欄水 立春清明水
大一餘粮 白石脂 石麪 代赭石（蟲部）蜂蜜 蠶蛹 乳蟲

胡麻、小麥、大麥、雀麥、糯、粳、秈、稷、黍、蜀秫、粱、粟、秫穇子、稗子、稂、東廧、彫胡、蓬子、水粟、菵草米、蒒草米、薏苡、罌子粟、黑大豆、赤小豆、緑豆、白豆、豌豆、蠶豆、豇豆、藊豆、刀豆、豆豉、豆腐、豆黄、壯氣潤肌。以猪脂和丸，每服百丸，即易肥健，甚驗。○脾弱不食，同麻子熬香，研，日服。陳廩米、青精飯、諸米粥、飴糖、酒、糟、【果木】大棗、同薑末點服。仲思棗、木瓜、柰、白柿、橘皮、鉤栗、橡子、榛子、龍眼、橄欖、榧子、檳榔、大腹皮、桄榔麪、莎木麪、波羅蜜、無花果、摩厨子、芡實、蓮實、藕、甘蔗、沙糖、鳧茈、清明柳枝、脾弱，食不化似翻胃，煎湯煮小米，滚麪晒收，每用烹食。沉香、檀香、訶黎勒、厚朴、伏苓、【水石】潦水、甘爛水、立春清明水、太一餘粮、白石脂、石麪、代赭石、【蟲部】蜂蜜、蠶蛹、乳蟲、

〔鱗介〕龍齒　鱒　鯔　鯮　鱤　鮊　鯽　魴　鯉　鱸　鱖
鮨　鯗　白鯗　鱠殘魚　比目魚　鰕　鼈　淡菜　海蛇
〔禽獸〕雞　雉　鸐雉　英雞　鳧　鸊鷉　鷺　鶉　雀　突厥
雀　鳩　青鵻　桑鳸　鷃　鶻嘲　豬脾舌　狗肉　羊肉
牛肉　牛脆　虎肉　兔肉

〔虛寒〕〔草部〕附子　草豆蔻　高涼薑　山薑　廉薑　益智子
蓽茇　蒟醬　肉豆蔻　〔菜穀〕乾薑　生薑　蒜　韭　薤　芥
蕪菁　糯米　秫　燒酒　〔果木〕胡椒　畢澄茄　秦椒　蜀椒
吳茱萸　食茱萸　丁香　桂

〔食滯〕〔草部〕大黃蕩滌宿食推陳致新　地黃去胃中宿食　香附　三稜　蓬茂　木
香　柴胡消穀　荊芥　薄荷　蘇荏　水蘇並消魚鱠　青黛　越王餘
筭　海藻　肉豆蔻　草果　縮砂　蒟醬　紅豆蔻　仙茅

【鱗介】龍齒、鱒、鯔、鯮、鱤、鮊、鯽、魴、鯉、鱸、鱖、鯧、鯊、白鯗、鱠殘魚、比目魚、鰕、鼈、淡菜、海蛇、【禽獸】雞、雉、鸐雉、英雞、鳧、鸊鷉[一]、鷺、鷸、雀、突厥雀、鳩、青鵻、桑鳸、鶯、鶻嘲、猪脾舌、狗肉、羊肉、牛肉、牛脘、虎肉、兔肉。

【虛寒】【草部】附子、草豆蔻、高凉薑、山薑、廉薑、益智子、蓽茇、蒟醬、肉豆蔻、【菜穀】乾薑、生薑、蒜、韭、薤、芥、蕪菁、糯米、秫、燒酒、【果木】胡椒、畢澄茄、秦椒、蜀椒、吴茱萸、食茱萸、丁香、桂。

【食滯】【草部】大黄、蕩滌宿食，推陳致新。地黄、去胃中宿食。香附、三稜、蓬莪、木香、柴胡、消穀。荊芥、薄荷、蘇、荏、水蘇、並消魚鱠。青黛、越王餘筭、海藻、肉豆蔻、草果、縮砂、蒟醬、紅豆蔻、仙茅、

[一] 鷉：原作「鶙」。今從張本改。

穀菜大麥 蕎麥 豆黃 蒸餅 女麴 黃蒸 麴 神麴同蒼朮丸服 紅麴 糵米 麥糵 飴餹 醬 醋 酒 糟 蒜 葱 胡葱 胡荽 白菘 萊菔 蕪菁 薑果木杏仁停食用巴豆炒過末 橘皮為末煎飲代茶 青皮鹽醋酒湯四制為末煎服 柑皮 橙皮 柚皮 木瓜 榅桲 山楂消肉 柰子 楊梅 銀杏生食 檳榔 大腹子 榧子 無漏子 茶 皋蘆 蜀椒 胡椒 畢澄茄 茱萸 巴豆一切生冷硬物 阿魏消肉 皂莢 楸白皮 厚朴 烏藥 樟材 檀香 桂食果腹脹飯丸吞七枚 訶黎勒 枳實 郁李仁水下 虀水吐 漿水消 生熟湯消 百草霜 梁上塵金石 朴消食飲熱結 青礞石食積宿帶 同巴豆等丸服 水中白石食鱠成瘕燒淬水服七次利下 食鹽酒肉過多脹悶擦牙漱下如湯沃雪 硇砂消肉石 蓬砂 孔公孽介 鱉甲消肉 淡菜 海月 白鯗並消宿食 鱓頭燒服 鼂去痞積食不消 雞屎白 鷹屎白 雀屎白 鴿屎 五靈脂

【穀菜】大麥、蕎麥、豆黃、蒸餅、女麴、黄蒸、麴、神麴、同蒼朮，丸服。紅麴、糵米、麥糵、飴糖、醬、醋、酒、糟、蒜、葱、胡葱、胡荽、白菘、萊菔、蕪菁、薑、【果木】杏仁、停食，用巴豆炒過，末服。橘皮、爲末，煎飲代茶。青皮、鹽、醋、酒、湯四制，爲末，煎服。柑皮、橙皮、柚皮、木瓜、榲桲、山樝、消肉。柰子、楊梅、銀杏、生食。檳榔、大腹子、榧子、無漏子、茶、皋茈、蜀椒、胡椒、畢澄茄、茱萸、巴豆、一切生冷硬物。阿魏、消肉。皂莢、楸白皮、厚朴、烏藥、樟材、檀香、桂、食果腹脹，飯丸，吞七枚。訶黎勒、枳實、郁李仁、【水土】虀水、吐。漿水、消。生熟湯、消〔一〕。百草霜、梁上塵、【金石】朴消、食飲熱結。青礞石、食積宿滯，同巴豆等，丸服。水中白石、食鱠成瘕，燒，淬水服七次，利下。食鹽、酒肉過多脹悶，擦牙漱下，如湯沃雪。硇砂、消肉。蓬砂、孔公孽、【介禽】鼈甲、淡菜、海月、白鮝、並消宿食。鱓頭、燒服，去痞癥，食不消。皋、雞屎白、鷹屎白、雀屎白、鴿屎、五靈脂。

〔一〕消：原作「琑」。今從錢本改。

酒毒草部葛花　葛根汁　白茅根汁　水萍　菰筍　秦艽
苦參　地榆　菊花酒醉不語為末酒服　懸鉤子　木鼈子醋磨　天南星同朱
砂丸服解酒毒積毒　五味子　山薑花　高涼薑　紅豆蔻　縮砂　白
豆蔻　蒟醬　肉豆蔻　蠡實　蕉子　穀菜麥苗汁　丹黍米飲酒
不醉　黑大豆　赤小豆　腐婢　緑豆　蠶豆苗煑食　扁豆　豆腐
燒酒醉死切片貼身　豉同葱白煎　麴　蘿蔔　蔓菁大醉不堪煑粥飲汁○根蒸三次研末酒後水服二
錢不作酒氣　白菘解酒醉不醒研子一合井水服　水芹　苦苣　白苣　苦竹筍
酸筍　越瓜　甜瓜　果木橘皮　柑皮　橙皮　柚皮　金橘
楊梅乾屑服之止嘔止酒　烏梅　榔梅　梨　櫨子　榲桲　柹　椑柹
銀杏　橄欖　檳榔　波羅蜜　都桷子　枳椇子　鹽麩
子　醋林子　甘蔗　沙糖　石蜜　藕　芰　西瓜　丁香
長壽仙人柳酒病為末酒服　河邊木端午投酒中飲之令人不醉　桑椹汁　茗

【酒毒】【草部】葛花、葛根汁、白茅根汁、水萍、菰筍、秦艽、苦參、地榆、菊花、酒醉不語，爲末酒服。懸鉤子、木鼈子、醋磨。天南星、同朱砂，丸服，解酒毒積毒。五味子、山薑花、高凉薑、紅豆蔻、縮砂、白豆蔻、蒟醬、肉豆蔻、蠡實、蕉子、【穀菜】麥苗汁、丹黍米、飲酒不醉。黑大豆、赤小豆、腐婢、緑豆、蠶豆苗、煮食。扁豆、豆腐、燒酒醉死，切片貼身。豉、同葱白煎。麴、蘿蔔、蔓菁、大醉不堪，煮粥，飲汁。○根蒸三次，研末，酒後水服二錢，不作酒氣。白菘、解酒醉不醒，研子一合，井水服。水芹、苦苣、白苣、苦竹筍、酸筍、越瓜、甜瓜、【果木】橘皮、柑皮、橙皮、柚皮、金橘、楊梅、乾屑服之，止嘔吐酒。烏梅、榔梅、梨、樝子、榅桲、柿、椑柿、銀杏、橄欖、檳榔、波羅蜜、都桷子、枳椇子、鹽麩子、醋林子、甘蔗、沙糖、石蜜、藕、芰、西瓜、丁香、長壽仙人柳、酒病，爲末，酒服。河邊木、端午投酒中飲之，令人不醉。桑椹汁、苦竹

藥 水石 新汲水 燒酒醉死，浸髮及手足，仍少灌之。 食鹽 擦牙漱熱，解酒毒。食一匙，飲酒不醉。 蓬砂 [illegible]服之，飲酒不醉。 雄黃 飲酒成癖，過酒即吐。同巴豆、蝎梢、白麪丸服。 石灰 酒毒下痢，泥炒，醋糊丸服。 鉛霜 [illegible]

五倍子 鰌魚 黃顙魚 介部 蚌 蠣黃 蛤蜊 車螯 田蠃 蝸蠃 海月 禽獸 雞內金 消酒積，同豆粉丸服。 五靈脂 酒積黃腫，入麝丸服。 猳猪項肉 酒積黃腫，同甘遂服，取下酒布袋。 猪腎 酒積，摻藥炙食。 牛膍 狐膽 麝香 並解酒毒。 鹿茸 飲酒成泄，[illegible]虛寒，同狗脊、白歛丸服。 驢蹄底 飲酒過度，欲至穿腸，水煮濃汁冷飲。

吞酸嘈雜 有痰食熱證，○有陽氣下陷虛證。

痰食 草部 蒼朮 香附 黃連 蓬莪茂 縮砂仁 半夏 雞蘇 生食。 薺苧 上食共腸，嘈酸水。 旋覆花 菜穀 蘿蔔 食物作酸，生食即止。 米醋 破結氣，心中酸水痰飲。 神麴 麥蘗 果木 橘皮 木瓜 櫨子 榠櫨 榅桲 山楂 並除心嘈酸水，止惡心。 胡桃 食物醋心，以乾薑同嚼下，立止。 檳榔 醋心吐水，同橘皮末服。 大腹皮 痰膈醋心，同疏氣藥、鹽、薑煎服。 厚朴 吐酸水，溫胃氣。 樟材 宿食不消，常吐酸臭水，煎湯服。 皂莢子心 [illegible]食，治膈葉、【水石】新汲水、燒酒醉死，浸髮及手足，仍少灌之。食鹽、擦牙漱嚥，解酒毒。先食一匙，飲酒不醉。蓬砂、服之，飲酒不醉。雄黃、飲酒成癖，遇酒即吐，同巴豆、蝎梢，白麪丸服。石灰、酒毒下痢，泥煆，醋糊丸服。鉛霜、【蟲魚】五倍子、鮹魚、黄顙魚、【介部】蚌、蠣黄、蛤蜊、車螯、田蠃、蝸蠃、海月、【禽獸】雞内金、消酒積，同豆粉，丸服。五靈脂、酒積黄腫，入麝，丸服。猳猪項肉、酒積黄脹，同甘遂服，取下酒布袋。猪腎、酒積，摻葛粉炙食。牛膍、狐膽、麝香、並解酒毒。鹿茸、飲酒成泄。衝任虚寒〔一〕，同狗脊、白斂〔二〕丸服。驢蹄底。飲酒過度，欲至穿腸，水煮濃汁，冷飲。

吞酸嘈雜

有痰食熱證。○有陽氣下陷虚證。

【痰食】【草部】蒼术、香附、黄連、蓬莪茂、縮砂仁、半夏、雞蘇、生食。薺薴、生食，去腸間酸水。旋覆花、【菜穀】蘿蔔、食物作酸，生食即止。米醋、破結氣，心中酸水痰飲。神麴、麥蘖、【果木】橘皮、木瓜、櫨子、榠櫨、榅桲、山楂、並除心間酸水，止惡心。胡桃、食物醋心，以乾薑同嚼下，立止。檳榔、醋心吐水，同橘皮，末服。大腹皮、痰隔醋心，同辣氣藥，鹽、薑煎服。厚朴、吐酸水，溫胃氣。樟材、宿食不消，常吐酸臭水，煎湯服。皂莢子心、嚼食，治膈

〔一〕衝任虚寒：卷五十一鹿鹿茸「附方」，此前有「室女白帶」。
〔二〕斂：原作「飲」。今據改同上。

痰吞酸 巵子 （蟲部）蜆殼 吞酸心痛，燒服。 羊屎 煎酒服。 頭垢 噫吐酸漿，以漿水煎服一盃。

陽陷（草部） 人參 消胃中痰變酸水。○妊娠吐水，心酸痛，不能飲食，同乾薑丸服。 柴胡 除痰熱。 升麻

葛根 凡胃弱傷冷，鬱遏陽氣者，宜三味升發之。 蓽茇 胃冷口酸流清水，心連臍痛，同厚朴末，鯽魚肉丸服。 廉薑

草豆蔻 胃口冷，吐清水。 益智子 紅豆蔻 高良薑 （木部）吳茱萸 醋心甚者，煎服。有人服之，二十年不發也。 魚鱠 心下酸水。

噎膈 噎病在咽嗌，主于氣，有痰有積。膈病在膈膜，主于氣，有挾積、挾飲澼、挾瘀血及蟲者。

利氣化痰（草部） 半夏 噎膈反胃，大便結者，同白麪、輕粉作丸，煮食取利。 山豆根 研末，橘皮湯下。 昆布 氣噎，咽中如有物，吞吐不出，以小麥煮過，含嚥。 栝樓 胸痺咽塞，同薤白，白酒煮服。 蘆根 五噎吐逆，煎服。 天南星 前胡 桔梗 貝母 香附子 紫蘇子 木香 藿香 澤瀉 縮砂 茴香 高良薑 紅豆蔻 草果 白豆蔻 生薑 咽中有物，吞吐不出，含之一斤愈。○噎氣，薑入廁內浸過，漂晒研末，入甘草末服。 橘皮 卒氣噎，去白焙研，水煎服。○胸痺咽塞，習習如癢，唾沫，同枳實、生薑煎服。 檳榔 五膈五噎，同杏仁，以童尿煎服。 青橘皮

痰吞酸。巵子、【蟲獸】蜆殼、吞酸心痛，燒服。羊屎、煎酒服。頭垢。噫吐酸漿，以漿水煎服一盃。

【陽陷】【草部】人參、消胸中痰變酸水。○妊娠吐水，心酸痛，不能飲食，同乾薑，丸服。柴胡、除痰熱。升麻、葛根、凡胃弱傷冷，鬱遏陽氣者，宜三味升發之。蓽茇、胃冷口酸流清水，心連臍痛，同厚朴，末，鯽魚肉丸服。廉薑、胃口冷，吐清水。草豆蔻、益智子、紅豆蔻、高良薑、【木鱗】吴茱萸、醋心甚者，煎服。有人服之，二十年不發也。魚鱠。心下酸水。

噎膈

噎病在咽嗌，主于氣，有痰有積。膈病在膈膜，主于氣〔一〕，有挾積、挾飲澼〔二〕、挾瘀血及蟲者。

【利氣化痰】【草部】半夏、噎膈反胃，大便結者，同白麪、輕粉作丸，煮食取利。山豆根、研末，橘皮湯下。昆布、氣噎，咽中如有物，吞吐不出，以小麥煮過，含嚥。栝樓、胸痹咽塞，同薤白、白酒，煮服。蘆根、五噎吐逆，煎服。天南星、前胡、桔梗、貝母、香附子、紫蘇子、木香、藿香、澤瀉、縮砂、茴香、高涼薑、紅豆蔻、草果、白豆蔻、生薑、咽中有物，吞吐不出，含之一月，愈。○噎氣，薑入厠內浸過，漂晒研末，入甘草末服。橘皮、卒氣噎，去白焙研，水煎服。○胸痹咽塞，習習如痒，唾沫，同枳實、生薑，煎服。檳榔、五膈五噎，同杏仁，以童尿煎服。青橘皮、

〔一〕氣：張本作「血」，義長。
〔二〕澼：原作「辟」。今據錢本改。

厚朴 伏苓 沉香膈氣同木香烏藥枳殼爲末鹽湯下 檀香 蘇合香 丁香
枳殼 枳實
開結消積宜部 三稜治氣脹破積氣○反胃同丁香末服 蓬莪茂破積氣治吐酸水 鬱金破惡
血止痛 阿魏五噎膈氣同五靈脂丸服 威靈仙噎膈氣同蜜煎服吐痰 鳳仙子噎食不下酒浸晒研
酒丸服 馬蹄香噎食膈氣爲末酒熬膏服 紫金牛治噎膈 板藍汁治噎膈殺蟲頻飲 紅藍
花噎膈拒食同血竭浸酒服 芫花梅核氣同木香末服 大黃食已即吐大便祕結同甘草煎服萊
杵頭糠膈氣噎塞蜜丸噙嚥○卒噎噙之煎汁或煎飲 蕎麥稭灰淋取鹼入蓬砂服治噎食 韭汁去胃
脘血入鹽治噎膈入粟薑汁牛乳治反胃杰 烏芋主五噎膈氣 烏梅 杏仁 山樝 乘
仁 桑霜消噎食積塊 巴豆霜米石 糧罌中水飲之主噎疾殺蟲 浸藍水主噎疾溫
飲一盃殺蟲 梁上塵主噎膈食積 硇砂噎膈吐食有積瘕用之神効○蕎麥包煆同檳榔丁香末燒酒服○
同人言黃丹各升打過同桑霜末燒酒服○同平胃散末點服二錢當吐黑物如石 黑鉛膈氣同水銀人言結砂入阿魏
丸服○灰同碙熬膏蒸餅和丸服 綠礬濕包泥固煆研棗肉丸服○鯽魚留膽去腸釀煆末服 白礬治噎膈化

厚朴、伏苓、沉香、膈氣，同木香、烏藥、枳殼，爲末，鹽湯下。檀香、蘇合香、丁香、枳殼、枳實。

【開結消積】【草部】三稜、治氣脹，破積氣。○反胃，同丁香，末服。蓬莪茂、破積氣，治吐酸水。鬱金、破惡血，止痛。阿魏、五噎膈氣，同五靈脂，丸服。威靈仙、噎膈氣。同蜜煎服，吐痰。鳳仙子、噎食不下，酒浸晒研，酒丸服。馬蹄香、噎食膈氣，爲末，酒熬膏服。紫金牛、治噎膈氣。板藍汁、治噎膈氣，殺蟲，頻飲。紅藍花、噎膈拒食，同血竭，浸酒服。蕘花、甘遂、梅核氣[一]，同木香，末服。大黄、食已即吐，大便結，同甘草，煎服。【穀菜】杵頭糠、膈氣噎塞，蜜丸噙嚥。○卒噎，噙之嚥汁，或煎飲。蕎麥稭灰、淋取鹼，入蓬砂服，治噎食。韭汁、去胃脘血。入鹽，治噎膈，入薑汁、牛乳，治反胃。【果木】烏芋、主五噎膈氣。烏梅、杏仁、山楂、桃仁、桑霜、消噎食積塊。巴豆霜、【水石】糧罌中水、飲之，主噎疾，殺蟲。浸藍水、主噎疾，温飲一盃，殺蟲。梁上塵、主噎膈食積。硇砂、噎膈吐食，有積癥，用之神效。○蕎麪包煅，同檳榔、丁香，末，燒酒服。○同人言、黄丹，各升打過，同桑霜，末，燒酒服。○同平胃散，末，點服三[二]錢，當吐黑物如石。黑鉛、膈氣，同水銀、人言，結砂，入阿魏，丸服。○灰，同醋熬膏，蒸餅和丸服。緑礬、麪包泥固煅研，棗肉丸服。○鯽魚留膽去腸，釀煅，末服。白礬、治噎膈，化

〔一〕梅核氣：卷十七甘遂「附方」作「膈氣哽噎」。
〔二〕三：原字缺損似「二」。今從錢本改。

痰澼，蒸餅丸服。○或同硫黃炒過，入米炒，丸服。 雄黃 輕粉 石鹼 遂砂 砒石 並化積垢，適服。

噎膈。〔器〕寡婦木梳 燒灰，鑰匙湯下。〔蟲〕蛇含蝦蟇 煅研，酒服。 蜣螂 同地牛兒用，治噎膈。

壁虎 噎膈反胃，炒焦入藥用。 鯽魚 膈氣，釀大蒜泥包，煨焦，和平胃散丸服。〔禽〕鳩 食之不噎。 巧婦窠 噎膈，燒研，酒服神驗。 鸕鷀 板研，酒服。 五靈脂 噎膈痰涎夾血。 鸕鷀頭 燒研，酒服。 鷹糞 食哽，燒灰，水服。

白鷺尾毛 噎食，燒灰飲服。 雞嗉 噎氣不通，燒研，入木香、沈香、丁香、紅棗丸服。 狼喉結 噎疾，曬研，以五分入飯食。

白水牛喉 噎膈，結腸不通，醋炙五次，為末，每服一錢，飲下立効。 狗寶 噎食病，每用一分，以威靈仙、食鹽浸水服，日二服，三日愈。

黃狗膽 和五靈脂末丸服。 狗屎中粟 噎膈吐食，淘淨，煮粥，入薤白、沈香末食。

狸骨 噎病不通飲食，炒研，白湯服。 羚羊角 噎塞不通，研末，飲服二錢，日二。 野人糞 治噎膈，同麴末，以薑片蘸食。

人溺 秋石 噎病，每服一錢。 人淋石 治噎食，俗名澀飯病，磨汁服。 人癖石 消堅，治噎膈。

天靈蓋 噎膈，用七個，同黑豆煅研，酒服一錢。 人膽 噎膈病盛，糯米陰乾取黑色者，每服十五粒，甘草湯下。

胞衣水 噎膈氣反胃，飲一鍾，當有蟲出。 頭垢 主噎疾，以酸漿煎膏，用之立愈。 人屎 燒服。

反胃 主于虛，有兼氣、兼血、兼火、兼寒、兼痰、兼積者。病在中下二焦，食不能入是有火，食入反出是無火。

痰澼，蒸餅丸服。○或同硫黄炒過，入朱砂，丸服。雄黄、輕粉、石鹼、蓬砂、砒石、並化積垢，通噎膈。【服器】寡婦木梳、燒灰，鑰匙湯下。【蟲鱗】蛇含、蝦蟆、煅研，酒服。蜣螂、同地牛兒用，治噎膈。壁虎、噎膈反胃，炒焦，入藥用。鯽魚、膈氣，釀大蒜，泥包煨焦，和平胃散，丸服。【禽獸】鳩、食之不噎。巧婦窠、噎膈，燒研，酒服，神驗。鵬雛、煅研，酒服。五靈脂、噎膈，痰涎夾血。鸕鷀頭、燒研，酒服。鷹糞、食哽，燒灰，水服。白鵝尾毛、噎食，燒灰，飲服。雞嗉、噎氣不通，燒研，入木香、沈香、丁香、紅棗，丸服。狼喉結、噎疾，晒研，以五分入飯食。白水牛喉、噎膈，結腸不通，醋炙五次，爲末，每服一錢，飲下，立效。狗寶、噎食病，每用一分，以威靈仙、食鹽浸水服，日三服，三日愈。黄狗膽、和五靈脂末，丸服。狗屎中粟，噎膈吐食，淘淨煮粥，入薤白、沈香，末食。狸骨、噎病，不通飲食，炒研，白湯服。羚羊角、噎塞不通，研末，飲服二錢，日三。野人糞、治噎膈，同阿魏，末，以薑片蘸食。人溺、秋石、噎病，每服一錢。人淋石、治噎食，俗名澀飯病，磨汁服。人癖石、消堅，治噎膈。天靈蓋、噎膈，用七個，同黑豆，煅研，酒服一錢。人膽、噎膈病，盛糯米陰乾，取黑色者，每服十五粒，通草湯下。胞衣水、膈氣反胃，飲一鍾，當有蟲出。頭垢、主噎疾，以酸漿煎膏用之，立愈。人屎。燒服。

反胃 主于虚，有兼氣、兼血、兼火、兼寒、兼痰、兼積者，病在中、下二焦。食不能入，是有火；食入反出，是無火。

溫中開結薑汁附子溫中破積。○反胃不下食，以石灰炒熱，薑汁淬三次，同丁香、粟米煎服。或加木香，或加沉香。

嘔噎，或包丁香，以薑汁煮，焙，丸服。白豆蔻冷痛反胃，同丁香、縮砂、陳廩米、薑汁丸服。白芷血風反胃，豬血蘸食。

木香同丁香煎服，消反胃關格。王瓜反胃燒研，酒服，或入平胃散末。木鼈子三十個去皮油，半兩蜂蜜各半

斤，石器慢熬乾研，日取一匙，入粥食。火杴草噎疾，蜜丸。畢茇　草豆蔻　紅豆蔻　高

涼薑　肉豆蔻　藿香　撫芎　蘇子　前胡　香附　半夏

並溫中消食止吐。三稜同丁香末服。益智子多唾，冬寒嘔吐。乾餳糟同薑擣餅，常食入甘

草食。蘿蔔服。韭菜燥熱，薑汁治噎膈反胃。十蝸。生薑汁煮粥食。○麻油煎研，軟柿蘸食。白芥子酒服二錢。

紫芥子　大蒜　乾薑　蘭香作餅　蒔蘿　茴香　杵頭糠　蘿

蔔蜜煎細嚼。薤白粟米作粥。檳榔　青皮　橘皮西壁土炒，薑棗煎服。胡椒醋浸七次，酒糊丸服。

或加半夏，或同縮薑煎服。畢澄茄吐出黑汁，米糊丸服。首　枇杷葉同人參、丁香煎服。栗子殼煮汁

松節煎酒。千槌花煎汁。丁香鹽梅丸噙。○薑汁煮，洗服。○木香同煎服。桂心　沈香　檀

香　伏苓　厚朴　枳實　石鹽　雄黃　雌黃同甘草丸服。石灰醋熬，蒸餅丸服。

【温中開結】【草部】附子、温中破積。○反胃不下食，以石灰泡熱，薑汁淬三次，同丁香、粟米煎服，或爲末舐〔一〕，或爲丸噙。○或包丁香，以薑汁煮，焙，丸服。白豆蔻、脾虚反胃，同丁香、縮砂、陳廩米，薑汁丸服。白芷、血風反胃，猪血蘸食。木香、同丁香煎服，治反胃關格。王瓜、反胃，燒研，酒服。或入平胃散末。木鱉子、三十個，去皮油，牛涎、蜂蜜各半斤，石器慢熬乾，研，日取一匙，入粥食。火杴草、焙末，蜜丸。蓽茇、草豆蔻、紅豆蔻、高凉薑、肉豆蔻、藿香、撫芎、蘇子、前胡、香附、半夏、並温中消食止吐。三稜、同丁香，末服。益智子、客寒犯胃，多唾沫。【穀菜】乾餳糟、同薑擣餅，焙研，入甘草、食鹽服。韭菜、煠熟，鹽〔二〕喫十頓〔三〕，治噎膈反胃。生薑、汁煮粥食。○麻油煎，研，軟柹蘸食。白芥子、酒服二錢。紫芥子、大蒜、乾薑、蘭香、作餅。蒔蘿、茴香、杵頭糠、蘿蔔、蜜煎細嚼。薤白、【果木】檳榔、青皮、橘皮、西壁土炒，薑、棗煎服。胡椒、醋浸七次，酒糊丸服，或加半夏，或同煨薑，煎服。蓽澄茄、吐出黑汁者，米糊丸服。枇杷葉、同人參、丁香，煎服。粟子殻、煮汁。松節、煎酒。千槌花、煮汁。丁香、鹽梅丸噙。○薑、蔗汁丸服。○木香同煎服。桂心、沈香、檀香、伏苓、厚朴、枳實、【金石】雄黃、雌黃、同甘草，丸服。鉛灰、醋熬，蒸餅丸服。

〔一〕舐：原作「紙」。今據卷十八附子「附方」改。
〔二〕鹽：卷二十六韭「主治」此後有「醋」字。
〔三〕頓：原作「蝢」。今據改同上。

鉛丹墜痰消積同石亭脂煆研丸服 白礬 水銀同鉛結砂入硫黄官桂為末薑汁服清鎮反胃 靈砂鎮墜反胃神丹也 赤石脂蜜丸服 砒石同巴豆附子黄蠟丸服 白礬 丹砂 釜煤 朴消 蓬砂 輕粉 硇砂 鱗介 爛蛤燒服 蚌粉薑汁服○同田螺殼灰烏海燒研人參湯服 鯽魚釀綠礬煆研服 鯉魚童尿浸煨研末入粥食 禽獸 抱出雞子殼酒服 雞膍胵皮燒研酒服 鵜鶘皮毛燒研酒服 五靈脂狗膽汁丸熱薑酒磨服○或加沈香木香附製 猫衣煆研入朱砂噙 虎肚煆研入平胃散末服 虎脂切塊麻油浸收每以酒一鍾和滿一盃服不問久近皆効 猬皮煮汁服或炙食或燒灰酒服 白馬尿熱飲 驢尿已上並能殺蟲 驢屎 羊屎五錢童尿煎服 牛齝草同杵頭糠糯米粉牛乳和丸煮食 羊胲子煆研入棗肉平胃散末沸湯點服

和胃潤燥

草部 人參止反胃吐食煎飲或煮粥食或同半夏生薑蜜煎服 白朮 芍藥 蘆根止反胃五噎吐逆去膈間客熱煮汁服 茅根反胃上氣除客熱在肺同蘆根煎汁飲 穀菜 山藥 粟米作丸醋煮吞 罌粟同人參山藥煮食 陳倉米水煎服或炊焙為末入沉香末服 馬齒莧飲汁 柹蔕煎服 尊心 麻仁 胡麻油 果部 杏仁 桃仁 梨插丁香十五粒煨食

鈆丹、墜痰消積，同白礬、石亭脂，煅研，丸服。水銀、同鉛結砂，入硫黄〔一〕、官桂，爲末，薑汁服，清鎮反胃。靈砂、鎮墜反胃，神丹也。赤石脂、蜜丸服。砒石、同巴豆、附子，黄蠟丸服。白礬、丹砂、釜煤、朴消、蓬砂、輕粉、硇砂、【鱗介】爛蛤、燒服。蚌粉、薑汁服。○同田螺殼灰、烏梅燒研，人參湯服。鯽魚、釀緑礬，煅，研服。鯉魚、童尿浸煨，研末，入粥食。【禽獸】抱出雞子殼、酒服。雞膍胵皮、燒研，酒服。鵜鶘皮毛、燒研，酒服。五靈脂、狗膽汁丸，熱薑酒磨服。○或加沈香、木香、阿魏。猫胞〔二〕衣、煅研，入朱砂，噙。虎肚、煅研，入平胃散末服。虎脂、切塊，麻油浸收，每以酒一鍾，和油一盃服。不問久近皆效。猬皮、煮汁服，或炙食，或燒灰酒服。白馬尿、熱飲。驢尿、已上並能殺蟲。驢屎、羊屎、五錢，童尿煎服。牛齝草、同杵頭糠、糯米粉，牛乳和丸，煮食。羊胲子。煅研，入棗肉、平胃散末，沸湯點服。

【和胃潤燥】【草部】人參、止反胃吐食，煎飲，或煮粥食，或同半夏、生薑，蜜煎服。白朮、芍藥、蘆根、止反胃五噎吐逆，去膈間客熱，煮汁服。茅根、反胃上氣，除客熱在胃，同蘆根〔三〕煎汁飲。【穀菜】山藥、粟米、作丸，醋煮吞。罌粟、同人參、山藥，煮食。陳倉米、水煎服。或炊焙爲末，入沉香末服。馬齒莧、飲汁。柳蕈、煎服。蓴心、麻仁、胡麻油、【果木】杏仁、桃仁、梨、插丁香十五粒，煨食，

〔一〕黄：原作「王」。今據卷九水銀「發明」改。
〔二〕胞：原脱。今據卷五十一貓胞衣「主治」補。
〔三〕根：原作「艮」。今據卷十三白茅茅根「附方」改。

止反胃 棠梨葉炒研酒服止反胃 芦蕨汁同蜜汁飲治反胃 乾柿連蒂搗酒服止反胃開胃化痰

乾棗葉同丁香藿香煎服止反胃 石蓮入少肉豆蔻末蜜湯服止反胃 烏芋主五噎膈氣 梓白皮主反胃 淡竹茹 竹瀝 醴泉 井華水並主反胃 螺螄泥每火酒服一錢止反胃

地龍屎同木香大黃末水服止反胃 白善土醋煆 西壁土 竈中土米飲服三錢

蠶繭反胃吐食煎汁煮雞子食之 繰絲湯煮粟米粥食止反胃 牛羊乳反胃燥結時時煎之或入湯劑

牛涎噎膈反胃以水服二匙或入蜜或入麝香或和糯米粉作丸煮食 羊肉蒜薤作生食 羊胃作羹食

烏雄雞虛冷反胃入胡荽子煮食二隻愈 烏雌雞炒香投酒中一夜飲 反毛雞同人參當歸煮食

· 嘔吐有痰熱 有積熱 有虛寒

痰熱 草穀 葛根大熱嘔吐小兒嘔吐蕩粉食 澤瀉行水止吐 香附妊娠惡阻同藿香甘草煎服 黃連 苦耽勞乏嘔逆 麥門冬止嘔吐燥渴 前胡化痰止吐 蘆根主嘔逆不食除膈間客熱水煮服或入童尿 乾苔煮汁 赤小豆 豌豆止嘔逆 綠豆粉 蒒草子 果木 茯苓

豬苓 巵子 楸白皮 梓白皮止嘔逆下氣 蘇方木人常嘔吐用水煎服

止反胃。棠梨葉、炒研〔一〕酒服，止反胃。甘蔗汁、同薑〔二〕汁飲，治反胃。乾柿、連蒂搗，酒服，止反胃，開胃化痰。乾棗葉、同丁香、藿香煎服，止反胃。石蓮、入少肉豆蔻末，蜜湯服，止反胃。烏芋、主五噎膈氣。梓白皮、主反胃。淡竹茹、竹瀝、醴泉、井華水、並主反胃。螺螄泥、每火酒服一錢，止反胃。地龍屎、同木香、大黄，末，水服，止反胃。白善土、醋煅。西壁土、竈中土、米飲服三錢。蠶繭、反胃吐食，煎汁，煮雞子食之。繅絲湯、煮粟米粥食，止反胃。牛羊乳、反胃燥結，時時嚥之，或入湯劑。牛涎、噎膈反胃，以水服二匙，或入蜜，或入麝香，或和糯米粉作丸，煮食。羊肉、蒜、薤作生食。羊胃、作羹食。烏雄雞、虛冷反胃，入胡荽子煮，食二隻愈。烏雌雞、炒香，投酒中一夜，飲。反毛雞。同人參、當歸煮食。

嘔吐 有痰熱，有虛寒，有積滯。

【痰熱】【草穀】葛根、大熱嘔吐，小兒嘔吐，蕩粉食。澤瀉、行水止吐。香附、妊娠惡阻，同藿香、甘草煎服。黄連、苦耽、勞乏嘔逆。麥門冬、止嘔吐燥渴。前胡、化痰止吐。蘆根、主嘔逆不食，除膈間客熱，水煮服，或入童尿。乾苔、煮汁。赤小豆、豌豆、止嘔逆。緑豆粉、蒒草子、【果木】茯苓、猪苓、巵子、楸白皮、梓白皮、止嘔逆，下氣。蘇方木、人常嘔吐，用水煎服。

〔一〕研：原作「硏」。今從江西本改。

〔二〕薑：原作「畺」。今據卷三十三甘蔗「附方」改。

楊梅止嘔吐除煩憒　枇杷止吐下氣　木白皮止嘔逆煮服大佳　葉止嘔吐不止　水石　黄丹止吐逆　胡粉　水銀　鉛　滑石暴得吐逆湯服二錢　石膏胃火吐逆　陰陽水飲數口即定

蟲獸　蟬蛻胃熱吐食同滑石末水服　蘆蠹蟲小兒乳後吐逆二枚煮汁服　羊屎嘔吐酸水以十枚煎酒服　牛乳小兒吐乳入葱薑煎服　兎頭骨天行吐不止燒研飲服　人乳小兒初生吐乳同籧篨篾鹽少許煎汁入牛黄服

虛寒草部　細辛虛寒嘔吐同丁香末服　蒼朮暖胃消穀止嘔吐　白朮胃虛嘔逆及產後嘔吐　人參止嘔吐胃虛有痰煎汁入薑汁竹瀝服○胃寒同丁香藿香橘皮煎服○妊娠吐水同乾薑丸服　艾葉口吐清水煎服　半夏嘔逆厥冷內有寒痰同麪作彈丸煮香之○妊娠嘔吐同人參乾薑丸服○小兒痰吐同麪包丁香煨熟丸服　南星除痰下氣止嘔　旋覆花止嘔逆不下食消痰下氣　蘇子止吐　香薷傷暑嘔吐　藿香脾胃吐逆為要藥　木香　當歸溫中止嘔逆　茅香溫胃止吐　白豆蔻止吐逆散冷氣胃冷忽噁心嚼數枚酒下○小兒胃寒吐乳同縮砂甘草末飲服　生附子胃寒有痰同半夏生薑煎服　縮砂仁　廉薑

白芷　紅豆蔻　高良薑溫中下氣消食○忽嘔清水含嚥即平　肉豆蔻溫中

楊梅、止嘔吐，除煩憒。枇杷、止吐下氣。木白皮、止嘔逆，煮服大佳。葉、止嘔吐不止。【水石】黄丹、止吐逆。胡粉、水銀、鈆、滑石、暴得吐逆，湯服二錢。石膏、胃火吐逆。陰陽水、飲數口即定。【蟲獸】蟬蛻、胃熱吐食，同滑石，末，水服。蘆蠹蟲、小兒乳後吐逆，二枚，煮汁服。羊屎、嘔吐酸水，以十枚煎酒服。牛乳、小兒吐乳，入葱、薑煎服。兔頭骨、天行吐不止，燒研，飲服。人乳。小兒初生吐乳，同蘧篨篾、鹽少許，煎汁，入牛黄服。

【虚寒】【草部】細辛、虚寒嘔吐，同丁香，末服。蒼术、暖胃消穀，止嘔吐。白术、胃虚嘔逆及産後嘔吐。人參、止嘔吐，胃虚有痰，煎汁，入薑汁、竹瀝服。○胃寒，同丁香、藿香、橘皮，煎服。○妊娠吐水，同乾薑，丸服。艾葉、口吐清水，煎服。半夏、嘔逆厥冷，内有寒痰，同麪作彈丸，煮吞之。○妊娠嘔吐，同人參、乾薑，丸服。○小兒痰吐，同麪包丁香煨熟，丸服。南星、除痰下氣止嘔。旋覆花、止嘔逆不下食，消痰下氣。蘇子、止吐。香薷、傷暑嘔吐。藿香、脾胃吐逆爲要藥。木香、當歸、温中，止嘔逆。茅香、温胃止吐。白豆蔻、止吐逆，散冷氣，胃冷忽惡心，嚼數枚，酒下。○小兒胃寒吐乳，同縮砂、甘草，末，飲服。生附子、胃寒有痰，同半夏、生薑，煎服。縮砂仁、廉薑、白芷、紅豆蔻、高凉薑、温中下氣消食。○忽嘔清水，含嚥即平。肉豆蔻、温中下氣〔一〕

〔一〕下氣：原爲二字闕。今據卷十四肉豆蔻「發明」補。

止吐反兒乳霍　小益智子胃穀冷季　糯米虛寒吐逆　燒酒　白扁豆　豇豆　乾
薑　生薑煎醋食○又同半夏煎服去痰下氣殺蟲止嘔吐　芥子胃寒吐食　白芥子　果木　橘皮
止吐消痰溫中○嘈雜吐清水去白研末時舐之　蜀椒止吐殺蟲　胡椒去胃中寒痰食已即吐水甚驗　蓽澄
茄　吳茱萸　食茱萸並止冷吐　檳榔止吐水同橘皮煎服　沈香　檀香　丁
香治吐同陳皮煎服小兒丸服或同半夏丸服　厚朴痰壅嘔逆不食薑汁炙研米飲服○上胃冷吐不止　訶黎
勒止嘔吐不食消痰下氣炒研糊丸服　石　獸　赤石脂飲食冷過多成癖吐水每酒服方寸匕盡一斤終身不吐痰水
流黃諸般吐逆同水研薑汁糊丸服銀　鹿髓主嘔吐　熊脂飲食嘔吐
積滯草穀　香附子止嘔吐下氣消食　縮砂蔤溫中消食止吐　大黃口中常嘔淡水煎服　續隨
子痰飲不下食嘔吐　牽牛　神麴　麥蘗不飲　巴豆　五靈脂治嘔吐湯藥不能下
者狗膽丸服

噦啘有痰熱有虛寒

痰熱草　蘆根客熱嘔噦煮汁服　茅根溫病熱噦同葛根煎服○溫病冷噦同枇杷葉煎服　蘇葉卒啘不止

止吐，及小兒乳霍。益智子、胃冷。【穀菜】糯米、虛寒吐逆。燒酒、白扁豆、豇豆、乾薑、生薑、煎醋食。○又同半夏煎服，去痰下氣，殺蟲，止嘔吐。芥子、胃寒吐食。白芥子、【果木】橘皮、止吐消痰溫中。○嘈雜吐清水，去白研末，時舐之。蜀椒、止吐殺蟲。胡椒、去胃中寒痰，食已即吐水，甚驗。蓽澄茄、吴茱萸、食茱萸、並止冷吐。檳榔、止吐水，同橘皮煎服。沈香、檀香、丁香、治吐，同陳皮煎服，小兒丸服，或同半夏，丸服。厚朴、痰壅嘔逆不食，薑汁炙，研，米飲服。○主胃冷，吐不止。訶黎勒、止嘔吐不食，消痰下氣，炒研，糊丸服。【石獸】赤石脂、飲食冷過多，成澼吐水，每酒服方寸匕，盡一斤，終身不吐痰水。流黄、諸般吐逆，同水銀研，薑汁糊丸服。鹿髓、主嘔吐。熊脂。飲食嘔吐。

【積滯】【草穀】香附子、止嘔吐，下氣消食。縮砂蔤、溫中消食止吐。大黄、口中常嘔淡泔，煎服。續隨子、痰飲不下食，嘔吐。牽牛、神麴、麥蘖、【木禽】巴豆、五靈脂。治嘔吐湯藥不能下者，狗膽丸服。

噦啘有痰熱，有虛寒。

【痰熱】蘆根、客熱嘔噦，煮汁服。茅根、溫病熱噦，同葛根煎服。○溫病冷噦，同枇杷葉煎服。蘇葉、卒啘不止，

濃煎呷 葛根汁乾嘔不止呷之 前胡 胡麻嘔啘不止清油煎服 合 大麻仁止嘔逆炒研水絞汁服 小麥 小麥麩嘔噦不止醋作彈丸煎熟熱茶吞之未定再作 赤小豆止嘔逆 生薑乾嘔厥逆時嚼之亦同半夏煎服乃嘔家聖藥 蘿蔔 蔓菁子〔果〕 枇杷止吐逆○下氣消痰啘噦不止煮汁或嚼汁嚥 楊梅止嘔去痰 枳椇止嘔噦解酒毒 甘蔗止嘔噦不息入薑汁服 茯苓 豬苓 淡竹茹 仙人杖噦氣嘔逆煮汁服 〔水石〕 陰陽水 古磚煮汁 滑石 蠮螉 黃蜂子乾嘔噦〔蟲〕 蟬蛻胃熱嘔逆 蘆蠹蟲 海蛤 蛤粉 白蜆殼並止嘔啘 蛇蛻止嘔噦〔禽〕 鷄子天行嘔逆水煮浸令吞之 雞卵黃鍊汁服 鴈肪治結熱嘔逆 水牛肉主啘

虛寒〔草〕 細辛虛寒嘔噦同香附薄荷湯服 丁 半夏傷寒乾啘為末薑湯服○胃寒嘔噦逆痰留飲同藿香丁皮煎服○支飲作嘔噦逆欲死同生薑煎服 燕蓐草燒服止嘔噦 白朮產後嘔噦同生薑煎服 草豆蔻胃弱嘔逆同高涼薑煎汁和麵作食 高涼薑止胃寒嘔噦 蓽茇冷痰惡心末服○胃冷涎清水心腹痛同 [illegible]汁煎魚 白豆蔻胃冷忽惡心嚼之酒下 益智子 麻黃並止胃寒肥胃多痰 桔梗

濃煎呷。葛根汁、乾嘔不止，呷之。前胡、胡麻、嘔啘不止，合清油煎服。大麻仁、止嘔逆，炒研，水絞汁服。小麥、小麥麪、嘔噦不止，醋作彈丸，煮熟，熱茶呑之。未定再作。赤小豆、止嘔逆。生薑、乾嘔厥逆，時嚼之，亦同半夏煎服，乃嘔家聖藥。蘿蔔、蔓菁子、【果木】枇杷、止吐逆。○葉，下氣消痰。啘噦不止，煮汁或嚼汁嚥。楊梅、止嘔噦，去痰。枳椇、止嘔噦，解酒毒。甘蔗、止嘔噦不息，入薑汁服。茯苓、猪苓、淡竹茹、仙人杖、噦氣嘔逆，煮汁服。【水石】陰陽水、古磚、煮汁。滑石、蠮螉、黄蜂子、乾嘔。【蟲鱗[一]】蟬蜕、胃熱嘔逆。蘆蠹蟲、海蛤、蛤粉、白蜆殻、並止嘔啘。蛇蜕、止嘔。【禽獸】雞子、天行嘔逆，水煮，浸冷呑之。雞卵黄、鍊汁服。雁肪、治結熱嘔逆。水牛肉。主啘。

【虚寒】【草部】細辛、虚寒嘔噦，同丁香、柹蒂湯服。半夏、傷寒乾啘，爲末，薑湯服。○胃寒噦逆，停痰留飲，同藿香、丁皮，煎服。○支飲作嘔，噦逆欲死，同生薑煎服。燕蓐草、燒服，止嘔噦。白朮、産後嘔噦，同生薑煎服。草豆蔻、胃弱嘔逆，同高涼薑煎汁，和麪煮食。高涼薑、止胃寒嘔噦。蓽茇、冷痰惡心，末服。○胃冷，流清水，心腹痛，同厚朴，鯽魚和丸服。白豆蔻、胃冷，忽惡心，嚼[二]之酒下。益智子、麻黄、並止客寒犯胃多唾。桔梗、

[一] 蟲鱗：當位于「蠮螉」之前。
[二] 嚼：原作「爵」。今據卷十四白豆蔻改。

止寒嘔 木香 藿香 旋覆花 紅豆蔻 肉豆蔻 附子 烏頭 蒟醬 蒼朮 穀芽 糯米 糟筍中酒 止噦氣嘔逆或加人參牛乳 燒酒 白扁豆 乾薑止嘔 乾薤止乾嘔煮服 芥 蘭香 啘嘔取汁服 果部 橘皮 除濕消痰 止嘔凡嘔清水者以白研末時舐之 橙皮 止惡心下氣消痰 木瓜 止嘔逆心膈痰嘔 榠樝 止惡心去胸中酸水 樝子 同山樝 葡萄藤葉 蘡薁藤 并主嘔噦厥逆煮汁飲 五子實 柿蔕 煮汁飲止欬逆噦氣○同丁香生薑煎服寒加良薑甘草痰加半夏虛加人參氣加陳皮青皮 檳榔 蓽澄茄 止寒嘔 吳茱萸 木部 梓白皮 溫病感寒變為胃啘煮汁服 丁香 胃寒欬逆噦氣煮汁服 訶黎勒 嘔逆不食炒研糊丸服 厚朴 痰壅嘔噦 黃丹 代赭石 流黃 鱗部 鰔魚 食之已嘔 鯽魚 石首魚 鶩肉 羊乳 大人乾嘔小兒噦啘時時呷之 青羊肝 病後嘔逆作生淡食不過三次 牛脆 鹿角 食後喜嘔燒研同人參末薑湯服○小兒噦痰同大豆末塗乳飲之 獺骨 嘔噦不止煮汁飲

呃逆 呃音噫不平也有寒有熱有虛有實其氣自臍下衝上作呃呃聲乃衝脈之病世亦呼為欬逆與古之欬

止寒嘔。木香、藿香、旋覆花、紅豆蔻、肉豆蔻、附子、烏頭、蒟醬、蒼朮、【穀菜】糯米、糟筍中酒、止噦氣嘔逆，或加人參及牛乳。燒酒、白扁豆、乾薑、止乾嘔。薤、止乾嘔，煮服。芥、蘭香、啘嘔，取汁服。【果部】橘皮、除濕消痰止嘔。凡嘔清水者，去白研末，時舐之。橙皮、止惡心，下氣消痰。木瓜、止嘔逆，心膈痰嘔。榠樝、止惡心，去胸中酸水。樝子、同。山樝、葡萄藤葉、蘡薁藤、並主嘔啘厥逆，煮汁飲。五子實、柿蒂、煮汁飲，止欬逆噦氣。○同丁香、生薑煎服。寒加良薑、甘草，痰加半夏，虛加人參，氣加陳皮、青皮。檳榔、蓽澄茄、止寒嘔。吴茱萸、【木石】梓白皮、温病感寒，變爲胃啘，煮汁服。丁香、胃寒欬逆噦氣，煮汁服。訶黎勒、嘔逆不食，炒研，糊丸服。厚朴、痰壅嘔噦。黄丹、代赭石、流黄、【鱗獸】鱤魚、食之已嘔。鯽魚、石首魚、鼉肉、羊乳、大人乾嘔，小兒噦啘，時時呷之。青羊肝、病後嘔逆，作生淡食，不過三次。牛膍、鹿角、食後喜嘔，燒研，同人參末，薑湯服。○小兒噦痰，同大豆末，塗乳飲之。獺骨。嘔噦不止，煮汁飲。

呃逆呃，音噫，不平也。有寒有熱，有虛有實。其氣自臍下衝上，作呃呃聲，乃衝脉之病。世亦呼爲欬逆，與古之欬

嗽氣急之欬逆不同朱肱以噦為欬逆王履以欬嗽為欬逆皆非也

【虛寒】草穀菜部

半夏傷寒呃逆危證也以一兩同生薑煎服　紫蘇欬逆短氣同人參煎服　烏頭陰毒欬逆同乾薑等分研炒色變煎服　縮砂同薑皮衝酒服　麻黃燒烟嗅之立止　細辛卒客忤逆口不能言同桂安口中　旋覆花心痞噫不息同代赭石服　高凉薑　蒟醬　蘇子　荏子　紫菀　女菀　肉豆蔻　刀豆病後呃逆連殼燒服　薑汁久患欬噫連至四五十聲以汁和蜜煎服三次立効○亦擦背　蘭香葉欬噫以二兩同生薑四兩擣入麪四兩椒鹽作燒餅煨熟食

〔果木〕

橘皮呃逆二兩去白煎服或加丁香　荔枝呃噫七個燒末湯下立止　胡椒傷寒欬逆日夜不止寒氣攻胃也入麝煎酒服　畢澄茄治上證同高凉薑末煎入少醋服　吳茱萸止欬逆○腎氣上築于咽喉逆氣連屬不能出或至數十聲上下不得喘息乃寒傷胃脘腎虛氣逆上乘于胃與氣相併也同橘皮附子丸服　蜀椒呃噫炒研糊丸醋湯下　梨木灰三十作結氣欬逆氣從臍旁起上衝胃滿氣促欝冒同麻黃諸藥丸服　石蓮子胃虛呃逆炒末水服○一加丁香伏冷　櫰子　丁香傷寒呃逆及噦逆同柿蒂末人參湯下　沉香胃冷久呃同紫蘇白豆蔻末湯服　乳香陰證呃逆同硫黃燒烟熏之或煎酒嗅　桂心

〔土石〕

伏龍肝產後欬逆同丁香白豆蔻末桃仁茱萸煎

嗽氣急之欬逆不同。朱肱以噦爲欬逆，王履以欬嗽爲欬逆，皆非也。

【虛寒】【草穀菜部】半夏、傷寒呃逆，危證也，以一兩，同生薑煎服。紫蘇、欬逆短氣，同人參煎服。烏頭、陰毒欬逆，同乾薑等分，研炒色變，煎服。縮砂、同薑皮衝酒服。麻黄、燒烟嗅之立止。細辛、卒客忤逆，口不能言，同桂安口中。旋覆花、心痞噫不息，同代赭石服。高凉薑、蒟醬、蘇子、荏子、紫菀、女菀、肉豆蔻、刀豆、病後呃逆，連殼燒服。薑汁、久患欬噫，連至四五十聲，以汁和蜜，煎服，三次立效。○亦擦背。蘭香葉、欬噫，以二兩同生薑四兩，擣，入麪四兩，椒鹽作燒餅，煨熟食。【果木】橘皮、呃逆，二兩去白，煎服，或加丁香。茘枝、呃噫，七個燒末，湯下立止。胡椒、傷寒欬逆，日夜不止，寒氣攻胃也，入麝，煎酒服。蓽澄茄、治上證，同高凉薑，末，煎，入少醋服。吴茱萸、止欬逆。○腎氣上築于咽喉，逆氣連屬不能出，或至數十聲，上下不得喘息，乃寒傷胃脘，腎虛氣逆，上乘于胃，與氣相併也，同橘皮、附子，丸服。蜀椒、呃噫，炒研，糊丸，醋湯下。梨木灰、三十年結氣欬逆，氣從臍旁起，上衝，胸滿，氣促鬱冒，同麻黄諸藥，丸服。石蓮子、胃虛呃逆，炒，末，水服。○一加丁香、伏苓。櫰子、丁香、傷寒呃逆及噦逆，同柿蒂，末，人參湯下。沉香、胃冷久呃，同紫蘇、白豆蔻，末，湯服。乳香、陰證呃逆，同硫黄燒烟熏之，或煎酒嗅。桂心、【土石】伏龍肝、産後欬逆，同丁香、白豆蔻，末，桃仁、茱萸煎

湯下代赭石心痞噫逆流黃黃蠟陰病打呃燒烟熏之

濕熱草果大黃傷寒陽證呃逆便閉者下之或蜜兌導之人參蘆因氣昏瞀呃噫者吐之人參吐利後胃虛膈熱而欬逆者同甘草陳皮竹茹煎服乾柿產後欬逆心煩水煮呷柿蔕煮服止欬逆噦氣青橘皮傷寒二呃术逆末服石枳殼傷寒呃噫同木香末白湯服淡竹葉　竹茹　牡荊子

滑石病後呃噫參术煎服益元散

霍亂有濕熱寒濕並七情內傷六氣外感

濕熱草部香薷霍亂轉筋腹痛水煮汁服石香薷　术建胃安脾除濕熱止霍亂吐下蓼子霍亂煩渴同香薷煎服前胡　桔梗並下氣止霍亂轉筋蘇子　紫蘇水煮服止霍亂脹痛薄荷

雞蘇　扁竹霍亂吐利入豉煮羹食蘆根莖葉霍亂煩悶水煮汁服脹痛加薑橘蓬虆煮汁服蘡薁藤汁　通草　防已同白芷末服木通　澤瀉　芍藥霍亂轉筋乾苔霍亂不止煮汁服鹿舌　女菀　水堇　海根穀菜黃倉米　粟米　丹黍米　蜀黍　黃白粱米並主霍亂大渴殺人煮汁或水研絞汁飲粟米泔

湯下。代赭石、心痞噫逆。流黃、【蟲】黃蠟。陰病打呃，燒烟熏之。

【濕熱】【草果】大黃、傷寒陽證呃逆便閉者，下之，或蜜兑導之。人參蘆、因氣昏瞀呃噫者，吐之。人參、吐利後胃虛膈熱而欬逆者，同甘草、陳皮、竹茹煎服。乾柿、産後欬逆心煩，水煮呷。柿蒂、煮服，止欬逆噦氣。青橘皮、傷寒呃逆，末服。【木石】枳殼、傷寒呃噫，同木香，末，白湯服。淡竹葉、竹茹、牡荆子、滑石。病後呃噫，參、术煎服益元散。

霍亂

有濕熱、寒濕，並七情內傷，六氣外感。

【濕熱】【草部】香薷、霍亂轉筋腹痛，水煮汁服。石香薷、术、建胃安脾，除濕熱，止霍亂吐下。蓼子、霍亂煩渴，同香薷煎服。前胡、桔梗、並下氣，止霍亂轉筋。蘇子、紫蘇、水煮服，止霍亂脹滿。薄荷、雞蘇、扁竹、霍亂吐利，入豉，煮羹食。蘆根莖葉、霍亂煩悶，水煮汁服。脹痛加薑、橘。蓬蘽、煮汁服。蘡薁藤汁、通草、防己、同白芷，末服。木通、澤瀉、芍藥、霍亂轉筋。乾苔、霍亂不止，煮汁服。麢舌、女菀、水堇、海根、【穀菜】黃倉米、粟米、丹黍米、蜀黍、黄白粱米、並主霍亂，大渴殺人，煮汁，或水研絞汁飲。粟米泔、

粳米霍亂煩渴水研汁入竹瀝薑汁飲白扁豆霍亂吐利不止研末醋服○花葉皆可絞汁入醋服○同
香薷厚朴煎服豌豆同香薷煎服豇豆大豆霍亂腹脹痛生研水服綠豆葉絞汁入醋服
綠豆粉新水調服水芹止小兒吐瀉〔果〕木瓜霍亂大吐下轉筋不止水煎或酒煎服○核及枝葉皮根
皆可用榠樝樝子並同梨葉煑汁服棠梨枝葉同木瓜煎服梅葉煑汁服烏
梅止吐逆霍亂下氣消痰止渴鹽梅煎汁呷藕汁入薑汁同飲蓮薏止霍亂巵子霍亂轉筋
燒研湯服桑葉煎飲桑白皮止霍亂吐瀉荊葉煎飲柏木洗轉筋槐葉同桑葉甘草煎飲
〔木〕杉木煎飲楓皮〔服器〕厠籌中惡霍亂轉筋燒烟牀下熏之厠戶簾燒灰酒服主小兒霍亂尿
桶板煎服敗木梳霍亂轉筋一枚燒灰酒服寡婦薦三七莖煑汁止小兒霍亂疾頭繒霍亂吐利
本人者泡汁呷之故麻鞋底霍亂轉筋燒投酒中飲路旁草鞋洗淨煎飲綿絮霍亂轉筋酒煑
裹之青布浸汁和鹽汁服止霍亂〔水〕東流水井泉水飲之仍浸兩足山岩泉水多飲
令飽洗腸名醴水熱湯轉筋器盛熨之生熟湯飲之即定酸漿水煎乾薑屑呷地漿
乾霍亂欲死飲之即愈東壁土煑汁飲釜臍墨泡湯飲一二匕即止倒掛塵泡湯飲土蜂

粳米、霍亂煩渴，水研汁，入竹瀝、薑汁飲。白扁豆、霍亂吐利不止，研末，醋服。○花、葉皆可絞汁，入醋服。○同香薷、厚朴煎服。豌豆、同香薷煎服。豇豆、大豆、霍亂腹脹痛，生研水服。緑豆葉、絞汁，入醋服。緑豆粉、新水調服。水芹、止小兒吐瀉。【果木】木瓜、霍亂大吐下，轉筋不止，水煎，或酒煎服。○核及枝、葉、皮、根皆可用。榠樝、樝子、並同。梨葉、煮汁服。棠梨枝葉、同木瓜煎服。梅葉、煮汁服。烏梅、止吐逆霍亂，下氣消痰止渴。鹽梅、煎汁呷。藕汁、入薑汁同飲。蓮薏、止霍亂。巵子、霍亂轉筋，燒研，湯服。桑葉、煎飲。桑白皮、止霍亂吐瀉。荆葉、煎飲。柏木、洗轉筋。槐葉、同桑葉、甘草煎飲。蘇枋木、煎飲。楓皮、【服器】厠籌、中惡霍亂轉筋，燒烟牀下熏之。厠户簾、燒灰酒服，主小兒霍亂。尿桶板、煎服。敗木梳、霍亂轉筋，一枚，燒灰，酒服。寡婦薦、三七莖，煮汁，止小兒霍亂疾。頭繒、霍亂吐利，本人者，泡汁呷之。故麻鞋底、霍亂轉筋，燒，投酒中飲。路旁草鞋、洗净煎飲。綿絮、霍亂轉筋，酒煮裹之。青布、浸汁，和薑汁服，止霍亂。【水土】東流水、井泉水、飲之，仍浸兩足。山岩泉水、多飲令飽，名洗腸。醴水、熱湯、轉筋，器盛熨之。生熟湯、飲之即定。酸漿水、煎乾薑屑，呷。地漿、乾霍亂欲死，飲之即愈。東壁土、煮汁飲。釜臍墨、泡湯，飲一二口即止。倒掛塵、泡湯飲。土蜂

衰小兒吐瀉炙研服　蟯蜋轉丸燒研一日服　〔金石〕鉛丹止霍亂　黑鉛同水銀結砂作丸服　水銀
不拘冷熱吐瀉霍亂同流黃研末服亦丸服　古文錢同霍亂轉筋以七枚同木瓜烏梅煎服　朱砂霍亂轉筋已死
心下微溫者以二兩和蠟三兩燒烟熏令汗出而蘇　石膏小兒傷熱吐瀉黃色同寒水石甘草末服　滑石伏暑吐瀉
同霍香丁香末服　玄精石冷熱霍亂同流黃半夏丸服　消石同流黃滑石礬石白麫丸服治暑月吐瀉諸病
白礬沸湯服二錢　〔蟲獸〕蜜蠟霍亂吐利酒化一彈丸服　牛涎小兒霍亂入塩少許服　牛齝草霍亂
同人參生薑粟水煎服　烏牛尿　黃牛尿絞汁服　白狗屎絞汁服　人屎小兒霍亂抹乳
上乳之

寒濕

〔草部〕藿香霍亂腹痛垂死同橘皮煎服○暑月同丁香滑石末服　木香霍亂轉筋為末酒服　香附
子　附子霍亂吐下為末四錢鹽半錢水煎服○小兒吐瀉小便白熟附子白石脂龍骨丸服　南星吐瀉厥逆
不省人事為末薑棗同煎服仍以醋調貼足心　半夏霍亂腹滿同桂末服　人參止霍亂吐利煎汁入雞子白服或加
丁香或加桂心　縮砂蔤　蓽茇　蒟醬　山薑　杜若　山柰　劉寄
奴　藒車香並溫中下氣消食止霍亂　肉豆蔻溫中消食霍亂脹痛為末薑湯服　白豆蔻冷

窠、小兒吐瀉，炙研服。蜣螂轉丸、燒研，酒服。【金石】鉛丹、主霍亂。黑鉛、同水銀結砂，作丸服。水銀、不拘冷熱吐瀉霍亂，同流黄，研末服，亦丸服。古文錢、霍亂轉筋，以七枚，同木瓜、烏梅煎服。朱砂、霍亂轉筋已死，心下微温者，以二兩，和蠟三兩，燒烟熏，令汗出而甦。石膏、小兒傷熱，吐瀉黄色，同寒水石、甘草，末服。滑石、伏暑吐瀉，同藿[一]香、丁香，末服。玄精石、冷熱霍亂，同流黄、半夏，丸服。消石、同流黄、滑石、礬石，白麪丸服，治暑月吐瀉諸病。白礬、沸湯服二錢。【蟲獸】蜜蠟、霍亂吐利，酒化一彈丸服。牛涎、小兒霍亂，入鹽少許服。牛齝草、霍亂，同人參、生薑，漿水煎服。烏牛屎、黄牛屎、絞汁服。白狗屎、絞汁服。人屎。小兒霍亂，抹乳上乳之。

【寒濕】【草部】藿香、霍亂，腹痛垂死，同橘皮煎服。○暑月同丁香、滑石，末服。木香、霍亂轉筋，爲末酒服。香附子、附子、霍亂吐下，爲末四錢，鹽半錢，水煎服。○小兒吐瀉，小便白，熟附子、白石脂、龍骨，丸服。南星、吐瀉厥逆，不省人事，爲末，薑、棗同煎服，仍以醋調貼足心。半夏、霍亂腹滿，同桂，末服。人參、止霍亂吐利，煎汁，入雞子白服，或加丁香，或加桂心。縮砂蔤、蓽茇、蒟醬、山薑、杜若、山柰、劉寄奴、藒車香、並温中下氣消食，止霍亂。肉豆蔻、温中消食，霍亂脹痛，爲末，薑湯服。白豆蔻、散冷

[一] 藿：原作「霍」。今據卷十四藿香改。

滯理脾胃草豆蔻溫中消食下氣霍亂煩渴同黃連烏豆煎飲高良薑溫中消食下氣霍亂腹痛炙香煑酒
或水煎冷服蓬莪茂霍亂冷氣艾葉霍亂轉筋煎服水蓼霍亂轉筋煎穀飲并搗腳粲糯米止霍
亂後吐逆不止水研汁服糯米泔止霍亂煩渴燒酒和新汲水飲醋霍亂吐利或不得吐利煎服○轉筋
綿蘸搨之蔥白霍亂轉筋同棗煎服薤霍亂乾嘔煑食數次小蒜煑汁飲并貼臍灸七壯葫蒜轉筋搗貼
足心芥子搗末傅臍白芥子蔓菁子煑汁服乾薑霍亂轉筋茶服一錢生薑煎酒服
蒔蘿茴香果禾橘皮除濕痰霍亂但有一點胃氣者服之回生同藿香煎服不省者灌之檳榔
大腹皮椰子皮煑汁飲桃葉止霍亂腹痛煑汁服胡椒二七粒吞之或果同綠豆研服
澄茄吳茱萸煑服或入乾薑○葉亦可食茱萸丁香末服丁皮桂心
沉香白檀香磨汁乳香安息香蘇合香樟腦樟材
楠材釣樟磨汁烏藥並主中惡霍亂心腹痛烏木屑酒服訶黎勒風痰霍亂為末沸服
小兒湯服皂莢霍亂轉筋吹鼻厚朴霍亂脹滿腹痛為末服○或加桂心枳實生薑煎服○海桐皮中惡霍亂
煎並服石流黃伏暑傷冷吐瀉同消石炒成砂糯糊丸服○或同陽水銀研黑薑汁服○暑月吐瀉同滑石末米飲服

滯，理脾胃。草豆蔻、温中消食下氣，霍亂煩渴，同黄連、烏豆，煎飲。高良薑、温中消食下氣。霍亂腹痛，炙香煮酒，或水煎冷服。蓬莪茂、霍亂冷氣。艾葉、霍亂轉筋，煎服。水蓼、霍亂轉筋，煎飲，并捋脚。【穀菜】糯米、止霍亂後吐逆不止，水研汁服。糯米泔、止霍亂煩渴。燒酒、和新汲水飲。醋、霍亂吐利，或不得吐利，煎服。○轉筋，綿蘸搨之。葱白、霍亂轉筋，同棗煎服。薤、霍亂乾嘔，煮食數次。小蒜、煮汁飲，并貼臍，灸七壯。胡蒜、轉筋，擣貼足心。芥子、擣末傅臍。白芥子、蔓菁子、煮汁服。乾薑、霍亂轉筋，茶服一錢。生薑、煎酒服。蒔蘿、茴香、【果木】橘皮、除濕痰霍亂，但有一點胃氣者，服之回生，同藿香煎服，不省者灌之。檳榔、大腹皮、椰子皮、煮汁飲。桃葉、止霍亂腹痛，煮汁服。胡椒、二七粒吞之，或同緑豆研服。蓽澄茄、吴茱萸、煮服，或入乾薑。○葉亦可。食茱萸、丁香、末服。丁皮、桂心、沈香、白檀香、磨汁。乳香、安息香、蘇合香、樟腦、樟材、楠材、釣樟、磨汁。烏藥、並主中惡霍亂，心腹痛。烏木屑、酒服。訶黎勒、風痰霍亂，爲末，酒服，小兒湯服。皂莢、霍亂轉筋，吹鼻。厚朴、霍亂脹滿腹痛，爲末服。○或加桂心、枳實、生薑，煎服。海桐皮、中惡霍亂，煎服。【金石】流黄、伏暑傷冷吐瀉，同消石炒成砂，糯糊丸服。○或同水銀研，黑薑汁服。○暑月吐瀉，同滑石末，米飲服。陽

石 不灰木 霍亂厥逆，同陽起石、阿魏、巴豆丸服。炒鹽 霍亂腹痛，熨之○轉筋欲死者，填臍灸之。銅器 霍亂轉筋腹痛，炙熱熨之。

積滯 〔草穀〕 大黃 同巴豆、鬱金丸服，治乾霍亂。陳倉米 吐瀉，同麥芽、黃連煎服。穬麥糵 神麴 〔木部〕 巴豆 伏暑傷冷，同黃丹、蠟丸服。樟木 乾霍亂不吐不利，煎服取吐。〔石部〕 食鹽 吐乾霍亂。〔器部〕 屠砧上垢 乾霍亂，酒服一團取吐。〔禽部〕 雄雀糞 乾霍亂脹悶欲死，取三七枚研酒服。〔人部〕 百齒霜 小兒霍亂，水服少許。

泄瀉 有濕熱、寒濕、風暑、積滯、驚痰、虛陷

濕熱 〔草部〕 白朮 除濕熱，健脾胃○濕泄，同車前子末服○虛泄，同肉豆蔻、白芍藥丸服○久泄，同伏苓、糯米丸服○小兒久泄，同半夏、丁香丸服○老人脾泄，同蒼朮、伏苓丸服○老小滑泄，同山藥丸服。蒼朮 濕泄如注，同芍藥、黃芩、桂心煎服○暑月暴泄，同神麴丸服。車前子 暑月暴泄，炒研服。苧葉 驟然水泄，陰乾研服。秦艽 暴泄引飲，同甘草煎服。黃連 濕熱脾泄，同生薑末服○食積脾泄，同大蒜丸服○ 胡黃連 疳瀉。澤瀉 木通 地膚子 燈心 〔穀部〕 粟米 并除濕熱，利小便，止煩渴，燥脾胃。青粱米 丹黍米

起石、不灰木、霍亂厥逆，同陽起石、阿魏、巴豆，丸服。炒鹽、霍亂腹痛，熨之。○轉筋欲死者，填臍灸之。銅器。霍亂轉筋腹痛，炙熱熨之。

【積滯】【草穀】大黃、同巴豆、鬱金，丸服，治乾霍亂。陳倉米、吐泄，同麥芽、黃連煎服。穬麥蘖、神麴、【木部】巴豆、伏暑傷冷，同黃丹，蠟丸服。樟木、乾霍亂不吐不利，煎服取吐。【石部】食鹽、吐乾霍亂。【器部】屠砧上垢、乾霍亂，酒服一團，取吐。【禽部】雄雀糞、乾霍亂，脹悶欲死，取三七枚研，酒服。【人部】百齒霜。小兒霍亂，水服少許。

泄瀉有濕熱、寒濕、風暑、積滯、驚痰、虛陷。

【濕熱】【草部】白术、除濕熱，健脾胃。○濕泄，同車前子，末服。○虛泄，同肉豆蔻、白芍藥，丸服。○久泄，同伏苓、糯米，丸服。○小兒久泄，同半夏、丁香，丸服。○老人脾泄，同蒼术、伏苓，丸服。○老小滑泄，同山藥，丸服。蒼术、濕泄如注，同芍藥、黃芩、桂心，煎服。○暑月暴泄，同神麴，丸服。車前子、暑月暴泄，炒研服。苧葉、驟然水泄，陰乾研服。秦艽、暴泄引飲，同甘草煎。黃連、濕熱脾泄，同生薑，末服。○食積脾泄，同大蒜，丸服。胡黃連、疳瀉。澤瀉、木通、地膚子、燈心、【穀菜】粟米、並除濕熱，利小便，止煩渴，燥脾胃。青粱米、丹黍米、

山藥濕泄同蒼朮丸服　薏苡仁（木部）卮子食物直出十個微炒煎服　黃蘗小兒熱瀉焙研米湯服去
下焦濕熱　伏苓　猪苓　石膏水泄腹鳴如雷煆研飯丸服二十丸二服愈　雄黃暑毒泄痢丸服
滑石（獸部）猪膽入白通湯止少陰下利
虛寒（草部）甘草　人參　黃芪　白芍藥平肝補脾同白朮丸服　防風　藁
本治風泄風勝濕　火枚草風氣行于腸胃泄瀉醋糊丸服　萆薢濕泄作飲服　升麻　葛根
柴胡並去虛泄風泄陽氣下陷作泄　半夏濕痰泄同棗煎服　五味子五更腎泄同茱萸丸服　補骨
脂水泄日久同粟殼丸服○脾胃虛泄同豆蔻丸服　肉豆蔻溫中消食固腸止泄○熱泄同滑石丸服○冷泄同
附子丸服○滑泄同粟殼丸服○久泄同木香丸服○老人虛泄同乳香丸服　木香煨熱實大腸和胃氣　縮砂虛勞
冷泄宿食　草豆蔻暑月傷冷泄　益智子腹脹忽泄日夜不止諸藥不效元氣脫也濃煎二兩服　蓽茇
暴泄身冷自汗脈微同乾薑肉桂高良薑丸服名已寒丸　附子少陰下利厥逆同乾薑甘草煎服○臟寒脾泄同肉豆蔻
丸服○大棗煑丸服○暴泄脫陽久泄亡陽同人參木香伏苓煎服○老人虛泄同赤石脂丸服　草烏頭水泄寒利
半生半炒丸服　艾葉泄瀉同吳茱萸煎服○同薑煎服　莨菪子久泄同大棗燒服　菝葜[illegible]　陳廩

山藥、濕泄，同蒼朮，丸服。薏苡仁、【木石】巵子、食物直出，十個微炒，煎服。黄蘗、小兒熱瀉，焙研，米湯服，去下焦濕熱。伏苓、猪苓、石膏、水泄，腹鳴如雷，煅研，飯丸，服二十丸，二〔一〕服愈。雄黄、暑毒泄痢，丸服。滑石、【獸部】猪膽。入白通湯，止少陰下利。

【虚寒】【草部】甘草、人參、黄芪、白芍藥、平肝補脾，同白朮，丸服。防風、藁本、治風泄，風勝濕。火杴草、風氣行于腸胃，泄瀉，醋糊丸服。蘼蕪、濕泄，作飲服。升麻、葛根、柴胡、並主虚泄風泄，陽氣下陷作泄。半夏、濕痰泄，同棗煎服。五味子、五更腎泄，同茱萸，丸服。補骨脂、水泄日久，同粟殼，丸服。○脾胃虚泄，同豆蔻，丸服。肉豆蔻、温中消食，固腸止泄。○熱泄，同滑石，丸服。○冷泄，同附子，丸服。○滑泄，同粟殼，丸服。○久泄，同木香，丸服。○老人虚泄，同乳香，丸服。木香、煨熱，實大腸，和胃氣。縮砂、虚勞冷泄，宿食。草豆蔻、暑月傷冷泄。益智子、腹脹忽泄，日夜不止，諸藥不效，元氣脱也，濃煎二兩服。蓽茇、暴泄身冷，自汗脉微，同乾薑、肉桂、高凉薑，丸服，名已寒丸。附子、少陰下利厥逆，同乾薑、甘草，煎服。○臟寒脾泄，同肉豆蔻，丸服。○大棗煮丸服。○暴泄脱陽，久泄亡陽，同人參、木香、伏苓，煎服。○老人虚泄，同赤石脂，丸服。草烏頭、水泄寒利，半生半炒，丸服。艾葉、泄瀉，同吴茱萸煎服。○同薑煎服。莨菪子、久泄，同大棗，燒服。菝葜、【穀菜】陳廪

〔一〕二：卷九石膏「附方」此前有「不」字。

米澀腸健脾胃 糯米粉同山藥沙糖食止久痢泄 燒酒寒濕泄 黃米粉 乾麪 乾
[illegible]止老人久泄 罌粟殼水泄不止宜澀之同烏梅大棗煎服 神麴 白扁豆 薏苡仁
乾薑中寒水泄炮研飲服 葫蒜 薤白 韭白果木 栗子煨食止冷泄如注 烏梅
[illegible]瀉腸 酸榴皮一二十年久泄焙研米飲服便止 石蓮除寒濕脾泄腸滑炒研米飲服 胡椒夏月冷泄
[illegible]丸服 蜀椒老人濕泄小兒水泄醋煮丸服○久泄餐泄不化穀同蒼木丸服 吳茱萸老人脾冷泄水煎入鹽服 橡
斗子 大棗 木瓜 榅桲 都桷 櫧子 訶黎勒止泄實腸○久
泄煨研入粥食○同肉豆蔻末丸服○長服方同厚朴橘皮丸服 厚朴止泄厚腸溫胃治滑中鳴吼 丁香冷泄虛滑
水穀不消 乳香泄瀉腹痛 桂心 沒石子 毘黎勒石蟲鱗介 白堊土水泄同乾薑楮
葉丸服 石灰水泄同伏苓丸服 赤石脂滑泄疳泄煆研米飲服○大腸寒泄遺精同乾薑胡椒丸服 白
石脂滑泄同乾薑丸服○同龍骨丸服 白礬止滑泄水泄醋糊丸服老人加訶子 消石伏暑泄瀉同硫黃炒
丸服○同硫黃白礬滑石飛過水丸服 硫黃元臟冷泄黃蠟丸服久泄[illegible]青鹽○脾虛下白涕同炒麪丸服○氣虛暴
泄同枯礬丸服○伏暑傷冷同滑石末服或同胡椒丸服 禹餘粮冷勞腸泄不止同烏頭丸服 陽起石虛寒

米、澀腸胃，暖脾。糯米粉、同山藥、沙糖食，止久痢泄。燒酒、寒濕泄。黄米粉、乾麨、乾糕、並止老人久泄。罌粟殼、水泄不止，宜澀之，同烏梅、大棗，煎服。神麴、白扁豆、薏苡仁、乾薑、中寒水泄，炮研，飲服。葫蒜、薤白、韭白、【果木】栗子、煨食，止冷泄如注。烏梅、澀腸止渴。酸榴皮、一二十年久泄，焙研，米飲服，便止。石蓮、除寒濕，脾泄腸滑，炒研，米飲服。胡椒、夏月冷泄，丸服。蜀椒、老人濕泄，小兒水泄，醋煮丸服。○久泄餐〔一〕泄不化穀，同蒼术，丸服。吴茱萸、老人脾冷泄，水煎，入鹽服。橡斗子、大棗、木瓜、榲桲、都桷、櫧子、訶黎勒、止泄實腸。○久泄，煨研，入粥食。○同肉豆蔻，末服。○長服方，同厚朴、橘皮，丸服。厚朴、止泄厚腸温胃，治腹中鳴吼。丁香、冷泄虚滑，水穀不消。乳香、洩澼腹痛。桂心、没石子、毗〔二〕黎勒、【石蟲鱗介】白堊土、水泄，同乾薑、楮葉，丸服。石灰、水泄，同伏苓，丸服。赤石脂、滑泄疳泄，煅研，米飲服。○大腸寒泄遺精，同乾薑、胡椒，丸服。白石脂、滑泄，同乾薑，丸服。○同龍骨，丸服。白礬、止滑泄水泄，醋糊丸服，老人加訶子。消石、伏暑泄瀉，同硫黄，炒，丸服。○同硫黄、白礬、滑石、飛麪，水丸服。硫黄、元臟冷泄，黄蠟丸服。久泄加青鹽。○脾虚下白涕，同炒麪，丸服。○氣虚暴泄，同枯礬，丸服。○伏暑傷冷，同滑石，末服。或同胡椒，丸服。禹餘粮、冷勞腸泄不止，同烏頭，丸服。陽起石、虚寒

〔一〕餐：各本均同。且各本之卷三十二蜀椒「附方」均作「餐瀉不化」。據素問卷七藏氣法時論云「飧泄食不化」，疑爲「飧」之誤。

〔二〕毗：原作「昆」。今據卷三十一毗梨勒改。

滑泄厥逆精滑，同鍾乳、附子丸服。鍾乳粉 大腸冷滑，同肉豆蔻丸服。霹靂碪 止驚。五倍子 久泄丸服○水泄加枯礬。龍骨 滑泄，同赤石脂丸服。龜甲 久泄。〔禽獸〕烏雞骨 脾虛久泄，同肉豆蔻、草果煑食。黃雌雞 羖羊角灰 久泄，同礬丸服。鹿茸 飲酒即泄，同蓯蓉丸服。猪腎 冷利久泄，骨碎補末煨食。猪腸 臟寒久泄，同吳茱萸蒸丸服。猪肝 冷勞虛泄。牛髓 洩利。

積滯 神麴 麥蘖 蕎麥粉 脾積泄，沙糖水服三錢。蕪荑 氣泄久不止，小兒疳泄，同豆蔻、訶子丸服。楮葉 止一切泄利，同巴豆皮炒研，蠟丸服。巴豆 積滯泄瀉，可以通腸，可以止泄○夏月水泄及小兒吐瀉下痢，礬上燒，蠟丸水服。黃丹 百草霜 並治積泄。

外治 田螺 傅臍。木鼈子 同丁香、麝香貼臍上。虛泄。蛇牀子 同熟艾各一兩，木鼈子四個，研勻，綿包安臍上，熨斗熨之。蓖麻仁 七箇，同熟艾半兩，硫黃二錢，如上法用。猪苓 同地龍、針砂末，葱汁和貼臍。椒紅 小兒泄，酥和貼顖。蓖麻九箇貼顖亦可。巴豆 小兒泄，剪作紙花，貼眉心。大蒜 貼兩足心，亦可貼臍。赤小豆 酒調貼足心。

痢 有積滯、濕熱、暑毒、虛滑、冷積、蠱毒。

滑泄，厥逆精滑，同鍾乳、附子，丸服。**鍾乳粉**、大腸冷滑，同肉豆蔻，丸服。**霹靂碪**、止驚泄。**五倍子**、久泄，丸服。○水泄，加枯礬。**龍骨**、滑泄，同赤石脂，丸服。**龜甲**、久泄。【禽獸】**烏雞骨**、脾虛久泄，同肉豆蔻、草果，煮食。**黄雌雞**、**羖羊角灰**、久泄，同礬，丸服。**鹿茸**、飲酒即泄，同蓯蓉，丸服。**猪腎**、冷利久泄，摻骨碎補末，煨食。**猪腸**、臟寒久泄，同吴茱萸，蒸丸服。**猪肝**、冷勞虛泄。**牛髓**。洩利。

【積滯】**神麴**、**麥蘖**、**蕎麥粉**、脾積泄，沙糖水服三錢。**蕪荑**、氣泄久不止，小兒疳泄，同豆蔻、訶子，丸服。**楮葉**、止一切泄利，同巴豆皮炒，研，蠟丸服。**巴豆**、積滯泄瀉，可以通腸，可以止泄。○夏月水泄，及小兒吐瀉下痢，燈上燒，蠟丸水服。**黄丹**、**百草霜**。並治積泄。

【外治】**田螺**、傅臍。**木鼈子**、同丁香、麝香，貼臍上，虛泄。**蛇牀子**、同熟艾各一兩，木鼈子四個，研勻，綿包安臍上，熨斗熨之。**蓖麻仁**、七箇，同熟艾半兩，硫黄二錢，如上法用。**猪苓**、同地龍、針砂末，葱汁和，貼臍。**椒紅**、小兒泄，酥和貼顖。蓖麻九個貼顖亦可。**巴豆紙**、小兒泄，剪作花，貼眉心。**大蒜**、貼兩足心，亦可貼臍。**赤小豆**。酒調，貼足心。

痢有積滯、濕熱、暑毒、虛滑、冷積、蠱毒。

積滯

大黃 諸痢初起浸酒服或同當歸煎服

巴豆 治積痢同杏仁丸服小兒用百草霜同化蠟丸服

巴豆皮 同楮葉燒丸服治一切瀉痢

藜蘆 主泄痢

紫莧

馬莧 和蜜食主產後痢

萊菔 汁和蜜服乾者嚼之止噤口痢

萊菔子 下痢後重

青木香 下痢腹痛氣滯裏急實大腸

山查 煮服止痢

麯 消穀止痢一日百起同馬藺子為散服

蒸餅

捻頭 湯調地榆末服止血痢

檳榔 消食下氣治下痢後重如神

枳實

枳殼 止痢順氣

蕎麥粉 消積垢雞子白丸服主噤口痢

百草霜 消食積同黃連末服止熱痢

膩粉 消積滯同定粉丸服止血痢

定粉 止久積痢雞子白和炙研服

黃丹 消積痢同蒜服又同黃連丸服

密陀僧 殺研醋湯服

硇砂 一切積痢同巴豆朱砂蠟丸服

砒霜 積痢休息同黃丹末蠟丸服

紅礬 止積痢

雞內金 焙服主小兒痢

濕熱 草部

黃連 熱毒赤痢水煎露一夜熱服小兒入蜜或炒焦同當歸末麝香米湯服〇下痢腹痛酒煎服〇傷寒痢同艾水煎服〇暴痢同黃芩煎服〇氣痢後重同乾薑末服〇赤白日久同鹽梅燒末服〇雞子白丸服〇諸痢脾泄入豬腸煮丸〇濕痢同吳茱萸炒丸服〇香連丸加減通治諸痢〇四治黃連丸治五疳八痢

胡黃連 熱痢飯丸服〇血痢同烏梅竈下土末茶服

白頭翁 一切毒痢水煎服〇赤痢咽瀝同黃連木香煎服〇赤痢下重同黃連黃蘗秦皮煎

【積滯】大黃、諸痢初起，浸酒服，或同當歸煎服。巴豆、治積痢，同杏仁，丸服。小兒用百草霜同化蠟丸服。巴豆皮、同楮葉燒，丸服，治一切瀉痢。藜蘆、主洩痢。紫莧、馬莧、和蜜食，主産後痢。萊菔、汁和蜜服，乾者嚼之，止噤口痢。萊菔子、下痢後重。青木香、下痢腹痛，氣滯裏急，實大腸。山楂、煮服，止痢。麴、消穀止痢。一日百起，同馬藺子，爲散服。蒸餅、捻頭、湯調地榆末服，止血痢。檳榔、消食下氣，治下痢後重，如神。枳實、枳殼、止痢順氣。蕎麥粉、消積垢。雞子白丸服，主噤口痢。百草霜、消食積。同黃連末服，止熱痢。膩粉、消積滯。同定粉，丸服，止血痢。定粉、止久積痢，雞子白和炙，研服。黃丹、消積痢，同蒜服。又同黃連，丸服。蜜陀僧、煅研，醋湯服。硇砂、一切積痢，同巴豆、朱砂，蠟丸服。砒霜、積痢休息，同黃丹，末，蠟丸服。紅礬、止積痢。雞内金。焙服，主小兒痢。

【濕熱】【草部】黃連、熱毒赤痢，水煎，露一夜，熱服。小兒入蜜，或炒焦，同當歸，末，麝香，米湯服。○下痢腹痛，酒煎服。○傷寒痢，同艾，水煎服。○暴痢，同黃芩，煎服。○氣痢後重，同乾薑，末服。○赤白日久，同鹽梅，燒末服。○雞子白，丸服。○諸痢脾泄，入猪腸煮，丸。○濕痢，同吴茱萸炒，丸服。○香連丸加減，通治諸痢。○四治黃連丸，治五疳八痢。胡黃連、熱痢，飯丸服。○血痢，同烏梅、竈下土，末，茶服。白頭翁、一切毒痢，水煎服。○赤痢咽腫，同黃連、木香，煎服。○赤痢下重，同黃連、黃蘗、秦皮，煎

服 柴胡積熱痢同黃芩半水半酒煎服 大青熱病下痢困篤者同甘草膠豉赤石脂煎服 龍牙草熱痢
同陳茶煎服○根為末米飲服 青蒿冷熱久痢同艾葉豆豉作餅煎服 白蒿夏月暴水痢為末服 地榆冷熱
痢煮汁熬服止久痢疳痢 青黛疳痢末服 益母草同米煮粥止疳痢同鹽梅燒服止雜痢 葈耳熬膏劑
芥燒末 蛇含水煎並末產後痢 山蘇末服止休息痢 黃芩下痢腹痛日久同芍藥甘草用 地黃止下
痢腹痛○汁主蠱痢 蘘荷汁蠱痢 葛穀十年赤白痢 馬蘭子水痢燒服同 雞腸草汁和蜜服
車前汁和蜜服 蒲根同粟米煎服 鴨跖草煎 牛膝 龍膽 赤地利煎
女葳 王瓜子炒服 風延母 甘藤 陟釐 水藻十三味並主熱痢 菰
手小兒水痢 冬葵子同末茶服 劉寄奴同烏梅白薑煎 地膚子同地榆黃芩末服○苗葉用汁 千
里及同小青煎服 山漆米泔服 旱蓮末服 苦參炒焦水服 橘藤子燒灰 狼牙水煎 貫眾
酒煎 地錦末服 山豆根末 忍冬煎 藍汁 紫參同甘草煎服 桔梗 白及
蒲黃 昨葉荷草 (穀) 綠豆火麻汁煮○皮蒸食二三年赤痢 赤小豆合蠟煎服 黑
豆二十一味並主血痢 胡麻和蜜食 麻子仁炒研 豆豉炒焦酒服入口即定 小豆花熱痢入

服。柴胡、積熱痢，同黄芩，半水半酒煎服。大青、熱病下痢困篤者，同甘草、膠、豉、赤石脂，煎服。龍牙草、熱痢，同陳茶煎服。○根爲末，米飲服。青蒿、冷熱久痢，同艾葉、豆豉作餅，煎服。白蒿、夏月暴水痢，爲末服。地榆、冷熱痢，煮汁熬服，止久痢疳痢。青黛、疳痢，末服。益母草、同米煮粥，止疳痢。同鹽梅燒服，止雜痢。葈耳、熬膏。荆芥、燒末。蛇含、水煎，並主産後痢。山蘇、末服，止休息痢。黄芩、下痢腹痛日久，同芍藥、甘草用。地黄、止下痢腹痛。○汁，主蠱痢。蘘荷汁、蠱痢。葛穀、十年赤白痢。馬藺子、水痢，同麪服。鷄腸草、汁，和蜜服。車前汁、和蜜服。蒲根、同粟米煎服。鴨跖草、煎。牛膝、龍膽、赤地利、煎。女葳、王瓜子、炒服。風延母、甘藤、陟釐、水藻、十三味，並主熱痢。菰手、小兒水痢。冬葵子、同末茶服。劉寄奴、同烏梅、白薑煎。地膚子、同地榆、黄芩，末服。苗、葉用汁。千里及、同小青煎。山漆、米泔服。旱蓮、末服。苦參、炒焦，水服。榼藤子、燒灰。狼牙、水煎。貫衆、酒煎。地錦、末服。山豆根、丸。忍冬、煎。藍汁、紫參、同甘草煎服。桔梗、白及、蒲黄、昨葉何草、【穀菜】緑豆、火麻汁煮。○皮蒸食，一二三年赤痢。赤小豆、合蠟煎服。黑豆、二十一味，並主血痢。胡麻、和蜜食。麻子仁、炒研。豆豉、炒焦酒服，入口即定。小豆花、熱痢，入豉

汁作羹食○痢後氣滿不能食煮食一頓即愈　豇豆　豌豆　薺根莖燒灰水服　白扁豆並
赤白痢　豆腐休息痢醋煎服　葱白下痢腹痛煮粥食又煮鯽魚鮮食　荼菜夏月毒痢煮粥食　黃瓜
小兒熱痢同蜜食　冬瓜葉積熱痢拖餅食　絲瓜酒痢便血燒灰酒服　茄根莖葉同榴皮末沙糖水服
胡荽炒末服　木耳血痢薑醋煮食或燒灰水服○久痢炒研酒服○久者加鹿角膠　芸薹汁和蜜服
苦買菜棵　烏芋火酒浸收用　胡桃同枳殼皂莢燒服○並治血痢　柹止小兒秋痢血痢　柹根
荷蔕　楊梅燒服　刺蜜　無花果　甜瓜　烏藥燒灰丸服　槐花炒研
服　櫸皮同犀角煎服　鹽麩子及樹皮煮服○並止血痢　樗白皮除濕熱殺蟲○血痢醋糊
丸服○臟毒下痢為末服○水穀痢小兒痢並水和作餫飩煮食○休息痢同木香為丸或加訶子丁香　栢葉血痢
同芎藭炒水煎服○血痢蠱痢疳痢同黃連煎○小兒洞痢煎代茶　卮子主熱痢下重○血痢連年同鼠尾草薔薇汁熬
丸服　黃蘗除下焦濕熱及血痢○同黃連醋煎服○孕痢同大蒜丸服神驗　天蓼末服止氣痢　桑寄生
治毒痢同川芎防風甘草煎服　木槿花噤口痢煎餅食○皮湯汁止血痢渴　伏苓滲濕熱　櫻灰　敗
舩茹並止血痢〔水土石部〕新汲水　滑石俱治熱痢　黃土熱毒痢水煮澄清服　雄黃暑毒痢

汁作羹食。○痢後氣滿不能食，煮食，一頓即愈。豇豆、豌豆、薺根莖、燒灰，水服。白扁豆、並主[一]赤白痢。豆腐、休息痢，醋煎服。葱白、下痢腹痛，煮粥食，又煮鯽魚鮓食。蒜菜、夏月毒痢，煮粥食。黄瓜、小兒熱痢，同蜜食。冬瓜葉、積熱痢，拖麪食。絲瓜、酒痢便血，燒灰酒服。茄根莖葉、同榴皮，末，沙糖水服。胡荽、炒，末服。木耳、血痢，薑醋煮食，或燒灰，水服。○久痢，炒研，酒服。○久者加鹿角膠。芸薹汁、和蜜服。苦買菜【果木】烏芋、火酒浸收用。胡桃、同枳殼、皂莢，燒服。○並治血痢。柿、止小兒秋痢血痢。柿根、荷蒂、楊梅、燒服。刺蜜、無花果、甜瓜、烏藥、燒灰，丸服。槐花、炒，研服。櫸皮、同犀角，煎服。鹽麩子及樹皮、煮服。○並止血痢。樗白皮、除濕熱殺蟲。○血痢，醋糊丸服。○臟毒下痢，爲末服。○水穀痢、小兒疳痢，並水和，作餺飩煮食。○休息痢，同木香爲丸，或加訶子、丁香。柏葉、血痢，同芍藥炒，水煎服。○血痢、蠱痢、疳痢，同黄連煎。○小兒洞痢，煎代茶。巵子、主熱痢下重。○血痢連年，同鼠尾草、薔薇汁熬丸服。黄蘗、除下焦濕熱及血痢。○同黄連，醋煎服。○孕痢，同大蒜，丸服，神驗。天蓼、末服，止氣痢。桑寄生、治毒痢，同川芎、防風、甘草，煎服。木槿花、噤口痢，煎麪食。○皮煮汁，止血痢渴。伏苓、滲濕熱。椶灰、敗船茹、並止血痢。【水土石部】新汲水、滑石、俱治熱痢。黄土、熱毒痢，水煮澄清服。雄黄、暑毒泄[二]痢，

〔一〕主：底本此字缺損，美國國會本作「主」。
〔二〕泄：底本此字缺損，同上作「泄」。

徑過丸服古文錢煑酒止痢白鹽血痢燒服或入粥食石綠[鱗介禽蟲]蝸蠃熱痢水蛇毒痢貝
子五靈脂俱血痢白鴨血小兒白痢如魚凍酒泡服白鴨通入鹽犀角俱熱毒痢猪
膽盛黑豆吞之犬膽牛膽俱同○熊膽疳痢野猪黃血痢水服童子尿休息痢煑杏仁猪肝食

[虛寒]草部甘草瀉火止痛○久痢煎服○又漿水炙同生薑煎服○同肉豆蔻煎服芍藥補脾散血止腹痛後重
人參冷痢厥逆同訶子生薑煎服○禁口痢同蓮肉煎呷○老人虛痢同鹿角末服當歸止腹痛裏急後重生
血養血○久痢吳茱萸炒過蜜丸服白朮胃虛及冷痢多年蒼朮久痢同川椒丸服熟艾葉止腹痛及
痢後寒熱醋煎服或入生薑○久痢同橘皮酒糊丸服烏頭久痢[illegible]燒研蠟丸服附子休息痢雞子白丸服草
烏頭寒痢半生半燒醋糊丸服肉豆蔻冷痢醋麪包[illegible]煨研服○氣痢煨熟同罌粟子倉米末服蕙草傷寒下痢
同當歸黃連煑酒服○五色諸痢同木香末服漏蘆冷勞泄[illegible]痢同艾葉丸服獨用將軍酒服治禁口痢玄
胡索下痢腹痛酒服二錢縮砂仁赤白痢休息痢腹中虛痛○同乾薑丸服治冷痢草豆蔻泄痢寒痛
蓽茇虛痢嘔逆○氣用牛羊乳汁煎服破故紙久痢胃虛莪茂泄痢腹痛漏籃子休息惡痢雲
實肉蓯蓉艾納香[穀菜]秫米丹黍米粳米並主泄痢腸澼火麻

蒸〔一〕過丸服。古文錢、煮酒，止痢。白鹽、血痢，燒服，或入粥食。石緑、【鱗介蟲禽】蝸蠃、熱痢。水蛇、毒痢。貝子、五靈脂、俱血痢。白鴨血、小兒白痢如魚凍，酒泡服。白鴨通、【獸人】犀角、俱熱毒痢。猪膽、盛黑豆吞之。○犬膽、牛膽俱同。熊膽、疳痢。野猪黄、血痢，水服。童子尿。休息痢，煮杏仁、猪肝食。

【虚寒】【草部】甘草、瀉火止痛。○久痢，煎服。○又漿水炙，同生薑煎服。○同肉豆蔻，煎服。芍藥、補脾散血，止腹痛後重。人參、冷痢厥逆，同訶子、生薑，煎服。○禁口痢，同蓮肉煎呷。○老人虚痢，同鹿角，末服。當歸、止腹痛裹急後重，生血養血。○久痢，吴茱萸炒過，蜜丸服。白术、胃虚及冷痢多年。蒼术、久痢，同川椒，丸服。熟艾葉、止腹痛及痢後寒熱，醋煎服，或入生薑。○久痢，同橘皮，酒糊丸服。烏頭、久痢，燒研，蠟丸服。附子、休息痢，鷄子白丸服。草烏頭、寒痢，半生半燒，醋糊丸服。肉豆蔻、冷痢，醋麪包煨，研服。○氣痢，煨熟，同欓子、倉米，末服。蕙草、傷寒下痢，同當歸、黄連，煮酒服。○五色諸痢，同木香，末服。漏蘆、冷勞泄痢，同艾葉，丸服。獨用將軍、酒服，治禁口痢。玄胡索、下痢腹痛，酒服二錢。縮砂仁、赤白痢、休息痢，腹中虚痛。○同乾薑，丸服，治冷痢。草豆蔻、洩痢寒痛。蓽茇、虚痢嘔逆。○氣，用牛羊乳汁煎服。破故紙、久痢胃虚。黄芪、洩痢腹痛。漏籃子、休息惡痢。雲實、肉蓯蓉、艾納香、【穀菜】秫米、丹黍米、粳米、並主洩痢腸澼。火麻

〔一〕蒸：原作「徑」。今據卷九雄黄「發明」改。

粱冷痢白粟為末冷水服小豆花痢後氣滿不能食煮食一頓即愈白扁豆花同胡椒作餛飩煮食
糯穀爆米花以薑汁服治禁口痢虛寒痢山藥半生半炒為末服治禁口痢大蒜禁口痢及小兒痢同冷水服或
丸黃丹服薤白赤痢久痢煮粥作餅炒黃皆宜韭白醋炒食生薑久痢同乾薑作餛飩食浮麥和麪
作餅食麥麪炒焦服小麥粉〔果木〕蜀椒欓子並止冷痢胡椒赤白痢同綠豆丸服吳
茱萸燥濕熱止瀉痢同黃連丸服○同黑豆搓熱吞之石蓮禁口痢末服沙糖禁口痢同烏梅煎呷桃
膠產痢疼痛後重同沈香蒲黃末服桂心久痢薑汁炙紫同黃連等分為末服肥皂莢風濕下痢同鹽燒入
粥食皂莢刺風入大腸久痢膿血同枳實槐花丸服○子治久痢焙研米糊丸服○裏急後重子同枳殼丸服厚
朴止洩痢厚腸胃○水穀痢同黃連煎服乳香虛冷腹痛沈香氣痢丁香禁口痢同蓮肉末米飲服〔土石〕
白堊赤壁土代赭並止洩痢蚯蚓泥久痢一升炒烟盡沃水半升飲墨赤白痢同乾薑
醋糊丸服鍾乳粉冷滑不止同肉豆蔻棗肉丸服石硫黃虛冷久痢蛤粉丸服〔蟲鱗介部〕蜂蜜赤白痢和
薑汁服黃蠟厚腸胃同阿膠當歸黃連黃蘗粟米煮服蝮蛇骨燒服鱓頭燒鰻鱺頭燒服並止
疳痢鯉魚暴痢燒灰飲服鯽魚久痢釀五倍子燒服○血痢釀白礬燒服○頭灰止痢白鯗金魚

葉、冷痢白涷，爲末，冷水服。小豆花、痢後氣滿不能食，煮食，一頓即愈。白扁豆花、同胡椒作餛飩，煮食。糯穀、爆米花，以薑汁服，治禁口痢、虚寒痢。山藥、半生半炒，末服，治禁口痢。大蒜、禁口痢及小兒痢，同冷水服，或丸黄丹服。薤白、疳痢、久痢，煮粥、作餅、炒黄皆宜。韭白、醋炒食。生薑、久痢，同乾薑作餛飩食。浮麥、和麪作餅食。麥麪、炒焦服。小麥粉。【果木】蜀椒、欓子、並止冷痢。胡椒、赤白痢，同緑豆，丸服。吴茱萸、燥濕熱，止瀉痢，同黄連，丸服。○同黑豆，搓熱吞之。石蓮、禁口痢，末服。沙糖、禁口痢，同烏梅，煎呷。桃膠、産痢疞痛後重，同沈香、蒲黄，末服。桂心、久痢，薑汁炙紫，同黄連等分，爲末服。肥皂莢、風濕下痢，同鹽燒，入粥食。皂莢刺、風入大腸，久痢膿血，同枳實、槐花，丸服。○子治久痢，焙研，米糊丸服。○裏急後重，子同枳殼，丸服。厚朴、止洩痢，厚腸胃。○水穀痢，同黄連煎服。乳香、虚冷腹痛。沈香、氣痢。丁香、禁口痢，同蓮肉末，米飲服。【土石】白堊、赤壁土、代赭、並止洩痢。蚯蚓泥、久痢，一升，炒烟盡，沃水半升飲。墨、赤白痢，同乾薑，醋糊丸服。鍾乳粉、冷滑不止，同肉豆蔻，棗肉丸服。石硫黄、虚冷久痢，蛤粉丸服。【蟲鱗介部】蜂蜜、赤白痢，和薑汁服。黄蠟、厚腸胃，同阿膠、當歸、黄連、黄蘗、廩米，煮服。蝮蛇骨、燒服。鱓頭、燒。鰻鱺頭、燒服，並止疳痢。鯉魚、暴痢，燒灰，飲服。鯽魚、久痢，釀五倍子，燒服。○血痢，釀白礬，燒服。○頭灰，止痢。白鯗、金魚、

鼉臛　龜臛　龜甲　禽獸　烏骨雞並止虛痢　黃雌雞煮汁止噤口痢　雞卵久痢

產痢醋煮食○小兒痢和蠟煎食○疳利同定粉炒食　雞卵黃白痢同胡粉煅酒服○胎痢同黃丹燒服　雉虛痢

產痢作餛飩食　阿膠赤白虛痢○同黃連伏苓丸服　乳腐赤白痢漿水煮食　牛乳冷氣痢同蓽茇煎服　牛

肝　牛脆虛冷痢並醋煮食　羊脂痢痛同阿膠煮粥食○孕痢煮酒服　羊腎勞痢作羹食　羊肝

冷滑久痢縮砂末逐片摻上焙研入乾薑末等分飯丸服○下痢垂死摻白礬炙食　羊脊骨通督脉止痢　羊骨

灰洞泄下痢水服　牛骨灰水穀痢　狗骨灰休息痢飲服　狗頭骨灰久痢勞痢同乾薑莨菪灰

丸服　羚羊角熱毒痢末服小兒痢燒服　鹿角小兒痢燒同髮灰服　鹿茸　狗肝煮粥　豬腎作餛

飩食　山羊肉作脯並主虛冷久痢　猯肉丹石毒痢　豬肉禁口痢作脯炙食　豬腸熱毒酒痢同黃連蒸

丸服　豬肝休息痢同杏仁童尿煮食　猬皮灰五色痢酒服　虎骨休息痢炙研服○小兒洞注下痢燒服

諸朽骨水痢同麪服

止澀草部　赤白花鼠尾草赤白諸痢濃煮作丸或末或煎服　狼把草久痢血痢[illegible]痢或煎或末

服　赤白雞冠花酒煎　木賊煎水　菝葜同蠟茶白梅丸服　營實根疳痢煎服　五[illegible]

鼈臛、黿臛、黿甲、【禽獸】烏骨雞、並止虛痢。黃雌雞、煮汁，止噤口痢。雞卵、久痢、產痢，醋煮食。○小兒痢，和蠟煎食。○疳痢，同定粉，炒食。雞卵黃、白痢，同胡粉煅，酒服。○胎痢，同黃丹燒服。雉、虛痢、產痢，作餛飩食。阿膠、赤白虛痢。○同黃連、伏苓，丸服。乳腐、赤白痢，漿水煮食。牛乳、冷氣痢，同蓽茇，煎服。牛肝、牛膍、虛冷痢，並醋煮食。羊脂、痢痛，同阿膠煮粥食。○孕痢，煮酒服。羊腎、勞痢，作羹食。羊肝、冷滑久痢，縮砂末逐片摻上，焙研，入乾薑末等分，飯丸服。○下痢垂死，摻白礬，炙食。羊脊骨、通督脉，止痢。羊骨灰、洞泄下痢，水服。牛骨灰、水穀痢。狗骨灰、休息痢，飲服。狗頭骨灰、久痢、勞痢，同乾薑、莨菪灰，丸服。羚羊角、熱毒痢，末服。小兒痢，燒服。鹿角、小兒痢，燒，同髮灰服。鹿茸、狗肝、煮粥。猪腎、作餛飩食。山羊肉、作脯，並主虛冷久痢。猯肉、丹石毒痢。猪肉、禁口痢，作脯炙食。猪腸、熱毒酒痢，同黃連蒸，丸服。猪肝、休息痢，同杏仁，童尿煮食。猬皮灰、五色痢，酒服。虎骨、休息痢，炙，研服。○小兒洞注下痢，燒服。諸朽骨。水痢，同麪服。

【止澀】【草部】赤白花鼠尾草、赤白諸痢，濃煮作丸，或末，或煎服。狼把草、久痢、血痢、疳痢，或煎，或末服。赤白雞冠花、酒煎。木賊、煎水。菝葜、同蠟茶、白梅，丸服。營實根、疳痢，煎服。五味子、

餳米 罌粟 同殼炙蜜丸服 粟殼 醋炙蜜丸服。○同陳皮末服。○同檳榔末服。○同厚朴末服。○阿芙蓉 蓋

苦茶 熱毒痢末服，或同醋，或同薑煎服。○同白梅丸服 烏梅 止渴除冷熱痢，水煎服。○血痢同茶醋服。○同黃連

丸服。○休息痢同細茶乾薑丸服 梅葉 煮汁止休息 林檎 止痢煮食。○小兒痢同楮實杵汁服 荔枝殼

同橡斗、榴皮、甘草煎服 酸榴 擣汁或燒服 酸榴皮 冷 根 或煎或散或丸或燒服 大棗 疳痢和光

粉燒食 蛀棗 止小兒痢 橡實 同楮葉末服 槲白皮 煎汁熬膏服 橡斗 阿月渾子

木瓜 海紅 棠梨 煨食 鹿梨 煨食 櫧 煨食 胡頹子 毘黎勒

韶子 榠子 生食 醋林子 李根白皮 煎 荷葉灰 見草部 楮葉 炒研和麪作餅

食斷痢。○小兒痢浸小黃木瓜服 沒石子 虛滑久痢，血痢飯丸服。○產後痢燒研酒服 枸橘葉 同萆薢炒

研服 白楊皮 孕痢煎服 赤松皮 三十年痢研麪一斗和粥食 松楊木皮 冷熱水穀痢煮服 水

楊枝葉 久痢煮服 金櫻子 久痢同粟殼丸服。花葉子根並可用 海桐皮 疳痢久痢 訶子 止久痢實

大腸 楓皮 煎飲 山礬葉 城東腐木 桃花石 禹餘糧 石部 蟲部 五石

脂 並止泄痢 赤石脂 末服。○冷痢加乾薑作丸。○傷寒下痢同乾薑粳米煎服 白石脂 小腸澼便血米飲服

【穀果】罌粟、同殼炙，蜜丸服。粟殼、醋炙，蜜丸服。○同陳皮，末服。○同檳榔，末服。○同厚朴，末服。阿芙蓉、苦茶、熱毒痢，末服。或同醋，或同薑，煎服。○同白梅，丸服。烏梅、止渴，除冷熱痢，水煎服。○血痢，同茶、醋服。○同黄連，丸服。○休息痢，同建茶、乾薑，丸服。梅葉、煮汁，止休息痢〔一〕。林檎、止痢，煮食。○小兒痢，同楮實，杵汁服。荔枝殼、同橡斗、榴皮、甘草，煎服。酸榴、擣汁，或燒服。酸榴皮及根、或煎，或散，或丸，或燒服。大棗、疳痢，和光粉，燒食。蛀棗、止小兒痢。橡實、同楮葉，末服。槲白皮、煮汁，熬膏服。橡斗、阿月渾子、木瓜、海紅、棠梨、煨食。鹿梨、煨食。榠樝、煨食。胡頽子、毗〔二〕黎勒、韶子、棎子、生食。醋林子、李根白皮、煮。荷葉灰、【木部】楮葉、炒研，和麪作餅食，斷痢。○小兒痢，浸水，煮木瓜服。没石子、虚滑久痢，血痢，飯丸服。○産後痢，燒研，酒服。枸橘葉、同萆薢炒，研服。白楊皮、孕痢，煎服。赤松皮、三十年痢，研麪一斗，和粥食。松楊木皮、冷熱水穀痢，煮服。水楊枝葉、久痢，煮服。金櫻子、久痢，同粟殼，丸服。花、葉、子、根並可用。海桐皮、疳痢，久痢。訶子、止久痢，實大腸。楓皮、煎飲。山礬葉、城東腐木、桃花石、禹餘粮、【石服蟲部〔三〕】五石脂、並止洩痢。赤石脂、末服。○冷痢，加乾薑作丸。○傷寒下痢，同乾薑、粳米，煎服。白石脂、小腸澼，便血，米飲服。

〔一〕痢：原脱。今據卷二十九梅葉「主治」補。
〔二〕毗：原作「昆」。今據卷三十一毗梨勒改。
〔三〕石服蟲部：當位于「桃花石」之前。

○久痢加乾薑丸服礬石醋糊丸服○冷勞痢加羊肝石灰十年血痢熬黃澄水日三服○泄積下痢水和泥裹
煆研醋糊丸服雲母粉米飲服故衣帛主胎前痢小兒痢五倍子久痢半生半燒丸服或加枯礬
赤痢加烏梅百藥煎酒痢同五倍子槐花丸服露蜂房　蝦蟇灰並止小兒痢柳蠹糞
桑蠹糞並止產後痢蟬蛻燒服蜣螂燒蠶退（鱗介）龍骨澀虛痢○傷寒痢休息痢煮汁
服或丸服鯪鯉甲久痢裏急同蛤粉炒研服蚺蛇膽小疳痢血痢黃蘗為使鱟殼產後痢蚌粉
海蛤　魁蛤　爛蜆殼　牡蠣　甲香（禽獸）豬蹄甲　馬糞灰
水服一丸獺屎灰並止久痢鵓鴣觜　牛屎汁　羊屎汁　兎頭灰　狸
頭灰　豺皮灰並主疳痢牛角䚡冷痢小兒痢飲服
（外治）木鱉子六箇研以熱麪餅穵孔安一半熱貼臍上少頃再換即止芥子同生薑擣膏封臍黃丹
同蒜擣封臍炒貼足心水鼃入麝擣貼臍田螺入麝擣貼臍蓖麻同硫黃擣臍鍼砂同官桂枯
礬水調貼臍

瘧有風寒暑熱濕食瘴邪八種○五臟瘧○六腑瘧○勞瘧○瘧母

○久痢，加乾薑，丸服。**礬石**、醋糊丸服。○冷勞痢，加羊肝。**石灰**、十年血痢，熬黄，澄水，日三服。○酒積下痢，水和泥裹煅研，醋糊丸服。**雲母粉**、米飲服。**故衣帛**、主胎前痢、小兒痢。**五倍子**、久痢，半生半燒，丸服，或加枯礬。赤痢，加烏梅。**百藥煎**、酒痢，同五倍子、槐花，丸服。**露蜂房**、**蝦蟇灰**、並止小兒痢。**柳蠹糞**、**桑蠹糞**、並主産後痢。**蟬蜕**、燒服。**蜣螂**、燒。**蠶連**、【鱗介】**龍骨**、澀虚痢。○傷寒痢、休息痢，煮汁服，或丸服。**鯪鯉甲**、久痢裹急，同蛤粉炒，研服。**蚺蛇膽**、止疳痢、血痢，䗪蟲爲使。**鱟殼**、産後痢。**蚌粉**、**海蛤**、**魁蛤**、**爛蜆殼**、**牡蠣**、**甲香**、【禽獸】**猪蹄甲**、**馬糞灰**、水服一丸。**獺屎灰**、並止久痢。**鵜鶘觜**、**牛屎汁**、**羊屎汁**、**兔頭灰**、**狸頭灰**、**豺皮灰**、並主疳痢。**牛角䚡**。冷痢、小兒痢，飲服。

【外治】**木鼈子**、六箇研，以熱麪餅挖孔，安一半，熱貼臍上，少頃再换，即止。**芥子**、同生薑擣膏，封臍。**黄丹**、同蒜擣，封臍，仍貼足心。**水黽**、入麝擣，貼臍。**田螺**、入麝擣，貼臍。**蓖麻**、同硫黄擣，填〔一〕臍。**鍼砂**。同官桂、枯礬，水調貼臍。

瘧 有風、寒、暑、熱、濕、食、瘴、邪八種。○五臓瘧。○六腑瘧。○勞瘧。○瘧母。

〔一〕填：原脱。今據卷十一石硫黄「附方」補。

暑熱【草部】柴胡 少陽本經藥通治諸瘧為君隨寒熱虛實入引經佐使 黄芩 去寒熱往來入手少陰陽明手
足少陰太陰六經 甘草 五臟六腑寒熱 黄芪 太陰瘧寒熱自汗虛勞力 牛膝 久瘧勞瘧水煎日服○莖葉浸
酒服 蒼耳子 久瘧不止酒糊丸服○葉搗汁 馬鞭草 久瘧搗汁酒服 馬蘭 諸瘧寒熱擣汁發日早服 香
薷 同青蒿末酒服○暑瘧加桂枝麥芽 青蒿 虛瘧寒熱擣汁服或同桂心煎酒服○溫瘧但熱不寒同黄丹末服○截
瘧同常山人參末酒服 人參 虛瘧食少必同白朮用○孕瘧産後瘧瘴瘧未分陰陽一兩煎冷服 白朮 同蒼朮柴
胡為瘧家必用之藥 升麻 邪入陰分者同紅花入柴胡四物提之 葛根 無汗者加之○久瘧同柴胡二朮用一兩
一發 芎藭 知母 葳蕤 牛蒡根 並主勞瘧 當歸 水煎日服 地黄 菖蒲
玄參 紫參 白及 胡黄連 文青 防己 青木香【穀菜】
麥苗 汁 胡麻 並主溫瘧 粳米 熱瘧肺瘧白虎湯用 秫米 肺瘧有痰同恒山甘草煎服 豆豉 心瘧
腎瘧 寒食麵 熱瘧青蒿汁丸服二錢 翻白草 煎酒 冬瓜葉 斷瘧同青蒿馬鞭草官桂糊丸服 麴
搖【果木】蜀椒 並溫瘧 甘蔗 勞瘧 竹葉 溫瘧心瘧 地骨皮 虛瘧熱瘧 豬苓 伏苓【水石】
【蟲部】冬霜 熱瘧酒服一錢 石膏 熱甚口渴頭痛者加之 鼠負 七枚粘糖包吞即斷○同豆豉搗服 蚯蚓

【暑熱】【草部】柴胡、少陽本經藥，通治諸瘧爲君，隨寒熱虛實，入引經佐使。黄芩、去寒熱往來，入手少陰、陽明、手足少陽[一]、太陰六經。甘草、五臟六腑寒熱。黄芪、太陰瘧，寒熱自汗，虛勞。牛膝、久瘧、勞瘧，水煎日服。○莖葉，浸酒服。蒼耳子、久瘧不止，酒糊丸服。○葉擣汁。馬鞭草、久瘧，擣汁酒服。馬蘭、諸瘧寒熱，擣汁，發日早服。香薷、同青蒿，末，酒服。○暑瘧，加桂枝、麥芽。青蒿、虛瘧寒熱，擣汁服，或同桂心，煎酒服。○温瘧，但熱不寒，同黄丹，末服。○截瘧，同常山、人參，末，酒服。人參、虛瘧食少，必同白术用。○孕瘧、産後瘧、瘴瘧，未分陰陽，一兩煎，冷服。白术、同蒼术、柴胡，爲瘧家必用之藥。升麻、邪入陰分者，同紅花，入柴胡四物，提之。葛根、無汗者加之。○久瘧，同柴胡、二术用，一補一發。芎藭、知母、葳蕤、牛蒡根、並主勞瘧。當歸、水煎，日服。地黄、昌蒲、玄參、紫參、白及、胡黄連、女青、防己、青木香、【穀菜】麥苗、汁。胡麻、並主温瘧。粳米、熱瘧、肺瘧，白虎湯用。秫米、肺瘧有痰，同恒山、甘草，煎服。豆豉、心瘧、腎瘧。寒食麵、熱瘧，青蒿汁丸服二錢。翻白草、煎酒。冬瓜葉、斷瘧，同青蒿、馬鞭草、官桂，糊丸服。翹摇、【果木】蜀椒、並温瘧。甘蔗、勞瘧。竹葉、温瘧、心瘧。地骨皮、虛瘧、熱瘧。猪苓、伏苓、【水石蟲部】冬霜、熱瘧，酒服一錢。石膏、熱甚口渴頭痛者加之。鼠負、七枚，飴糖包吞，即斷。○同豆豉，丸服。蚯蚓、

〔一〕陽：原作「陰」。今據卷十三黄芩「發明」改。

熱瘧狂亂同薄荷薑蜜服○花同白礬丸服 蟬花（鱗介） 烏賊骨（並溫瘧） 龜殼（斷瘧燒研酒服） 鼈甲
（久瘧病在血分○勞瘧老瘧醋炙末服） 牡蠣（虛瘧寒熱自汗○牡瘧同麻黃蜀漆甘草煎服）
寒濕（草部） 附子（五臟氣虛痰飲結聚發瘧同紅棗葱薑水煎冷服○眩小欲逆加陳皮甘草訶子○瘴瘧同生薑煎
服○斷瘧同人參丹砂丸服取吐） 草烏頭（秋深久瘧病构氣入腹腹高食少同蒼朮杏仁煎服） 草豆蔻（虛瘧
自汗煨入平胃散○瘴瘧同熟附子煎服○山嵐發瘧同常山浸酒飲○一切瘧同恒山炒焦糊丸冷酒服名瞻仰丸） 蒼
朮 麻黃 羌活 高良薑（米穀） 火麻蕡（炒研服） 生薑汁（露一夜服○孕瘧尤
效） 乾薑（炒黑發時酒服○脾虛同乾薑炮研豬膽丸服） 獨蒜（燒研酒服） 薤白 韭白（果木石部） 烏
梅（勞瘧同薑豉甘草柳枝童便服） 橘皮（痰瘧以薑汁浸煮焙研同棗煎服） 青橘皮（治瘧疏肝當汗而不透者
須再汗之以此佐紫蘇○止瘧燒研發日早酒服一錢臨發再服） 桂心（寒多者加之○同青蒿看寒熱多少三七分為
末薑酒服） 丁香（久瘧同常山檳榔烏梅浸酒服） 硫黃（朱砂等分糊丸服○同茶末冷水服） 雲母石（牝瘧但寒
不熱同龍骨蜀漆為散服） 代赭石（鱗禽獸部） 龍骨（老瘧煮服取汗） 雞子白（久瘧） 鷓鴣（煮酒飲） 猪
脾（虛寒瘧同胡椒高良薑吳茱萸末作餛飩食） 牛肝（醋煮食） 羊肉 黃狗肉（並作臛食[illegible]）

熱瘧狂亂，同薄荷、薑、蜜服。○泥，同白麪丸服。蟬花、【鱗介】烏賊骨、並溫瘧。龜殼、斷瘧，燒研，酒服。鼈甲、久瘧，病在血分。○勞瘧、老瘧，醋炙，末服。牡蠣。虛瘧，寒熱自汗。○牡瘧，同麻黃、蜀漆、甘草，煎服。

【寒濕】【草部】附子、五臟氣虛，痰飲結聚發瘧，同紅棗、葱、薑，水煎冷服。○眩仆厥逆，加陳皮、甘草、訶子。○瘴瘧，同生薑，煎服。○斷瘧，同人參、丹砂，丸服，取吐。草烏頭、秋深久瘧，病氣入腹，腹高食少，同蒼朮、杏仁，煎服。草豆蔻、虛瘧自汗，煨，入平胃散。○瘴瘧，同熟附子，煎服。○山嵐發瘧，同常山，浸酒飲。○一切瘧，同恒山炒焦，糊丸，冷酒服，名瞻仰丸。蒼朮、麻黃、羌活、高涼薑、【穀菜】火麻葉、炒，研服。生薑汁、露一夜服。○孕瘧尤效。乾薑、炒黑，發時酒服。○脾虛，同乾薑炮研，猪膽丸服。〔一〕獨蒜、燒研，酒服。薤白、韭白、【果木石部】烏梅、勞瘧，同薑、豉、甘草、柳枝，童便服。橘皮、痎瘧，以薑汁浸煮，焙研，同棗煎服。青橘皮、治瘧疏肝，當汗而不透者，須再汗之，以此佐紫蘇。○止瘧，燒研，發日早，酒服一錢，臨發再服。桂心、寒多者加之。○同青蒿，看寒熱多少，三七分爲末，薑酒服。丁香、久瘧，同常山、檳榔、烏梅，浸酒服。硫黃、朱砂等分，糊丸服。○同茶末，冷水服。雲母石、牝瘧，但寒不熱，同龍骨、蜀漆，爲散服。代赭石、【鱗禽獸部】龍骨、老瘧，煮服取汗。雞子白、久瘧。鷓鴣、煮酒飲。猪脾、虛寒瘧，同胡椒、高涼薑、吴茱萸，末，作餛飩食。牛肝、醋煮食。羊肉、黄狗肉、並作臛食，取汗。山

〔一〕脾虛……丸服：凡十一字，據卷十四高良薑，當放在此前之「高涼薑」後。

羊肉久瘧作脯食果然肉食去瘴瘧皮亦辟瘧○驢脂多年瘧和烏梅丸服鹿角小兒瘧生研服

痰食（草部）常山瘧多痰水飲食非此不能破癖利水○醋炙乾水煎服不吐不瀉○雞子清丸煑熟服○同伏苓甘

草浸酒服○同草果知母貝母煎酒服○同大黃甘草煎水服○同小麥竹葉煎水服○同黃丹丸服○瘴瘧同知母青蒿桃

仁煎服○孕瘧同烏梅甘草石膏酒水浸服芫花久瘧結癖在脇同朱砂丸服醉魚花鯽魚釀煨服治久瘧

成癖并擣花貼之大黃瘧多敗血痰水當下不盡者須再下之以此佐常山阿魏痰癖寒熱同雄黃朱砂丸服

半夏痰藥必用痰多者倍加○同白豆蔻生薑大棗甘草各二十五塊如皂子大同蔥根煎一碗露一夜分三服熱瘧重

者極効三稜莪蒁（果穀）神麴麥蘗並治食瘧消瘧母檳榔消食辟瘴同酒蒸常山

丸服名勝金丸或加穿山甲桃仁同黃丹丸服或加蒜桃花末服取利杏仁（木石）巴豆砒霜

為劫痰截瘧神劑○同硫黃綠豆丸○同雄黃朱砂白麪丸○同綠豆黑豆朱砂丸○同恒山丹砂作餅麻油煠熟研末並冷

水服黃丹墜痰消積○諸瘧蜜水調服一錢○同青蒿丸○同百草霜丸○同獨蒜丸○同桃仁丸○同建茶丸○同恒

山丸並止瘧礬紅食瘧同蒜丸服綠礬陰瘧同乾薑半夏醋湯服礬石醋糊丸服古石灰同五靈脂

頭垢丸服蜜陀僧（蟲鱗）白僵蠶痰瘧丸服鯪鯉甲痎瘧牡瘧寒熱瘧同乾棗燒研服○同酒蒸當歸柴

羊肉、久瘧，作脯食。果然肉、食，去瘴瘧。○皮，亦辟瘧。驢脂、多年瘧，和烏梅丸服。鹿角。小兒瘧，生研服。

【痰食】【草部】常山、瘧多痰水飲食，非此不能破癖利水。○醋煮乾，水煎服，不吐不瀉。○雞子清丸，煮熟服。○同伏苓、甘草，浸酒服。○同草果、知母、貝母〔一〕，煎酒服。○同大黄、甘草，煎水服。○同小麥、竹葉，煎水服。○同黄丹，丸服。○瘴瘧，同知母、青蒿、桃仁，煎服。○孕瘧，同烏梅、甘草、石膏，酒、水浸服。芫花、久瘧結癖在脇，同朱砂，丸服。醉魚花、鯽魚釀煨服，治久瘧成癖，并擣花貼之。大黄、瘧多敗血痰水，當下不盡者，須再下之，必此佐常山。阿魏、痰癖寒熱，同雄黄、朱砂，丸服。半夏、痰藥必用，痰多者倍加。○同白豆蔻、生薑、大棗、甘草各二十五塊如皂子大，同葱根煎一椀，露一夜，分三服，熱瘧重者極效。三稜、莪蒁【穀果】神麴、麥蘖、並治食瘧，消瘧母。檳榔、消食辟瘴。○同酒蒸常山，丸服，名勝金丸，或加穿山甲。桃仁、同黄丹，丸服，或加蒜。桃花、末服，取利。杏仁、【木石】巴豆、砒霜、爲劫痰截瘧神劑。○同硫黄、緑豆丸。○同雄黄、朱砂，白麪丸。○同緑豆、黑豆、朱砂，丸。○同恒山、丹砂作餅，麻油煠熟，研末，並冷水服。黄丹、墜痰消積。○諸瘧，蜜水調服一錢。○同青蒿，丸。○同百草霜，丸。○同獨蒜，丸。○同桃仁，丸。○同建茶，丸。○同恒山，丸。並止瘧。礬紅、食瘧，同蒜，丸服。緑礬、陰瘧，同乾薑、半夏，醋湯服。礬石、醋糊丸服。古石灰、同五靈脂、頭垢，丸服。蜜陀僧、【蟲禽】白僵蠶、痰瘧，丸服。鯪鯉甲、痎瘧、牡瘧、寒熱瘧，同乾棗，燒，研服。○同酒蒸當歸、柴

〔一〕母：原作「每」。今據卷十七常山改。

胡知母丸服 夜明砂五瘧不止及胎前瘧冷茶服二錢或加朱砂麝香丸服 雞膍胵黃皮小兒瘧燒
服 雄雞屎
邪氣殺鬼服器 端午糉尖丸瘧藥 桃梟水丸服○五種瘧同巴豆黑豆朱砂丸服 鍾馗燒服 曆
日燒灰丸服 故鞋底灰 䱇帶 蟲介禽獸 蜈蚣 鯽魚骨入斷瘧藥 瘧龜瘠瘧燒服或浴
或佩 鴟鴞燒食 犬毛燒服 白狗屎燒服 白驢蹄同砒霜丸服治鬼瘧 猴頭骨燒水服 黑
牛尾燒酒服 烏貓屎小兒瘧桃仁湯下 貍屎灰鬼瘧發無期度 靈貓陰 人部 頭垢
天靈蓋 小兒臍帶燒灰飲服 人膽裹糯米入麝香熏乾青者治久瘧連年陳皮湯下十五粒
吐痰 常山 蜀漆 藜蘆煎 地菘汁 豨薟汁 葎草汁 石胡荽汁
離鬲草汁 三白草汁 澤漆 荛花 豉湯 瓜蒂 相思子擣水
逆流水 人尿和蜜服吐
外治 旱蓮 毛茛草 石龍芮 馬齒莧 小蒜同胡椒百草霜杵○同阿
魏胭脂○同桃仁搗 蜘蛛 蝦蟇 燒人場上黑土並繫臂 吳葵華挼手 魚腥

胡、知母，丸服。夜明砂、五瘧不止及胎前瘧，冷茶服二錢。或加朱砂、麝香，丸服。雞膍胵黄皮、小兒瘧，燒服。雄雞屎。

【邪氣】【穀果服器】端午糉〔一〕尖、丸瘧藥。桃梟、水丸服。○五種瘧，同巴豆、黑豆、朱砂，丸服。鍾馗、燒服。曆日、燒灰，丸服。故鞋底、灰。甑帶、【蟲介禽獸】蜈蚣、勒魚骨、入斷瘧藥。瘧龜、瘖瘧，燒服，或浴，或佩。鴟鴞、煤食。犬毛、燒服。白狗屎、燒服。白驢蹄、同砒霜，丸服，治鬼瘧。猴頭骨、燒，水服。黑牛尾、燒，酒服。烏猫屎、小兒病，桃仁湯下。狸屎灰、鬼瘧，發無期度。靈猫陰、【人部】頭垢、天靈蓋、小兒臍帶、燒灰，飲服。人膽。裝糯米，入麝香熏乾，青者治久瘧連年，陳皮湯下十五粒。

【吐痰】常山、蜀漆、藜蘆、煎。地菘、汁。豨薟、汁。葎草、汁。石胡荽、汁。離鬲草、汁。三白草、汁。澤漆、蕘花、豉湯、瓜蒂、相思子、擂水。逆流水、人尿。和蜜，取吐。

【外治】旱蓮、毛茛草、石龍芮、馬齒莧、小蒜、同胡椒、百草霜，杵。○同阿魏、臙脂。○同桃仁罨。蜘蛛、蝦蟆、燒人場上黑土、並繫臂。吴葵華、挼手。魚腥

〔一〕糉：原作「稯」。今據卷二十五糉改。

草（擦身取汗）烏頭末（發時酒調塗背上）鬼箭羽（同鯪鯉甲末發時搐鼻）燕屎（泡酒熏鼻）野狐糞（同夜明砂醋糊丸把嗅）野狐肝（糊丸緋帛裹繫中指）虎睛　虎骨　虎爪皮　麝香　狸肝　野豬頭骨　驢皮骨　牛骨　天牛　馬陸　兩頭蛇　佩　蛇蛻（塞耳）人牙　人膽

心下痞滿（痛者為結胸胸痺，不痛者為痞滿。有因下而結者，從虛及陽氣下陷；有不因下而痞結者，從土虛及痰飲食鬱濕熱治之）

濕熱氣鬱（草部）桔梗（胸膈痛刺，同枳殼煎）黃連（濕熱痞滿）黃芩（利胸中氣，脾經濕熱）柴胡（傷寒心下諸痰熱結實，胸中邪氣，心下痞，胸脇痛）前胡（痰滿胸脇中痞，心腹結氣）貝母（主胸脇逆氣，散心胸鬱結之氣。薑汁炒丸）芎藭（治一切氣一切血，燥濕開鬱搜肝氣）木香（能升降諸氣，專泄胸腹滯塞。○陽衰氣脹懶食，同訶子糟和丸服）甘松（理元氣，去鬱病）香附子（利三焦，解六鬱，消飲食痰飲。○一切氣疾，同梔仁、甘草末服。○同烏藥末黜服。○同伏神丸服。○一味浸酒服之）澤瀉（主痞滿，滲濕熱。同白朮、生薑煎服）芍藥（脾虛中滿，心下痞）白豆蔻（散肺中滯氣）射干（胸膈熱滿，腹脹）大黃（泄濕熱，心下痞滿。○傷寒下早，心下滿而不痛，同黃連煎服）

草、擦身，取汗。烏頭末、發時，酒調塗背上。鬼箭羽、同鯪鯉甲，末，發時𠻳鼻。燕屎、泡酒，熏鼻。野狐糞、同夜明砂，醋糊丸，把嗅。野狐肝、糊丸，緋帛裹，繫中指。虎睛、虎骨、虎爪皮、麝香、狸肝、野猪頭骨、驢皮骨、牛骨、天牛、馬陸、兩頭蛇、佩。蛇蜕、塞耳。人牙、人膽。

心下痞滿

痛者爲結胸、胸痹。○不痛者爲痞滿。有因下而結者，從虚及陽氣下陷；有不因下而痞結者，從土虚及痰飲、食鬱、濕熱治之。

【濕熱氣鬱】【草部】桔梗、胸脇痛刺，同枳殼，煎。黄連、濕熱痞滿。黄芩、利胸中氣，脾經濕熱。柴胡、傷寒心下諸痰熱結實，胸中邪氣，心下痞，胸脇痛。前胡、痰滿，胸脇中痞，心腹結氣。貝母、主胸脇逆氣，散心胸鬱結之氣，薑汁炒，丸。芎藭、治一切氣、一切血，燥濕開鬱，搜肝氣。木香、能升降諸氣，專泄胸腹滯塞。○陽衰，氣脹懶食，同訶子，糖和丸服。甘松、理元氣，去鬱病。香附子、利三焦，解六鬱，消飲食痰飲。○一切氣疾，同砂仁、甘草，末服。○同烏藥末，點服。○同伏神，丸服。○一味，浸酒服之。澤瀉、主痞滿，滲濕熱，同白术、生薑，煎服。芍藥、脾虚中滿，心下痞。白豆蔻、散肺中滯氣。射干、胸膈熱滿，腹脹。大黄、泄濕熱，心下痞滿。○傷寒下早，心下滿而不痛，同黄連，煎服。

草豆蔻 吳茱萸 濕熱痞滿同黃連煎服 枳實 除胸膈痰癖逐停水破結實消脹滿心下急痞痛逆氣解傷寒結胸胃中濕熱○卒胸痺痛為末日服○胸痺結胸同厚朴栝樓薤白煎服○同白朮丸服 枳殼 厚朴 並泄肺消痰除胸痞脹 皂莢 破痰囊腹脹滿欲令瘦者煨丸取利 巵子 解火鬱行結氣 豨核 破心下結痰痞氣 伏苓 胸滿氣泄脹滿同人參煎服

痰食〔草部〕 半夏 消痰熱滿結○小結胸痛止在心下同黃連栝樓煎服 旋覆花 汗下後心下痞滿噫氣不止 縮砂 痰氣膈脹以蘿蔔汁浸焙研湯服 澤漆 心下伏瘕如盃同大黃葶藶丸服 栝樓 胸痺痰結痛徹心背痞滿喘欬取子丸服或同薤白煎酒服 三稜 胸滿破積 牽牛 胸脹食積以末一兩同巴豆霜水丸服〔穀菜〕 神麴 同蒼朮丸服除痞滿食氣 麥蘖 同神麴白朮橘皮丸服補脾消食 生薑 心下堅痞同半夏煮服 薑皮 消痞 白芥子 冷痰痞滿同白朮丸服〔果木〕 橘皮 痰熱痞滿同白朮丸服或煎服 青橘皮 胸膈氣滿同茴香甘草白鹽制末點服○四制為末煎服名快膈湯 柿蒂 吐痰痞 檳榔 消水穀下痰氣○傷寒痞滿不痛者同枳實研末黃連湯下○結胸痛者酒煎二兩服 大腹皮 痞滿醋心 訶黎勒 胸膈結氣 巴豆 陰[illegible] 結胸大便不通[illegible]後之痞〔金石〕 密陀僧 胸中痰結噦水煎乾為末[illegible]水煎服取吐 銀朱 痰氣結[illegible]明礬丸[illegible]

草豆蔻、吴茱萸、濕熱痞滿，同黄連，煎服。枳實、除胸膈痰澼，逐停水，破結實，消脹滿，心下急，痞痛逆氣，解傷寒結胸，胃中濕熱。○卒胸痺痛，爲末，日服。○胸痺、結胸，同厚朴、栝樓、薤白，煎服。○同白术，丸服。枳殼、厚朴、並泄肺消痰，除胸痞脇脹。皂莢、破痰囊，腹脹滿欲令瘦者，煨丸取利。卮子、解火鬱，行結氣。蕤核、破心下結痰痞氣。伏苓。胸脇氣逆脹滿，同人參，煎服。

【痰食】【草部】半夏、消痰熱滿結。○小結胸，痛止在心下，同黄連、栝樓，煎服。旋覆花、汗下後，心下痞滿，噫氣不止。縮砂、痰氣膈脹，以蘿蔔汁浸，焙研，湯服。澤漆、心下伏瘕如杯，同大黄、葶藶，丸服。栝樓、胸痺痰結，痛徹心背，痞滿喘欬，取子，丸服。或同薤白，煎酒服。三稜、胸滿，破積。牽牛、胸膈〔一〕食積，以末一兩，同巴豆霜，水丸服。【穀菜】神麴、同蒼术，丸服，除痞滿食氣。麥蘖、同神麴、白术、橘皮，丸服，利膈消食。生薑、心下堅痞，同半夏，煮服。薑皮、消痞。白芥子、冷痰痞滿，同白术，丸服。【果木】橘皮、痰熱痞滿，同白术，丸服，或煎服。青橘皮、胸膈氣滯，同茴香、甘草、白鹽，制末，點服。○四制爲末，煎服，名快膈湯。瓜蒂、吐痰痞。檳榔、消水穀，下痰氣。○傷寒痞滿不痛者，同枳實，研末，黄連湯下。○結胸痛者，酒煎二兩服。大腹皮、痞滿醋心。訶黎勒、胸膈結氣。巴豆、陰證寒實結胸，大便不通，貼臍灸之。【金石】密陀僧、胸中痰結，醋水煎乾爲末，酒水煎服，取吐。銀朱、痰氣結胸，同明礬，丸服。

〔一〕膈：原作「脹」。今據十八牽牛子「附方」改。

芒消

脾虛 〔草部〕人參 主胸脇逆滿，消胸中痰，消食變酸水，瀉心肺脾胃火邪○心下結硬，按之無，常覺痞滿，多食則吐，氣引前後，噎呃不除，由思慮鬱結，同橘皮去白丸服。 朮 除熱消食，消痰水○胸膈煩悶，白朮末湯服○消痞強胃，同枳實為丸服○心下堅大如盤，水飲所作，腹滿脇鳴，實則失氣，虛則遺尿，名氣分，同枳實水煎服。 蒼朮 除心下急滿，解鬱燥濕。 遠志 去心下膈氣。 升麻 柴胡 升清氣，降濁氣。 附子 〔獸部〕羊肉 老人脾痞不食，同橘皮薑豉作臛食。

脹滿 有濕熱、寒濕、氣積、食積、血積。

〔濕熱〕朮 除濕熱，益氣和中○脾胃不和，冷氣客之為脹滿，同陳皮丸服。 黃連 去心火及中焦濕熱。 黃芩 脾經諸濕，利胸中熱。 柴胡 宣暢氣血，引清氣上行。 桔梗 腹滿腸鳴，傷寒腹脹，同半夏橘皮煎服。 射干 主胸脇滿，腹脹氣喘。 薄荷 防風 車前 澤瀉 木通 白芍藥 去臟腑壅氣，利小便，於土中瀉木而補脾。 大黃 主腸結熱，心腹脹滿。 半夏 消心腹痰熱滿結，除腹脹○小兒腹脹，以酒和丸，薑湯下，仍薑汁調貼臍中。 牽牛 除氣分濕熱，三焦壅結○濕氣中滿，足脛微腫，小便不利，氣急欬嗽，同厚朴末服○水蠱脹滿，白黑芒消。

【脾虚】【草部】人參、主胸脇逆滿，消胸中痰，消食變酸水，瀉心肺脾胃火邪。○心下結硬，按之無，常覺痞滿，多食則吐，氣引前後，噫呃不除，由思慮鬱結，同橘皮去白，丸服。朮、除熱消食，消痰水。○胸膈煩，則白朮末，湯服。○消痞强胃，同枳實，爲丸服。○心下堅大如盤，水飲所作，腹滿脇鳴，實則失氣，虚則遺尿，名氣分，同枳實，水煎服。蒼朮、除心下急滿，解鬱燥濕。遠志、去心下膈氣。升麻、柴胡、升清氣，降濁氣。附子、【獸部】羊肉。老人膈痞不下食，同橘皮、薑、麪，作臛食。

脹滿

有濕熱、寒濕、氣積、食積、血積。

【濕熱】朮、除濕熱，益氣和中。○脾胃不和，冷氣客之爲脹滿，同陳皮，丸服。黄連、去心火及中焦濕熱。黄芩、脾經諸濕，利胸中熱。柴胡、宣暢氣血，引清氣上行。桔梗、腹滿腸鳴，傷寒腹脹，同半夏、橘皮，煎服。射干、主胸脇滿，腹脹氣喘。薄荷、防風、車前、澤瀉、木通、白芍藥、去臟腑壅氣，利小便，於土中瀉木而補脾。大黄、主腸結熱，心腹脹滿。半夏、消心腹痰熱滿結，除腹脹。○小兒腹脹，以酒和丸，薑湯下。仍薑汁調，貼臍中。牽牛、除氣分濕熱，三焦壅結。○濕氣中滿，足脛微腫，小便不利，氣急欬嗽，同厚朴，末服。○水蠱脹滿，白黑

牽牛末各二錢大麥麪四兩作餅食○小兒腹脹水氣流腫小便赤少生研一錢青皮湯下

忍冬治腹脹滿

澤瀉滲濕熱

赤小豆治熱利小便下腹脹滿散氣

豌豆利小便腹脹滿

蘩蔞子治腹脹○根主腫滿腹大四肢枯瘦尿濇以根同甜葶藶丸服

木瓜治腹脹善噫

厚朴消痰下氣除脹滿破宿血化水穀治積年冷氣香烏○腹脹脈數同枳實大黃煎服○腹痛脹滿加甘草桂薑棗○男女氣脹冷熱相攻久不愈薑汁炙研米飲门服

皂莢主腹脹滿○胃腹脹滿煨研丸服取利甚妙

枳實消食破積去胃中濕熱

枳殼逐水消脹滿下氣破結○老幼氣脹氣血凝滯四制丸服

伏苓主心腹脹滿滲濕熱

豬苓

鷓鴣大腹鼓脹體寒燒研米飲服

雞屎白下氣利大小便治心腹鼓脹消積○雞屎醴治鼓脹旦食不能暮食以袋盛半升漬酒日飲三次或為末酒服○欲下則炭酒頓服

野雞心腹脹滿同茴香馬芹諸料入蒸餅作餛飩食

豪豬肚及屎主熱風鼓脹燒研酒服

豬血中滿腹脹旦食不能暮食曬研酒服取利

牛溺主腹脹利小便氣脹空心溫服一升○癥癖鼓脹煎如飴服棗許取利

蝦蟇鼓氣煨研酒服○青蛙入豬肚內煮食

寒濕

草豆蔻除寒燥濕開鬱破氣

縮砂蔤治脾胃結滯不散補肺醒脾

益智子主客寒犯胃○腹脹忽瀉日夜不止二兩煎湯服即止

胡盧巴治腎冷腹脇脹滿面色青黑

胡椒虛脹腹大同全蝎丸服

牽牛末各二錢，大麥麪四兩，作餅食。○小兒腹脹，水氣流腫，小便赤少，生研一錢，青皮湯下。忍冬、治腹脹滿。澤瀉、滲濕熱。赤小豆、治熱，利小便，下腹脹滿，散氣。豌豆、利小便，腹脹滿。薺菜、子治腹脹。○根主脹滿腹大，四肢枯瘦，尿澀，以根同甜葶藶，丸服。木瓜、治腹脹、善噫。厚朴、消痰下氣，除脹滿，破宿血，化水穀，治積年冷氣雷鳴。○腹脹脉數，同枳實，大黄，煎服。○腹痛脹滿，加甘草、桂、薑、棗。○男女氣脹，冷熱相攻，久不愈，薑汁炙研，米飲日服。皂莢、主腹脹滿。○胸腹脹滿，煨研，丸服，取利甚妙。枳實、消食破積，去胃中濕熱。枳殼、逐水，消脹滿，下氣破結。○老幼氣脹，氣血凝滯，四制，丸服。伏苓、主心腹脹滿，滲濕熱。豬苓、鸕鷀、大腹鼓脹，體寒，燒研，米飲服。雞屎白、下氣，利大小便，治心腹鼓脹，消積。○雞屎醴：治鼓脹，旦食不能暮食，以袋盛半升，漬酒，日飲三次。或爲末，酒服。○欲下，則煮酒頓服。野雞、心腹脹滿，同茴香、馬芹諸料，入蒸餅，作餛飩食。豪猪肚及屎、主熱風鼓脹，燒研，酒服。猪血、中滿腹脹，旦食不能暮食，晒研，酒服，取利。牛溺、主腹脹，利小便。氣脹，空心温服一升。○癥癖鼓脹，煎如飴，服棗許，取利。蝦蟆。鼓氣，煅研，酒服。○青蛙，入猪肚内煮食。

【寒濕】草豆蔻、除寒燥濕，開鬱破氣。縮砂蔤、治脾胃結滯不散，補肺醒脾。益智子、主客寒犯胃。○腹脹忽瀉，日夜不止，二兩煎湯服，即止。胡盧巴、治腎冷，腹脇脹滿，面色青黑。胡椒、虚脹腹大，同全蝎，丸服。

附子 胃寒氣滿不能傳化飢不能食同人參生薑末煎服 丁香 小兒腹脹同雞屎白丸服 訶黎勒 冷氣心
腹脹滿下氣 禹餘粮
氣虛 甘草 除腹脹滿下氣 人參 治心腹鼓痛瀉心肺脾中火邪 萎蕤 主心腹結氣 青木香 主心腹一切氣散滯氣調諸氣 香附子 治諸氣脹滿同縮砂甘草為末服 紫蘇 治一切冷氣心腹脹滿 萊菔子 氣脹氣蠱取汁浸縮砂炒七次為末服 生薑 下氣消痰喘脹滿亦納下部導之 薑皮 消脹痞性凉 馬芹子 主心腹脹滿開胃下氣 山藥 心腹虛脹手足厥逆或過服苦寒者半生半炒為末米飲服 百合 除浮
脾膈脹 痞滿 敗瓢 酒炙三五百次燒服治中滿鼓脹 病吐下後腹脹如鼓燒灰入麝米飲服 檳榔 治腹脹生搗末服 沉香 升降諸氣 全蝎
積滯 蓬莪茂 治積聚諸氣脹 京三稜 治氣脹破積 劉寄奴穗 血氣脹滿為末酒服三錢乃破血下脹仙藥也 馬鞭草 行血活血○鼓脹煩渴身乾黑瘦剉曝水煮服 神麴 補虛消食○三焦滯氣同萊菔子煎服○少腹堅大如盤胸滿食不消化湯服方寸匕 蘗米 消食下氣去心腹脹滿○產後腹脹不得轉氣坐臥不得酒服一合氣轉即愈 葫荽 下氣消穀化肉 山查 化積消食行結氣 橘皮 下氣破癖除痰水滯氣 胡椒 腹中

附子、胃寒氣滿，不能傳化，飢不能食，同人參、生薑，末，煎服。丁香、小兒腹脹，同雞屎白，丸服。訶黎勒、主冷氣，心腹脹滿，下氣。禹餘粮。

【氣虛】甘草、除腹脹滿，下氣。人參、治心腹鼓痛，瀉心肺脾中火邪。萎蕤、主心腹結氣。青木香、主心腹一切氣，散滯氣，調諸氣。香附子、治諸氣脹滿，同縮砂、甘草，爲末服。紫蘇、治一切冷氣，心腹脹滿。萊菔子、氣脹氣蠱，取汁浸縮砂，炒七次，爲末服。生薑、下氣，消痰喘脹滿，亦納下部導之。薑皮、消脹痞，性凉。馬芹子、主心腹脹滿，開胃下氣。山藥、心腹虛脹，手足厥逆，或過服苦寒者，半生半炒，爲末，米飲服。百合、除浮腫，臚脹痞滿。敗瓢、酒炙三五次〔一〕，燒，研末〔二〕服，治中滿鼓脹。檳榔、治腹脹，生擣末服。沉香、升降諸氣。全蝎。病轉下後，腹脹如鼓，燒灰，入麝，米飲服。

【積滯】蓬莪蒁、治積聚諸氣脹。京三稜、治氣脹，破積。劉寄奴穗、血氣脹滿，爲末，酒服三錢，乃破血下脹仙藥也。馬鞭草、行血活血。○鼓脹煩渴，身乾黑瘦，剉曝，水煮服。神麴、補虛消食。○三焦滯氣，同萊菔子，煎服。○少腹堅大如盤，胸滿食不消化，湯服方寸匕。蘗米、消食下氣，去心腹脹滿。○産後腹脹，不得轉氣，坐卧不得，酒服一合，氣轉即愈。葫蒜、下氣，消穀化肉。山查、化積消食，行結氣。橘皮、下氣破癖，除痰水滯氣。胡椒、腹中

〔一〕次：此前原有「百」字。今據卷二十八敗瓢「附方」删。
〔二〕研末：原脱。今據補同上。

虛脹同蝎尾萊菔子丸服　車脂少小腹脹和輪下土服　胡粉化積消脹○小兒腹脹鹽炒摩腹　古文錢
心腹煩滿及胷脇痛欲死水煑汁服　銅鐵主胷膈氣塞不化食　水銀治積滯皷脹　黑鹽腹脹氣滿酒服六銖
○酒肉過多脹滿不快用鹽擦牙溫水漱下二三次即消　芒消治腹脹大小便不通　綠礬消積滯燥脾濕除脹滿平
肝同蒼朮丸服名伐木丸　猪項肉酒積面黃腹脹同甘遂搗丸服取下酒布袋也

諸腫

有風腫○熱腫○水腫○濕腫○氣腫○虛腫○積腫○血腫○

〔開鬼門〕草部　麻黃主風腫水腫一身面目浮腫脉浮小便不利同甘草煑湯服取汗○水腫脉沉浮者為風虛腫
者為氣皆非水也麻黃甘草附子煑湯服　羌活療風用獨活療水用羌活○風水浮腫及妊娠浮腫以蘿蔔子炒過研末
酒服二錢日二　防風治風行周身及經絡中留濕治風去濕之仙藥也　柴胡主大腸停積水脹　浮萍去風
濕下水氣治腫利小便為末酒服方寸匕　鼠粘子除膚風利小便○風水身腫欲裂炒末每服二錢日三○風熱浮腫
半炒研末酒服○水蠱腹大麪糊丸服○根莖亦主風腫逐水劾　天仙藤妊娠浮腫謂之子氣乃素有風氣勿作水
治同香附陳皮甘草烏藥紫蘇煎服　忍冬去寒熱身腫風濕氣　蒺藜洗浮腫　陸英洗水氣虛腫　狗脊
[illegible]　葱白根〔果木〕杏葉並洗[illegible]腫　楠材腫自足起同桐木煎洗并少飲之　桐葉[illegible]

虛脹，同蝎尾、萊菔子，丸服。**車脂**、少小腹脹，和輪下土服。**胡粉**、化積消脹。○小兒腹脹，鹽炒摩腹。**古文錢**、心腹煩滿，及胸脇痛欲死，水煮汁服。**鋼鐵**、主胸膈氣塞，不化食。**水銀**、治積滯鼓脹。**黑鹽**、腹脹氣滿，酒服六銖。○酒肉過多，脹滿不快，用鹽擦牙，温水漱下，二三次即消。**芒消**、治腹脹，大小便不通。**緑礬**、消積滯，燥脾濕，除脹滿，平肝。同蒼术，丸服，名伐木丸。

猪項肉。酒積，面黃腹脹，同甘遂，搗丸服，取下酒布袋也。

諸腫

有風腫。○熱腫。○水腫。○濕腫。○氣腫。○虛腫。○積腫。○血腫。

【開鬼門】【草部】**麻黃**、主風腫、水腫，一身面目浮腫，脉浮，小便不利，同甘草煮湯服，取汗。○水腫脉沉，浮者爲風，虛腫者爲氣，皆非水也，麻黃、甘草、附子，煮湯服。**羌活**、療風用獨活，療水用羌活。○風水浮腫及妊娠浮腫，以蘿蔔子炒過，研末，酒服二錢，日二。**防風**、治風行周身及經絡中留濕，治風去濕之仙藥也。**柴胡**、主大腸停積水脹。**浮萍**、去風濕，下水氣，治腫，利小便，爲末，酒服方寸匕。**鼠粘子**、除膚風，利小便。○風水身腫欲裂，炒，末，每服二錢，日三。○風熱浮腫，半炒，研末酒服。○水蠱腹大，麪糊丸服。○根、莖亦主風腫，逐水效。**天仙藤**、妊娠浮腫，謂之子氣，乃素有風氣，勿作水治，同香附、陳皮、甘草、烏藥、紫蘇，煎服。**忍冬**、去寒熱身腫，風濕氣。**蒺藜**、洗浮腫。**陸英**、洗水氣虛腫。**狗脊**、【穀菜】**黍穰**、**葱白根**、【果木】**杏葉**、並洗足腫。**楠材**、腫自足起，同桐木，煎洗，并少飲之。**桐葉**、手足

□汁時同小豆煑汁煑洗并少飲之　柳枝及根皮洗風腫

潔淨府澤瀉逐三焦停水去舊水養新水消腫脹滲濕熱〇水濕腫脹同白朮末服　鴨跖草和小豆煑食下水

蒼耳子大腹水腫燒灰同葶藶末服　蘇子消渴變水同蘿菔子服水從小便出　木通利大小便水腫除諸經濕熱

通脫木利小便除水腫　香薷散水腫利小便大葉者濃煎汁熬丸服治水甚捷肺金清而熱自降也〇暴水風水氣水加白朮末丸至小便利為効

燈心草除水腫癃閉　冬葵子利小便消水氣〇妊娠水腫同伏苓末服小便利則愈　蜀葵子利小便消水腫　葶藶利水道下膀胱水皮間邪水上出面目浮腫大降氣與辛酸同用以導腫氣〇通身腫滿為末棗肉丸服神驗〇或用雄雞頭擣丸〇陽水暴腫喘渴尿澀同防已末以綠頭鴨血和丸服之効

馬鞭草大腹水腫同鼠尾草煑汁熬稠丸服神効　馬蘭水腫尿澀同黑豆小麥酒水煎服

益母草服汁主浮腫下水　旋覆花除水腫大腹下氣　萱草根葉通身水腫曬研二錢入席下塵米飲服

蓼子下水氣面浮腫　海金沙脾胃腫滿腹脹如鼓喘不得卧同白朮甘草牽牛為末服　漢防已利大小便主水腫通行十二經去下焦濕腫泄膀胱火必用之藥〇皮水胕腫在皮膚中不惡風按之不沒指同黃芪桂枝伏苓甘草煎服

水蘋主暴熱下氣利小便　海藻下十二水腫利小便　海帶　昆布利水道去面腫　越

浮腫，同小豆，煮汁漬洗，并少飲之。**柳枝及根皮**。洗風腫。

【潔淨府】**澤瀉**、逐三焦停水，去舊水，養新水，消腫脹，滲濕熱。○水濕腫脹，同白术，末服。**鴨跖草**、和小豆煮食，下水。**蒼耳子**、大腹水腫，燒灰，同葶藶，末服。**蘇子**、消渴變水，同萊菔子服，水從小便出。**木通**、利大小便，水腫，除諸經濕熱。**通脱木**、利小便，除水腫。**香薷**、散水腫，利小便。大葉者濃煎汁熬，丸服，治水甚捷，肺金清而熱自降也。○暴水、風水、氣水，加白术，末丸，至小便利爲效。**燈心草**、除水腫癃閉。**冬葵子**、利小便，消水氣。○妊娠水腫，同伏苓，末服，小便利則愈。**蜀葵子**、利小便，消水腫。**葶藶**、利水道，下膀胱水，皮間邪水上出，面目浮腫，大降氣，與辛酸同用，以導腫氣。○通身腫滿，爲末，棗肉丸服，神驗。○或用雄雞頭擣丸。○陽水暴腫，喘渴尿澀，同防己，末，以緑頭鴨血和丸，服之效。**馬鞭草**、大腹水腫，同鼠尾草煮汁熬稠，丸服，神效。**馬蘭**、水腫尿澀，同黑豆、小麥，酒、水煎服。**益母草**、服汁，主浮腫，下水。**旋覆花**、除水腫大腹，下氣。**萱草根葉**、通身水腫，晒研，二錢，入席下塵，米飲服。**蓼子**、下水氣面浮腫。**海金沙**、脾胃腫滿，腹脹如鼓，喘不得卧，同白术、甘草、牽牛，爲末服。**漢防己**、利大小便，主水腫，通行十二經。去下焦濕腫，泄膀胱火，必用之藥。○皮水，胕腫在皮膚中，不惡風，按之不没指，同黄芪、桂枝、伏苓、甘草，煎服。**水蘋**、主暴熱，下氣，利小便。**海藻**、下十二水腫，利小便。**海帶**、**昆布**、利水道，去面腫。**越**

王鯀算去水腫浮氣天蓼主水氣茅根虛病後飲水多小便不利作腫同赤小豆煮食水隨小便下
蒲公英煮服消水腫薇利大小便下浮腫穀部薏苡仁水腫喘急以郁李仁絞汁煮粥食黑大
豆逐水去腫○桑柴灰煮食下水鼓○范汪方煮汁入酒再煮服水從小便出○肘後方煮乾爲末服赤小豆下水
腫利小便○桑灰汁煮食代飯冬瓜亦可○同葍蒜煮食○水蠱腹大有聲支黑者同白茅根煮食○足腫煮汁漬洗腐
婢下水氣綠豆煮食消腫下氣○十種水氣同附子逐日煮食菜部胡蒜同蛤粉丸服消水腫○同田螺車前
貼臍通小便胡葱浮腫同小豆消石煮食羅勒消水氣百合除浮腫臚脹冬瓜小腹水脹利小
便○釀赤小豆煨熟丸服○瓜瓤淡煮汁飲止水腫煩渴胡瓜水病肚脹肢浮以醋煮食須臾水下果部李核仁
下水氣除浮腫杏核仁浮腫喘急小便少炒研入粥食○頭面風腫同雞子黃塗帛上貼之七八次愈烏梅水氣
滿急同大棗煮汁入蜜蒸之桃白皮水腫同秫米釀酒飲椒目治十二種水氣脹滿行水滲濕○炒研酒服方
寸匕敗荷葉陽水浮腫燒研水服足腫同藁本煎洗木部木蘭皮主水腫柳葉下水氣欅皮
通身水腫煮汁日飲榆皮葉消水腫利小便○皮末同米煮粥食之柯樹皮大腹水病煮汁熬丸服病從小
便出桑白皮去肺中水氣水腫腹滿臚脹利水道也桑椹利水氣消腫○水腫脹滿以桑白皮煎水煮椹

王餘算、去水腫浮氣。天蓼、主水氣。茅根、虛病後，飲水多，小便不利作腫，同赤小豆煮食，水隨小便下。蒲公英、煮服，消水腫。薇、利大小便，下浮腫。【穀部】薏苡仁、水腫喘急，以郁李仁絞汁，煮粥食。黑大豆、逐水去腫。○桑柴灰煮食，下水鼓。○範汪方：煮汁，入酒再煮，服，水從小便出。○肘後方：煮乾，爲末服。赤小豆、下水腫，利小便。○桑灰汁煮食代飯，冬灰亦可。○同薑、蒜煮食。○水蠱，腹大有聲皮[一]黑者，同白茅根煮食。○足腫，煮汁漬洗。腐婢、下水氣。綠豆、煮食，消腫下氣。○十種水氣，同附子，逐日煮食。【菜部】胡蒜、同蛤粉，丸服，消水腫。○同田螺、車前，貼臍，通小便。胡葱、浮腫，同小豆、消石，煮食。羅勒、消水氣。百合、除浮腫臚脹。冬瓜、小腹水脹，利小便。○釀赤小豆，煨熟，丸服。○瓜瓤淡煮汁飲，止水腫煩渴。胡瓜、水病，肚脹肢浮，以醋煮食，須臾水下。【果部】李核仁、下水氣，除浮腫。杏核仁、浮腫喘急，小便少，炒研，入粥食。○頭面風腫，同雞子黃，塗帛上貼之，七八次愈。烏梅、水氣滿急，同大棗煮汁，入蜜嚥之。桃白皮、水腫，同秫米，釀酒飲。椒目、治十二種水氣脹滿，行水滲濕。○炒研，酒服方寸匕。敗荷葉、陽水浮腫，燒研，水服。足腫，同藁本煎洗。【木部】木蘭皮、主水腫。柳葉、下水氣。欅皮、通身水腫，煮汁日飲。榆皮葉、消水腫，利小便。○皮末，同米煮粥食之。柯樹皮、大腹水病，煮汁，熬丸服，病從小便出也。桑白皮、去肺中水氣，水腫腹滿臚脹，利水道也。桑椹、利水氣，消腫。○水腫脹滿，以桑白皮煎水煮椹，

[一] 皮：原作「支」。今據卷二十四赤小豆「附方」改。

同糯米釀酒飲 **桑葉** 煎飲代茶除水腫利大小腸 **桑枝** 同上 **桑柴灰** 淋汁煮小豆食下水脹、**楮實**
水氣蠱脹用潔淨府熬膏和茯苓白丁香丸服効 **楮葉** 通身水腫煎汁如餳日服○積年水氣面腫如水煎汁煮粥食
楮白皮 逐水腫氣滿利小便○煮汁釀酒治水腫入腹短氣欬嗽及婦人新產風入臟內腫脹短氣○風水腫浮同木
通猪苓桑白皮陳皮煎服○膀胱石水肢削小腹脹服根皮同桑白皮白朮同黑豆煎汁入酒服之効 **楮汁** 天行病後
臍下如水腫日服一盃小便利即消 **巵子** 熱水腫疾炒研飲服○婦人胎腫屬濕丸服有驗 **伏苓及皮** 主水
腫利水道○皮同椒目煎水日飲 **猪苓** 利水發汗主腫脹滿急消胎腫 **皂莢** 身面卒腫炙漬酒飲○或加黑錫
五加皮 風濕腫 **枳茹** 水脹暴風節 **滑石** 利水燥濕除熱 **白石英** 石水腹堅脹滿煮酒服 **凝**
水石 除胃中熱水腫小腹痺寫腎 **礬石** 却水○水腫同青礬白麪丸服 **青礬** 水腫黃病作丸服 蟲部 **螻**
蛄 利大小便治腫甚効○十種水病腹滿喘促五枚焙研湯服○肘後方每日炙食十枚○普濟方左右用同大戟芫花甘
遂服○同輕粉罨臍消水病 **青蛙** 消水腫同胡黃連末入猪肚內煮食○水蠱腹大有聲皮黑酥炙同螻蛄苦瓠末服
鱗介 **海蛤** 治十二種水氣浮腫利大小腸○水癊腫病同杏仁防己葶藶棗肉丸服○水腫發熱同木通猪苓澤瀉滑石
葵子桑皮煎服○石水肢瘦腹獨大者同防己葶藶伏苓桑皮橘皮郁李丸服○氣腫同昆布鼂莊海螵蛸荔枝殼煎飲服

同糯米釀酒飲。桑葉、煎飲代茶，除水腫，利大小腸。桑枝、同上。桑柴灰、淋汁，煮小豆食，下水脹。楮實、水氣蠱脹，用潔淨府。熬膏，和伏苓、白丁香，丸服，效。楮葉、通身水腫，煎汁如飴，日服。○積年水氣，面腫如水，煎汁，煮粥食。楮白皮、逐水腫氣滿，利小便。○煮汁釀酒，治水腫入腹，短氣欬嗽及婦人新産，風入臟內，腫脹短氣。○風水腫浮，同木通、猪苓、桑白皮、陳皮，煎服。○膀胱石水，肢削，小腹脹，取根皮，同桑白皮、白朮，同黑豆煎汁，入酒服之，效。楮汁、天行病後，臍下如水腫，日服一盃，小便利即消。巵子、熱水腫疾，炒研，飲服。○婦人胎腫，屬濕，丸服有驗。伏苓及皮、主水腫，利水道。○皮同椒目，煎水日飲。猪苓、利水發汗，主腫脹滿急，消胎腫。皂莢、身面卒腫，炙漬酒飲。○或加黑錫。五加皮、風濕腫。枳茹、水脹暴風。【石部】滑石、利水，燥濕，除熱。白石英、石水，腹堅脹滿，煮酒服。凝水石、除胃中熱，水腫，小腹痺，瀉腎。礬石、却水。○水腫，同青礬，白麪丸服。青礬、水腫黄病，作丸服。【蟲部】螻蛄、利大小便，治腫甚效。○十種水病，腹滿喘促，五枚焙研，湯服。○肘後方：每日炙食十枚。○普濟方：左右用，同大戟、芫花、甘遂服。○同輕粉，嗃鼻，消水病。青蛙、消水腫，同胡黄連末，入猪肚內煮食。○水蠱，腹大有聲，皮黑，酥炙，同螻蛄、苦瓠，末服。【介鱗】海蛤、治十二種水氣浮腫，利大小腸。○水瘕腫病，同杏仁、防己、葶藶，棗肉丸服。○水腫發熱，同木通、猪苓、澤瀉、滑石、葵子、桑皮，煎服。○石水肢瘦腹獨大者，同防己、葶藶、伏苓、桑皮、橘皮、郁李，丸服。○氣腫，同昆布、鳧茈、海螵蛸、荔枝殼，煎飲服。

蛤粉清熱利濕消浮腫利小便○氣虛浮腫同大蒜丸服 貝子下水氣浮腫 田蠃利大小便消手足浮腫下水氣○同大蒜車前貼臍水從小便出 鯉魚煮食下水氣利小便○用醋煮食○赤小豆煮食○釀白礬泥包煨研食粥隨上下用 白魚開胃下氣去水氣 鯽魚合小豆商陸煮食消水腫 鱸魚治水氣 鱧魚合小豆煮食下大水面目浮腫及妊娠水氣入冬瓜葱白上下腫水垂死 鮧魚療水腫利小便 黃顙魚合大蒜商陸煮食消水利小便○綠豆同煮亦可

禽獸

青頭鴨大腹水腫垂死煮汁服取汗亦作粥食 雄鴨頭治水腫利小便○搗和漢防己末丸服 鳧肉治熱毒水腫 鸕鷀利水消 雞子身面腫滿食之頻易 猪脂主水腫 猪腎包甘遂煨食下水 羊肺水腫尿短喘嗽同莨菪子醋蜜丸服 豪猪肚及屎水病熱風鼓脹燒研酒服 牛溺水腫腹脹利小便空腹飲之○喘促者入訶子皮末熬丸服當下水 水牛角鰓 人中白水氣脹滿煎令可丸每服五 秋石拌食代鹽

逐陳莝

草

三白草水腫服汁取吐 蒴藋根渾身水腫酒和汁服取吐利 蓖麻子仁水癥腫滿研水服取吐利 商陸主水腫脹滿通五臟水氣瀉十種水病利大小腸○切根同赤小豆粳米煮飯日食甚效○或同粟米煮粥食○或取汁和酒飲[illegible]水甚妙○或同羊肉煮食 大戟主十二水腹滿急痛發汗利大小便○水腫喘急及水

蛤粉、清熱利濕，消浮腫，利小便。○氣虛浮腫，同大蒜，丸服。貝子、下水氣浮腫。田蠃、利大小便，消手足浮腫，下水氣。○同大蒜、車前，貼臍，水從小便出。鯉魚、煮食，下水氣，利小便。○用醋煮食。○赤小豆煮食。○釀白礬，泥包煨，研，食粥〔一〕，隨上下用。白魚、開胃下氣，去水氣。鯽魚、合小豆、商陸，煮食，消水腫。鱸魚、治水氣。鱧魚、合小豆煮食，下大水面目浮腫及妊娠水氣。入冬瓜、葱白，主十種水垂死。鮧魚、療水腫，利小便。黄顙魚、合大蒜、商陸，煮食，消水，利小便。○緑豆同煮亦可。【禽獸】青頭鴨、大腹水腫垂死，煮汁服，取汗，亦作粥食。雄鴨頭、治水腫，利小便。○搗，和漢防己末，丸服。鸕鷀、利水道。雞子、身面腫滿，塗之頻易。猪脂、主水腫。猪腎、包甘遂煨食，下水。羊肺、水腫尿短，喘嗽，同葶藶子、醋，蜜丸服。豪猪肚及屎、水病，熱風鼓脹，燒研，酒服。牛溺、水腫腹脹，利小便，空腹飲之。○喘促者，入訶子皮末，熬，丸服，當下水。水牛角䚡、人中白、水氣腫滿，煎令可丸，每服一豆。秋石。拌食代鹽。

【逐陳莝】【草】三白草、水腫，服汁取吐。蒴藋根、渾身水腫，酒和汁服，取吐利。蓖麻子仁、水癥腫滿，研水服，取吐利。商陸、主水腫脹滿，疏五臟水氣，瀉十種水病，利大小腸。○切根，同赤小豆、粳米煮飯，日食甚效。○或同粟米煮粥食。○或取汁和酒飲，利水爲妙。○或同羊肉煮食。大戟、主十二水，腹滿痛，發汗，利大小便。○水腫喘急及水

〔一〕食粥：卷四十四鯉魚肉「附方」作「送粥」。

棗同乾薑末服○或同當歸橘皮煎服○或同木香末酒糊○或同木香牽牛末豬腎煨食○或為棗食正取利水為妙

澤漆主大腹水氣四肢面目浮腫○十種水氣取汁熬膏酒服

甘遂主面目浮腫下五水泄十二水疾瀉腎經及隧道水濕痰飲直達水氣所結之處乃泄水之聖藥○水腫腹滿同牽牛煎呷○膜外水氣同蕎麥麪作餅食取利○身面洪腫以末二錢入豬腎煨食取利○正水脹急大小便不利欲死半生半炒為末和麪作餅子煮食取利○小兒疳水同青橘皮末服○水蠱喘脹同大戟煎呷不過十服○妊娠腫滿白朮丸服

續隨子治肺中水氣日服十粒下水最速不可多服○一兩去油分作七服治七人用酒下○陽水腫脹同大黃丸服

芫花主五水在五臟皮膚及飲癖○水蠱脹滿同枳殼醋煮丸服

蕘花主十二水腸中留澼

莨菪子

狼毒破水癖

防葵腫滿洪大為末酒服

牽牛利大小便除虛腫水病氣分濕熱○陰水陽水俱同大黃末鍋焦飯丸服○諸水飲病同茴香末服○水腫氣促坐臥不得用二兩炒取末烏牛尿浸一夜入葱白一握平旦煎分二服水從小便出○小兒腫病二便不利白黑牽牛等分水丸服○水蠱脹滿同大麥麪作餅炙食降氣

馬兜鈴去肺中濕氣水腫腹大喘急煎湯服

羊桃根去五臟五水大腹利小便可作浴湯○水氣鼓大小便濇同桑白皮木通大戟煎汁熬稠服取利

紫藤煎汁熬服下水瘧病

大豆黃卷除胃中熱消水病脹滿○同大黃醋炒為末服

蕎麥水腫喘急同大戟末作餅食取利

米醋散水氣

葱白

蠱，同乾薑，末服。○或同當歸、橘皮，煎服。○或同木香，末，酒服。○或同木香、牽牛，末，猪腎煨食。○或煮棗食。並取利水，爲神效。

澤漆、去大腹水氣，四肢面目浮腫。○十種〔一〕水氣，取汁熬膏，酒服。**甘遂**、主面目浮腫，下五水，泄十二水疾，瀉腎經及隧道水濕痰飲，直達水氣所結之處，乃泄水之聖藥。○水腫腹滿，同牽牛，煎呷。○膜外水氣，同蕎麥麪作餅食，取利。○身面浮腫，以末二錢，入猪腎煨食，取利。○正水脹急，大小便不利欲死，半生半炒，爲末，和麪作棋子煮食，取利。○小兒疳水，同青橘皮，末服。○水蠱喘脹，同大戟，煎呷，不過十服。○妊娠腫滿，白蜜丸服。**續隨子**、治肺中水氣，日服十粒，卜水最速，不可多服。○一兩去油，分作七服，治七人，用酒下。○陽水腫脹，同大黄，丸服。**芫花**、主五水在五臟、皮膚及飲澼。○水蠱脹滿，同枳殼，醋煮丸服。**蕘花**、主十二水，腸中留澼。**葶藶子**、**狼毒**、破水澼。**防葵**、腫滿洪大，爲末酒服。**牽牛**、利大小便，除虚腫水病，氣分濕熱。○陰水陽水，俱同大黄，末，鍋焦飯丸服。○諸水飲病，同茴香，末服。○水腫氣促，坐卧不得，用二兩炒，取末，烏牛尿浸一夜，入葱白一握，平旦煎，分二服，水從小便出。○小兒腫病，二便不利，白、黑牽牛等分，水丸服。○水蠱脹滿，同大麥麪作餅燒食，降氣。**馬兜鈴**、去肺中濕氣，水腫腹大喘急，煎湯服。**羊桃根**、去五臟五水，大腹，利小便，可作浴湯。○水氣鼓，大小便澀，同桑白皮、木通、大戟，煎汁熬稠服，取利。**紫藤**、煎汁熬服，下水癊病。**大豆黄卷**、除胃中熱，消水病脹滿。○同大黄醋炒，爲末服。**蕎麥**、水腫喘急，同大戟，末，作餅食，取利。**米醋**、散水氣。**葱白**、

〔一〕種：原作「腫」。今據證類卷十澤漆改。

水臌病煑汁服當下水○病已用者鷓鴣生之取氣下水自下。**老絲瓜**巴豆炒過入陳倉米同炒取米去豆丸服。**巴豆**十種水病○水蠱大腹有聲同杏仁丸服○煑汁洗身腫。**郁李仁**大腹水腫面目皆浮酒服七七粒能瀉結氣利小便○腫滿氣急和麪作餅食大便通則愈。**烏桕木**暴水癥結利大小便○水氣虛腫小便少同木通檳榔末服。**鼠李**下水腫脹。**接骨木根**下水腫。**楤木**煑服下水。**鍼砂**消積平肝○水腫尿短同猪苓地龍

葱涎貼臍。**輕粉**　**粉霜**消積下水。**銀朱**治水病大便利者同硫黃丸服。**調脾胃**草部**白朮**逐皮間風水結腫脾胃濕熱○四肢腫滿每用半兩同棗煎服。**蒼朮**除濕發汗消痰飲治水腫脹滿。**黃連**濕熱水病蜜丸每服四五丸日三服。**黃芪**風腫自汗。**香附子**利三焦解六鬱消浮腫○酒腫虛脹醋煑丸服○氣虛浮腫童尿浸焙丸服。**藿香**風水毒腫。**砂仁**遍身腫滿陰腫同土狗一個等分研和老酒服。**葳蕤**小兒癇後氣血尚虛熱在皮膚身面俱腫同葵子龍膽伏苓前胡煎服。**使君子**小兒虛腫上下皆浮蜜炙末服。**附子**脾虛濕腫同小豆煑焙丸服○男女腫因積得積去腫再作喘滿小便不利醫者到此多束手蓋中下二焦氣不升降用生附子一個入生薑十片用水入沈香汁冷服須數十枚乃效。**烏頭**陰水腫滿同桑白皮煑汁熬膏服。**薑皮**消浮腫腹脹。**蘿蔔**酒腫及脾虛足腫同皂莢煑熟去皂炒入蒸餅搗丸服。**楮皮**産後虛浮四肢腫爲

水癥病，煮汁服，當下水。○病已困者，爛搗坐之，取氣水自下。老絲瓜、巴豆炒過，入陳倉米同炒，取米去豆，丸服。巴豆、十種水病。○水蠱，大腹有聲，同杏仁，丸服。○煮汁，拭身腫。郁李仁、大腹水腫，面目皆浮，酒服七七粒，能瀉結氣，利小便。○腫滿氣急，和麪作餅食，大便通即愈。烏桕木、暴水癥結，利大小便。○水氣虚腫，小便少，同木通、檳榔，末服。鼠李、下水腫腹脹。接骨木根、下水腫。楤木、煮服，下水。針砂、消積平肝。○水腫尿短，同猪苓、地龍、葱涎，貼臍。輕粉、粉霜、消積，下水。銀朱。正水病大便利者，同硫黄，丸服。

【調脾胃】【草部】白朮、逐皮間風水結腫，脾胃濕熱。○四肢腫滿，每用半兩，同棗煎服。蒼朮、除濕發汗，消痰飲，治水腫脹滿。黄連、濕熱水病，蜜丸，每服四五丸，日三服。黄芪、風腫自汗。香附子、利三焦，解六鬱，消胕腫。○酒腫、虚腫，醋煮，丸服。○氣虚浮腫，童尿浸焙，丸服。藿香、風水毒腫。砂仁、遍身腫滿，陰腫，同土狗一個，等分研，和老酒服。葳蕤、小兒癎後，氣血尚虚，熱在皮膚，身面俱腫，同葵子、龍膽、伏苓、前胡，煎服。使君子、小兒虚腫，上下皆浮，蜜炙，末服。附子、脾虚濕腫，同小豆煮焙，丸服。○男女腫因積得，積去腫再作，喘滿，小便不利，醫者到此多束手，蓋中下二焦氣不升降，用生附子一個，入生薑十片，煎[一]水，入沈香汁，冷服，須數十枚乃效。烏頭、陰水腫滿，同桑白皮煮汁，熬膏服。【菜果】薑皮、消浮腫腹脹。蘿蔔、酒腫及脾虚足腫，同皂莢煮熟，去皂莢，入蒸餅，搗丸服。柑皮、産後虚浮，四肢腫，爲

〔一〕煎：原作「用」。今據卷十七附子「附方」改。

末消服

檳榔 逐水消脹　椰子漿 消水　沙棠果 食之卻水病　吳茱萸 氣導藥合昏行水

下水腫同水飲飯汁粉服飲　白雄雞　黄雌雞 並同小豆煮食消腫　猪肝 肝脹浮腫同葱豉蒜醋炙

食。○脊肉亦可　狗肉 氣水鼓脹尿以蒸食　羊肉 身面浮腫同商陸煮粥食　水牛肉 消水除濕，頭尾皆宜　牛

溺 熱飲水氣　猫肉 水脹垂死，作羹下水大效　獺肉 水脹熱毒，煮汁服　鼠肉 水鼓石鼓身腫，腹脹煮粥食

血腫 草部 紅藍花 擣汁服，不過三服　劉寄奴 下氣治水脹　澤蘭 產後血虚浮腫，同防己末醋湯

服　紫草 脹滿，通水道

黄疸 有五，皆屬熱濕。有瘀熱、脾虚、食積、瘀血、陰黄。

濕熱 草部 因蔯 治通身黄疸，小便不利。○陽黄同大黄用，陰黄同附子用。○濕熱黄疸，五苓散加之；酒疸，同栀子、田

螺擂爛酒服。○稱黄如金，同白鮮皮煎服。○同生薑擦諸黄黄。　白鮮皮 主黄疸、熱黄、急黄、穀黄、勞黄、酒黄。　秦艽

牛乳煎服，利大小便，療酒黄、黄疸，解酒毒，治胃熱。○以一兩酒浸飲汁，治五疸。　大黄 治濕熱黄疸。○傷寒瘀熱發黄者，浸

水煎服，取利。　栝樓根 除腸胃痼熱，八疸身面黄。○黑疸危疾，擣汁服。小兒加蜜。○酒疸黄疸，青栝樓焙研煎服，取利。

○特疾發黄，黄栝樓絞汁，入芒消服。　胡黄連 小兒黄疸，同黄連末入瓜內，蒸裹煨熱，擣丸服。茵　黄連 諸熱黄疸

末，酒服。**檳榔**、逐水消脹。**椰子漿**、消水。**沙棠果**、食之却水病。**吴茱萸**、燥脾行水。**蘇合香**、下水腫，同水銀、白粉服。【禽獸】**白雄雞**、**黄雌雞**、並同小豆煮食，消腫。**猪肝**、肝虚浮腫，同葱、豉、蒜、醋，炙食。○脊肉亦可。**狗肉**、氣水鼓脹，尿少，蒸食。**羊肉**、身面浮腫，同商〔一〕陸，煮臛食。**水牛肉**、消水除濕，頭尾皆宜。**牛膍**、熱氣、水氣。**猯肉**、水脹垂死，作羹，下水大效。**獺肉**、水脹熱毒，煮汁服。**鼠肉**。水鼓、石水〔二〕，身腫腹脹，煮粥食。

【血腫】【草部】**紅藍花**、搗汁服，不過三服。**劉寄奴**、下氣，治水脹。**澤蘭**、産後血虚浮腫，同防己，末，醋湯服。**紫草**。脹滿，通水道。

黄疸有五，皆屬熱濕。有瘀熱、脾虚、食積、瘀血、陰黄。

【濕熱】【草部】**因蔯**、治通身黄疸，小便不利。○陽黄，同大黄用。陰黄，同附子用。○濕熱黄疸，五苓散加之。酒疸，同巵子、田螺擂爛，酒服。○癎黄如金，同白鮮皮，煎服。○同生薑，擦諸黄病。**白鮮皮**、主黄疸，熱黄、急黄、穀黄、勞黄、酒黄。**秦艽**、牛乳煎服，利大小便，療酒黄黄疸，解酒毒，治胃熱。○以一兩酒浸飲汁，治五疸。**大黄**、治濕熱黄疸。○傷寒瘀熱發黄者，浸水煎服，取利。**栝樓根**、除腸胃痼熱，八疸，身面黄。○黑疸危疾，擣汁服，小兒加蜜。○酒疸黄疸，青栝樓焙研，煎服取利。○時疾發黄，黄栝樓絞汁，入芒消服。**胡黄連**、小兒黄疸，同黄連，末，入黄瓜内，麪裹煨熟，擣丸服。**黄連**、諸熱黄疸。

〔一〕商：原作「當」。今據卷五十羊羊肉「附方」改。

〔二〕水：原作「鼓」。今據卷五十一鼠鼠肉「附方」改。

柴胡濕熱黃疸，同甘草、茅根水煎服。苦參主黃疸，除濕熱。貝母主時行黃疸。山慈姑同蒼耳擂酒服，

治黃疸。茅根利小便，解酒毒，治黃疸。○五種疸宜用汁合猪肉作羹食。葛根酒疸煎湯服。紫草火黃身有

赤點，午前即熱，同吳藍、黃連、木香煎服。惡實治急黃身熱發狂，同黃芩煎服。蒼耳葉挼安舌下出涎，去目黃。

麥門冬身重目黃。龍膽除胃中伏熱，時疾熱黃，去目中黃，一退肝經邪熱。○穀疸因食得，勞疸因勞得，用一兩同苦

參末二兩，牛膽汁丸服，亦効。馬蘭解酒疸。荊芥除濕疸。麗春草療時患變成瘴黃疸，采花末服，根搗

汁服取利。大青主熱病發黃。麻黃傷寒發黃表熱，煎酒服取汗。燈心根四兩，酒水各半煎服。萱草

根治酒疸，擣汁服。苦瓠治熱結發黃目黃大小便，瓤擣汁服多効，除濕熱。漆草主黃疸，杵汁和酒服。鬼臼

黑疸不妨食者，擣汁服。翹根治傷寒瘀熱發黃。扁蓄治黃疸，利小便，擣汁頓服一斤，多年者日再服。紫花

地丁黃疸內熱，酒服末三錢。大戟泄天行黃病。藜蘆黃疸腫疾，為末水服取吐。芫花酒疸尿黃，同椒

目燒末，水服。木鼈子酒疸脾黃，磨醋服一二錢，取利。土瓜根利大小便，治酒黃病。○黃疸變黑，及小兒發黃，

取汁服，病從小便出。百條根同糯米飯搗罨臍上，黃腫自小便出。雞子根主諸熱急黃，天行黃疸。山豆

根[illegible]急黃[illegible]二錢。茜根主黃疸。木通主脾疸，常欲眠，心煩熱小便。白英主寒熱八疸，煮汁飲。

柴胡、濕熱黄疸，同甘草、茅根，水煎服。苦參、主黄疸，除濕熱。貝母、主時行黄疸。山慈姑、同蒼耳，擂酒服，治黄疸。茅根、利小便，解酒毒，治黄疸。○五種疸疾，用汁合猪肉作羹食。葛根、酒疸，煎湯服。紫草、火黄，身有赤點，午前即熱，同吴藍、黄連、木香煎服。惡實、治急黄，身熱發狂，同黄芩，煎服。蒼耳葉、挼，安舌下，出涎，去目黄。麥門冬、身重目黄。龍膽、除胃中伏熱，時疾熱黄，去目中黄，退肝經邪熱。○穀疸因食得，勞疸因勞得，用一兩，同苦參末二兩，牛膽汁丸服，亦效。馬蘭、解酒疸。荆芥、除濕疸。麗春草、療時患變成癊黄疸，采花末服，根杵汁服，取利。大青、主熱病發黄。麻黄、傷寒發黄表熱，煎酒服，取汗。燈心根、四兩，酒水各半，煎服。萱草根、治酒疸，擣汁服。苦耽、治熱結發黄，目黄，大小便澀，搗汁服，多效，除濕熱。漆草、主黄疸，杵汁，和酒服。鬼臼、黑疸不妨食者，擣汁服。翹根、治傷寒瘀熱發黄。萹蓄、治黄疸，利小便，擣汁頓服一斤。多年者，日再服。紫花地丁、黄疸内熱，酒服末三錢。大戟、泄天行黄病。藜蘆、黄疸腫疾，爲末，水服取吐。芫花、酒疸尿黄，同椒目，燒末，水服。木鼈子、酒疸脾黄，磨醋服一二盞，取利。土瓜根、利大小便，治酒黄病。○黄疸變黑及小兒發黄，取汁服，病從小便出。百條根、同糯米飯搗，罨臍上，黄腫自小便出。雞子根、主諸熱急黄，天行黄疸。山豆根、治五般急黄，水服末二錢。茜根、主黄疸。木通、主脾疸，常欲眠，心煩，利小便。白英、主寒熱八疸，煮汁飲。

瀉利小便菰筍除目黃利大小便解酒毒菰汁治熱疸地錦主脾勞黃疸同烏韭皂礬諸藥丸服

疸衣主疸（穀部）胡麻殺五黃下三焦熱毒氣○傷寒發黃烏麻油和水攪雞子白服之麥苗消酒毒酒

疸目黃搗汁日飲穀類主黃病為末酒服薏苡根主黃疸如金搗汁和酒服麗春花治黃疸麻油服

（菜部）蔓菁子利小便煮汁服○黃疸如金生研水服○急黃便結生搗水絞汁服當鼻中出水及下諸物則愈萵

苣子腎黃如金水煎服翹搖杵汁服主五種黃疾芹米煮飲苦瓠嗃鼻去黃水（果部）桃根黃疸

如金煎水日服瓜蔕嗃鼻取黃水或搐牙追涎烏芋消疸鹽麩子解酒毒黃疸○根白皮搗水淋浸一夜溫

服一二升治酒疸（木部）巵子解五種黃病黃蘗胃中結熱黃疸黃櫨解酒疸目黃水煮服柳華黃疸

而黑榔根皮黃疸初起水煎服樺皮諸疸煮服柞木皮黃疸燒末水服木蘭皮酒疸利小便同

黃芪末服（石部）滑石化食毒除熱黃疸方解石熱結黃疸朴消清熱黃疸（介部）鼈濕熱黃疸燒研丸服

田螺利入小便去目黃○生擣酒服治酒疸（獸部）猪脂五疸日服取利牛脂走精黃面目俱黃舌紫面裂同

豉煎熱綿裹烙舌上牛乳老人黃疸七煮粥食膽穀疸食黃和苦參龍膽丸服牛屎黃疸絞汁服○或為

末丸服豪豬屎燒服治疸（人部）髮髲傷寒發黃燒研水服○女勞黃疸發熱惡寒小腹滿用一劑猪膏煎化服

澤瀉、利小便。菰筍、除目黄，利大小便，解酒毒。蓴、治熱疸。地錦、主脾勞黄疸，同皂礬諸藥，丸服。烏韭、垣衣、主疸。【穀部】胡麻、殺五黄，下三焦熱毒氣。○傷寒發黄，烏麻油和水，攪雞子白服之。麥苗、消酒毒，酒疸目黄，擣汁日飲。穀穎、主黄病，爲末酒服。薏苡根、主黄疸如金，擣汁和酒服。麗春花、治黄病，麻油服三錢。蔓菁子、利小便，煮汁服。○黄疸如金，生研，水服。○急黄〔一〕便結，生擣，水絞汁服，當鼻中出水及下諸物則愈。萵苣子、腎黄如金，水煎服。翹摇、杵汁服，主五種黄疾。芹菜、煮飲。苦瓠、嗃鼻，去黄水。【果部】桃根、黄疸如金，煎水日服。瓜蒂、嗃鼻取黄水，或揩牙追涎。烏芋、消疸。鹽麩子、解酒毒黄疸。○根白皮擣，米〔二〕泔浸一夜，温服一二升，治酒疸。【木部】巵子、解五種黄病。黄蘗、胃中結熱黄疸。黄櫨、解酒疸目黄，水煮服。柳華、黄疸面〔三〕黑。柳根皮、黄疸初起，水煎服。樺皮、諸疸煮服。柞木皮、黄疸，燒末水服。木蘭皮、酒疸，利小便，同黄芪，末服。【石部】滑石、化食毒，除熱黄疸。方解石、熱結黄疸。朴消、積熱黄疸。【介部】蟹、濕熱黄疸，燒研，丸服。田蠃、利大小便，去目黄。○生擂，酒服，治酒疸。【獸部】猪脂、五疸，日服取利。牛脂、走精黄，面目俱黄，舌紫面裂，同豉煎熱，綿裹烙舌上。牛乳、老人黄疸，煮粥食。牛膽、穀疸食黄，和苦參、龍膽，丸服。牛屎、黄疸，絞汁服。○或爲末，丸服。豪猪屎、燒服，治疸。【人部】髮髲、傷寒發黄，燒研，水服。○女勞黄疸，發熱惡寒，小腹滿，用一團，猪膏煎化服，

〔一〕黄：原作「急」。今據卷二十六蕪菁子「附方」改。
〔二〕米：原作「水」。今據卷三十二鹽麩子根白皮「主治」改。
〔三〕面：原作「而」。今據卷三十五柳柳华「主治」改。

病從小便出女人月經衣女勞黃疸燒灰酒服
脾胃〔草部〕黃芪酒疸心下懊痛脛腫發斑由大醉當風入水所致同木蘭皮末酒服白朮主疸除濕熱消食利
小便〇瀉血萎黃積年者土炒和熟地黃丸服蒼朮亦可遠志面目黃當歸白黃色枯舌縮同白朮煎服〔菜果〕
老茄婦人血黃竹刀切陰乾為末每服二錢酒下椒紅治疸〔服石〕婦人內衣房勞黃病塊起若瘕十死
一生燒灰酒服白石英五色石脂〔禽部〕黃雌雞時行黃疾煑食飲汁雞子三十六黃用一
枚連殼燒研醋一含溫服鼻中蟲出為效甚者不過三次神効〇時行發黃以酒醋浸雞子一夜吞白數枚
〔食積〕〔穀部〕神麴　麥櫱　黃蒸食黃黃汗每夜水浸平旦絞汁溫服米醋黃疸黃汗〔菜木〕絲
瓜食黃連子燒研隨所傷物煎湯服二錢皂莢食氣黃腫醋炙同巴豆丸服〔金石〕鍼砂消積平肝治黃〇脫
勞黃病醋炒七次同乾漆香附平胃散丸服〇濕熱黃疸同百草霜粳米丸服礬石黃疸水腫同青礬白麪丸服〇女勞
黃疸變成黑疸腹脹如水同消石丸服〇婦人黃疸因經水時房勞所致同橘皮化蠟丸服綠礬消積燥濕化痰除脹
〇脾病黃腫同百草霜當歸丸服〇同百草霜五倍子木香丸服〇同平胃散丸服〇酒黃同平胃散順氣散丸服〇食勞黃
棗肉丸服〇血諸黃疸同百草霜[illegible]同[illegible]肉丸服百草霜消積帶治黃疸〔禽部〕白丁香急黃

病從小便出。**女人月經衣**。女勞黄疸，燒灰酒服。

【脾胃】【草部】**黄芪**、酒疸，心下懊痛，脛腫發斑，由大醉當風入水所致，同木蘭皮，末，酒服。**白术**、主疸，除濕熱，消食，利小便。〇瀉血萎黄積年者，土炒，和熟地黄，丸服。蒼术亦可。**遠志**、面目黄。**當歸**、白黄色枯，舌縮，同白术，煎服。【菜果】**老茄**、婦人血黄，竹刀切，陰乾爲末，每服二錢，酒下。**椒紅**、治疸。【服、石】**婦人内衣**、房勞黄病，塊起若瘕，十死一生，燒灰酒服。**白石英**、**五色石脂**、【禽部】**黄雌雞**、時行黄疾，煮食飲汁。**雞子**。三十六黄，用一箇連殼燒研，醋一合，温服。鼻中蟲出爲效，甚者不過三次，神效。〇時行發黄，以酒、醋浸雞子一夜，吞白數枚。

【食積】【穀部】**神麴**、**麥蘖**、**黄蒸**、食黄、黄汗，每夜水浸，平旦絞汁，温服。**米醋**、黄疸、黄汗。【菜木】**絲瓜**、食黄，連子燒研，隨所傷物煎湯，服二錢。**皂莢**、食氣黄腫，醋炙，同巴豆，丸服。【金石】**鍼砂**、消積，平肝，治黄。〇脾勞黄病，醋炒七次，同乾漆、香附、平胃散，丸服。〇濕熱黄疸，同百草霜、粳米，丸服。**礬石**、黄疸水腫，同青礬，白麪丸服。〇女勞黄疸，變成黑疸，腹脹如水，同消石，丸服。〇婦人黄疸，因經水時房勞所致，同橘皮，化蠟丸服。**緑礬**、消積燥濕，化痰除脹。〇脾病黄腫，同百草霜、當歸，丸服。〇同百草霜、五倍子、木香，丸服。〇同平胃散，丸服。〇酒黄，同平胃散、順氣散，丸服。〇食勞黄，棗肉丸服。〇血證黄腫，同百草霜，炒麪丸服。或同小麥、棗肉，丸服。**百草霜**、消積滯，治黄疸。【禽部】**白丁香**、急黄

欲死，湯服立甦。五靈脂酒漬黃蠟，麝香光照。八

脚氣有風濕○寒濕○濕熱○食積

風寒濕氣草部牛蒡脚氣風毒，浸酒飲。忍冬脚氣筋骨引痛，熱酒服末。木鱉子麩炒去油，同桂末熱酒服，取汗。高良薑脚氣人晚食不消，欲作吐者，煎服即消。蘇子風濕脚氣，同高良薑、橘皮丸服。丹參風痺足軟，漬酒飲。胡蘆巴寒濕脚氣，酒浸，同破故紙末，入木瓜蒸熟，丸服。麻黃　羌活　細辛　蒼术　白术　天麻　牡蒙　夏枯草　附子　側子　艾葉　秦艽　白蒿　菴藺　薇銜　馬先蒿　水蘇　紫蘇

漏蘆　飛廉　青葙　蒼耳　茵蕷　馬藺子　茜根　菊花

旋覆　昌蒲　水萍　萆薢　青藤酒　石南藤酒　菝葜酒浸服

土伏苓穀菜蕓薹並主風寒濕痺脚氣。豉患脚人常漬酒煑飲，以滓傳之。薏苡仁乾濕脚氣，煑粥食，大驗。懷香乾濕脚氣，為末酒服。葱白果部杏仁　秦椒　蜀椒　蔓椒　大腹皮並主風寒濕脚氣。檳榔風濕脚氣衝心，不識人，為末，童尿服。○沙牛尿亦可。○老人弱人脚氣脹滿，以豉汁服。

欲死，湯服立甦。五靈脂。酒積黃腫〔一〕，入麝香，丸服。

脚氣有風濕。○寒濕。○濕熱。○食積。

【風寒濕氣】【草部】牛蒡、脚氣風毒，浸酒飲。忍冬、脚氣，筋骨引痛，熱酒服末。木鱉子、麩炒去油，同桂，末，熱酒服，取汗。高凉薑、脚氣人晚食不消，欲作吐者，煎服即消。蘇子、風濕脚氣，同高凉薑、橘皮，丸服。丹參、風痺足軟，漬酒飲。胡盧巴、寒濕脚氣，酒浸，同破故紙，末，入木瓜蒸熟，丸服。麻黄、羌活、細辛、蒼朮、白朮、天麻、牡蒙、夏枯草、附子、側子、艾葉、秦艽、白蒿、菴藺、薇銜、馬先蒿、水蘇、紫蘇、漏蘆、飛廉、青葙、蒼耳、茵蕷、馬蘭子、茜根、菊花、旋覆、昌蒲、水萍、萆薢、青藤、酒。石南藤、酒。菝葜、酒浸服。土伏苓、【穀菜】蕓薹、並主風寒濕痺脚氣。豉、患脚人常漬酒飲，以滓傅之。薏苡仁、乾濕脚氣，煮粥食，大驗。蘹香、乾濕脚氣，爲末，酒服。葱白、【果木】杏仁、秦椒、蜀椒、蔓椒、大腹皮、並主風寒濕脚氣。檳榔、風濕脚氣衝心，不識人，爲末，童尿服。○沙牛尿亦可。○老人弱人脚氣脹滿，以豉汁服。

〔一〕腫：原作「腥」。今據卷四十八寒號蟲「附方」改。

吴茱萸寒溼脚氣，利大腸壅氣。○衝心，同生薑擂汁服。烏藥脚氣掣痛，浸酒服。五加皮風溼脚痛五緩，
煑酒飲，或酒制作丸服。枎栘 白楊皮毒風脚氣緩，腫浸酒飲。松節風虛脚痺痛，釀酒飲。松葉
十二風痺脚氣，釀酒，丞一劑便能行遠。綿芽作蔬，去風毒脚氣。乳香同血竭、木瓜丸服，十丈新脚氣。蘇合
香 厚朴 皂莢子 宫桂 欒荆 乾漆 石南葉 海桐
皮〈金石〉石亭脂同川烏、無名異、葱汁丸服。礜石浸酒。硫黃牛乳煎。慈石 玄精石
白石英〈蟲鱗〉晚蠶沙浸酒。青魚 鱧魚 鰻鱺 秦龜甲〈禽獸〉烏雌雞
牛酥 羊脂 麋脂 熊肉並主風溼脚氣。豬肚燒研酒服。羊乳 牛乳
調硫黃末服取汗。牛皮膠炒研酒服，寒溼脚氣痛立止。

濕熱流注〈草部〉木通 防已 澤瀉 香薷 荆芥 豨薟 龍
膽草 車前子 海金沙 海藻 大黃 商陸合小豆、綠豆煮飯食。甘
遂瀉腎臟風濕下注，脚氣腫痛。生研，同木鱉子入豬腎煨食，取利。牽牛風毒脚氣腸秘，蜜丸日服，亦生研之。威靈
仙脚氣入腹，脹悶喘急，為末酒服二錢，或為丸服。痛減藥亦減。蕕草溼痺脚氣腫水，同小豆煮食。三白草

吴茱萸、寒濕脚氣，利大腸壅氣。○衝心，同生薑，擂汁服。烏藥、脚氣掣痛，浸酒服。五加皮、風濕脚痛五緩，煮酒飲，或酒制，作丸服。枎栘、白楊皮、毒風脚氣緩弱，浸酒飲。松節、風虚脚痺痛，釀酒飲。松葉、十二風痺脚氣，釀酒，盡一劑，便能行遠。櫋芽、作蔬，去風毒脚氣。乳香、同血竭、木瓜，丸服，主久新脚氣。蘇合香、厚朴、皂莢子、官桂、欒荆、乾漆、石南葉、海桐皮、【金石】石亭脂、同川烏、無名異，葱汁丸服。礜石、浸酒。硫黄、牛乳煎。慈石、玄精石、白石英、【蟲鱗】晚蠶沙、浸酒。青魚、鱧魚、鰻鱺、秦龜甲、【禽獸】烏雄雞、牛酥、羊脂、麋脂、熊肉、並主風濕脚氣。猪肚、燒研，酒服。羊乳、牛乳、調硫黄末服，取汗。牛皮膠。炒研，酒服，寒濕脚氣痛立止。

【濕熱流注】【草部】木通、防己、澤瀉、香薷、荆芥、稀莶、龍常草、車前子、海金沙、海藻、大黄、商陸、合小豆、緑豆，煮飯食。甘遂、瀉腎臟風濕下注〔一〕，脚氣腫痛生瘡，同木鱉子，入猪腎煨食，取利。牽牛、風毒脚氣腸秘，蜜丸日服，亦生呑之。威靈仙、脚氣入腹，脹悶喘急，爲末，酒服二錢，或爲丸服，痛減藥亦減。豨草、濕痺脚氣尿少，同小豆煮食。三白草、

〔一〕注：原作「溼」。今據卷一七甘遂「附方」改。

熱氣風毒浸酒服　巴戟天飲酒人脚氣，炒過，同大黃炒，研，蜜丸服　香附子〔穀菜〕　胡麻腰脚痛痹，炒末

口脈至一冬不瘥　大麻仁脚氣腹痹，浸酒服。○腫渴，研汁煮小豆食　赤小豆同鯉魚煮食，除濕熱脚氣　黑

大豆煮汁飲，主風毒脚氣衝心，煩悶不識人　馬齒莧脚氣浮腫，尿澀，煮食　百合　竹筍風熱脚氣

紫菜〔果木〕　木瓜濕痹脚氣衝心，煎服，枝葉皆良　橘皮脚氣衝心，同杏仁丸服　桃仁脚氣腰痛，為末酒服

一夜脚消　枇杷葉脚氣惡心　楊梅核仁濕熱脚氣　枳殼同甘草末服，疎導脚氣　桑葉及枝

脚氣水氣，濃煎汁服，利大小腸　郁李仁脚氣腫喘，大小便不利，同薏苡煮粥食　紫荊皮煎酒服　伏神

木脚氣痹痛，為末酒服　赤伏苓　猪苓〔石部〕　滑石〔介部〕　淡菜　蜆肉〔獸部〕　猪肝腎

肚作生食，治老人脚氣　烏特牛尿熱飲，利小便，主風毒脚氣腫滿，甚妙

洗渫　水蓼　水葒　毛蓼　甘松　水英　陸英　曼陀羅花

螺厴草　大戟　猫兒眼睛草　苦參　落雁木　黍穰同椒

目　生葱　萊菔根　荷心同藁本　蘇木同忍冬　杉材　楠材　樟材

釣樟　扶移並煎水熏洗　白礬湯　鼈肉同蒼朮、蒼耳、尋風藤煮汁洗

脚氣風毒，擂酒服。巴戟天、飲酒人脚氣，炒過，同大黄炒研，蜜丸服。香附子、【穀菜】胡麻、腰脚痛痺，炒末，日服。至一年，永瘥。大麻仁、脚氣腹痺，浸酒服。○腫渴，研汁，煮小豆食。赤小豆、同鯉魚煮食，除濕熱脚氣。黑大豆、煮汁飲，主風毒脚氣衝〔一〕心，煩悶不識人。馬齒莧、脚氣浮腫，尿澀，煮食。百合、竹笋、風熱脚氣。紫菜、【果木】木瓜、濕痺，脚氣衝〔二〕心，煎服。枝、葉皆良。橘皮、脚氣衝〔三〕心，同杏仁，丸服。桃仁、脚氣腰痛，爲末，酒服，一夜即消。枇杷葉、脚氣惡心。楊梅核仁、濕熱脚氣。枳殼、同甘草，末服，疏導脚氣。桑葉及枝、脚氣、水氣，濃煎汁服，利大小腸。郁李仁、脚氣腫喘，大小便不利，同薏苡，煮粥食。紫荆皮、煎酒服。伏神木、脚氣痺痛，爲末酒服。赤伏苓、猪苓、【石部】滑石、【介部】淡菜、蜆肉、【獸部】猪肝、腎、肚、作生食，治老人脚氣。烏特牛尿。熱飲，利小便，主風毒脚氣腫滿，甚妙。

【洗渫】水蓼、水葒、毛蓼、甘松、水英、陸英、曼陀羅花、螺靨草、大戟、猫兒眼睛草、苦參、落雁木、黍穰、同椒目。生葱、萊菔根、荷心、同藁本。蘇木、同忍冬。杉材、楠材、樟材、釣樟、柣栘、並煎水熏洗。白礬湯、鼈肉。同蒼术、蒼耳、尋風藤，煮汁洗。

〔一〕衝：原作「衡」。今據卷二十四大豆黑大豆「附方」改。
〔二〕衝：原作「衡」。今據卷三十木瓜實「主治」改。
〔三〕衝：原作「衡」。今據卷三十橘黄橘皮「附方」改。

敷貼附子薑汁調 天雄 草烏頭薑汁調或加大黃木鼈子末 白芥子同白芷末 皂莢同小豆末 蓖麻仁同蘇合香丸貼足心痛即止 烏桕皮脚氣生瘡有蟲末傅追涎 人中白脚氣成漏孔煅水滴之 羊角燒研酒調傅之取汗永不發 田螺脚氣攻注同鹽杵傅股上即定 木瓜袋盛踏之 蜀椒袋盛踏之 樟腦 椰華 治鳥巢 蘿蔔花並踏鞋靴 木狗皮 豺皮 麂皮並裹足

熨熏麥麩醋蒸熱熨 蠶沙蒸熱熨 蒴藋根酒醋蒸熱熨 蓖麻葉蒸裹頻易 荆葉蒸熱臥之取汗○又熏湧泉穴 燒鍼砂同川烏末炒包熨 食鹽蒸熱踏之或擦腿膝後洗之並良 火鍼

痿有濕熱○濕痰○瘀血○血虛屬肝腎○氣虛屬脾肺

濕熱草部 黄芩去脾肺濕熱養陰退陽 秦艽陽明濕熱養血榮筋 知母瀉陰火滋腎水 生地黄 黄連 連翹 澤瀉 威靈仙 防已 木通並除濕熱 薇銜主痿躄去風濕 卷柏治痿躄強陰 陸英足膝寒痛陰痿短氣 升麻 柴胡引朮經部 黄蘗除濕熱滋腎水溢氣藥中加之使膝中氣力湧出痿軟即去爲痿病要藥 伏苓 猪苓並瀉濕熱 五加皮主痿躄[illegible]

【敷貼】附子、薑汁調。天雄、草烏頭、薑汁調，或加大黄、木鼈子末。白芥子、同白芷，末。皂莢、同小豆，末。蓖麻仁、同蘇合香丸貼足心，痛即止。烏桕皮、脚氣生瘡有蟲，末傅，追涎。人中白、脚氣成漏孔，煅，水滴之。羊角、燒研，酒調傅之，取汗，永不發。田螺、脚氣攻注，同鹽杵，傅股上即定。木瓜、袋盛踏之。蜀椒、袋盛踏之。樟腦、柳華、治烏巢、蘿蔔花、並藉鞋靴。木狗皮、豺皮、麂皮。並裹足。

【熨熏】麥麩、醋蒸熱熨。蠶沙、蒸熱熨。蒴藋根、酒、醋蒸熱熨。蓖麻葉、蒸裹頻易。荆葉、蒸熱卧之，取汗。○燒烟熏涌泉穴。鍼砂、同川烏末炒，包熨。食鹽、蒸熱踏之，或擦腿膝，後洗之，並良。火鍼。

痿有濕熱。○濕痰。○瘀血。○血虚屬肝腎。○氣虚屬脾肺。

【濕熱】【草部】黄芩、去脾肺濕熱，養陰退陽。秦艽、陽明濕熱，養血榮筋。知母、瀉陰火，滋腎水。生地黄、黄連、連翹、澤瀉、威靈仙、防己、木通、並除濕熱。薇銜、治痿躄，去風濕。卷柏、治痿躄，强陰。陸英、足膝寒痛，陰痿短氣。升麻、柴胡、引經。【木部】黄蘗、除濕熱，滋腎水。益氣藥中加之，使膝中氣力涌出，痿軟即去，爲痿病要藥。伏苓、猪苓、並洩濕熱。五加皮。主痿躄，賊

風傷人數脚

痰濕　草部　蒼术除濕消痰健脾治筋骨軟弱為治痿要藥　白术　神麴　香附子　半夏並除濕消痰　天南星筋痿拘緩　白附子諸風冷氣足弱無力　附子　天雄風痰冷痺軟脚毒風為引經藥　豨薟　類鼻並風濕痿痺　果木　橘皮利氣除濕痰　松節釀酒主脚弱能燥血中之濕　桂引經○酒調塗足躄筋急

虛燥　草部　黄芪益元氣瀉陰火逐惡血止自汗壯筋骨利陰氣補脾肺　人參益元氣瀉陰火益肺胃生津液除痿痺消痰生血　麥門冬降心火定肺氣主痿躄強陰益精　知母瀉陰火滋腎水潤心肺　甘草瀉火調元　山藥補虛羸強筋骨助肺胃　石斛脚膝冷疼痺弱逐皮肌風壯筋骨益氣力　牛膝痿痺腰膝軟怯冷弱不可屈申或釀酒服　兔絲子益精髓堅筋骨腰疼膝冷同牛膝丸服　何首烏骨軟行步不得腰膝痛遍身瘙痒同牛膝丸服　萆薢腰脚痺軟同杜仲丸服　菝葜風毒脚弱煑汁釀酒服　土伏苓除風濕利關節治拘攣令人健行　狗脊男女脚弱腰痛補腎　骨碎補治痢後遠行或房勞或外感致足痿軟或痛或痺汁和酒服　昌蒲釀酒飲主骨痿　芎藭　芍藥　當歸　地黄　天門冬　紫菀

風傷人，軟脚。

【痰濕】【草部】蒼朮、除濕，消痰，健脾，治筋骨軟弱，爲治痿要藥。白朮、神麴、香附子、半夏、並除濕消痰。天南星、筋痿拘緩。白附子、諸風冷氣，足弱無力。附子、天雄、風痰冷痺，軟脚毒風，爲引經藥。豨薟、類鼻、並風濕痿痺。【果木】橘皮、利氣，除濕痰。松節、釀酒，主脚弱，能燥血中之濕。桂。引經。〇酒調，塗足躄筋急。

【虚燥】【草部】黄芪、益元氣，瀉陰火，逐惡血，止自汗，壯筋骨，利陰氣，補脾肺。人參、益元氣，瀉陰火，益肺胃，生津液，除痿痺，消痰生血。麥門冬、降心火，定肺氣，主痿躄，强陰益精。知母、瀉陰火，滋腎水，潤心肺。甘草、瀉火調元。山藥、補虚羸，强筋骨，助肺胃。石斛、脚膝冷疼痺弱，逐皮肌風，壯筋骨，益氣力。牛膝、痿痺，腰膝軟怯冷弱，不可屈申。或釀酒服。菟絲子、益精髓，堅筋骨，腰疼膝冷，同牛膝，丸服。何首烏、骨軟，行步不得，腰膝痛，遍身瘙痒，同牛膝，丸服。萆薢、腰脚痺軟，同杜仲，丸服。菝葜、風毒脚弱，煮汁，釀酒服。土伏苓、除風濕，利關節，治拘攣，令人健行。狗脊、男女脚弱腰痛，補腎。骨碎補、治痢後遠行，或房勞，或外感，致足痿軟，或痛，或痺，汁和酒服。昌蒲、釀酒飲，主骨痿。芎藭、芍藥、當歸、地黄、天門冬、紫菀、

紫葳（並主痿躄，養血潤燥）　肉蓯蓉　瑣陽　列當　五味子　覆盆子
巴戟天　淫羊藿（木部）　山茱萸　枸杞子　杜仲（獸部）　白膠　鹿茸
鹿角　麋角　膃肭臍（並強陰氣，益精血，補肝腎，潤燥養筋，治痿弱）

轉筋（有風寒外束○血熱○濕熱吐瀉）

内治（草部）　木香（木瓜汁入酒調服）　桔梗　前胡　艾葉　紫蘇　香薷
半夏　附子　五味子　昌蒲　縮砂　高良薑（菜部）　葱白　薤白　生薑　乾薑（果木）　木瓜（利筋脉，主轉筋，筋攣諸病○枝葉皮根並同）　棠梨枝葉　樝子　榠樝　吳茱萸（炒煎酒服得利安○葉同艾醋罨之）　松節（轉筋攣急，同乳香炒焦研末，木瓜酒服）
桂（霍亂轉筋○足躄筋急，同酒塗之）　沈香（止轉筋）　厚朴　梔子（器水土禽）　廁籌（並霍亂轉筋）
故麻鞋底（燒赤投酒中飲）　梳篦（燒灰酒服）　敗蒲席（燒服）　屠机垢（酒服取吐）　山岩泉水（多服令飽，名洗腸）　釜底墨（酒服）　古文錢（同木瓜烏梅煎服）　雞矢白（轉筋入腹，為末水服）

紫葳、並主痿躄，養血潤燥。肉蓯蓉、瑣陽、列當、五味子、覆盆子、巴戟天、淫羊藿、【木部】山茱萸、枸杞子、杜仲、【獸部】白膠、鹿茸、鹿角、麋角、膃肭臍。並强陰氣，益精血，補肝腎，潤燥養筋，治痿弱。

轉筋有風寒外束。○血熱。○濕熱吐瀉。

【内治】【草部】木香、木瓜汁入酒調服。桔梗、前胡、艾葉、紫蘇、香薷、半夏、附子、五味子、昌蒲、縮砂、高凉薑、【菜部】葱白、薤白、生薑、乾薑、【果木】木瓜、利筋脉，主轉筋筋攣諸病。○枝、葉、皮、根並同。棠梨枝葉、櫨子、榠櫨、吴茱萸、炒，煎酒服，得利安。○葉同艾、醋罨之。松節、轉筋攣急，同乳香炒焦，研末，木瓜酒服。桂、霍亂轉筋。○足躄筋急，同酒塗之。沈香、止轉筋。厚朴、巵子、【器水土禽】厠籌、並霍亂轉筋。故麻鞋底、燒赤，投酒中飲。梳篦、燒灰，酒服。敗蒲席、燒服。屠机垢、酒服取吐。山岩泉水、多服令飽，名洗腸。釜底墨、酒服。古文錢、同木瓜、烏梅，煎服。雞矢白、轉筋入腹，爲末，水服。羊毛。醋煮裹脚。

苦參洗　蒜搗鹽醋傅心、臍，灸七壯。○柏葉搗裹并煎汁淋。○枝葉亦可。樟木洗

……熨。皂莢末吹鼻。熱湯熨之。車轂中脂塗足心。青布、綿絮並醋煮搨之。

……炙熨……貼腎堂。朱砂霍亂轉筋，身冷心下溫者，朱砂、蠟丸燒籠中熏之取汗。蜜蠟脚上轉筋，銷化貼之。

喘逆　古名欬逆上氣。○有風寒，○火鬱，○痰氣，○水溼，○氣虛，○陰虛，○脚氣，○[illegible]。

風寒　草部　麻黃風寒欬逆上氣。羌活諸風溼冷，奔喘逆氣。蘇葉散風寒，行氣消痰，利肺。○感寒上氣，同橘皮煎。款冬花欬逆上氣喘息，呼吸，除煩消痰。南藤上氣欬嗽，煮汁服。細辛　蓋草　破故紙

果木部　蜀椒並主虛寒喘嗽。松子仁小兒寒嗽壅喘，同麻黃、百部、杏仁丸服。桂欬逆上氣，同乾薑、皂炙丸服。皂莢欬逆上氣不得臥，炙研蜜丸服一丸。○風痰，同半夏煎服。○痰喘欬嗽，以三挺分夾巴豆、杏仁、半夏，以薑汁、香油、蜜分炙為末，舐之。巴豆寒痰氣喘，青皮一片夾一粒，燒研，薑汁酒服，到口便止。

鱗部　鯉魚燒末，發汗定喘；欬嗽，入粥中食。

痰氣　草部　半夏痰喘，同皂莢煎服。○失血喘急，薑汁和麪煨研丸服。桔梗痰喘為末，童尿煎服。白前下胷脇逆氣，呼吸欲絕。○久欬上氣不得臥，同紫菀、半夏、大戟，漬水飲。○喉呷作聲不得眠，焙末酒服。蓬莪蒁上氣喘急

【外治】蓼、洗。蒜、鹽擣敷臍，灸七壯。○擦足心，并食一瓣。柏葉、擣裹，并煎汁淋。○枝、葉亦可。楠木、洗。竹葉、熨。皂莢末、嗃鼻。熱湯、熨之。車轂中脂、塗足心。青布、綿絮、並酢煮搨之。銅器、炙，熨腎堂。朱砂、霍亂轉筋，身冷心下温者，蠟丸，燒籠中熏之，取汗。蜜蠟。脚上轉筋，銷化貼之。

喘逆

古名欬逆上氣。○有風寒。○火鬱。○痰氣。○水濕。○氣虚。○陰虚。○脚氣。○鰕齁。

【風寒】【草部】麻黄、風寒，欬逆上氣。羌活、諸風濕冷，奔喘逆氣[一]。蘇葉、散風寒，行氣，消痰，利肺。○感寒上氣，同橘皮，煎服。款冬花、欬逆上氣，喘息呼吸，除煩消痰。南藤、上氣欬嗽，煮汁服。細辛、蓋草、破故紙、【果木】蜀椒、並主虚寒喘嗽。松子仁、小兒寒嗽壅喘，同麻黄、百部、杏仁，丸服。桂、欬逆上氣，同乾薑、皂莢，丸服。皂莢、欬逆上氣不得卧，炙研，蜜丸，服一丸。○風痰，同半夏，煎服。○痰喘欬嗽，以三挺，分夾巴豆、杏仁、半夏，以薑汁、香油、蜜分炙，爲末，舐之。巴豆、寒痰氣喘，青皮一片，夾一粒燒研，薑汁酒服，到口便止。【鱗部】鯉魚。燒末，發汗定喘。欬嗽，入粥中食。

【痰氣】【草部】半夏、痰喘，同皂莢，煎服。○失血喘急，薑汁和麪煨研，丸服。桔梗、痰喘，爲末，童尿煎服。白前、下胸脇逆氣，呼吸欲絶。○久欬上氣不得卧，同紫菀、半夏、大戟，漬水飲。○喉呷作聲不得眠，焙末，酒服。蓬莪蒁、上氣喘急，

[一] 氣：原闕一字。今據卷十三羌活根「主治」補。

五錢煎酒服○氣短不接同金鈴子末入蓬砂酒服**蘇子**消痰利氣定喘與橘皮相宜○上氣欬逆研汁煮粥食**縮**

砂仁上氣欬逆同生薑[illegible][illegible]飲**莨菪子**積年上氣欬嗽羊肺蘸末服**葶藶**肺壅上氣喘促○肺濕痰喘棗

肉丸服亦可浸酒**甘遂**水氣喘促同大戟末服十棗丸○控涎丹**澤漆**肺欬上氣煮汁煎半夏諸藥服**大戟**

水喘同蕎麪作餅食取利**栝樓**痰喘氣急同白礬末蘿蔔蘸食○小兒痰喘悶熱去子以寒食麪和餅炙研水服**貝**

母 **荏子** **射干** **芫花** **蕘花** **黃環** **前胡** **蒟醬** **蕎**

麥粉欬逆上氣同茶末生蜜水服下氣不止即愈**芥子**逆消痰下氣定喘欬**白芥子**欬嗽支滿上氣多唾

喘酒吞七粒○老人痰喘同萊菔子蘇子煎服**萊菔子**老人氣喘蜜丸服○痰氣喘同皂莢炭蜜丸服○久嗽痰喘同

杏仁丸服**生薑**暴逆上氣嚼之屢効**藿香**胃氣上衝脇痛喘息不得臥搐汁和酒服 果木 **橘皮** **杏仁**

欬逆上氣喘促炒研蜜和含之○上氣喘急同桃仁丸服取利○久患喘急童尿浸換半月焙研每以棗許同薄荷蜜煎服甚

効○浮腫喘急煮粥食**桃仁**上氣欬嗽喘滿研汁煮粥食**檳榔**痰喘為末服○四磨湯**椒目**諸喘不止

炒研湯服二錢劫之乃用他藥**崖椒**肺氣喘欬同野薑末酒服一錢**茗茶**風痰喘嗽不能臥同白僵蠶末湯服○子

同百合洗[illegible]**銀杏**降痰定喘溫肺[illegible]食**瓜蒂**吐痰**柿蒂** **都咸子** **馬兜鈴**肺氣喘急

五錢，煎酒服。○氣短不接，同金鈴子，末，入蓬砂，酒服。**蘇子**、消痰利氣定喘，與橘皮相宜。○上氣欬逆，研汁，煮粥食。**縮砂仁**、上氣欬逆，同生薑，擂酒飲。**莨菪子**、積年上氣欬嗽，羊肺蘸末服。**葶藶**、肺壅上氣喘促。○肺濕痰喘，棗肉丸服，亦可浸酒。**甘遂**、水氣喘促，同大戟，末，服十棗丸。○控涎丹。**澤漆**、肺欬上氣，煮汁，煎半夏諸藥服。**大戟**、水喘，同蕎麪作餅食，取利。**栝樓**、痰喘氣急，同白礬，末，蘿蔔蘸食。○小兒痰喘膈熱，去子，以寒食麪和餅，炙研，水服。**貝母**、**荏子**、**射干**、**芫花**、**蕘花**、**黄環**、**前胡**、**蒟醬**、**蕎麥粉**、欬逆上氣，同茶末、生蜜水服，下氣不止即〔一〕愈。**芥子**、並消痰下氣，定喘欬。**白芥子**、欬嗽支滿，上氣多唾，每酒吞七粒。○老人痰喘，同萊菔子、蘇子，煎服。**萊菔子**、老人氣喘，蜜丸服。○痰氣喘，同皂莢炭，蜜丸服。○久嗽痰喘，同杏仁，丸服。**生薑**、暴逆上氣，嚼之屢效。**蘹香**、腎氣上衝，脇痛，喘息不得卧，擂汁，和酒服。【果木】**橘皮**、**杏仁**、欬逆，上氣喘促，炒研，蜜和，含之。○上氣喘息，同桃仁，丸服，取利。○久患喘急，童尿浸換半月，焙研，每以棗許，同薄荷、蜜，煎服，甚效。○浮腫喘急，煮粥食。**桃仁**、上氣欬嗽喘滿，研汁，煮粥食。**檳榔**、痰喘，爲末服。○四磨湯。**椒目**、諸喘不止，炒研，湯服二錢，劫之，乃用他藥。**崖椒**、肺氣喘欬，同野薑，末，酒服一錢。**茗茶**、風痰喘嗽不能卧，同白殭蠶，末，湯服。○子，同百合，丸服。**銀杏**、降痰，定喘，温肺，煨食。**瓜蒂**、吐痰。**柿蒂**、**都咸子**、**馬兜鈴**、肺氣喘急，

〔一〕即：底本此字下半缺損，美國國會本作「門」。今據卷二十二蕎麥「附方」改。

酥炒同甘草末煎服　楸葉上氣欬嗽腹滿瘦弱煎水熬膏納入下部　訶黎勒　桑白皮　厚朴

枳實　伏苓　牡荊（金石）青礞石並瀉肺氣消痰定喘　雌黃停痰在胃喘息欲絕同雄黃作大丸半夜投糯粥中食　硫黃冷澼在脇欬逆上氣　輕粉小兒涎喘雞子蒸食取吐利　金屑　玉屑　白石英　紫石英　石鹼（介蟲）海蛤　文蛤　蛤粉　白僵蠶（禽獸）蝙蝠久欬上氣燒末飲服　豬蹄甲久欬痰喘入半夏白礬煅研入麝香服或同南星煅丸服　阿膠

肺風喘促涎潮目竄同紫蘇烏梅煎服　驢尿卒喘和酒服

火鬱（草部）知母久嗽氣急同杏仁煎服久服杏仁蘿蔔子丸服　茅根肺熱喘急煎水服名如神湯　葉上氣欬嗽呷呷有聲擣汁服後食杏仁粥　大黃人忽喘急悶絕涎出吐逆齒動名傷寒併熱同人參煎服　天門冬

麥門冬　黃芩　沙參　前胡　藎草　蕭草（穀菜）果服　丹黍根煮服並主肺熱喘息　生山藥痰喘氣急擣爛入蔗汁熱服　沙糖上氣喘嗽同薑汁煎嚥　桃皮肺熱喘急欲死客熱往來同芫花煎湯薄冒口數刻即止　故錦上氣喘急燒灰茶服神効（鱗石）石膏痰熱喘急同寒水石末人參湯下或草末服　同　龍骨恚怒氣伏在心下不得喘息欬逆上氣（人部）人溺久嗽上氣失聲

酥炒，同甘草，末，煎服。楸葉、上氣欬嗽，腹滿瘦弱，煎水熬膏，納入下部。訶黎勒、桑白皮、厚朴、枳實、伏苓、牡荆、【金石】青礞石、並瀉肺氣，消痰定喘。雌黄、停痰在胃，喘息欲絶，同雄黄作大丸，半夜投糯粥中食。硫黄、冷澼在脅，欬逆上氣。輕粉、小兒涎喘，雞子蒸食，取吐利。金屑、玉屑、白石英、紫石英、石鹼、【介蟲】海蛤、文蛤、蛤粉、白殭蠶、【禽獸】蝙蝠、久欬上氣，燒末，飲服。猪蹄甲、久欬痰喘，入半夏、白礬，煅研，入麝香服。或同南星，煅，丸服。阿膠、肺風喘促，涎潮目竄，同紫蘇、烏梅，煎服。驢尿。卒喘，和酒服。

【火鬱】【草部】知母、久嗽氣急，同杏仁，煎服。次以〔一〕杏仁、蘿蔔子，丸服。茅根、肺熱喘急，煎水服，名如神湯。藍葉、上氣欬嗽，呀呷有聲，擣汁服，後食杏仁粥。大黄、人忽喘急悶絶，涎出吐逆，齒動，名傷寒并熱〔二〕，同人參煎服。天門冬、麥門冬、黄芩、沙參、前胡、藎草、蔛草、【穀菜果服】丹黍根、煮服，並主肺熱喘息。生山藥、痰喘氣急，擣爛，入蔗汁，熱服。沙糖、上氣喘嗽，同薑汁，煎嚥。桃皮、肺熱喘急欲死，客熱往來，同芫花煎湯薄胸口，數刻即止。故錦、上氣喘急，燒灰，茶服，神效。【石鱗】石膏、痰熱喘急，同寒水石，末，人參湯下。或同甘草〔三〕，末服。龍骨、恚怒氣伏在心下，不得喘息，欬逆上氣。【人部】人溺。久嗽，上氣失聲。

〔一〕次以：原作「欠服」。今據卷十二知母「附方」改。
〔二〕熱：卷十七大黄「附方」此後有「霍亂」二字。
〔三〕草：原爲墨丁。今據卷九石膏「附方」補。

虛促（草部）人參陽虛喘急自汗頭運欲絕為末湯服甚者加熟附子同煎服○產後發喘血入肺竅危證也蘇木湯調
服五錢五味子欬逆上氣以阿膠為佐收耗散之氣○痰欬氣喘同白礬末豬肺蘸食馬兜鈴肺熱喘促
連連不止清肺補肺○酥炒同甘草末煎服黃芪　紫菀　女菀　款冬花（菜果木部）韭
汁喘息欲絕飲一升大棗上氣欬嗽酥煎含嚥胡桃虛寒喘嗽潤燥化痰同生薑嚼嚥○老人喘嗽同杏仁生
薑蜜丸服○產後氣喘同人參煎服沉香上熱下寒喘急四磨湯蒲頹葉肺虛喘欬甚者焙研末飲服三十年
者亦愈烏藥（金石）石鍾乳肺虛喘急蠟丸服太乙餘糧（鱗部）蛤蚧虛喘面浮同人參蠟化入
糯粥呷之魚鱠風人腳氣人上氣喘欬鸐雉五臟氣喘不得息作羹食雞卵白（獸部）阿膠虛勞喘急
久欬經年同人參末日服豬肉上氣欬嗽煩滿切作餅子豬脂煎食豬肪煑熟切食豬胰肺乾脹喘急浸酒服
羊肺　青羊角吐血喘急同桂末服貓骨炙研酒服日三獺肝虛勞上氣
[illegible]（草部）石胡荽寒齁擂酒服醉魚草花寒齁同米粉作粿炙食半邊蓮寒齁同雄黃搗
[illegible]石莧同甘草煎服取吐苧根痰齁煅研豆腐蘸食蓖麻仁炒取甜者食○葉同白熟揀肉長根食○
[illegible]久者同桑欬嗽葉馬蹄香末藜蘆吐涎木鼈子小兒齁[illegible]水飲即吐出痰[illegible]即

【虚促】【草部】人參、陽虚喘息，自汗，頭運欲絶，爲末，湯服。甚者，加熟附子同煎。○産後發喘，血入肺竅，危證也。蘇木湯調服五錢。五味子、欬逆上氣，以阿膠爲佐，收耗散之氣。○痰嗽氣喘，同白礬，末，猪肺蘸食。馬兜鈴、肺熱喘促，連連不止，清肺補肺。○酥炒，同甘草末煎服。黄芪、紫菀、女菀、款冬花、【菜果木部】韭汁、喘息欲絶，飲一升。大棗、上氣欬嗽，酥煎含嚥。胡桃、虚寒喘嗽，潤燥化痰，同生薑嚼嚥。○老人喘嗽，同杏仁、生薑，蜜丸服。○産後氣喘，同人參，煎服。沉香、上熱下寒喘急，四磨湯。蒲頽葉、肺虚喘欬甚者，焙研，米飲服，三十年者亦愈。烏藥、【金石】石鍾乳、肺虚喘急，蠟丸服。太乙餘粮、【鱗禽】蛤蚧、虚喘面浮，同人參，蠟丸，入糯粥呷之。魚鱠、風人、脚氣人，上氣喘欬。鸛雉、五臓氣喘不得息，作臛食。雞卵白、【獸部】阿膠、虚勞喘急，久嗽經年，同人參，末，日服。猪肉、上氣欬嗽煩滿，切作餡子，猪脂煎食。猪肪、煮熟切食。猪胰、肺乾脹喘急，浸酒服。羊肺、青羊角、吐血喘急，同桂，末服。貓骨、炙研，酒服，日三。獺肝。虚勞上氣。

【鰕齁】【草部】石胡荽、寒齁，擂酒服。醉魚草花、寒齁，同米粉作果炙食。半邊蓮、寒齁，同雄黄煅，丸服。石莧、同甘草，煎服，取吐。苧根、痰齁，煅研，豆腐蘸食。蓖麻仁、炒，取甜者食。葉，同白礬，猪肉裹，煨食。年久者，同桑葉、御米殼，丸服。馬蹄香、末。藜蘆、並吐。木鱉子、小兒鹹齁，磨水飲，即吐出痰，重者三服即妳【穀菜】脂麻稭灰小兒鹽齁淡豆腐醮食淡豉齁喘痰積同砒霜枯礬丸水服即止萊菔子遇厚味即發者蒸研蒸餅丸服【果木】銀杏同麻黃甘草煎服○定喘湯加半夏蘇子杏仁黃芩桑白皮款冬花茶子磨米泔汁滴鼻取涎○喘急欬嗽同百合蜜丸服苦丁香皂莢酥炙蜜丸服取利榆白皮陰乾為末煎日二服桕樹皮汁小兒鹽齁和麪作餅烙食取吐下白瓷器為末蘸食【鱗介禽獸】鯽魚人尿浸死煨食主小兒齁海螵蛸小兒痰齁飲服一錢爛螺殼小兒齁為末日落時服雞子尿內浸三日煮食主年深齁蝙蝠一二十年上氣燒研服貓屎灰痰齁沙糖水服

欬嗽有風寒痰溼火熱燥鬱

風寒【草部】麻黃發散風寒解肺經火鬱細辛去風濕泄肺破痰白前風寒上氣能保定肺氣多以溫藥佐使○久咳唾血同桔梗桑白皮甘草煎服百部止暴嗽浸酒服○三十年嗽煎膏服○小兒寒嗽同麻黃杏仁丸服款冬花為溫肺治嗽要藥牛蒡根風寒傷肺壅欬飛廉風邪欬嗽佛耳草除寒嗽○同款冬花地黃燒烟吸久近欬嗽縮砂紫蘇芥子並主寒嗽生薑寒濕嗽燒含之○久嗽以白餳或蜜煑食○小兒寒嗽煎湯浴之乾薑【果木】蜀椒桂心並主寒嗽【土石】釜月下土卒欬嗽同豉丸

效。【穀菜】脂麻稭灰、小兒鹽齁，淡豆腐蘸食。淡豉、齁喘痰積，同砒霜、枯礬，丸，水服即止。萊菔子、遇厚味即發者，蒸研，蒸餅丸服。【果木】銀杏、同麻黄、甘草，煎服。○定喘湯：加半夏、蘇子、杏仁、黄芩、桑白皮、款冬花。茶子、磨米泔汁，滴鼻取涎。○喘急欬嗽，同百合，蜜丸服。苦丁香、皂莢、酥炙，蜜丸服，取利。榆白皮、陰乾，爲末煎，日二服。柏樹皮汁、小兒鹽齁，和麪作餅，烙食，取吐下。白瓷器、爲末，蘸食。【鱗介禽獸】鯽魚、人尿浸死，煨食，主小兒齁。海螵蛸、小兒痰齁，米〔一〕飲服一錢。爛螺殼、小兒齁，爲末，日落時服。雞子、尿内浸三日，煮食，主年深齁。蝙蝠一二十年上氣，燒研服。貓屎灰、痰齁，沙糖水服。

欬嗽有風寒，痰濕，火熱，燥鬱。

【風寒】【草菜】麻黄、發散風寒，解肺經火鬱。細辛、去風濕，泄肺破痰。白前、風寒上氣，能保定肺氣，多以温藥佐使。○久咳唾血，同桔梗、桑白皮、甘草，煎服。百部、止暴嗽，浸酒服。○三十年嗽，煎膏服。○小兒寒嗽，同麻黄、杏仁，丸服。款冬花、爲温肺治嗽要藥。牛蒡根、風寒傷肺壅欬。飛廉、風邪欬嗽。佛耳草、除寒嗽。○同款冬花、地黄，燒烟吸，治〔二〕久近欬嗽。縮砂、紫蘇、芥子、並主寒嗽。生薑、寒濕嗽，燒含之。○久嗽，以白餳或蜜煮食。○小兒寒嗽，煎湯浴之。乾薑、【果木】蜀椒、桂心、並主寒嗽。【土石】釜月下土、卒欬嗽，同豉，丸

〔一〕米：原脱。今據卷四十四烏賊魚「附方」補。

〔二〕治：原脱。今據卷十六鼠麴草「發明」補。

服。車釭 妊娠欬嗽，燒投酒中冷飲。石灰 老小暴嗽，同蛤粉丸服。鍾乳石 肺虛寒嗽。〔蟲魚〕蜂房 小兒

欬嗽，燒灰服。鯽魚 燒服，止欬嗽。〔禽獸〕白雞 卒嗽，煮苦酒服。雞子白皮 久欬，同麻黃末服。羊胰

遠年欬嗽，同大棗浸酒服。

痰濕〔草部〕半夏 濕痰欬嗽，同南星、白朮丸服。○氣痰欬嗽，同南星、官桂丸服。○熱痰欬嗽，同南星、黃芩丸服。○肺熱

痰嗽，同栝樓仁丸服。天南星 氣痰欬嗽，同半夏、橘皮丸服。○風痰欬嗽，炮研煎服。莨若子 久嗽不止，煮炒研末，

同酥煮棗食。○三十年呷嗽，同木香、熏黃燒烟吸。葶藶 肺壅痰嗽，同知母、貝母、棗肉丸服。芫花 卒得痰嗽，煎水

煮棗食。○有痰，入白糖少少服。玄胡索 老小痰嗽，同枯礬和餳食。旋覆花　白藥子　千金

藤　黃環　蕘花　大戟　甘遂　草犀　蘇子　荏子〔菜穀〕白

芥子　蔓菁子 並主痰氣欬嗽。萊菔子 痰氣欬嗽，炒研和糖含。○上氣痰嗽，唾膿血，煎湯服。萊菔

癆瘦欬嗽，煮食之。絲瓜 化痰止嗽，燒研棗肉丸服。燒酒 寒痰欬嗽，同豬脂、茶末、香油、蜜浸服。〔果木〕白果

榧子　海棗　棎子　都念子　鹽麩子 並主痰嗽。香橼 煮酒，止痰欬。橘

皮 痰嗽，同甘草丸服。○經年氣嗽，同神麴、生薑蒸餅丸服。枳殼 欬嗽痰滯。皂莢 欬嗽囊結。○卒寒嗽，燒研，豉湯

服。車釭、妊娠欬嗽，燒投酒中，冷飲。石灰、老小暴嗽，同蛤粉，丸服。鐘乳石、肺虛寒嗽。【蟲魚】蜂房、小兒欬嗽，燒灰服。鯽魚、燒服，止欬嗽。【禽獸】白雞、卒嗽，煮苦酒服。雞子白皮、久欬，同麻黄，末服。羊胰。遠年欬嗽，同大棗浸酒服。

【痰濕】【草部】半夏、濕痰欬嗽，同南星、白朮，丸服。○氣痰欬嗽，同南星、官桂，丸服。○熱痰欬嗽，同南星、黄芩，丸服。○肺熱痰嗽，同栝樓仁，丸服。天南星、氣痰欬嗽，同半夏、橘皮，丸服。○風痰欬嗽，炮研，煎服。莨菪子、久嗽不止，煮炒，研末，同酥煮棗食。○三十年呷嗽，同木香、熏黄，燒烟吸。葶藶、肺壅痰嗽，同知母、貝母，棗肉丸服。芫花、卒得痰嗽，煎水，煮棗食。○有痰，入白糖，少少服。玄胡索、老小痰嗽，同枯礬，和餳食。旋覆花、白藥子、千金藤、黄環、蕘花、大戟、甘遂、草犀、蘇子、荏子、【菜穀】白芥子、蔓菁子、並主痰氣欬嗽。萊菔子、痰氣欬嗽，炒研，和糖含。○上氣痰嗽，唾膿血，煎湯服。萊菔、癆瘦欬嗽，煮食之。絲瓜、化痰止嗽，燒研，棗肉丸服。燒酒、寒痰欬嗽，同猪脂、茶末、香油、蜜，浸服。【果木】白果、榧子、海棗、榛子、都念子、鹽麸子、並主痰嗽。香櫞、煮酒，止痰嗽。橘皮、痰嗽，同甘草，丸服。○經年氣嗽，同神麴、生薑，蒸餅丸服。枳殼、欬嗽痰滯。皂莢、欬嗽囊結。○卒寒嗽，燒研，豉湯

服○欬嗽上氣蜜炙丸服○又同桂心乾薑丸服 淮木 久嗽上氣 豬白皮 水氣欬嗽 桑白皮 去肺中水

氣○欬血同糯米末服 厚朴 金石 礬石 化痰止嗽醋糊丸服或加人參或加建茶○或同炒皂子丸服 浮石

清金化老痰欬嗽不止末服或丸 雌黃 久嗽煅過丸服 雄黃 冷痰勞嗽 蜜陀僧 礞石 硇

砂 介鱗 馬刀 蛤蜊粉 並主痰嗽 鱟魚殼 積年欬嗽同貝母桔梗牙皂丸服 蚌粉 痰嗽面浮

炒紅虀水入油服 鬼眼睛 白蜆殼 卒嗽不止為末酒服 海蛤 白僵蠶 酒後痰嗽焙研

茶服

痰火 草部 黃芩 桔梗 薺苨 前胡 百合 天門冬 山豆

根 白鮮皮 馬兜鈴 並清肺熱除痰欬 甘草 除火傷肺欬○小兒熱嗽猪膽汁浸炙蜜丸服

沙參 益肺氣清肺火水煎服 麥門冬 心肺虛熱火嗽嚼食甚妙寒多人禁服 百部 熱欬上氣火炙酒浸

服○暴欬嗽同薑汁煎服○三十年嗽汁和蜜煉服○小兒寒嗽同麻黃杏仁丸服 天花粉 虛熱欬嗽同人參末服

栝樓 潤肺降火滌痰為欬嗽要藥○乾欬汁和蜜煉含○痰嗽和明礬丸服○痰欬不止同五倍子丸噙○熱欬不止同

薑蜜蒸含○肺熱痰嗽同半夏丸服○酒痰欬嗽同青黛丸服○婦人夜欬同香附青黛末服 燈籠草 肺熱欬嗽喉痛

服。○欬嗽上氣，蜜炙，丸服。○又同桂心、乾薑，丸服。**淮木**、久嗽上氣。**楮白皮**、水氣欬嗽。**桑白皮**、去肺中水氣。○欬血，同糯米，末服。**厚朴**、【金石】**礬石**、化痰止嗽，醋糊丸服。或加人參，或加建茶。○或同炒巵子，丸服。**浮石**、清金化老痰，欬嗽不止，末服或丸。**雌黃**、久嗽，煅過，丸服。**雄黃**、冷痰勞嗽。**蜜陀僧**、**礞石**、**硇砂**、【介蟲】**馬刀**、**蛤蜊粉**、並主痰嗽。**鱟魚殼**、積年欬嗽，同貝母、桔梗、牙皂，丸服。**蚌**〔一〕**粉**、痰嗽面浮，炒紅，虀水入油服。**鬼眼睛**、**白蜆殼**、卒嗽不止，爲末，酒服。**海蛤**、**白殭蠶**。酒後痰嗽，焙研，茶服。

【痰火】【草部】**黄芩**、**桔梗**、**薺苨**、**前胡**、**百合**、**天門冬**、**山豆根**、**白鮮皮**、**馬兜鈴**、並清肺熱，除痰欬。**甘草**、除火傷肺欬。○小兒熱嗽，猪膽汁浸炙，蜜丸服。**沙參**、益肺氣，清肺火，水煎服。**麥門冬**、心肺虛熱，火嗽，嚼食甚妙，寒多人禁服。**百部**、熱欬上氣，火炙，酒浸服。○暴欬嗽，同薑汁煎服。○三十年嗽，汁和蜜煉服。○小兒寒嗽，同麻黄、杏仁，丸服。**天花粉**、虛熱欬嗽，同人參，末服。**栝樓**、潤肺，降火，滌痰，爲欬嗽要藥。○乾欬，汁和蜜煉含。○痰嗽，和明礬，丸服。○痰欬不止，同五倍子，丸噙。○熱欬不止，同薑、蜜，蒸含。○肺熱痰嗽，同半夏，丸服。○酒痰欬嗽，同青黛，丸服。○婦人夜欬，同香附、青黛，末服。**燈籠草**、肺熱欬嗽喉痛，

〔一〕蚌：原作「蚌」。今據卷四十六〈蚌〉改。

為末湯服仍傳喉外　貝母清肺消痰止欬沙糖丸食又治孕欬○小兒晬欬同甘草丸服　知母消痰潤肺滋陰降火
久近痰欬同貝母末薑片蘸食　石韋氣熱欬同檳榔薑湯服　射干老血在心脾間欬唾氣臭散胸中熱氣　馬
勃肺熱久欬蜜丸服　桑花　菜穀　丹黍米並止熱欬　百合肺熱欬嗽蜜蒸含之　土芋　果木　枇杷
葉並止熱欬　杏仁除肺中風熱欬嗽童尿浸研汁熬酒丸服　巴旦杏　梨汁消痰降火食之良○卒欬
以一盃入椒四十粒煎沸入黑錫一兩細服○又以一枚刺孔納椒煨食又切片酥煎冷食○又汁一和酥蜜地黃汁熬稠含
乾柹潤心肺止熱欬○嗽血蒸熟參青黛食　柹霜　餘甘子丹石傷肺欬嗽　甘蔗汁虛熱欬嗽
滓畱入青粱米煑粥食　大棗　石蜜　刺蜜　桑葉並主熱欬　金石　金屑風熱欬嗽　石
膏熱盛喘欬同甘草末服○熱嗽痰涌如泉煅過醋糊丸服　浮石熱欬丸服　石灰木肺熱同玄精石諸藥末照
玄精石　朋沙消痰止欬　五倍子斂肺降火止欬　百藥煎清肺化痰斂肺劫嗽同訶子荊芥丸
含○化痰同黃芩橘皮甘草丸含

虛勞　草　黃芪補肺瀉火止痰欬自汗及欬膿血　人參補肺氣○肺虛久欬同鹿角膠末煎服○化痰止欬
同明礬丸服○喘欬有血雞子清五更調服○小兒喘欬發熱自汗有血同天花粉服　五味子收肺氣止欬嗽乃火

爲末，湯服。仍傅喉外。貝母、清肺消痰止欬，沙糖丸食。又治孕嗽。○小兒晬嗽，同甘草，丸服。知母、消痰潤肺，滋陰降火。久近痰嗽，同貝母，末，薑片蘸食。石韋、氣熱嗽，同檳榔，薑湯服。射干、老血在心脾間，欬唾氣臭，散胸中熱氣。馬勃、肺熱久嗽，蜜丸服。桑花、【穀菜】丹黍米、並止熱欬。百合、肺熱欬嗽，蜜蒸含之。土芋、【果木】枇杷葉、並止熱欬。杏仁、除肺中風熱欬嗽，童尿浸，研汁熬丸，酒[一]服。巴旦杏、梨汁、消痰降火，食之良。○卒欬，以一盌，入椒四十粒，煎沸，入黑錫一塊，細服。○又以一枚刺孔，納椒煨食。又切片，酥煎冷食。○又汁和酥、蜜、地黄汁，熬稠含。乾柿、潤心肺，止熱欬。○嗽血，蒸熟，摻青黛食。柿霜、餘甘子、丹石傷肺欬嗽。甘蔗汁、虛熱欬嗽涕唾，入青粱米，煮粥食。大棗、石蜜、刺蜜、桑葉、並主熱欬。【金石】金屑、風熱欬嗽。石膏、熱盛喘欬，同甘草，末服。○熱嗽痰涌如泉，煅過，醋糊丸服。浮石、熱欬，丸服。不[二]灰木、肺熱，同玄精石諸藥，末服。玄精石、朋沙、消痰止欬。五倍子、斂肺降火，止嗽[三]。百藥煎。清肺化痰，斂肺劫嗽，同訶子、荆芥丸含。○化痰，同黄芩、橘皮、甘草，丸含。

【虛勞】【草】黄芪、補肺瀉火，止痰嗽自汗及欬膿血。人參、補肺氣。○肺虛久嗽，同鹿角膠，末，煎服。○化痰止嗽，同明礬，丸服。○喘嗽有血，雞子清五更調服。○小兒喘嗽，發熱自汗，有血，同天花粉服。五味子、收肺氣，止欬嗽，乃火

[一] 丸酒：原作「酒丸」。今據卷二十九杏核仁「附方」乙正。
[二] 不：原作「石」。今據卷九不灰木「附方」改。
[三] 嗽：原作「欶」。今據卷三十九五倍子改。後一「嗽」字同，不另注。

熟必用□□○□欬肺湯同粟殼丸服○久欬不止同甘草丸○含了□化研末湯○又同甘草細茶末湯紫菀止欬唾血
消痰盍肺○肺熱欬數水煎服○吐血欬嗽同五味子丸服○久欬同款冬花百部末服○小兒欬嗽同杏仁丸服款冬
花肺熱勞欬連連不絕涕唾稠粘為溫肺治嗽之最○痰欬帶血同百合丸服○以三兩燒烟筒吸之仙靈脾勞氣
三焦欬數腹滿不食同五味子覆盆子丸服地黃欬數吐血為末酒服柴胡除勞熱胷脇痛消痰止嗽牛蒡
子欬嗽傷肺鬼臼勞欬粟殼罌粟殼久欬多汗醋炒同烏梅末服阿芙蓉久勞欬同牛黃烏梅諸藥
丸服○同粟殼末服寒具消痰潤肺止欬桃仁急勞欬數同猪肝童尿煮丸服胡桃潤燥化痰久欬不止同人
參杏仁丸服金果補虛除痰數仲思棗烏梅杏木乾漆並主勞欬訶梨勒斂肺降火
下氣消痰○久欬含之嚥汁鍾乳粉虛勞欬數赤石脂欬則遺尿同禹餘粮煎服諸蟲鱗介蜜蠟虛欬
發熱聲嘶漿水煮丸服蛇含蛙久勞欬吐臭痰連蛻殼末酒服鯽魚頭燒研服鼈骨蒸欬嗽同柴
胡諸藥煮食生龜一二十年欬數煮汁釀酒服龜甲蛤蚧禽獸鸜鵒鸚鵡並主勞欬
慈烏骨蒸勞欬酒煮食烏鴉骨蒸勞欬數煅末酒服○心炙食五靈脂欬嗽肺脹同胡桃仁丸服名歛
肺丸猪腎同椒煮食○卒欬同乾薑煮食取汗猪胰二十年欬浸酒飲○同膩粉煅研服猪肺肺虛欬嗽麻油

熱必用之藥。○久欬肺脹，同粟殼，丸服。○久嗽不止，同甘草、五倍子、風化硝，末噙。○又同甘草、細茶，末噙。**紫菀**、止欬膿血，消痰益肺。○肺傷欬嗽，水煎服。○吐血欬嗽，同五味子，丸服。○久嗽，同款冬花、百部，末服。○小兒欬嗽，同杏仁，丸服。**款冬花**、肺熱勞欬，連連不絶，涕唾稠粘，爲温肺治嗽之最。○痰嗽帶血，同百合，丸服。○以三兩燒烟，筒吸之。**仙靈脾**、勞氣，三焦欬嗽，腹滿不食，同五味子、覆盆子，丸服。**地黄**、欬嗽吐血，爲末，酒服。**柴胡**、除勞熱胸脅痛，消痰止嗽。**牛蒡子**、欬嗽傷肺。**鬼臼**、欬勞。【穀果】**罌粟殼**、久欬多汗，醋炒，同烏梅，末服。**阿芙蓉**、久勞欬，同牛黄、烏梅諸藥，丸服。○同粟殼，末服。**寒具**[一]、消痰潤肺止欬。**桃仁**、急勞欬嗽，同猪肝、童尿煮，丸服。**胡桃**、潤燥化痰。久欬不止，同人參、杏仁，丸服。**金果**、補虚，除痰嗽。**仲思棗**、**烏梅**、【木石】**乾漆**、並主勞嗽。**訶梨勒**、歛肺降火，下氣消痰。○久欬，含之嚥汁。**鍾乳粉**、虚勞欬嗽。**赤石脂**、欬則遺屎，同禹餘粮煎服。【諸蟲鱗介】**蜜蠟**、虚欬，發熱聲嘶，漿水煮，丸服。**蛇含蛙**、久勞欬嗽，吐臭痰，連蛇煅，末，酒服。**鯽魚頭**、燒研服。**鼈**、骨蒸欬嗽，同柴胡諸藥，煮食。**生龜**、一二十年欬嗽，煮汁，釀酒服。**龜甲**、**蛤蚧**、【禽獸】**鸜鵒**、**鸊鷉**、並主勞欬。**慈烏**、骨蒸勞欬，酒煮食。**烏鴉**、骨蒸勞欬嗽，煅末，酒服。○心，炙食。**五靈脂**、欬嗽肺脹，同胡桃仁，丸服，名歛肺丸。**猪腎**、同椒煮食。○卒嗽，同乾薑煮食，取汗。**猪胰**、二十年嗽，浸酒飲。○同膩粉，煅，研服。**猪肺**、肺虚欬嗽，麻油

[一] 寒具：疑爲「飴糖」之誤。此下功效非屬「寒具」，見於卷二十五飴糖下。

炒食豬膽瘦病欬嗽同人尿薑汁橘皮訶子蕢汁服羊胰久嗽温肺潤燥同大棗浸酒服羊肺羊肉

貒骨獺肝阿膠並主勞欬黃明膠久嗽同人參末豉湯日服人尿虛勞欬嗽

外治木鼈子肺虛久嗽同款冬花燒烟筒吸之榆皮久嗽欲死以尺許出入喉中吐膿血愈熏黃三十年呷欬同木通莨菪子燒烟筒熏之鍾乳粉一切勞嗽同雄黃欵冬花佛耳草燒烟吸之故茅屋上塵老嗽不止同石黃諸藥燒烟吸

肺痿肺癰有火鬱分氣虛血虛

排逐草穀雞蘇肺痿吐血欬嗽研末米飲服防己肺痿咯血同葶藶末糯米湯服○肺痿喘欬漿水煎呷

桔梗肺癰排膿養血補內漏○仲景治胸滿振寒咽乾吐濁唾久久吐膿血同甘草煎服吐盡膿血愈葦莖肺癰欬嗽煩滿心胸甲錯同桃仁瓜瓣薏苡煎服吐膿血愈蘆根骨蒸肺痿不能食同麥門冬地骨皮伏苓橘皮生薑煎服

甘草去肺痿之膿血○久欬肺痿寒熱煩悶多唾每以童尿調服一錢○肺痿吐涎沫頭眩小便數而不欬肺中冷也同乾薑煎服王瓜子肺痿吐血炒研服升麻紫菀貝母敗醬並主肺癰排膿吐血

知母黃芩並主肺痿欬嗽喉腥薏苡仁肺癰欬膿血水煎入酒宋倚服○煮醋服當吐血出「千」桑

炒食。猪膽、瘦病欬嗽，同人尿、薑汁、橘皮、訶子，煮汁服。羊胰、久嗽，温肺潤燥，同大棗，浸酒服。羊肺、羊肉、貒骨、獺肝、阿膠、並主勞欬。黄明膠、久嗽，同人參，末，豉湯日服。人尿。虚勞欬嗽。

【外治】木鱉子、肺虚久嗽，同款冬花，燒烟，筒吸之。榆皮、久嗽欲死，以尺許出入喉中，吐膿血愈。熏黄、三十年呷嗽，同木通、莨菪子，燒烟，筒熏之。鍾乳粉、一切勞嗽，同雄黄、款冬花、佛耳草，燒烟吸之。故茅屋上塵。老嗽不止，同石黄諸藥，燒烟吸。

肺痿肺癰

有火鬱，分氣虚、血虚。

【排逐】【草穀】雞蘇、肺痿，吐血欬嗽，研末，米飲服。防己、肺痿咯血，同葶藶，末，糯米湯服。○肺痿喘欬，漿水煎呷。桔梗、肺癰，排膿養血，補内漏。○仲景治胸滿振寒，咽乾，吐濁唾，久久吐膿血，同甘草，煎服，吐盡膿血愈。葦莖、肺癰，欬嗽煩滿，心胸甲錯，同桃仁、瓜瓣、薏苡，煎服，吐膿血愈。蘆根、骨蒸肺痿，不能食，同麥門冬、地骨皮、伏苓、橘皮、生薑，煎服。甘草、去肺痿之膿血。○久欬肺痿，寒熱煩悶，多唾，每以童尿調服一錢。○肺痿吐涎沫，頭眩，小便數而不欬，肺中冷也，同乾薑，煎服。王瓜子、肺痿吐血，炒研服。升麻、紫菀、貝母、敗醬、並主肺癰，排膿破血。知母、黄芩、並主肺痿，欬嗽喉腥。薏苡仁、肺癰，欬膿血，水煎，入酒服。○煮醋服，當吐血出。【果木】橘葉、

肺癰擣汁一盞服吐出膿血愈柘黃肺癰不問已成未成以一兩同百草霜二錢糊丸米飲服三十丸甚捷夜合
皮肺癰唾濁水煎服竹瀝老小肺痿欬臭膿日服三五次淡竹茹伏苓人部人尿肺痿寒熱
氣急面赤調甘草服人中白天靈蓋熱勞肺痿
補益草部人參消痰治肺痿雞子清調服天門冬肺痿欬涎不消擣汁入飴酒紫菀末丸含栝樓肺痿
欬血同烏梅杏仁末豬肺蘸食款冬花勞欬肺痿同百合末服麥門冬肺痿肺癰欬唾膿血葶藶子
肺痿唾膿五味子女菀沙參果部白柹並潤肺止欬白石英肺痿唾膿鱗部鯽
魚、肺痿欬血同羊肉萊菔煮服蛤蚧久欬肺痿肺癰咯血羊肺久欬肺痿同杏仁柹霜豆粉真酥白蜜炙食
羊脂髓肺痿骨蒸同生芐汁薑汁白蜜煉服豬肺肺痿欬血蘸薏苡食豬胰和棗浸酒服鹿血酒服
阿膠醍醐鹿角膠黃明膠肺痿唾血同花桑葉末服

虛損有氣虛血虛精虛五臟虛虛熱虛寒

氣虛草部甘草五勞七傷一切虛損補益五臟○大人羸瘦童子尿煮服○小兒羸瘦炙焦蜜丸服人參五勞
七傷虛而多夢者加之補中養營○虛勞發熱同柴胡煎服○房勞吐血獨參湯煎服黃耆五勞羸瘦寒熱自汗補氣

肺癰，擣汁一盞，服，吐出膿血愈。**柘黃**、肺癰，不問已成未成，以一兩，同百草霜二錢，糊丸，米飲服三十丸，甚捷。**夜合皮**、肺癰唾濁，水煎服。**竹瀝**、老小肺痿，欬臭膿，日服三五次。**淡竹茹**、**伏苓**、【人部】**人尿**、肺痿寒熱，氣急面赤，調甘草服。**人中白**、**天靈蓋**。熱勞肺痿。

【補益】【草部】**人參**、消痰，治肺痿，雞子清調服。**天門冬**、肺痿，欬涎不渴，擣汁，入飴、酒、紫菀末，丸含。**栝樓**、肺痿欬血，同烏梅、杏仁，末，猪肺蘸食。**款冬花**、勞欬肺痿，同百合，末服。**麥門冬**、肺痿、肺癰，欬唾膿血。**蒺藜子**、肺痿唾膿。**五味子**、**女菀**、**沙參**、【果石】**白柹**、並潤肺止欬。**白石英**、肺痿唾膿。【鱗獸】**鯽魚**、肺痿欬血，同羊肉、萊菔，煮服。**蛤蚧**、久欬肺痿，肺癰咯血。**羊肺**、久欬肺痿，同杏仁、柹霜、豆粉、真酥、白蜜，炙食。**羊脂髓**、肺痿骨蒸，同生苄汁、薑汁、白蜜，煉服。**猪肺**、肺痿嗽血，蘸薏苡食。**猪胰**、和棗，浸酒服。**鹿血**、酒服。**阿膠**、**醍醐**、**鹿角膠**、**黃明膠**。肺痿唾血，同花桑葉，末服。

虛損

有氣虛、血虛、精虛、五臟虛、虛熱、虛寒。

【氣虛】【草部】**甘草**、五勞七傷，一切虛損，補益五臟。○大人羸瘦，童尿煮服。○小兒羸瘦，炙焦，蜜丸服。**人參**、五勞七傷，虛而多夢者加之，補中養營。○虛勞發熱，同柴胡，煎服。○房勞吐血，獨參湯煎服。**黃芪**、五勞羸瘦，寒熱自汗，補氣

實表

黃精五勞七傷益脾胃潤心肺九蒸九晒食　青蒿勞熱在骨節間作寒熱童尿熬膏或為末服或入人參麥門冬丸服　石斛五臟虛勞羸瘦長肌肉壯筋骨鎖涎澁丈夫元氣酒浸酥蒸服滿鎰永不骨痛　骨碎補五勞六極手足不收上熱下寒腎虛　五味子壯水鎮陽收耗散之氣　忍冬藤久服輕身長年益壽煮汁釀酒飲　補骨脂五勞七傷通命門暖丹田脂麻炒過丸服○同茯苓沒藥丸服補腎養心養血　附子補下焦陽虛　天雄補上焦陽虛　蛇牀子暖男子陽氣女子陰氣　仙茅丸服　淫羊藿　狗脊並主冷風虛勞　柴胡　秦艽　薄荷並解五勞七傷虛熱　羌活五勞七傷酸痛　蘇子補虛勞肥健人　青木香氣劣不足同補藥則補同瀉藥則瀉　天門冬　沙參　葳蕤　白茅根　白英

地膚子　黃連　朮　薰草　石蕊　王栢　千歲虆並穀　五芝　石耳　韭白　薤白　山藥　甘藷並補中益氣　大麻子虛勞內熱大小便不利水煎服　胡麻〔果〕〔木〕　柿霜　藕並補中益元氣厚腸　蓮實補虛損交心腎固精氣利耳目厚腸胃酒浸入豬肚煮丸服或蒸熟蜜丸服仙方也　柏子仁恍惚虛損吸吸　枸杞葉五勞七傷煮粥食　地骨皮去下焦肝腎虛熱○虛勞客熱末服○熱勞如燎同柴胡煎服○虛勞寒熱苦渴同麥門冬煎服　五加皮五勞七傷

實表。**黄精**、五勞七傷，益脾胃，潤心肺，九蒸九晒食。**青蒿**、勞熱在骨節間作寒熱，童尿熬膏。或爲末服。或入人參、麥門冬，丸服。**石斛**、五臟虚勞羸瘦，長肌肉，壯筋骨，鎖涎，澀丈夫元氣。酒浸酥蒸，服滿鎰，永不骨痛。**骨碎補**、五勞六極，手足不收，上熱下寒，腎虚。**五味子**、壯水鎖陽，收耗散之氣。**忍冬藤**、久服輕身，長年益壽，煮汁，釀酒飲。**補骨脂**、五勞七傷，通命門，暖丹田，脂麻炒過，丸服。○同伏苓、没藥，丸服，補腎，養心，養血。**附子**、補下焦陽虚。**天雄**、補上焦陽虚。**蛇牀子**、暖男子陽氣、女子陰氣。**仙茅**、丸服。**淫羊藿**、**狗脊**、並主冷風虚勞。**柴胡**、**秦艽**、**薄荷**、並解五勞七傷虚熱。**羌活**、五勞七傷酸痛。**蘇子**、補虚勞，肥健人。**青木香**、氣劣不足，同補藥則補，同瀉藥則瀉。**天門冬**、**沙參**、**葳蕤**、**白茅根**、**白英**、**地膚子**、**黄連**、**术**、**薰草**、**石蕊**、**玉柏**、**千歲蘽**、【菜穀】**五芝**、**石耳**、**韭白**、**薤白**、**山藥**、**甘藷**、並補中益氣。**大麻子**、虚勞内熱，大小便不利，水煎服。**胡麻**、【果木】**柿霜**、**藕**、並補中，益元氣，厚腸。**蓮實**、補虚損，交心腎，固精氣，利耳目，厚腸胃，酒浸，入猪肚煮，丸服。或蒸熟，蜜丸服。仙方也。**柏子仁**、恍惚虚損吸吸。**枸杞葉**、五勞七傷，煮粥食。**地骨皮**、去下焦肝腎虚熱。○虚勞客熱，末服。○熱勞如燎，同柴胡，煎服。○虚勞寒熱苦渴，同麥門冬，煎服。**五加皮**、五勞七傷，

米甘菊末服 冬青風熱，浸酒服 女貞實虛損百病，同旱蓮、桑椹丸服 栢白皮釀酒，補虛損 厚朴虛而冷，白朴皆加之 沈香補脾胃命門 桂補命門營衛 松根白皮 伏苓 白棘 桑白皮 石蠶 雲母粉並主五勞七傷虛損 五色石脂補五藏 白石英、紫石英補心氣下焦 枸杞蟲起陽益精，同地黃丸服 蠶蛹炒食，治勞瘦，殺蟲 海蠶虛勞冷氣，久服延年

鱗介禽獸 鯽魚 鰣魚 嘉魚 石首魚 鱖魚 鼈肉 淡菜 海蛇 雞肉 白鷺炙食 桑鳸 鳩 雀並補虛羸 犬肉 牛肉 牛肚 狐肉作生 貉肉 猯肉並主虛勞 狗腎產後腎勞如瘧，體冷 猪肚同人參、粳米、薑、椒煮食，補虛 猴肉風勞，釀酒 山獺 紫河車一切男女虛勞

血虛草木 地黃男子五勞七傷，女子傷中失血。○同人參、茯苓熬瓊玉膏。○釀酒、煮粥皆良。○麪炒研末，酒服，治男女諸虛積冷。○同菟絲子丸服 麥門冬五勞七傷客熱。○男女血虛，同地黃熬膏服 澤蘭婦人頻產勞瘦，丈夫面黃，丸服 黃蘗下焦陰虛，同知母丸服，或同糯米丸服 當歸 芎藭 白芍藥 丹參 玄參 續斷 牛膝 杜仲 牡丹皮 鱗介 龜版 綠毛龜

采莖葉，末服。冬青、風熱，浸酒服。女貞實、虛損百病，同旱蓮、桑椹，丸服。柘白皮、釀酒，補虛損。厚朴、虛而尿白者加之。沈香、補脾胃命門。桂、補命門營衛。松根白皮、伏苓、白棘、桑白皮、【石蟲】雲母粉、並主五勞七傷虛損。五色石脂、補五臟。白石英、紫石英、補心氣下焦。枸杞蟲、起陽益精，同地黃，丸服。蠶蛹、炒食，治勞瘦，殺蟲。海蠶、虛勞冷氣，久服延年。【鱗介禽獸】鯽魚、鰣魚、嘉魚、石首魚、鱖魚、鼈肉、淡菜、海蛇、雞肉、白鷺、炙食。桑鳸、鳩、雀、並補虛羸。犬肉、牛肉、牛肚、狐肉、作生〔一〕。狢肉、猯肉、並主虛勞。狗腎、產後腎勞，如瘧體冷。猪肚、同人參、粳米、薑、椒，煮食，補虛。猴肉、風勞，釀酒。山獺、紫河車。一切男女虛勞。

【血虛】【草木】地黃、男子五勞七傷，女子傷中失血。○同人參、茯苓，熬，璚玉膏。○釀酒、煮粥皆良。○麪炒研末，酒服，治男女諸虛積冷。○同兔絲子，丸服。麥門冬、五勞七傷客熱。○男女血虛，同地黃，熬膏服。澤蘭、婦人頻產勞瘦，丈夫面黃，丸服。黃蘗、下焦陰虛，同知母，丸服，或同糯米，丸服。當歸、芎藭、白芍藥、丹參、玄參、續斷、牛膝、杜仲、牡丹皮、【介獸】龜版、緑毛龜、

〔一〕作生：卷五十一狐肉「主治」作「作膾生食」。

鼈甲　阿膠　醍醐　酥酪　駝脂　牛骨髓　牛乳　羊乳並補一切虛一切血羊肉益產婦羊脂產後虛羸地黃汁薑汁白蜜煎服羊肝同枸杞根汁作羹食羊胃久病虛羸同白朮煮飲

精虛　肉蓯蓉五勞七傷莖中寒熱痛強陰益精髓○同羊肉煮食列當　瑣陽同上兔絲子五勞七傷益精補陽同杜仲丸服覆盆子益精強陰補肝明目○每旦水服三錢益男子精女人有子何首烏益精血氣久服有子服食有方蘿摩子益精氣同枸杞五味地黃諸藥末服極益房室巴戟天

車前子　遠志　蓬蘽　百脉根　決明子　蒺藜子　五味子　旋花根　萆薢　菝葜　土伏苓　杜仲皮石蠶石鍾乳

陽起石　石腦　石髓並補益精氣五勞七傷慈石養胃益精補五藏同白石英浸水煮粥日食石硫石　桑螵蛸　青蚨　九香蟲　牡蠣　羊脊髓　猪脊髓並補虛勞益精氣羊腎虛勞精竭作羹食○五勞七傷同肉蓯蓉煮羹食○虛損勞傷同白朮煮粥飲鹿茸虛勞洒洒如瘧四肢酸痛腰脊痛小便數同當歸丸服○同牛膝丸服白膠同伏苓丸服麋茸研末同[illegible]

鼈甲、阿膠、醍醐、酥酪、駝脂、牛骨髓、牛乳、羊乳、並補一切虛、一切血。羊肉、益産婦。羊脂、産後虛羸，地黄汁、薑汁、白蜜，煎服。羊肝、同枸杞根汁作羹食。羊胃。久病虛羸，同白术煮飲。

【精虛】【草木】肉蓯蓉、五勞七傷，莖中寒熱痛，强陰益精髓。○同羊肉煮食。列當、瑣陽、同上。兔絲子、五勞七傷，益精補陽，同杜仲，丸服。覆盆子、益精强陰，補肝明目。○每旦水服三錢，益男子精，女人有子。何首烏、益精血氣，久服有子，服食有方。蘿摩子、益精氣，同枸杞、五味、地黄諸藥，末服，極益房室。巴戟天、車前子、遠志、蓬蘽、百脉根、決明子、蒺藜子、五味子、旋花根、萆薢、菝葜、土伏苓、杜仲皮、【石蟲】石鍾乳、陽起石、石腦、石髓、並補益精氣，五勞七傷。慈石、養胃益精，補五臟，同白石英浸水，煮粥，日食。石硫黄〔一〕、桑螵蛸、青蚨、九香蟲、牡蠣、羊脊髓、猪脊髓、並補虛勞，益精氣。羊腎、虛勞精竭，作羹食。○五勞七傷，同肉蓯蓉，煮羹食。○虛損勞傷，同白术，煮粥飲。鹿茸、虛勞，洒洒如瘧，四肢酸痛，腰脊痛，小便數，同當歸，丸服。○同牛膝，丸服。白膠、同伏苓，丸服。麋茸、研末，同酒

〔一〕黄：原作「石」。今據卷十一石硫黄改。

熬膏服 麋角 鹿髓 鹿血 腎 麞肉骨 釀酒 膃肭臍 並補精血

瘵疰 有蟲積尸氣

除邪〈草部〉青蒿 骨蒸鬼氣熬膏入猪膽甘草末丸服○子功同 王瓜子 傳尸勞瘵焙研酒服一錢 玄參 傳尸邪氣作香燒 甘松 同玄參熏勞瘵 茅香 冷勞久病同艾葉燒丸服 苦瓠 傳尸伏連鬼氣 鬼臼 尸疰殗殜傳尸勞瘵 天麻 鳶尾 海根 並主飛鬼氣蠱殜傳尸勞瘵 知母 秦艽 胡黃連 蘆根 酸漿子 百部 紫菀 甘草 桔梗 人參 黃芪〈穀部〉浮麥 並主傳尸骨蒸勞熱自汗 阿芙蓉 鹿角菜 小兒骨蒸熱勞 茄子 傳尸勞氣〈果部〉李 去骨節閒勞熱 杏核仁 男女五勞七傷童尿煮七次蜜蒸食 烏梅 虛勞骨蒸 冬桃 解勞熱 桃核仁 主骨蒸作熱一百二十顆杵為丸平旦井華飲酒令醉任意煮水服日一作○急勞欬嗽同猪肝童尿煮丸服○冷勞減食茱萸炒收日食二十粒酒下重者服五百粒愈○傳尸鬼氣欬嗽痃癖煮汁作粥食○五尸鬼疰九十九種傳及傍人急以桃仁五十枚研泥水四升煮服取吐不盡再吐 蜀椒 丸服 檳榔 安息香 蘇合香 並殺傳尸勞瘵蟲 樟木節 風勞有蟲同天靈蓋諸藥服 乾漆 傳尸勞瘵五勞七傷同柏子仁酸棗山茱萸丸

熬膏服。麋角、鹿髓、鹿血腎、麞肉骨、釀酒。膃肭臍。並補精血。

瘵疰有蟲積，尸氣。

【除邪】【草部】青蒿、骨蒸鬼氣，熬膏，入猪膽，甘草末，丸服。○子，功同。王瓜子、傳尸勞瘵，焙研，酒服一錢。玄參、傳尸邪氣，作香燒。甘松、同玄參，熏勞瘵。茅香花〔一〕、冷勞久病，同艾葉，燒，丸服。苦耽、傳尸伏連鬼氣。鬼臼、尸疰殗殜，傳尸勞瘵。天麻、鳶尾、海根、並主飛尸〔二〕鬼氣殗殜，傳尸勞瘵。知母、秦艽、胡黃連、蘆根、酸漿子、百部、紫菀、甘草、桔梗、人參、黃芪、【穀菜】浮麥、並主傳尸，骨蒸勞熱，自汗。阿芙蓉、鹿角菜、小兒骨蒸熱勞。茄子、傳尸勞氣。【果木】李、去骨節間勞熱。杏核仁、男女五勞七傷，童尿煮七次，蜜蒸食。烏梅、虛勞骨蒸。冬桃、解勞熱。桃核仁、主骨蒸作熱，一百二十顆杵，爲丸，平旦井水下，飲酒令醉，任意喫水，隔日一作。○急勞欬嗽，同猪肝、童尿煮，丸服。○冷勞減食，茱萸炒收，日食二十粒，酒下。重者服五百粒愈。○傳尸鬼氣，欬嗽痃癖，煮汁，作粥食。○五尸鬼疰，九十九種，傳及傍人，急以桃仁五十枚研泥，水四升煮服，取吐，不盡再吐。蜀椒、丸服。檳榔、安息香、蘇合香、並殺傳尸勞瘵蟲。樟木節、風勞有蟲，同天靈蓋諸藥服。乾漆、傳尸勞瘵，五勞七傷，同柏子仁、酸棗、山茱萸，丸

〔一〕花：原脱。今據卷十四茅香「附方」補。
〔二〕尸：原脱。今據卷十七鳶尾「附方」及卷十六海根「主治」補。

服 皂莢辛熱勞疾酥炙丸服○急勞煩熱同刺及木皮燒灰淋煎熬入麝香以童尿浸蒸餅丸服 桑柴灰尸注鬼疰三十六種變動九十九種死復傳人淋汁煮赤小豆同羊肉作羹食 樗白皮鬼疰傳尸童尿豆豉煎服 地骨皮骨蒸煩熱同防風甘草煎服 酸棗仁骨蒸勞熱擂汁煮粥食 阿魏傳尸冷氣 無患子皮飛尸

柳葉 阿勃勃 黃蘗 金石 金薄並主骨蒸勞熱 石膏骨蒸勞熱研粉服 雄黃五尸勞病同大蒜丸服○骨蒸發熱小便研燒石熏之 鵝管石熏勞欬 白礬冷勞洩痢同羊肝丸服 禹餘糧冷勞腸洩同烏頭丸服 陽起石 慈石並主五勞七傷虛乏 霹靂碪 諸蟲鱗介 蟲白蠟並殺瘵蟲 石決明骨蒸勞極 納鱉傳尸勞 鱉甲冷瘕勞瘦除骨節間勞熱結實補陰補氣 鱉肉益氣補不足去血熱○骨蒸潮熱欬嗽同前胡貝母等藥煮食丸服 蛤蚧治肺勞傳尸欬嗽咯血 蛇吞鼃勞嗽吐負痰瘕研酒服

鰻鱺魚傳尸疰氣勞損骨蒸勞瘦酒煮服 禽獸 啄木鳥取蟲瘕研酒服 慈烏補勞治瘦止欬嗽骨蒸五味淹食 烏鴉瘦病欬嗽骨蒸勞痰瘕研酒服○五勞七傷吐血欬嗽藥栝蔞根日煮食 鷹矢白殺勞蟲 猪脊髓骨蒸勞傷同猪膽童尿柴胡等煎服 猪肝急勞瘦悴寒熱同甘草丸服 猪腎傳尸勞瘵童尿浸煮食 猪肚骨蒸熱勞四時宜食 猪膽骨蒸勞極 羊肉骨蒸久冷同山藥作粥食○骨蒸傳尸用皂莢

服。**皂莢**、卒熱勞疾，酥炙，丸服。○急勞煩熱，同刺及木皮燒灰淋煎。凝〔一〕，入麝香，以童尿浸，蒸餅丸服。**桑柴灰**、尸注鬼疰三十六種，變動九十九種，死復傳人，淋汁煮赤小豆，同羊肉，作羹食。**樗白皮**、鬼疰傳尸，童尿、豆豉煎服。**地骨皮**、骨蒸煩熱，同防風、甘草，煎服。**酸棗仁**、骨蒸勞熱，擂汁，煮粥食。**阿魏**、傳尸冷氣。**無患子皮**、飛尸。**柳葉**、**阿勒勃**、**黄蘗**、【金石】**金薄**、並主骨蒸勞熱。**石膏**、骨蒸勞熱，研粉服。**雄黄**、五尸勞病，同大蒜，丸服。○骨蒸發熱，小便研，燒石熏之。**鵝管石**、熏勞嗽。**白礬**、冷勞洩痢，同羊肝，丸服。**禹餘粮**、冷勞腸洩，同烏頭，丸服。**陽起石**、**慈石**、並主五勞七傷虚乏。**霹靂碪**、【諸蟲鱗介】**蟲白蠟**、並殺餘蟲。**石决明**、骨蒸勞極。**納鱉**、傳尸勞。**鱉甲**、冷痛勞瘦，除骨節間勞熱結實，補陰補氣。**鱉肉**、益氣補不足，去血熱。○骨蒸潮熱，欬嗽，同前胡、貝母等藥煮食，丸服。**蛤蚧**、治肺勞傳尸，欬嗽咯血。**蛇吞鼃**、勞嗽，吐臭痰，煅研，酒服。**鰻鱺魚**、傳尸疰氣，勞損骨蒸，勞瘦，酒煮服。【禽獸】**啄木鳥**、取蟲，煅研，酒服。**慈烏**、補勞治瘦，止欬嗽骨蒸，五味淹食。**烏鴉**、瘦病欬嗽，骨蒸勞疾，煅研，酒服。○五勞七傷，吐血欬嗽，釀栝樓根，日煮食。**鷹矢白**、殺勞蟲。**猪脊髓**、骨蒸勞傷，同猪膽、童尿、柴胡等，煎服。**猪肝**、急勞，瘦悴寒熱，同甘草，丸服。**猪腎**、傳尸勞瘵，童尿、酒煮服。**猪肚**、骨蒸熱勞，四季〔二〕宜食。**猪膽**、骨蒸勞極。**羊肉**、骨蒸久冷，同山藥，作粥食。○骨蒸傳尸，同皂莢，

〔一〕凝：原作「嗽」。今據卷三十五皂莢「附方」改。

〔二〕季：原作「侍」。今據卷五十豕肚「主治」改。

酒煮食當生蟲出白羊頭蹄五勞七傷同胡椒華茇乾薑煮食諸朽骨骨蒸勞熱煮汁沐之取汗貓
肝殺勞瘵蟲生曬研每服望五更酒服獺肝傳尸伏連殗殜勞瘵虛汗欬嗽發熱殺蟲陰乾為末水服日三鹿茸
膃肭臍虛勞熊脂酒服殺勞蟲補虛損象牙骨蒸獺肉狸骨虎牙鼠
肉並殺勞蟲人部人屎骨蒸勞極各伏連傳尸同小便各一升入新粟米飯五升攪半餅瓷封二七日每旦服一合午
再服並去惡氣○人屎浸水早服之曉服童溺人尿滋陰降火○男女勞證日服二次○骨蒸發熱以五升煎一升入蜜
三匙每服一碗日二服人中白傳尸熱勞肺痿消瘦降火消瘀血秋石虛勞冷疾有服法人乳補五
藏治瘦悴○虛損勞瘵同麝香木香服或同胞衣末服人牙燒研治勞天靈蓋傳尸尸疰鬼疰伏○肺痿骨蒸
盜汗退邪氣追勞蟲炙黃水煎服○同麝香丸服○小兒骨蒸加黃連末服○追蟲有天靈蓋散人胞男女一切虛損
勞極洗煮入伏神丸服○河車大造丸人胆尸疰伏人肉瘵疾

邪祟邪氣乘虛有痰血火鬱

除辟〔草〕部升麻殺百精老物殃鬼邪氣中惡腹痛鬼附啼泣徐長卿鬼疰精物邪惡氣百精老魅注易亡
走啼哭恍惚▲鬼督郵　馬目毒公　鬼臼殺鬼疰精物辟惡氣不祥尸疰傳尸忍冬飛尸

酒煮食，當吐蟲出。**白羊頭蹄**、五勞七傷，同胡椒、蓽茇、乾薑，煮食。**諸朽骨**、骨蒸勞熱，煮汁淋之，取汗。**猫肝**、殺勞瘵蟲，生晒研，每朔望五更酒服。**獺肝**、傳尸伏連，殗殜勞瘵，虛汗，欬嗽，發熱，殺蟲，陰乾爲末，水服，日三。**鹿茸**、**膃肭臍**、虛勞。**熊脂**、酒服，殺勞蟲，補虛損。**象牙**、骨蒸。**獺肉**、**狸骨**、**虎牙**、**鼠肉**、並殺勞蟲。【人部】**人屎**、骨蒸勞極，名伏連傳尸，同小便各一升，入新粟米飯五升，麴半餅，密封二七日，每旦服一合，午再服，並去惡氣。○人屎浸水，早服之，晚服童尿。**人尿**、滋陰降火。○男女勞證，日服二次。○骨蒸發熱，以五升煎一升，入蜜三匙，每服一碗[一]，日二服。**人中白**、傳尸熱勞，肺痿消瘦，降火，消瘀血。**秋石**、虛勞冷疾，有服法。**人乳**、補五藏，治瘦悴。○虛損勞瘵，同麝香、木香服。或同胞衣，末服。**人牙**、燒用，治勞。**天靈蓋**、傳尸尸疰，鬼疰伏連[二]。○肺痿，骨蒸盜汗，退邪氣，追勞蟲，炙黄，水煎服。○同麝香，丸服。○小兒骨蒸，加黄連，末服。○追蟲，有天靈蓋散。**人胞**、男女一切虛損勞極，洗煮，入伏神，丸服。○河車大造丸。**人膽**、尸疰伏連[三]。**人肉**。瘵疾。

邪祟邪氣乘虛，有痰、血、火、鬱。

【除辟】【草部】**升麻**、殺百精老物，殃鬼邪氣，中惡腹痛，鬼附啼泣。**徐長卿**、鬼疰精物邪惡氣，百精老魅注易，亡走啼哭恍惚。**鬼督郵**、**馬目毒公**、**鬼臼**、殺鬼疰精物，辟惡氣不祥，尸疰傳尸。**忍冬**、飛尸

〔一〕碗：原作「宛」。今據卷五十二人尿「附方」改。
〔二〕連：原脱。今據卷五十二天靈蓋「主治」補。
〔三〕連：原脱。今據卷五十二人膽「主治」補。

遁尸風尸沉尸尸疰鬼並煮汁服或煎膏化酒服○丹參中惡百邪鬼魅腹痛氣作聲音鳴孔定精防葵狂邪鬼魅
精怪白鮮皮大熱飲水狂走大呼白蒺藜卒中五尸丸服女青　赤箭　天麻　野
蔦　海根　雷丸　藍實　敗芒消　卷柏　桔梗　知母
小草　遠志　升松　藁本　迷迭香　白微　人參　苦參
沙參　紫菀　狼毒　草犀　白茅香　茅香　白及　商
陸　木香　縮砂　藿香　瓶香　鶴車香　蘭草　山柰
山薑　蒟醬　蕙草　薑黃　莪蒁　鬱金香　雞蘇　菖蒲
艾葉　苦瓠　雲實　蓖麻　蜀漆　艾納香　射罔　射
干　鳶尾　芫花　蕘花　水堇　鉤吻　羊躑躅　海藻
蘼蕪　青蒿　石長生　獨行根　白兔藿　續隨子　蜘蛛
香　屋四角茅　赤車使者穀菜豌豆櫰白豆　大豆並主鬼毒邪氣煮汁
酒　醋　陳粟米並主鬼擊粳米五種尸病口嚼汁服芥子邪惡鬼疰為末酒服白芥子

遁尸，風尸沉尸，尸疰，鬼擊〔一〕。○並煮汁服，或煎膏，化酒服。丹參、中惡，百邪鬼魅，腹痛氣作，聲音鳴吼〔二〕，定精。防葵、狂邪，鬼魅精怪。白鮮皮、大熱飲水，狂走大呼。白蒺藜、卒中五尸，丸服。女青、赤箭、天麻、野葛、海根、雷丸、藍實、敗芒箔、卷柏、桔梗、知母、小草、遠志、甘松、藁本、迷迭香、白微、人參、苦參、沙參、紫菀、狼毒、草犀、白茅香、茅香、白及、商陸、木香、縮砂、藿香、瓶香、藹車香、蘭草、山柰、山薑、蒟醬、蕙草、薑黄、莪蒁、鬱金香、雞蘇、菖蒲、艾葉、苦耽、雲實、蓖麻、蜀漆、艾納香、射罔、射干、鳶尾、芫花、蕘花、水堇、鉤吻、羊躑躅、海藻、蘼蕪、青蒿、石長生、獨行根、白兔藿、續隨子、蜘蛛香、屋四角茅、赤車使者、【穀菜】豌豆、煮汁。白豆、大豆、並主鬼毒邪氣疰忤。酒、醋、陳粟米、並主鬼擊。粳米、五種尸病，日煮汁服。芥子、邪惡鬼疰氣，浸酒服。白芥子、

〔一〕擊：原脱。今據卷十八忍冬「主治」補。
〔二〕吼：原作「孔」。今據卷十二丹參「主治」改。

殺鬼惡氣飛尸遁尸邪魅 大蒜後鬼去痛同香墨搗汁服鬼毒風氣同杏仁雄黄服 ○百合百邪鬼魅啼泣不止

胡荽 羅勒 旱芹（果木）器服 桃梟 桃花 桃白皮 桃膠 桃

毛並主邪惡鬼疰精氣 桃仁鬼疰寒熱疫癘研服 陳棗核中仁疰忤惡氣常服百邪不干 榧子

蜀椒 畢澄茄 吳茱萸 柏實 鬼箭 沉香 蜜香 丁

香 檀香 烏藥 必栗香 竹葉 鬼齒並主中惡邪鬼疰氣 降真香

帶之辟邪惡氣宅舍怪異 安息香心腹惡氣鬼疰魍魎鬼胎中惡癆瘵常燒之去鬼來神○婦人夜夢鬼交燒熏永斷

蘇合香辟惡殺鬼精物 詹糖香 樟腦 乳香 阿魏 樺皮脂 樗

白皮 乾漆 皂莢 桑柴灰 無患子 巴豆 琥珀並殺鬼精

尸疰 卮子五尸注病燒研水服 烏臼根皮尸疰中惡煎入朱砂服 古廁木鬼魅傳尸魍魎神祟燒之

古櫬板鬼氣疰忤中惡心腹痛夢悸常為鬼神祟撓和桃枝煎酒服取吐下 死人枕 桃橛 鼯

帶績汁 銃楔 敗芒箔衣水土汾巫 粮罌水並主尸疰鬼氣 半天河水鬼疰狂邪氣恍惚妄

言 鑄鐘黄土 鼢鼠壤土 伏龍肝 釜臍墨 京墨 黑鉛

禦〔一〕惡氣，飛尸遁尸，邪魅。大蒜、殺鬼去痛，同香墨、醬汁服。○鬼毒風氣，同杏仁、雄黃服。百合、百邪鬼魅，啼泣不止。胡荽、羅勒、旱芹、【果木服器】桃梟、桃花、桃白皮、桃膠、桃毛、並主邪惡鬼疰精氣。桃仁、鬼疰，寒熱疼痛，研服。陳棗核中仁、疰忤惡氣。常服，百邪不干。榧子、蜀椒、畢澄茄、吳茱萸、柏實、鬼箭、沉香、蜜香、丁香、檀香、烏藥、必栗香、竹葉、鬼齒、並主中惡邪鬼疰氣。降真香、帶之闢邪惡氣，宅舍怪異。安息香、心腹惡氣，鬼疰魍魎，鬼胎，中惡魘寐。常燒之，去鬼來神。○婦人夜夢鬼交，燒熏永斷。蘇合香、辟惡，殺鬼精物。詹糖香、樟腦、乳香、阿魏、樺皮脂、樗白皮、乾漆、皂莢、桑柴灰、無患子、巴豆、琥珀、並殺鬼精尸疰。巵子、五尸注病，燒研，水服。烏臼根皮、尸疰中惡，煎，入朱砂服。古厠木、鬼魅傳尸，魍魎神祟，燒之。古櫬板、鬼氣疰忤，中惡心腹痛，夢悸，常爲鬼神祟〔二〕撓，和桃枝，煎酒服，取吐下。死人枕、桃橛、甑帶、煮汁。銃楔、敗芒箔、【水土金石】粮罌水、並主尸疰鬼氣。半天河水、鬼疰，狂邪氣，恍惚妄言。鑄鍾黃土、鼢鼠壤土、伏龍肝、釜臍墨、京墨、黑鉛、

〔一〕禦：原作「熨」。今據卷二十六白芥「主治」改。
〔二〕祟：原作「崇」。今據卷三十七古櫬板「主治」改。

鉛丹並主疰忤邪氣古鏡　銅鏡鼻　鐵落　朱砂　水銀　硫黃
石膏　生銀　雄黃　代赭　金牙石　金剛石　礪石
蛇黃　食鹽　霹靂碪諸蟲鱗介露蜂房　芫青　龍骨　龍齒
鼉甲並主疰病鬼邪鯪鯉五邪驚啼悲傷婦人鬼魅哭泣蛤蚧　鰻鱺　鮫魚皮　海
蝦　蟹爪　貝子　牡蠣禽獸傷丹雄雞　黑雌雞　烏骨雞　雞
冠血　東門雞頭並主邪氣鬼物疰忤雞卵白五遁尸氣衝心或牽腰脊頻吞七枚胡燕卵
黃　烏鴉　鸛巢燒服白鴨血並主鬼魅邪氣鷹肉食之主野狐邪魅。觜爪燒灰水服。
白燒灰酒服牛黃　野豬黃　羊脂　豬脂　白犬血　豬心血　尾
血　豬乳　豚卵　羖羊角燒羚羊角及鼻　犀角　鹿角及
茸　鹿頭　麂頭骨　猴頭骨　狐頭尾及屎燒灰辟邪惡。五臟主狐魅及人見
鬼作羹食兔頭及皮　貓頭骨　貓肉　狸肉及骨　豹肉及鼻
虎肉及骨服二十六種魅。爪牙皮屎同象牙　狼牙　熊膽　麝香　靈貓

鉛丹、並主疰忤邪氣。古鏡、銅鏡鼻、鐵落、朱砂、水銀、硫黄、石膏、生銀、雄黄、代赭、金牙石、金剛石、礪石、蛇黄、食鹽、霹靂碪、【諸蟲鱗介】露蜂房、芫菁、龍骨、龍齒、鼉甲、並主疰病鬼邪。鮧鯉、五邪驚啼悲傷，婦人鬼魅哭泣。蛤蚧、鰻鱺、鮫魚皮、海蝦、蟹爪、貝子、牡蠣、【禽獸】丹雄雞、黑雌雞、烏骨雞、雞冠血、東門雞頭、並主邪氣鬼物疰忤。雞卵白、五遁尸氣衝心，或牽腰脊，頓吞七枚。胡燕卵黄、烏鴉、鵲巢、燒服。白鴨血、並主鬼魅邪氣。鷹肉、食之，去野狐邪魅。○觜、爪燒灰，水服。○屎白燒灰，酒服。牛黄、野猪黄、羊脂、猪脂、白犬血、猪心血尾血、猪乳、豚卵、羖羊角、燒。羚羊角及鼻、犀角、鹿角及茸、鹿頭、麂頭骨、猴頭骨、狐頭尾、及屎燒灰，辟邪惡。○五臟，主狐魅及人見鬼，作羹食。兔頭及皮、猫頭骨、猫肉、狸肉及骨、豹肉及鼻、虎肉及骨、取二十六種魅。○爪、牙、皮、屎同。象牙、狼牙、熊膽、麝香、靈猫

陰　獺肝（鬼疰狐魅，燒末服）　膃肭臍（鬼氣尸注，狐魅）　六畜毛蹄甲　馬懸蹄　馬屎　獅屎　底野迦　鼠屎　彭侯（人部）　亂髮（尸疰，燒灰服）　頭垢　人屎（鬼氣疰病，日日服之）　天靈蓋（尸疰鬼氣）　人膽

寒熱　有外感　內傷　火鬱　虛勞　瘧　瘡　瘰癧

和解（草部）　甘草（五臟六腑寒熱邪氣，凡虛而多熱者加之）　知母（腎勞憎寒煩熱）　丹參（虛勞寒熱）　白頭翁（狂易寒熱）　胡黃連（小兒寒熱）　黃芩（寒熱往來，及骨蒸熱毒）　柴胡（寒熱邪氣，推陳致新，去早晨潮熱，寒熱往來，婦人熱入血室）　前胡（傷寒寒熱，推陳致新）　白鮮皮（主壯熱惡寒）　茅根　大黃（並主血閉寒熱）　旋覆花（五臟間寒熱）　茵蔯（寒熱如瘧）　屋遊（浮熱在皮膚，往來寒熱）　烏韭　龍膽（骨間寒熱）　白微（寒熱酸疼）　秦艽　當歸　芎藭　芍藥（並主虛勞寒熱）　荊芥　積雪草　紫草　夏枯草　蠡實　蘆根　雲實　木通　蒲黃　吳藍　連翹　蛇含　鴨跖草　凌霄花　土瓜根（菜部）　冬瓜（泡汁飲）　茄子　馬齒莧　莧實　薤白　杏花（女子傷中，寒熱痹）　桃毛（血瘕寒熱）

陰、獺肝、鬼疰邪魅，燒末服。膃肭臍、鬼氣尸疰狐魅。六畜毛蹄甲、馬懸蹄、馬屎、獅屎、底野迦、鼠屎、彭侯、

【人部】亂髮、尸疰，燒灰服。頭垢、人尿、鬼氣疰病，日日服之。天靈蓋、尸疰鬼氣。人膽。

寒熱有外感，内傷，火鬱，虚勞，瘧，瘡，瘰癧。

【和解】【草部】甘草、五臟六腑寒熱邪氣，凡虚而多熱者加之。知母、腎勞，憎寒煩熱。丹參、虚勞寒熱。白頭翁、狂猲寒熱。胡黄連、小兒寒熱。黄芩、寒熱往來及骨蒸熱毒。柴胡、寒熱邪氣，推陳致新，去早辰潮熱，寒熱往來，婦人熱入血室。前胡、傷寒寒熱，推陳致新。白鮮皮、主壯熱惡寒。茅根、大黄、並主血閉寒熱。旋覆花、五臟間寒熱。茵蕷、寒熱如瘧。屋遊、浮熱在皮膚，往來寒熱。烏韭、龍膽、骨間寒熱。白微、寒熱酸疼。秦艽、當歸、芎藭、芍藥、並主虚勞寒熱。荆芥、積雪草、紫草、夏枯草、蠡實、蘆根、雲實、木通、蒲黄、吴藍、連翹、蛇含、鴨跖草、凌霄花、土瓜根、【菜果】冬瓜、泡汁飲。茄子、馬齒莧、莧實、薤白、杏花、女子傷中寒熱痺。桃毛、血瘕寒熱。

〔木石〕厚朴解利風寒寒熱　牡荊　蔓荊並除骨間寒熱　泠水服丹石病發惡寒冬月淋至百斛取汗乃
愈　松蘿　枳實　竹茹　雄黃肝病寒熱　石膏中風寒熱　滑石胃熱寒熱　曾青
養肝膽除寒熱　石青　石膽　食鹽　朴硝　礬石〔蟲介獸人〕雀甕　龜甲
骨中寒熱或肌体寒熱欲死作湯良　海蛤胸痛寒熱　蛤蜊老癖為寒熱　貝子温疰寒熱解肌散結熱　龍
齒大人骨間寒熱　鼉甲伏堅寒熱　豬懸蹄甲小兒寒熱燒末乳服　牛黃　人屎
補中清肺〔草穀〕黃芪虛疾寒熱　沙參　黃精　葳蕤　朮並除寒熱益氣和中　桔
梗除寒熱利肺　燈籠草　麥門冬　紫菀　旋花根　黃環　天門
冬　白英　忍冬　豌豆　綠豆　赤小豆　秫　百合　山
藥〔果木〕吳茱萸　椒紅　桂利肝肺氣心腹寒熱　辛夷五藏身体寒熱　沈香諸虛寒熱冷痰
同附子煎服　烏藥解冷熱　桑葉除寒熱出汗　伏苓　酸棗　山茱萸〔石部〕礜
瘀血寒熱　陽起石　禹餘粮〔禽獸〕鶩肪風虛寒熱　猳猪頭肉寒熱　熊脂　[illegible]
麋脂

【木石】厚朴、解利風寒寒熱。牡荆、蔓荆、並除骨間寒熱。冷水、服丹石，病發惡寒，冬月淋至百斛，取汗乃愈。松蘿、枳實、竹茹、雄黄、肝病寒熱。石膏、中風寒熱。滑石、胃熱寒熱。曾青、養肝膽，除寒熱。石青、石膽、食鹽、朴硝、礬石、【蟲介獸人】雀甕、龜甲、骨中寒熱，或肌體寒熱欲死，作湯良。海蛤、胸痛寒熱。蛤蜊、老癖爲寒熱。貝子、温疰寒熱，解肌，散結熱。龍齒、大人骨間寒熱。鼉甲、伏堅寒熱。猪懸蹄甲、小兒寒熱，燒末，乳服。牛黄、人尿。

【補中清肺】【草穀】黄芪、虚疾寒熱。沙參、黄精、葳蕤、术、並除寒熱，益氣和中。桔梗、除寒熱，利肺。燈籠草、麥門冬、紫菀、旋花根、黄環、天門冬、白英、忍冬、豌豆、緑豆、赤小豆、秫、百合、山藥、【果木】吴茱萸、椒紅、桂、利肝肺氣，心腹寒熱。辛夷、五臟身體寒熱。沈香、諸虚寒熱冷痰，同附子，煎服。烏藥、解冷熱。桑葉、除寒熱，出汗。伏苓、酸棗、山茱萸、【石部】殷孽、瘀血寒熱。陽起石、禹餘粮。【禽獸】鶩肪、風虚寒熱。猳猪頭肉、寒熱。熊脂、鹿角、麋脂。

吐血衄血（有陽乘陰者，血熱妄行；陰乘陽者，血不歸經。○血行清道出于鼻，血行濁道出于口。○嘔血出于肝○吐血出于胃○衄血出于肺○耳血曰衈○眼血曰衄○膚血曰血汗○口鼻俱出曰腦衄○九竅俱出曰大衄）

逐瘀散滯

（草部）

大黃（下瘀血血閉，心氣不足，吐血衄血，胸脇刺脹，同芩、連煎服。亦單為散，水煎服）

甘遂

芫花

大戟（吐血痰涎，血不止者，服此下行即止）

杜衡（吐血有瘀，用此吐之）

紅藍花

鬱金（破血。為末，井水服，止吐血）

茜根（活血行血。為末，水煎服，止吐衄諸血。或加黑豆、甘草丸服。○同艾葉、烏梅丸服）

剪草（一切失血。為末，和蜜，九蒸九酒服）

三七（吐衄諸血，米泔服二錢）

蓖麻葉（塗油炙熨顖上，止衄）

三稜（末，醋調塗五淮上，止衄）

（穀菜）

麻油（衄血注鼻。能散血）

醋（衄血，和胡粉服，仍和土敷陰囊上）

韭汁（止吐血，和童尿服，消胃脘瘀血）

蔥汁（散血，塞鼻止衄）

蔓菁汁（止吐血）

萊菔汁（止吐血大衄，仍注鼻中）

桑耳（塞鼻止衄）

（果木）

栗楔（破血。燒服，止吐衄。散亦可）

荷葉（破惡血，留好血。口鼻諸血，生者擂汁服，乾者末服，或燒服，或加蒲黃）

藕汁（散瘀血，止口鼻諸血。亦注鼻止衄）

桃仁（破瘀血，血閉）

桃梟（破血，止吐血。諸藥不効，燒服）

榴花（散血。為末服，止吐衄。○同黃葵花煎服，或為末服，亦塞鼻止衄）

乾柿（脾之果，消宿血。治吐血咯血）

櫻灰（消瘀

吐血衄血有陽乘陰者，血熱妄行；陰乘陽者，血不歸經。○血行清道出于鼻，血行濁道出于口。○嘔血出于肝。○吐血出于胃。○衄血出于肺。○耳血曰衈。○眼血曰衈，○膚血曰血汗。○口鼻併出曰腦衄。○九竅俱出曰大衄。

【逐瘀散滯】【草部】大黄、下瘀血血閉。心氣不足，吐血衄血，胸脅刺脹，同芩、連煎服。亦單爲散，水煎服。甘遂、芫花、大戟、吐血痰涎血不止者，服此下行即止。杜衡、吐血有瘀，用此吐之。紅藍花、鬱金、破血。爲末，井水服，止吐血。茜根、活血行血。爲末，水煎服，止吐衄諸血。或加黑豆、甘草，丸服。○同艾葉、烏梅，丸服。剪草、一切失血，爲末，和蜜，九蒸九晒服。三七、吐衄諸血，米泔服三錢。蓖麻葉、塗油炙，熨顖上，止衄。三稜、末，醋調，塗五推〔一〕上，止衄。【穀菜】麻油、衄血，注鼻，能散血。醋、衄血，和胡粉服。仍和土，敷陰囊上。韭汁、止吐血。和童尿服，消胃脘瘀血。葱汁、散血。塞鼻，止衄。蔓菁汁、止吐血。萊菔汁、止吐血大衄，仍注鼻中。桑耳、塞鼻，止衄。【果木】栗楔、破血。燒服，止吐衄。殼亦可。荷葉、破惡血，留好血。口鼻諸血，生者擣汁服，乾者末服，或燒服，或加蒲黄。藕汁、散瘀血，止口鼻諸血。亦注鼻止衄。桃仁、破瘀血血閉。桃梟、破血，止吐血，諸藥不效，燒服。榴花、散血。爲末服，止吐衄。○同黄葵花，煎服。或爲末服。亦塞鼻止衄。乾柹、脾之果，消宿血，治吐血咯血。椶灰、消瘀

〔一〕推：張本作「椎」，義長。

血止吐衄諸血水服血竭吹鼻止衄山茶吐衄為末酒入童尿服胡頹子根吐血煎水服雞核
衄血楓香吐衄為末水服或加蛤粉或加綿灰椰子皮止衄蘇木〔服器〕紅綿灰水服黃絲絹
灰水服白紙灰水服止吐衄効不可言麻紙灰藤紙灰入麝香酒服止衄血屏風故
紙灰酒服止衄敗舡茹止吐血〔土石〕白堊土衄血水服二錢除根伏龍肝水淘汁入蜜服止吐
血金墨吐衄磨汁服鐺墨炒過水服二錢止吐衄諸血百草霜水服并吹鼻止衄白瓷器
末吐血皂角仁湯服二錢○衄血吹鼻地龍糞吐血水服二錢花乳石能化血為水主諸血凡噴血出升斗
者煅研童尿入酒服二五錢金星石主肺損吐血救血石灰散瘀血凡卒吐血者刀頭上燒研水服三錢
白礬吹鼻止衄硇砂衄血不止水服二錢食鹽散衄戎鹽主吐血芒消下瘀血珊瑚吹鼻
止衄〔蟲鱗〕蠶退紙灰吐血不止蜜丸含嚥蠐螬主吐血在胷腹不出蜘蛛網卒吐血者米飲吞一團
露蜂房主吐衄血蝸牛焙研同烏賊骨吹鼻止衄䖟蟲水蛭五倍子末水服并吹
鼻止衄壁錢窠塞鼻止衄龍骨服止吐血吹鼻止衄吹耳止衄鯉魚鱗灰散血衄不止水服二錢
烏賊骨末服治卒吐血吹鼻止衄鰾膠散瘀血止衄血鱓血滴鼻止衄膽滴耳止衄〔禽獸〕五靈脂

血。止吐衄諸血，水服。血竭、吹鼻，止衄。山茶、吐衄，爲末，酒入童尿服。胡頽子根、吐血，煎水服。蕕核、衄血。楓香、吐衄，爲末，水服。或加蛤粉，或加綿灰。椰子皮、止衄。蘇木、【服器】紅綿灰、水服。黄絲絹灰、水服。白紙灰、水服，止吐衄，效不可言。麻紙灰、藤紙灰、入麝香，酒服，止衄血。屏風故紙灰、酒服，止衄。敗船茹、止吐血。【土石】白堊土、衄血，水服二錢，除根。伏龍肝、水淘汁，入蜜服，止吐血。金墨、吐衄，磨汁服。鐺墨、炒過，水服二錢，止吐衄諸血。百草霜、水服，并吹鼻，止衄。白瓷器末、吐血，皂角仁湯服二錢。○衄血，吹鼻。地龍糞、吐血，水服二錢。花乳石、能化血爲水，主諸血。凡噴血出升斗者，煅研，童尿入酒服三五錢。金星石、主肺損吐血嗽〔一〕血。石灰、散瘀血。凡卒吐血者，刀頭上燒研，水服三錢。白礬、吹鼻，止衄。硇砂、衄血不止，水服二錢。食鹽、散血。戎鹽、主吐血。芒消、下瘀血。珊瑚、吹鼻，止衄。【蟲鱗】蠶退紙灰、吐血不止，蜜丸，含嚥。蠐螬、主吐血在胸腹不出。蜘蛛網、卒吐血者，米飲吞一團。露蜂房、主吐衄血。蝸牛、焙研，同烏賊骨吹鼻，止衄。虻蟲、水蛭、五倍子末、水服，并吹鼻，止衄。壁錢窠、塞鼻，止衄。龍骨、服，止吐血。吹鼻，止衄。吹耳，止衈。鯉魚鱗灰、散血。衄不止，水服二錢。烏賊骨、末服，治卒吐血。吹鼻，止衄。鰾膠、散瘀血，止嘔血。鱓血、滴鼻，止衄。膽、滴耳，止衈。【禽獸】五靈脂、

〔一〕嗽：原作「欶」。今據卷十金星石「附方」改。

吐血，同鹽茶丸服。○同黃芪末，水服。雞屎白 老鴟骨 駝屎灰 鸕屎灰 馬
懸蹄灰、牛骨灰 猬皮灰 並吹鼻止衄。白馬通 服汁，塞鼻，並止衄。耳垢
塞鼻止衄。黃明膠 貼山根止衄。○灸，新綿灰飲服，止吐血。研同 人髮灰 散療血，止上下諸血，並水服方寸匕。
日二次。鼻止衄。人尿 止吐衄。○薑汁和服一升，療血。服此者十丸，一升，死。火散 吐出血 炒黑研末，麥門冬湯服三
分，以鼻。血歸涼。衄血 接取，點目角。燒灰水服一錢。人爪甲 刮末吹鼻，止衄妙。
滋陰抑陽 草部 生地黃 涼血生血，治心肺損，吐血衄血，取汁和童尿煎，入生血門膠服。○熟地黃，取汁和大黃
末丸服。同地黃導荷末服之。紫參 唾血、衄血，阿膠末服。○吐血，同人參。丹參 破宿血，生新血。地榆 止吐
衄，米醋煎服。牡丹皮 和血，涼血，生血。當歸 頭止血，身和血，尾破血。○衄血不止，末服一錢。芎藭 破宿血，養血。
新衄諸血，治吐。芍藥 散血，止熱，逐賊血，赤芍藥為末服二錢。○太陽鼽衄不止，咯血，入犀角汁。黃芩
諸失血，積熱，止衄，諸血，水煎服。黃連 吐衄不止，水煎服。胡黃連 吐衄，同生地黃、豬膽汁丸服。黃藥子
衄為末，水煎服。○吐血，降火，水煎服。白藥子 燒服。蒲黃 青黛 水服。藍汁 車
○涼血，衄血，磨汁服，或末服。
前汁 大小薊 汁 馬蘭 澤蘭 水蘇 煎或末 紫蘇 煎膏 薄荷 青

吐血，同蘆薈，丸服。○同黄芪，末，水服。**雞屎白**、**老鴟骨**、**駝屎灰**、**驢屎灰**、**馬懸蹄灰**、**牛骨灰**、**猬皮灰**、並吹鼻，止衄。**白馬通**、服汁，塞鼻，並止吐衄。**牛耳垢**、塞鼻，止衄。**黄明膠**、貼山根，止衄。○炙研，同新綿灰，飲服，止吐血。【人部】**髮灰**、散瘀血，止上下諸血，並水服方寸匕，日三。○吹鼻，止衄。**人尿**、止吐衄，薑汁和服，降火散瘀血。服此者十無一死。**吐出血**、炒黑研末，麥門冬湯服三分，以導血歸源。**衄血**、接取點目角，并燒灰，水服一錢。**人爪甲**。刮末吹鼻，止衄妙。

【滋陰抑陽】【草部】**生地黄**、涼血生血，治心肺損，吐血衄血，取汁，和童尿煎，入白膠服。○心熱吐衄，取汁，和大黄末，丸服。同地龍[一]、薄荷，末，服之。**紫參**、唾血衄血。○同人參、阿膠，末服，止吐血。**丹參**、破宿血，生新血。**地榆**、止吐衄，米醋煎服。**牡丹皮**、和血，生血，涼血。**當歸**、頭止血，身和血，尾破血。○衄血不止，末服一錢。**芎藭**、破宿血，養新血，治吐衄諸血。**芍藥**、散惡血，逐賊血，平肝助脾。○太陽鼽衄不止，赤芍藥爲末，服二錢。咯血，入犀角汁。**黄芩**、諸失血，積熱吐衄，爲末，水煎服。**黄連**、吐衄不止，水煎服。**胡黄連**、吐衄，同生地黄，猪膽汁丸服。**黄藥子**、涼血降火。○吐血，水煎服。○衄血，磨汁服，或末服。**白藥子**、燒服。**蒲黄**、**青黛**、水服。**藍汁**、**車前汁**、**大小薊**、汁。**馬蘭**、**澤蘭**、**水蘇**、煎或末。**紫蘇**、熬膏。**薄荷**、**青**

〔一〕龍：原作「黄」。今據卷十六地黄「附方」改。

蕳汁 青葙汁 馬藺子 陰地蕨 鱧腸汁 蘘荷根汁 生葛汁 浮萍末 桑花末 船底苔煎 土馬騣並止吐血衄血 荊芥吐血末服口鼻出血燒服九竅出血酒服 茅根汁或末 茅針 茅花 金絲草 白雞冠花並止吐血衄血 屋上敗茅酒浸 地菘末 龍葵同人參末 螺靨草擂酒並止吐血 蒼耳汁 罌粟末 黃葵子末 王不留行煎 萱根汁 決明末 龍鱗薜荔末 垣衣汁 屋遊末服並止衄血 地膚九竅出血同色子甘草生薑大棗灯草水煎服 麥門冬吐衄不止杵汁和蜜服或同地黃煎服即止 馬勃積熱吐血沙餹丸服妊娠吐血米飲和服

〔穀菜〕小麥止衄血 淅泔飲止吐血 麥麪水服止吐衄 粟米粉絞汁止衄 翻白草吐血煎服

〔果木〕蓮花酒服末止損血 柏葉煎丸散汁止吐衄諸血 卮子清胃脘血止衄 桑葉末 地骨皮煎服並主吐血 柳絮末服止吐咯血 槐花末服主吐唾咯血同烏賊骨吹衄血 楮葉汁 黃櫱末 槲若末 竹葉 竹茹並主吐血衄血 荊葉九竅出血杵汁入酒服

〔金石〕朱砂同蛤粉酒服主諸般吐血 滑石水服 鉛霜水服 胡粉炒醋 黃丹水服 玄明粉水服 水銀並主熱衄

〔介獸〕螺螄服汁主黃疸吐血 蛤粉同槐花末米飲大

蒿、汁。青葙、汁。馬藺子、陰地厥、鱧腸、汁。蘘荷根、汁。生葛、汁。浮萍、末。桑花、末。船底苔、煎。土馬騣、並止吐血衄血。荆芥、吐血，末服。○口鼻出血，燒服。○九竅出血，酒服。茅根、汁或末。茅針、茅花、金絲草、白雞冠花、並主吐血衄血。屋上敗茅、浸酒。地菘、末。龍葵、同人參，末。螺厴草、擂酒。並止吐血。蒼耳、汁。貫衆、末。黄葵子、末。王不留行、煎。萱根、汁。决明、末。龍鱗薜荔、末。垣衣、汁。屋遊、末服。並止衄血。地膚、九竅出血，同巵子、甘草、生薑、大棗、燈草，水煎服。麥門冬、吐衄不止，杵汁，和蜜服。或同地黄，煎服，即止。馬勃、積熱吐血，沙餹丸服。妊娠吐血，米飲和服。【穀菜】小麥、止唾血。淅泔、飲，止吐血。麥麪、水服，止吐衄。粟米粉、絞汁，止衄。翻白草、吐血，煎服。【果木】蓮花、酒服末，止損血。柏葉、煎、丸、散、汁，止吐衄諸血。巵子、清胃脘血，止衄。桑葉、末。地骨皮、煎服。並主吐血。柳絮、末服，止吐咯血。槐花、末服，主吐唾咯血。同烏賊骨，吹衄血。楮葉、汁。黄檗、末。槲若、末。竹葉、竹茹、並主吐血衄血。荆葉、九竅出血，杵汁，入酒服。【金石】朱砂、同蛤粉，酒服，主諸般吐血。滑石、水服。鉛霜、水服。胡粉、炒醋。黄丹、水服。玄明粉、水服。水銀、並主熱衄。【介獸】螺螄、服汁，主黄疸吐血。蛤粉、同槐花末，水服。犬

膽（治止衄血）犀角（十止衄熱叶衄）〔人〕人中白（入麝酒服止衄）人中黃（末服上膈血燒灰吹鼻衄）

〔理氣導血〕（草木）香附（童尿調末服或同烏藥甘草煎服）桔梗（末）箬葉（灰）烏藥 沉

香（並吐血衄血）防風（上部見血須用）白芷（破宿血補新血塗山根止衄）半夏（散瘀血）天南星

（散止末衄）貝母（末）蘆荻皮（灰）栝樓（灰）榧子（末服並主吐血）石菖蒲（肺損吐血同麪水服）

芎藭（同香附末服主頭風即衄）燈心草（末）香薷（末）穀精草（末）枇杷葉（末）玄胡

索（塞耳並止衄）折弓弦（口鼻大衄燒灰同白丸吹之）

〔調中補虛〕（草穀）人參（補氣生血吐血後煎服一兩○內傷血出如涌泉同荊芥灰蒸柏葉白麪水服）黃芪

（逐五藏惡血同紫萍末服止吐血）甘草（養血補血止唾膿血）白及（羊肺蘸食主肺損吐血水服止衄）百合

（汁和蜜蒸食主肺病吐血）稻米（末服止吐衄）萆薢葉（香油炒食）飴餹 白扁豆 白朮

〔石蟲〕鍾乳粉 五色石脂 代赭石（並主虛勞吐血）靈砂（暴驚九竅出血人參湯服卅粒）

鼈甲 蛤蚧 淡菜 阿膠 白鴿血（熱飲）鹿角膠（並止上虛損吐血）水牛

腦（勞傷吐血同杏仁胡桃白蜜麻油熬乾末服）羊血（熱飲主衄血經月）酥酪 醍醐（灌鼻止衄血）

本草綱目主治三卷之三　六十四

膽、並止衄血。犀角、汁，止積熱吐衄。【人部】人中白、入麝，酒服，止衄。人中黄。末服，主嘔血。燒灰，吹鼻衄。

【理氣導血】【草木】香附、童尿調末服。或同烏藥、甘草，煎服。桔梗、末。箬葉、灰。烏藥、沉香、並止吐血衄血。防風、上部見血須用。白芷、破宿血，補新血。塗山根，止衄。半夏、散瘀血。天南星、散血，末服。貝母、末。蘆荻皮、灰。栝樓、灰。榧子、末服。並主吐血。石菖蒲、肺損吐血，同麪，水服。芎藭、同香附，末服，主頭風即衄。燈心草、末。香薷、末。穀精草、末。枇杷葉、末。玄胡索、塞耳。並止衄。折弓弦。口鼻大衄，燒灰，同白礬吹之。

【調中補虚】【草穀】人參、補氣生血，吐血後，煎服一兩。○内傷，血出如涌泉，同荆芥灰、蒸柏葉、白麪，水服。黄芪、逐五臟惡血。同紫萍，末服，止吐血。甘草、養血補血，主唾膿血。白及、羊肺蘸食，主肺損吐血。水服，止衄。百合、汁，和蜜蒸食，主肺病吐血。稻米、末服，止吐衄。萆薢葉、香油炒食。飴餹、白扁豆、白朮、【石、蟲】鍾乳粉、五色石脂、代赭石、並主虚勞吐血。靈砂、暴驚，九竅出血，人參湯服卅粒。鼈甲、蛤蚧、淡菜、阿膠、白狗血、熱飲。鹿角膠、並主虚損吐血。水牛腦、勞傷吐血，同杏仁、胡桃，白蜜、麻油熬乾，末服。羊血、熱飲，主衄血經月。酥酪、醍醐。灌鼻，止涕血。

〔從治〕附子陽虛吐血同地黄山藥丸服　益智子熱傷心系吐血同丹砂青皮射香末服　桂心水服

乾薑童尿服並主陰乘陽吐血衄血　艾葉服汁止吐衄　葱汁服汁仍滴鼻　芥子塗顖　胡蒜貼足

心並主衄血又服韭汁止吐血　〔外迎〕冷水手引鼻衄不止以水浸足貼顖上項噀面薄脊皆宜

齒衄有陽明風熱　濕熱　腎虛

〔除熱〕防風　羌活　生苄　黄連

〔清補〕人參齒縫出血成條同伏苓麥門冬煎服奇効○上盛下虛服涼藥益甚者六味地黄丸黑錫丹

〔外治〕香附薑汁炒研或同青鹽百草霜　蒲黄炒焦　苦參同枯丸　骨碎補炒焦　絲瓜藤

寒水石同朱砂甘草片腦　五倍子燒　地龍同丸射　紫鉚　枯礬　百草

霜並揩擦　麥門冬　屋遊　地骨皮　苦竹葉　鹽並煎水漱　童尿熱漱

蜀椒　苦竹茹並煎醋漱　蟾酥按　鐵釘燒烙

血汗即肌衄又名脈溢血自毛孔出心主血又主汗極虛有火也

〔內治〕人參氣散血虛紅汗污衣同歸芪諸藥煎服又建中湯服敗毒香散皆宜○抓傷血絡血出不止以一兩煎服

【從治】附子、陽虚吐血，同地黄、山藥，丸服。益智子、熱傷心系吐血，同丹砂、青皮、射香，末服。桂心、水服。乾薑、童尿服。並主陰乘陽，吐血衄血。艾葉、服汁，止吐衄。薑汁、服汁，仍滴鼻。芥子、塗顖。葫蒜。貼足心。並主衄血。又服蒜汁，止吐血。

【外迎】冷水。耳目鼻血不止，以水浸足，貼顖、貼頂、噀面、薄胸皆宜。

齒衄

有陽明風熱，濕熱，腎虚。

【除熱】防風、羌活、生苄、黄連。

【清補】人參。齒縫出血成條，同伏苓、麥門冬，煎服，奇效。○上盛下虚，服凉藥益甚者，六味地黄丸、黑錫丹。

【外治】香附、薑汁炒研，或同青鹽、百草霜。蒲黄、炒焦。苦參、同枯礬。骨碎補、炒焦。絲瓜藤、灰。寒水石、同朱砂、甘草、片腦。五倍子、燒。地龍、同礬、射。紫鉚、枯礬、百草霜、並揩摻。麥門冬、屋遊、地骨皮、苦竹葉、鹽、並煎水漱。童尿、熱漱。蜀椒、苦竹茹、並煎醋漱。蟾酥、按。鐵釘。燒烙。

血汗

即肌衄，又名脉溢〔一〕，血自毛孔出。心主血，又主汗，極虚有火也。

【内治】人參、氣散血虚，紅汗污衣，同歸、芪諸藥，煎服。又建中湯、辰砂妙香散皆宜。○抓傷血絡，血出不止，以一兩煎服。

〔一〕溢：原作「益」。今據卷二十六生薑「附方」改。下一「溢」字同，不另注。

猪心血 大喜汗出赤色污衣者則氣散血隨 葱白湯汁一升入醋一合時服一盃 黄芩 灸方血汗 止酒少末服

血汗毛孔節次血出不出則皮脹如鼓須臾目口皆脹合名脈溢以水和汁各半服 郁李仁 鵝梨汁調下服止血

血汗入 朱砂 麝水服 人中白 血灸膏 麝酒服二錢 出入 水銀 耳孔出血同朱砂麝香服

臍中屎 九竅四肢指岐間血出乃暴怒所致燒末水服方寸匕日五服

外台 旱蓮 出血不止 灸臍血 蠍蝟灰 同 ... 血出不止 丘壟 脂 ... 血

男子胎髮 毛孔出血 煮酒 ... 上

咳嗽血 咳血出于肺 嗽血出于脾 唾血出于腎 咯血出于心 有火鬱 有虛勞

火鬱 麥門冬 片黄芩 桔梗 生地黄 金絲草 茅根

貝母 蒲黄 牡丹皮 芎藭 白芍藥 大青 香附子

藕根 丹參 知母 荷葉末 藕汁 桃仁 柿霜 乾柿 入脾

肺消咳血 杏仁 肺熱咳血同青黛黃蠟作餅乾柿夾煨日食 水蘇 研末飲服 紫菀 五

鱉甲 久咳唾血同桔梗煎服 白前 甘草桑白皮煎服 荊芥穗 嗽膈痰血同甘桔煎服 蒲黄

葎草、產婦大喜，汗出赤色污衣，喜則氣出也。擣汁一升，入醋一合，時服一盃。黃芩、灸瘡血出不止，酒炒，末下。生薑汁、毛竅節次血出，不出則皮脹如鼓，須臾口目皆脹合，名脉溢，以水和汁各半服。郁李仁、鵝梨汁調末服，止血汗。朱砂、血汗，入麝，水服。人中白、血從膚腠出，入麝，酒服二錢。水銀、毛孔出血，同朱砂、麝香服。黃犢臍中屎。九竅四肢指歧間血出，乃暴怒所致，燒末，水服方寸匕，日五次。

【外治】旱蓮、傅灸瘡血出不止。蜣螂灰、同上。糞桶箍、燒，傅搔痒血出不止。五靈脂、摻抓痣血出不止。男子胎髮、醫毛孔血出。煮酒瓶上紙。同上。

欬嗽血

欬血出于肺，嗽血出于脾，咯血出于心，唾血出于腎。有火鬱，有虛勞。

【火鬱】麥門冬、片黃芩、桔梗、生地黃、金絲草、茅根、貝母、薑黃、牡丹皮、芎藭、白芍藥、大青、香附子、茜根、丹參、知母、荷葉、末。藕汁、桃仁、柿霜、乾柹、入脾肺，消宿血、咯血、痰涎血。杏仁、肺熱欬血，同青黛、黃蠟作餅，乾柹夾煨，日食。水蘇、研末，飲服。紫菀、同五味子，蜜丸服，並治吐血後欬。白前、久欬唾血，同桔梗、甘草、桑白皮，煎服。荊芥穗、喉脘痰血，同甘、桔，煎服。蒲黃、

桑白皮 伏神 柳絮末 韭汁和童尿 生薑蘸百草霜 黃蘗 槐花末服 槲若水煎 髮灰 童尿並主欬咯唾血 梔子炒焦清胃熱血 訶子火鬱嗽血 烏鴉勞嗽吐血

虛勞 人參 地黃 百合 紫菀 白及 黃芪 五味子

阿膠 白膠 酥酪 黃明膠肺損嗽血炙研湯服 豬胰一切肺病欬唾膿血 豬肺肺虛欬血蘸薏苡仁末食 豬心心虛咯血包沉香半夏末煨食 烏賊骨女子血枯傷肝唾血

諸汗 有氣虛 血虛 風熱 溼熱

氣虛 黃芪泄邪火益元氣實皮毛 人參一切虛汗同當歸豬腎煮食止怔忡自汗 白朮末服或同小麥煎服止自汗同黃芪石斛牡蠣末服主脾虛自汗 麻黃根止諸汗必用或末或煎或外撲 [illegible] 知母 地榆並止身汗 附子亡陽自汗 艾葉盜汗同伏神烏梅煎服 何首烏貼臍 鬱金塗乳

粳米粉外撲 麻勃中風汗出 糯米同麥麩炒末服 韭根四十九根煎服止盜汗 酸棗仁睡中汗出同參苓末服 伏神虛汗盜汗烏梅湯服虛心頭出汗艾湯調服 心血 柏實養心止汗 [illegible] 頭汗同牡蠣粉 吳茱萸產後盜汗惡寒 雷丸同胡粉粉撲身 五倍子研末津調填臍

桑白皮、伏神、柳絮、末。韭、汁，和童尿。生薑、蘸百草霜。黄蘗、槐花、末服。槲若、水煎。髮灰、童尿、並主欬咯唾血。巵子、炒焦，清胃脘血。訶子、火鬱嗽血。烏鴉。勞嗽吐血。

【虚勞】人參、地黄、百合、紫苑、白及、黄芪、五味子、阿膠、白膠、酥酪、黄明膠、肺損嗽血，炙研，湯服。豬脏、一切肺病，欬唾膿血。豬肺、肺虚欬血，蘸薏苡仁末食。豬心、心虚咯血，包沈香、半夏末，煨食。烏賊骨。女子血枯，傷肝唾血。

諸汗

有氣虚，血虚，風熱，濕熱。

【氣虚】黄芪、泄邪火，益元氣，實皮毛。人參、一切虚汗。○同當歸、猪腎煮食，止怔忡自汗。白术、末服，或同小麥，煎服，止自汗。同黄芪、石斛、牡蠣，末服，主脾虚自汗。麻黄根、止諸汗必用，或末，或煎，或外撲。葳蕤、知母、地榆、並止自汗。附子、亡陽自汗。艾葉、盗汗，同伏神、烏梅，煎服。何首烏、貼臍。鬱金、塗乳。粳米粉、外撲。麻勃、中風汗出。糯米、同麥麩炒，末服。韭根、四十九根煎服，止盗汗。【果木】酸棗仁、睡中汗出，同參、苓，末服。伏神、虚汗盗汗，烏梅湯服。○血虚心頭出汗，艾湯調服。柏實、養心止汗。桂、主表虚自汗。杜仲、産後虚汗，同牡蠣服。吴茱萸、産後盗汗惡寒。雷丸、同胡粉撲。【蟲獸】五倍〔一〕子、同蕎麥粉作餅，

〔一〕倍：原作「涪」。今據卷三十九五倍子改。

服食仍以唾和塡臍中 牡蠣粉氣虛盜汗同杜仲酒服○虛勞盜汗同黃芪麻黃根煎服○產後盜汗麩炒研猪肉汁服○陰汗同蛇牀子乾薑麻黃根撲之 龍骨止夜臥驚汗 黃雌雞傷寒後虛汗同麻黃根煑汁入肉蓯蓉牡蠣粉煎服 猪肝脾虛食即汗出爲丸服 羊胃作羹食 牛羊脂酒服止卒汗

〔血虛〕〔草〕〔穀〕當歸 地黃 白芍藥 猪膏產後虛汗同薑汁蜜酒煎服 猪心心虛自汗同參歸煑食 腎產後汗蓐勞煑粥臛食

〔風熱〕〔草部〕防風止盜汗同人參芎藭末服○自汗爲末麥湯服 白芷盜汗同朱砂服 荊芥冷風出汗煑汁服 龍膽男女小兒及傷寒一切盜汗爲末酒服或加防風 黃連降心火止汗 胡黃連小兒自汗 麥門冬〔穀〕〔菜〕小麥 浮麥 麥麨盜汗作丸煑食 豉盜汗末酒服 蒸餅每夜食一枚止自汗盜汗 糯米 醋並止黃汗 胡瓜小兒出汗同黃連胡黃連黃蘗大黃諸藥丸服〔果〕〔木〕桃梟止盜汗同霜梅葱白燈心等煎服 椒目盜汗炒研猪脣湯服 鹽麩子收汗 經霜桑葉除寒熱盜汗末服 竹瀝產後虛汗熱服〔服〕〔器〕敗蒲扇灰水服并撲 甑蔽灰水服 死人席灰煑浴 五色帛拭盜汗乃棄之

煨食。仍以唾和，填臍中。牡蠣粉、氣虚盗汗，同杜仲，酒服。○虚勞盗汗，同黄芪、麻黄根，煎服。○産後盗汗，麩炒研，猪肉汁服。○陰汗，同蛇牀子、乾薑、麻黄根，撲之。龍骨、止夜卧驚汗。黄雌雞、傷寒後虚汗，同麻黄根煮汁，入肉蓯蓉、牡蠣粉，煎服。猪肝、脾虚，食即汗出，爲丸服。羊胃、作羹食。牛羊脂。酒服，止卒汗。

【血虚】【草獸】當歸、地黄、白芍藥、猪膏、産後虚汗，同薑汁、蜜、酒，煎服。猪心、心虚自汗，同參、歸，煮食。腎。産後汗，蓐勞，煮粥饜食。

【風熱】【草部】防風、止盗汗，同人參、芎藭，末服。○自汗，爲末，麥湯服。白芷、盗汗，同朱砂服。荆芥、冷風出汗，煮汁服。龍膽、男女小兒及傷寒一切盗汗，爲末，酒服。或加防風。黄連、降心火，止汗。胡黄連、小兒自汗。麥門冬、【穀菜】小麥、浮麥、麥麪、盗汗，作丸煮食。豉、盗汗，熬，末，酒服。蒸餅、每夜食一枚，止自汗盗汗。黄蒸、米醋、並止黄汗。胡瓜、小兒出汗，同黄連、胡黄連、黄蘗、大黄諸藥，丸服。【果木】桃梟、止盗汗，同霜梅、葱白、燈心等，煎服。椒目、盗汗，炒研，猪脣湯服。鹽麩子、收汗。經霜桑葉、除寒熱盗汗，末服。竹瀝、産後虚汗，熱服。【服器】敗蒲扇灰、水服，并撲。甑蔽灰、水服。死人席灰、煮浴。五色帛。拭盗汗，乃棄之。

怔忡（血虛有火有痰）

養血清神（草木）人參（同當歸末猪腎煮食）當歸　地黄　黄芪　遠志　黄芩　黄連（瀉心火去心竅惡血）巴戟天（益氣去心痰）香附（憂愁心忪少氣疲瘦）牡丹皮（補神主不足瀉包絡火）麥門冬　伏神　伏苓　酸棗　栢實（安魂定魄益智寧神）

健忘（心虛兼痰兼火）

補虛（草木）甘草（安魂魄瀉火養血主健忘）人參（開心益智令人不忘同猪肪煉過酒服）遠志（定心腎氣益智慧不忘為末酒服）石菖蒲（開心孔通九竅久服不忘不惑為末酒下）仙茅（久服通神強記聰明）淫羊藿（益氣強志老人昬耄中年健忘）丹參　當歸　地黄（並養血安神定志）預知子（心氣不足恍惚錯忘忪悸煩鬱同人參菖蒲山藥黄精等為丸服）（穀菜果木）麻勃（主健忘七夕日收一升同人參二兩為末蒸熟每臥服一刀圭能盡知四方事）山藥（鎮心神安魂魄主健忘開達心孔多記事）龍眼（安志強魂主思慮傷脾健忘怔忡自汗驚悸歸脾湯用之）蓮實（清心寧神末服）乳香（心神不足水火不濟健忘驚悸同沉香伏神丸服）伏神　伏苓　栢實　酸棗（鱗獸）白龍骨（健忘同遠志末服）虎骨（同龍骨遠志末服）

六

怔忡血虚，有火，有痰。

【養血清神】【草木】人參、同當歸末，猪腎煮食。當歸、地黄、黄芪、遠志、黄芩、黄連、瀉心火，去心竅惡血。巴戟天、益氣，去心痰。香附、憂愁心忪，少氣疲瘦。牡丹皮、主神不足，瀉包絡火。麥門冬、伏神、伏苓、酸棗、柏實。安魂定魄，益智寧神。

健忘心虚，兼痰，兼火。

【補虚】【草木】甘草、安魂魄，瀉火養血，主健忘。人參、開心益智，令人不忘，同猪肪煉過，酒服。遠志、定心腎氣，益智慧不忘，爲末，酒服。石菖蒲、開心孔，通九竅，久服不忘不惑，爲末，酒下。仙茅、久服通神，强記聰明。淫羊藿、益氣强志，老人昏耄，中年健忘。丹參、當歸、地黄、並養血安神定志。預知子、心氣不足，恍惚錯忘，忪悸煩鬱，同人參、菖蒲、山藥、黄精等，爲丸服。【穀菜果木】麻勃、主健忘。七夕日收一升，同人參二兩，爲末，蒸熟，每卧服一刀圭，能盡知四方事。山藥、鎮心神，安魂魄，主健忘，開達心孔，多記事。龍眼、安志强魂，主思慮傷脾，健忘怔仲，自汗驚悸，歸脾湯用之。蓮實、清心寧神，末服。乳香、心神不足，水火不濟，健忘驚悸，同沉香、伏神，丸服。伏神、伏苓、柏實、酸棗、【鱗獸】白龍骨、健忘，同〔一〕遠志，末，湯服。虎〔二〕骨、同龍骨、遠志，末服。六

〔一〕同：原作「問」。今據卷四十三龍「附方」改。
〔二〕虎：原作「琥」。今從江西本改。

畜心心昏多忘研末酒服

【痰熱】草菓黃連降心火令人不忘　玄參補腎止忘　麥門冬　牡丹皮　柴胡

木通通利諸經脉壅寒熱之氣令人不忘　商陸花人心昏塞多忘喜誤為末夜服夢中亦醒悟也　桃枝作枕及刻人佩之主健忘

【金石】舊鐵鏵心虛恍惚健忘火燒淬酒浸水日飲　鐵華粉　金薄　銀薄　銀膏　朱砂　空青　白石英心臟風熱驚悸善忘化痰安神同朱砂為末服　牛黃除痰熱健忘

驚悸有火有痰兼虛

【清鎮】草穀黃連瀉心肝火去心竅惡血止驚悸　麥門冬　遠志　丹參　牡丹皮

玄參　知母並定心安魂魄止驚悸　甘草驚悸煩悶安魂魄傷寒心悸脉代煎服　半夏心下悸忪同麻黃丸服　天南星心膽被驚神不守舍恍惚健忘妄言妄見同朱砂虎珀丸服　柴胡除煩止驚平肝膽包絡相火　龍膽退肝膽邪熱止驚悸　芍藥瀉肝除煩熱驚狂　人參　黃芪　白及

胡麻　山藥　淡竹瀝　黃蘗　柏實　伏神　伏苓　乳香

畜心。心昏多忘，研末，酒服。

【痰熱】【草果】黄連、降心火，令人不忘。玄參、補腎止忘。麥門冬、牡丹皮、柴胡、木通、通利諸經脉壅寒熱之氣，令人不忘。商陸花、人心昏塞，多忘喜誤，爲末，夜服。夢中亦醒悟也。桃枝、作枕及刻人佩之，主健忘。【金石獸】舊鐵鏵、心虚恍惚健忘，火燒淬醋〔一〕，浸水，日服。鐵華粉、金薄、銀薄、銀膏、朱砂、空青、白石英、心臟風熱，驚悸善忘，化痰安神，同朱砂，爲末服。牛黄。除痰熱健忘。

驚悸有火，有痰，兼虚。

【清鎮】【草穀】黄連、瀉心肝火，去心竅惡血，止驚悸。麥門冬、遠志、丹參、牡丹皮、玄參、知母、並定心，安魂魄，止驚悸。甘草、驚悸煩悶，安魂魄。○傷寒，心悸脉代，煎服。半夏、心下悸忪，同麻黄，丸服。天南星、心膽被驚，神不守舍，恍惚健忘，妄言妄見。同朱砂、虎珀，丸服。柴胡、除煩止驚，平肝膽包絡相火。龍膽、退肝膽邪熱，止驚悸。芍藥、瀉肝，除煩熱驚狂。人參、黄芪、白及、胡麻、山藥、淡竹瀝、黄蘗、柏實、伏神、伏苓、乳香、

〔一〕醋：原作「酒」。今據卷八諸鐵器鐵鏵「主治」改。

沒藥　血竭　酸棗仁　厚朴　震燒木火驚失志煮汁服　〔金石〕霹靂

碪大驚失心恍惚安神定志　天子籍田犁下土驚悸顛邪水服　金屑　銀屑　生銀

朱砂銀　朱砂銀膏　自然銅　鉛霜　黃丹　鐵精　鐵

粉　紫石英煮汁　雄黃　玻瓈　白石英　五色石脂　〔鱗介禽獸〕龍骨

龍齒　夜明沙　鼉甲　牛黃　羚羊角　虎睛骨膽　髮

羊角　象牙　麝臍香　犀角　醍醐並鎮心平肝除驚悸　猪心除驚補血產後

驚悸煮食　猪心血同青黛朱沙丸服治心病邪熱　猪腎心腎虛損同參歸煮食　六畜心心虛作痛驚悸

恐惑　震肉因驚失心作脯食　人魄磨水服定驚悸狂走

狂惑有火有痰及畜血

清鎮〔草部〕黃連　藍汁　麥門冬　薺苨　茵蔯　海金沙並主傷寒

發狂　葳蕤　紫參　白頭翁花毛狂瘧　白微暴中風熱忽忽不知人狂惑邪氣　白鮮皮

腹中大熱飲水欲走發狂　龍膽傷寒發狂為末入雞子清生蜜涼水服　撒法郎即番紅花水浸服主傷寒發狂

没藥、血竭、酸棗仁、厚朴、震燒木、火驚失志，煮汁服。【金石】霹靂碪、大驚失心，恍惚，安神定志。天子籍田犁下土、驚悸顛邪，水服。金屑、銀屑、生銀、朱砂銀、朱砂、銀膏、自然銅、鉛霜、黄丹、鐵精、鐵粉、紫石英、煮汁。雄黄、玻瓈、白石英、五色石脂、【鱗介禽獸】龍骨、龍齒、夜明沙、鼉甲、牛黄、羚羊角、虎睛骨膽、羖羊角、象牙、麝臍香、犀角、醍醐、並鎮心平肝，除驚悸。猪心、除驚補血，産後驚悸，煮食。猪心血、同青黛、朱砂，丸服，治心病邪熱。猪腎、心腎虚損，同參、歸，煮食。六畜心、心虚作痛，驚悸恐惑。震肉、因驚失心，作脯食。人魄。磨水服，定驚悸狂走。

狂惑有火，有痰，及畜血。

【清鎮】【草部】黄連、藍汁、麥門冬、薺苨、茵蔯、海金沙、並主傷寒發狂。葳蕤、紫參、白頭翁、並主狂瘧。白微、暴中風熱，忽忽不知人，狂惑邪氣。白鮮皮、腹中大熱飲水，欲走發狂。龍膽、傷寒發狂，爲末，入雞子清、生蜜，凉水服。撒法即[一]、即番紅花，水浸服，主傷寒發狂。

〔一〕即：卷十五番紅花亦作「即」。此藥名爲外來藥譯音。阿拉伯語音 zefiran、jafrana，英語爲 saffran。故飲膳正要譯作「咱夫蘭」，品彙譯作「撒馥蘭」，故「即」當爲「郎」之誤。

葛根　括樓根　大黃熱病譫狂，為散服。攀倒甑汁主風熱狂躁，服。苦參熱病狂邪，
不避水火，蜜丸服。麥門冬　芍藥　景天　鴨蹠草並主熱狂。葶藶白犬血卒發狂，
丸服。鬱金失心顛狂，同明礬丸服。莨菪子　防葵並主顛狂，多服令人狂走。麥苗汁主時疾狂
熱狂。麥奴陽毒熱狂大渴。葱白天行熱狂。百合顛邪狂叫涕泣。淡竹笋熱狂，有痰。瓜蒂熱狂，水
服取吐。蒼耳葉天行熱狂，擣汁服。苦蕒　桃花　楝實　淡竹葉並主
狂。竹瀝痰在胸膈，使人顛狂。○小兒狂，後便發，每服二合。卮子蓄熱狂躁，同豉煎服取吐。桐木皮
吐下。雷丸顛癇狂走。欒花諸風狂痙。經死繩灰卒發狂，水服。〔金石〕半天河鬼狂。臘雪
熱狂。伏龍肝狂顛風邪，水服。金墨　百草霜並陽毒發狂。車脂中風發狂，醋服一鬥。朱砂
顛癇狂亂，心熱過同伏神丸服。○產後收血入心，狂顛見祟，為末，地龍汁過酒服。寒水石傷寒發狂，垣上塗，同黃
連。不下。玄明粉傷寒發狂，同朱砂服。粉霜傷寒積熱，及風熱生驚如狂。玄精
服。　石　同鉛霜輕粉，作丸服。
菩薩石　雄黃並熱狂。鐵落平肝去怯，善怒發狂，為散服，下痰氣。鐵甲憂結善怒，狂易。
鐵漿發熱狂走。銀屑　銀膏　金屑〔介鱗〕龍齒並鎮心，定狂熱。文鰩食之已狂。貝子

葛根、栝樓根、大黄、熱病譫狂，爲散服。攀倒甑汁、主風熱狂躁，服。苦參、熱病狂邪，不避水火，蜜丸服。麥門冬、芍藥、景天、鴨跖草、並主熱狂。葶藶、卒發狂，白犬血，丸服。鬱金、失血顛狂，同明礬，丸服。莨菪子、防葵、並主顛狂。多服令人狂走。

【穀菜】麥苗、汁，主時疾狂熱。麥奴、陽毒熱狂大渴。葱白、天行熱狂。百合、顛邪狂叫涕泣。淡竹笋、熱狂有痰。【果木】瓜蒂、熱水服，取吐。甘蔗、天行熱狂，臘月瓶封糞坑中，絞汁服。苦棗、桃花、楝實、淡竹葉、並主熱狂。竹瀝、痰在胸膈，使人顛狂。○小兒狂語，夜後便發，每服二合。巵子、畜熱狂躁，同豉煎服，取吐。桐木皮、吐下。雷丸、顛癇狂走。欒花、諸風狂痓。經死繩灰、卒發狂，水服。【水土金石】半天河、鬼狂。臘雪、熱狂。伏龍肝、狂顛風邪，水服。釜墨、百草霜、並陽毒發狂。車脂、中風發狂，醋服一團。朱砂、顛癇狂亂，猪心煮過，同伏神，丸服。○産後敗血入心，狂顛見祟，爲末，地龍滚過，酒服。寒水石、傷寒發狂，踰垣上屋，同黄連，末服。玄明粉、傷寒發狂，同朱砂服。粉霜、傷寒積熱及風熱生驚如狂，同鉛霜、輕粉，白麪作丸服。玄精石、菩薩石、雄黄、並熱狂。鐵落、平肝去怯，善怒發狂，爲飲服，下痰氣。鐵甲、憂結善怒，狂易。鐵漿、發熱狂走。銀屑、銀膏、金屑、

【鱗介】龍齒、並鎮神，定狂熱。文鰩、食之已狂。貝子、

玳瑁並主傷寒熱狂亂蠶退紙灰顛狂邪祟狂走悲泣自高酒服一匕白雄雞顛邪狂妄自賢自聖作羹粥食○驚憤邪僻志氣錯越入自依進白鼻雞子天行熱疾狂走生吞一枚鴟頭躁渴狂邪五味醃食鵲巢灰服主顛狂鳳凰臺磨水服誅止熱狂人羚羊角驚夢狂越僻謬平肝安魂犀角時疾熱毒入心狂言妄語鎮肝退熱消痰解毒牛黃犛牛黃並驚驢脂狂顛和梅丸服烏驢肉風狂憂愁不樂安心止煩煑食或作粥食之六畜毛蹄甲顛狂妄走豭猪肉狂病久不愈白犬血熱病發狂見鬼欲死熱膈胃上狗肝心風發狂擦消石黃丹煑齏靈貓陰狂邪鬼神鎮心安神人中黃熱病發狂如見鬼久不得汗又不知人檄何水服人屎時行大熱狂走水服人尿血悶熱狂人魄磨水服定驚悸顛狂胞衣水諸熱毒狂言紫河車煑食主失心風耳塞顛狂鬼神

煩躁肺主煩腎主躁有痰有火有蟲厥

清鎮黃連　黃芩　麥門冬　知母　貝母　車前子　丹參　玄參　甘草　柴胡　甘蕉根　白前　葳蕤　龍膽草　防風　蠡實　芍藥　地黃　五味子　酸漿　青黛

玳瑁、並主傷寒熱狂。【蟲禽】蠶退紙灰、顛狂邪祟，狂走悲泣，自高，酒服一匕。白雄雞、顛邪狂妄，自賢自聖，作羹粥食。○驚憤邪僻，志氣錯越，入真珠、薤白，煮食。雞子、天行熱疾狂走，生吞一枚。鷗、躁渴狂邪，五味醃食。鵲巢灰、服，主顛狂。鳳凰臺、磨水服，主熱狂。【獸人】羚羊角、驚夢狂越僻謬，平肝安魂。犀角、時疾熱毒入心，狂言妄語，鎮肝退熱，消痰解毒。牛黃、犛牛黃、並驚。驢脂、狂顛，和烏梅，丸服。驢肉、風狂憂愁不樂，安心止煩，煮食，或作粥食之。六畜毛蹄甲、顛狂妄走。豭豬肉、狂病久不愈。白犬血、熱病發狂，見鬼垂死，熱貼胸上。狗肝、心風發狂，擦消石、黃丹，煮嚼[一]。靈猫陰、狂邪鬼神，鎮心安神。人中黃、熱病發狂如見鬼，久不得汗及不知人，煅研，水服。人屎、時行大熱狂走，水服。人尿、血悶熱狂。人魄、磨水服，定驚悸顛狂。胞衣水、諸熱毒狂言。紫河車、煮食，主失心風。耳塞。顛狂鬼神。

煩躁 肺主煩，腎主燥。有痰，有火，有蟲厥。

【清鎮】【草】黃連、黃芩、麥門冬、知母、貝母、車前子、丹參、玄參、甘草、柴胡、甘蕉根、白前、葳蕤、龍膽草、防風、蠡實、芍藥、地黃、五味子、酸漿、青黛、栝[二]

[一] 嚼：原作「爵」。今據卷五十狗肝「附方」改。
[二] 栝：原字缺損。今從江西本補。

樓ㄏ　葛根　菖蒲　菰筍　萱根　土瓜根　王不留行主

熱煩海苔研飲止煩悶　胡黃連五心煩熱米飲末服　牛蒡根服汁止熱攻心煩　款冬花潤心

脇痛煩悶白朮煩悶煎服　苧麻　蒲黃並止產後心煩〔穀〕小麥　糯米泔　淅二

泔　赤小豆　豉　麪　蘗米　醬汁　米醋　芋　葉　水

芹菜　白菘菜　淡竹筍　壺盧　冬瓜　越瓜〔果〕西瓜　甜

瓜　烏梅及核仁　李根白皮　杏仁　大棗　榅桲　椑柹

荔枝　巴旦杏　橄欖　波羅蜜　梨汁　枳椇　葡萄

甘蔗　刺蜜　都咸子　都桷子　藕　荷葉　芡莖　猴桃

竹瀝　竹葉　淡竹葉　楝實　厚朴　黃櫨　盧會　卮

子　荊瀝　豬苓　酸棗仁　胡桐淚　伏神　伏苓　梔子

大熱心煩燒研酒服黃蘗〔金石〕鉛霜　不灰木　真玉　禹餘粮　滑石煎汁

煮粥五色石脂　朱砂　理石　凝水石　石膏　玄明粉　石

樓子、葛根、菖蒲、菰筍、萱根、土瓜根、王不留行、並主熱煩。海苔、研飲，止煩悶。胡黃連、五心煩熱，米飲，末服。牛蒡根、服汁，止熱攻心煩。款冬花、潤心肺，除煩。白朮、煩悶，煎服。苧麻、蒲黃、並主産後心煩。【穀菜】小麥、糯米泔、淅二泔、赤小豆、豉、麨、蘗[一]米、醬汁、米醋、芋、堇、水芹菜、白菘菜、淡竹筍、壺蘆、冬瓜、越瓜、【果木】西瓜、甜瓜、烏梅及核仁、李根白皮、杏仁、大棗、榅桲、椑柿、荔枝、巴旦杏、橄欖、波羅蜜、梨汁、枳椇、葡萄、甘蔗、刺蜜、都咸子、都桷子、藕、荷葉、芡莖、猴桃、竹瀝、竹葉、淡竹葉、楝實、厚朴、黃櫨、盧會、巵子、荊瀝、猪苓、酸棗仁、胡桐淚、伏神、伏苓、槐子、大熱心煩，燒研酒服。黃蘗、【金石】鈆霜、不灰木、真玉、禹餘粮、滑石、煎汁煮粥。五色石脂、朱砂、理石、凝水石、石膏、玄明粉、石

〔一〕蘗：原作「蘖」。今據卷二十五蘗米改。

鹼　砒浡錢乙鵲骨　文蛤　真珠合知母服　鱓肉食抱出雞子殼小兒煩滿欲死擣末淬服　雞子白　諸畜血　驢肉　羚羊角並上熱煩　犀角磨汁服鎮心解大熱風毒攻心能解熱悶　水羊角灰熱逆煩酒水服　白犬骨灰產後煩滿水服

不眠有心虛膽虛熱火

清熱解鬱燈心草夜不合眼煎湯代茶　半夏陽盛陰虛目不得瞑同秫米煎以千里流水炊以葦火飲之即得臥　地黃助心膽氣　麥門冬除心肺熱安魂魄　秫米　大豆日夜不眠以新布火炙熨目并蒸豆枕之　乾薑虛勞不眠研末二錢湯服取汗　苦竹筍　膩菜　蕨菜　馬蘄子　烏梅　榔榆並令人得睡　榆莢仁作糜羹食令人多睡　蕤核熱用　酸棗膽虛煩心不得眠炒熟為末竹葉湯下或加人參伏苓白朮甘草煎服心或加人參辰砂乳香丸服　大棗煩悶不眠同蔥白煎服　木槿葉炒煎飲服令人得眠　郁李仁因悸不得眠為末酒服　松蘿去痰熱令人得睡　乳香治不眠入心活血　伏神　知母　牡丹皮合參苔　生銀　紫石英　朱砂安魂鎮心定魄　白鴨煮汁　馬頭骨灰膽虛不眠同乳香酸棗末酒服

鹼、甜消、【鱗介】龍骨、文蛤、真珠合知母服。蟶肉、【禽獸】抱出雞子殼、小兒煩滿欲死，燒末，酒服。雞子白、諸畜血、驢肉、羚羊角、並主熱煩。犀角、磨汁服，鎮心，解大熱，風毒攻心，毷氉熱悶。水羊角灰、氣逆煩滿，水服。白犬骨灰、產後煩懣，水服。

不眠有心虛，膽虛，兼火。

【清熱】【草部】燈心草、夜不合眼，煎湯代茶。半夏、陽盛陰虛，目不得瞑，同秫米，煎以千里流水，炊以葦火，飲之即得卧。地黃、助心膽氣。麥門冬、除心肺熱，安魂魄。【穀菜】秫米、大豆、日夜不眠，以新布火炙熨目，并蒸豆枕之。乾薑、虛勞不眠，研末二錢，湯服取汁。苦竹笋、睡菜、蕨菜、馬蘄子、【果木】烏梅、榔榆、並令人得睡。榆莢仁、作糜羹食，令人多睡。蕤核、熟用。酸棗、膽虛煩心不得眠，炒熟，爲末，竹葉湯下。或加人參、伏苓、白术、甘草，煎服。○或加人參、辰砂、乳香，丸服。大棗、煩悶不眠，同葱白，煎服。木槿葉、炒，煎飲服，令人得眠。郁李仁、因悸不得眠，爲末，酒服。松蘿、去痰熱，令人得睡。乳香、治不眠，入心活血。伏神、知母、牡丹皮、【金石】生銀、紫石英、朱砂、【蟲獸】蜂蜜、白鴨、煮汁。馬頭骨灰。膽虛不眠，同乳香、酸棗，末服。

多眠（脾虛，兼濕熱、風熱）

〔脾濕〕〔草、木〕木通（脾病常欲眠）　术　葳蕤　黄芪　人參　沙參　土伏苓　伏苓　荊瀝　南燭（並主好睡）　蕤核（生用治足睡）　花構葉（人耽睡腼研湯服日二）〔鱗、禽〕龍骨（主多寐泄精）　尸鳩（安神定志，令人少睡）

〔風熱〕〔草部〕苦參　營實（並除有熱好眠）　甘藍及子（久食益心力，治人多睡）　龍葵　酸漿（並令人少睡）　當歸　地黃（並主脾氣痿躄嗜臥）　蒼耳　白微（風溫灼熱多眠）　白芷　苦苣〔果、木〕茶（治風熱昏憒多睡不醒）　皁盧（除煩消痰令人不睡）　酸棗（膽熱好眠，生研湯服）　棗葉（生煎飲）〔獸部〕馬頭骨灰（膽熱多眠，燒灰水服，日三夜一，亦作枕。○又同朱砂、鐵粉、龍膽丸服）

消渴（上消少食，中消多食，下消小便如膏油）

生津潤燥〔草部〕栝樓根（為消渴要藥，煎湯、作粉、熬膏皆良）　黄栝樓（酒洗熬膏，白礬丸服）　王瓜子（食後嚼二三兩）　王瓜根　生葛根（煮服）　白芍藥（同甘草煎服，日三。渴十年者亦愈）　蘭葉（生津止渴，除陳氣）　芭蕉根汁（日飲）　牛蒡子　葵根（消渴小便不利，煎服。消中尿多亦煎服）　甘

多眠脾虚，兼濕熱，風熱。

【脾濕】【草木】木通、脾病，常欲眠。朮、葳蕤、黄芪、人參、沙參、土伏苓、伏苓、荆瀝、南燭、並主好睡。蕤核、生用治足睡。花構葉、人耽睡，晒研，湯服，日二。【鱗禽】龍骨、主多寐洩精。鳲〔一〕鳩。安神定志，令人少睡。

【風熱】【草】苦參、營實、並除有熱好眠。甘藍及子、久食益心力，治人多睡。龍葵、酸漿、並令人少睡。當歸、地黄、並主脾氣痿躄嗜卧。蒼耳、白微、風温灼熱多眠。白苣、苦苣、【果木】茶、治風熱昏憒，多睡不醒。皋盧、除煩消痰，令人不睡。酸棗、膽熱好眠，生研，湯服。棗葉、生煎飲。【獸部】馬頭骨灰。膽熱多眠，燒灰，水服，日三夜一。亦作枕。〇又同朱砂、鐵粉、龍膽，丸服。

消渴上消少食，中消多食，下消小便如膏油。

【生津潤燥】【草部】栝樓根、爲消渴要藥，煎湯、作粉、熬膏，皆良。黄栝樓、酒洗熬膏，白礬，丸服。王瓜子、食後嚼二三兩。王瓜根、生葛根、煮服。白芍藥、同甘草煎服，日三，渴十年者亦愈。蘭葉、生津止渴，除陳氣。芭蕉根汁、日飲。牛蒡子、葵根、消渴，小便不利，煎服。消中，尿多，亦煎服。甘

〔一〕鳲：原作「尸」。今據卷四十九鳲鳩肉「主治」改。

藤汁　大瓠藤汁（藥菜）菰米（煮汁）青粱米　粟米　麻子仁（煮汁）漚麻汁　波稜根（同雞內金末，米飲日服，治日飲水一石者）出了子蘿蔔（杵汁飲，或為末日服，止渴潤燥）蔓菁根　竹筍　生薑（和鯽魚膽，果木丸服）烏梅（止渴生津，微研水煎，入豉再煎服）椑柿（止煩渴）君遷子　李根白皮　山礬（石蜜）礬石　五倍子（生津止渴，為末水服日三）百藥煎　海蛤　魁蛤　蛤蜊　真珠　牡蠣（煅研，鯽魚湯服，二三服即止）（禽獸）燖雞湯（澄清飲，不過三隻）燖豬湯（澄清日飲）酥酪　牛羊乳　驢馬乳

降火清金（草部）麥門冬（心肺有熱，同黃連丸服）天門冬　黃連（三消，或酒煮，或豬肚蒸，或冬瓜汁浸為丸服。小便如油者，同栝樓根丸服）浮萍（搗汁服，同栝樓根丸服）葎草（虛熱渴，杵汁服）紫葛（產後煩渴，煎水服）凌霄花（水煎）澤瀉　白藥　貝母　白英　沙參　薺苨　茅根（煎水）茅針　蘆根　菰根　鳧葵　水蘋　水蓴　水藻　陟釐　蕕草　燈心草　苧根　苦杖　紫菀　葒草　白芷（風邪久渴）款冬花（消渴喘息）紫蘇子（消渴變水，同蘿蔔子末，桑白皮湯日三服，水從小便出）[illegible]草

藤汁、大瓠藤汁、【穀菜】菰米、煮汁。青粱米、粟米、麻子仁、煮汁。漚麻汁、波棱根、同雞内金，末，米飲日服，治日飲水一石者。出了子蘿蔔、杵汁飲，或爲末，日服，止渴潤燥。蔓菁根、竹筍、生薑、鯽魚膽和丸服。【果木】烏梅、止渴生津，微研，水煎，入豉，再煎服。椑柿、止煩渴。君遷子、李根白皮、山礬、【石蟲】礬石、五倍子、生津止渴，爲末，水服，日三。百藥煎、海蛤、魁蛤、蛤蜊、真珠、牡蠣、煅研，鯽魚湯服，二三服即止。【禽獸】燖雞湯、澄清飲，不過三隻。燖猪湯、澄清日飲。酥酪、牛羊乳、驢馬乳。

【降火清金】【草部】麥門冬、心肺有熱，同黄連，丸服。天門冬、黄連、三消，或酒煮，或猪肚蒸，或冬瓜汁浸，爲丸服。小便如油者，同栝樓根，丸服。浮萍、搗汁服。○同栝樓根，丸服。葎草、虚熱渴，杵汁服。紫葛、産後煩渴，煎水服。凌霄花、水煎。澤瀉、白藥、貝母、白英、沙參、薺苨、茅根、煎水。茅針、蘆根、菰根、鳧葵、水蘋、水蓴、水藻、陟釐、蕕草、燈心草、苧根、苦杖、紫菀、葒草、白芷、風邪久渴。款冬花、消渴喘息。蘇子、消渴變水，同蘿蔔子，末，桑白皮湯，日三服，水從小便出。燕蓐草、

燒灰同牡蠣殼羊膽為末服藥小麥作粥飯食麨止煩渴薏苡仁煮汁烏豆置牛膽百日吞之

大豆苗酥炙末服赤小豆煮汁腐婢綠豆煮汁豌豆淡煮冬瓜利小便止消渴杵汁

飲○乾瓠煎汁果○茄葉子俱良木梨汁菴羅果煎飲林檎芰實西瓜甘

蔗烏芋黃蘗止消渴尿多能食煮汁服桑白皮煮汁地骨皮荊瀝竹

瀝日飲竹葉伏苓上盛下虛火炎水涸消渴黃連等分天花粉糊丸服猪苓末服故麻鞋

底煮汁服井索頭灰水服黃絹煮汁新汲水臘雪水夏冰甘

露醴泉烏古瓦煮汁黑鉛同水銀結如泥含豆許嚥汁鉛白霜同枯礬丸噙黃

丹新水服一錢蜜佗僧同黃連丸服錫悋脂主三焦消渴滑石石膏長石

無名異同黃連丸服朱砂主煩渴凝水石鹵鹼湯瓶鹼粟米和丸人參

湯每服二十丸○同葛根水下煎服○同菝葜烏梅末煎服浮石煮汁服○同青黛麝香服○同蛤粉蟬蛻末鯽魚膽

調蜜服飲石燕煮汁服治久患消渴蠶繭煮汁飲蠶蛹煎酒服晚蠶沙焙研冷水服二錢不過數

服繅絲湯雪蠶蝸牛浸水飲亦生研汁田螺浸水飲蝸蠃蜆浸水飲

燒灰，同牡蠣、羊肺，爲末服。【穀菜】小麥、作粥飯食。麥麨、止煩渴。薏苡仁、煮汁。烏豆、置牛膽百日，吞之。大豆苗、酥炙，末服。赤小豆、煮汁。腐婢、綠豆、煮汁。豌豆、淡煮。冬瓜、利小便，止消渴，杵汁飲。○乾瓢煎汁。○苗、葉、子俱良。【果木】梨汁、菴羅果、煎飲。林檎、芰實、西瓜、甘蔗、烏芋、黄蘗、止消渴，尿多能食，煮汁服。桑白皮、煮汁。地骨皮、荆瀝、竹瀝、日飲。竹葉、伏苓、上盛下虚，火炎水涸，消渴，同黄連等分，天花粉糊丸服。猪苓、【服器[一]】故麻鞋底、煮汁服。井索頭灰、水服。黄絹、煮汁。【水石】新汲水、臘雪水、夏冰、甘露、醴泉、烏古瓦、煮汁。黑鉛、同水銀結如泥，含豆許，嚥汁。鉛白霜、同枯礬，丸噙。黄丹、新水服一錢。蜜陀僧、同黄連，丸服。錫悋脂、主三焦消渴。滑石、石膏、長石、無名異、同黄連，丸服。朱砂、主煩渴。凝水石、鹵鹼、湯瓶鹼、粟米和丸，人參湯，每服二十丸。○同葛根、水萍，煎服。○同菝葜、烏梅，末，煎服。浮石、煮汁服。○同青黛、麝香服。○同蛤粉、蟬蜕，末，鯽魚膽調服。【蟲獸】石燕、煮汁服，治久患消渴。蠶繭、煮汁飲。蠶蛹、煎酒服。晚蠶沙、焙研，冷水服二錢，不過數服。繰絲湯、雪蠶、蝸牛、浸水飲，亦生研汁。田螺、浸水飲。蝸蠃、蜆、浸水飲。

〔一〕服器：原作「衣服」，今從張本改。

海月 猪脬燒研酒服 雄猪膽同定粉丸服 牛膽除心腹熱渴

補虛滋陰草部 地黃 知母 葳蕤止煩渴煎汁飲 人參生津液止消渴為末雞子清調服〇同栝樓根丸服〇同粉草、猪膽汁丸服〇同葛粉蜜熬膏服 黃芪諸虛發渴生癰或癰後作渴同粉草半生半炙末服 香附消渴累年同伏苓末日服 牛膝下虛消渴地黃汁浸曝為丸服 五味子生津補腎 兎絲子煎飲 薔薇根水煎 菝葜同烏梅煎服 覆盆子 懸鉤子穀菜果木 糯米粉作糜一斗食或絞汁和蜜服 糯穀炒取花同桑白皮煎飲治三消 稻穰心灰浸汁服 白扁豆栝樓根汁和丸服 韭菜淡煮喫至十斤效 藕汁 椰子漿 栗殼煮汁服 枸杞 桑椹單食

松脂石鱗介禽獸 礬石 石鍾乳 蛤蚧 鯉魚 嘉魚 鯽魚釀茶煨食不過數枚 鶩煮汁 白雄雞 黃雌雞煮汁 野雞煮汁 白鴿切片同上蘇煎汁嚥之 雄鵲肉 白鷗肉主躁渴狂邪 雄猪肚煮汁飲〇仲景方黃連知母麥門冬栝樓根粱米同蒸丸服 猪脊骨同甘草木香石蓮大棗煎服 猪腎 羊腎下虛消渴 羊肚胃虛消渴 羊肺 羊肉同瓠子薑汁白麪煮食 牛胃 牛髓 牛脂同栝樓汁熬膏噙 牛腦 水牛肉

海月、猪脬、燒研，酒服。雄猪膽、同定粉，丸服。牛膽。除心腹熱渴。

【補虛滋陰】【草部】地黄、知母、葳蕤、止煩渴，煎汁飲。人參、生津液，止消渴，爲末，雞子清調服。○同栝樓根，丸服。○同粉草、猪膽汁，丸服。○同葛粉、蜜，熬膏服。黄芪、諸虛發渴，生癰或癰後作渴，同粉草半生半炙，末服。香附、消渴累年，同伏苓，末，日服。牛膝、下虛消渴，地黄汁浸曝，爲丸服。五味子、生津補腎。兔絲子、煎飲。薔薇根、水煎。菝葜、同烏梅煎服。覆盆子、懸鉤子、【穀菜果木】糯米粉、作糜一斗食。或絞汁，和蜜服。糯穀、炒取花，同桑白皮，煎飲，治三消。稻穰心灰、浸汁服。白扁豆、栝樓根汁和丸服。韭菜、淡煮喫，至十斤效。藕汁、椰子漿、栗殼、煮汁服。枸杞、桑椹、單食。松脂、【石鱗禽獸】礜石、石鍾乳、蛤蚧、鯉魚、嘉魚、鯽魚、釀茶煨食，不過數枚。鵝、煮汁。白雄雞、黄雌雞、煮汁。野鷄、煮汁。白鴿、切片，同土蘇煎汁，嚥之。雄鵲肉、白鷗肉、主躁渴狂邪。雄猪肚、煮汁飲。○仲景方：黄連、知母、麥門冬、栝樓根、粱米，同蒸，丸服。猪脊骨、同甘草、木香、石蓮、大棗，煎服。猪腎、羊腎、下虛消渴。羊肚、胃虛消渴。羊肺、羊肉、同瓠子、薑汁、白麪，煮食。牛胃、牛髓、牛脂、同栝樓汁，熬膏服。牛腦、水牛肉、

牛鼻同石燕煮汁服兎及頭骨煮汁服鹿頭煮汁服

繰蟲（木石）苦楝根皮消渴有蟲煎水入麝香服人所不知○研末同茴香末服烟膠同生薑浸水日飲

水銀主消渴煩熱同鉛結砂入酥炙皂角麝香末服雌黃腎消尿數同塩炒乾薑丸服（鱗禽）鱓頭鰌

魚燒研同薄荷葉新水服二錢鯽魚膽雞腸雞內金膈消飲水同栝樓根炒為末糊丸服

五靈脂同黑豆末每服三錢冬瓜皮湯下（獸人）犬膽止渴殺蟲牛糞絞汁服麝香飲酒食果物成

渴者研末酒丸以枳椇子湯下牛鼻拳煑汁飲或燒灰酒服衆人溺坑水服之

遺精夢洩有心虛腎虛濕熱脫精

（心虛）（草木果石）遠志小草益智石菖蒲柏子仁人參

兎絲子思慮傷心遺瀝夢遺同伏苓石蓮丸服又主莖寒精自出溺有餘瀝伏苓陽虛有餘瀝夢遺黃蠟丸服心

腎不交同赤伏苓熬膏丸服蓮鬚清心通腎固精蓮子心止遺精入辰砂末服石蓮肉同龍骨益智等

分末服酒浸猪肚丸名水芝丹厚朴心脾不調遺瀝同伏苓酒水煎服朱砂心虛遺精入猪心煮食紫石

英

牛鼻、同石燕，煮汁服。兔及頭骨、煮汁服。鹿頭。煮汁服。

【殺蟲】【木石】苦楝根皮、消渴有蟲，煎水，入麝香服，人所不知。○研末，同茴香末服。烟膠、同生薑浸水，日飲。水銀、主消渴煩熱，同鈆結砂，入酥炙皂角、麝香，末服。雌黄、腎消尿數，同鹽炒乾薑，丸服。【鱗禽】鱓頭、鮹魚、燒研，同薄荷葉，新水服二錢。鯽魚膽、雞腸、雞内金、膈消飲水，同栝樓根炒，爲末，糊丸服。五靈脂、同黑豆末，每服三錢，冬瓜皮湯下。【獸人】犬膽、止渴殺蟲。牛糞、絞汁服。麝香、飲酒食果物成渴者，研末，酒丸，以枳椇子湯下。牛鼻拳、煮汁飲。或燒灰，酒服。衆人溺坑水。服之。

遺精夢洩

有心虚，腎虚，濕熱，脱精。

【心虚】【草木果石】遠志、小草、益智、石菖蒲、柏子仁、人參、兔絲子、思慮傷心，遺瀝夢遺，同伏苓、石蓮，丸服。又主莖寒精自出，溺有餘瀝。伏苓、陽虚有餘瀝，夢遺，黄蠟丸服。心腎不交，同赤伏苓，熬膏，丸服。蓮鬚、清心，通腎，固精。蓮子心、止遺精，入辰砂，末服。石蓮肉、同龍骨、益智等分，末服。酒浸，猪肚丸，名水芝丹。厚朴、心脾不調，遺瀝，同伏苓，酒、水煎服。朱砂、心虚遺精，入猪心煮食。紫石英。

腎虛（草）巴戟天夜夢鬼交精洩　肉蓯蓉莖中寒熱痛洩精遺瀝　山藥益腎氣止洩精為末酒服

補骨脂主骨髓傷敗腎冷精流同青鹽末服　五味子腎虛遺精熬膏日服　石龍芮補陰氣不足失精莖冷

葳蕤　蒺藜　狗脊固精強骨益男子同遠志伏神當歸丸服　益智仁夢洩同烏藥山藥丸服

木蓮驚悸遺精同白牽牛末服　覆盆子　韭子宜腎壯陽止洩精為末酒服止虛勞夢洩亦醋煮丸服

茖葱子　葱實（果）胡桃房勞傷腎口渴精溢自出大便燥小便或赤或利同附子伏苓丸服

芡實益腎固精同伏苓石蓮秋石丸服　櫻桃　金櫻子固精熬膏服或加芡實丸或加縮砂丸服

柘白皮勞損夢交洩精同桑白皮煑酒服　乳香臥時含棗許嚼嚥止夢遺　棘刺陰痿精自出補腎益精

沉香男子精冷遺失補命門　安息香男女夜夢鬼交遺失　杜仲　枸杞子　山茱萸

（金石）石流黃　五石脂　赤石脂小便精出大便寒滑乾薑胡椒丸服　石鍾乳止精壯陽浸酒日飲

陽起石精滑不禁大便溏泄同鍾乳附子丸服　（蟲鱗）桑螵蛸男子虛損晝寐洩精同龍骨末服

晚蠶蛾止遺精白濁焙研丸服　九肋鱉甲陰虛夢泄燒末酒服　龍骨多寐洩精小便洩精同遠志丸服亦同韭子末服

紫稍花　（禽）雞肶胵　黃雌雞　烏骨雞遺精白濁同白果蓮肉江米胡椒煑食

【腎虚】【草菜】巴戟天、夜夢鬼交精洩。肉蓯蓉、莖中寒熱痛，洩精遺瀝。山藥、益腎氣，止洩精，爲末，酒服。補骨脂、主骨髓傷敗，腎冷精流，同青鹽，末服。五味子、腎虚遺精，熬膏，日服。石龍芮、補陰氣不足，失精莖冷。葳蕤、蒺藜、狗脊、固精强骨，益男子，同遠志、伏神、當歸，丸服。益智仁、夢洩，同烏藥、山藥，丸服。木蓮、驚悸遺精，同白牽牛，末服。覆盆子、韭子、宜腎壯陽，止泄精。爲末酒服，止虚勞夢洩，亦醋煮丸服。茖葱子、葱實。【果木】胡桃、房勞傷腎，口渴，精溢[一]自出，大便燥，小便或赤或利，同附子、伏苓，丸服。芡實、益腎固精，同伏苓、石蓮、秋石，丸服。櫻桃、金櫻子、固精，熬膏服。或加芡實，丸。或加縮砂，丸服。柘白皮、勞損，夢交，洩精，同桑白皮，煮酒服。乳香、卧時含棗許，嚼嚥，止夢遺。棘刺、陰痿，精自出，補腎益精。沉香、男子精冷遺失，補命門。安息香、男女夜夢鬼交，遺失。杜仲、枸杞子、山茱萸、【金石】石流黄、五石脂、赤石脂、小便精出，大便寒滑，乾薑、胡椒，丸服。石鍾乳、止精壯陽，浸酒日飲。陽起石、精滑不禁，大便溏泄，同鍾乳、附子，丸服。【蟲鱗】桑螵蛸、男子虚損，晝寐洩精，同龍骨，末服。晚蠶蛾、止遺精白濁，焙研，丸服。九肋鼈甲、陰虚夢泄，燒末，酒服。龍骨、多寐洩精，小便洩精，同遠志，丸服。亦同韭子，末服。紫稍花、【禽獸】雞膍胵、黄雌雞、烏骨雞、遺精白濁，同白果、蓮肉、胡椒，煮食。

[一] 溢：原作「益」。今據卷三十胡桃「附方」改。

鹿茸男子腰腎虛冷夜夢鬼交精溢自出空心酒服方寸匕亦煮酒飲 鹿角水磨服止脫精遺酒服主婦人夢
與鬼交鬼精自出 白膠虛遺酒服 阿膠腎虛失精酒服 猪腎腎虛遺精入附子末煨食 狗頭骨灰
夢遺酒服 獐肉 秋石
〈濕熱〉〔草木〕半夏腎氣閉精無管攝妄遺與下虛不同用猪苓炒過同牡蠣丸服 薰草夢遺同參朮等藥煎服
車前草服汁 續斷 漏盧 澤瀉 蘇子夢中失精炒研服 黃蘗積熱心忪夢遺
入片腦丸服 龍腦 五加皮〔金石〕鐵鏽內熱遺精冷水服一錢 牡蠣粉夢遺便濇醋糊丸服
蛤蜊粉 爛蜆殼 田螺殼 真珠並止遺精

赤白濁赤屬血白屬氣有濕熱有虛損

〈濕熱〉〔草菜穀〕猪苓行濕熱同半夏末酒煮羊卵丸服 半夏猪苓炒過同牡蠣丸服 黃連思想無窮
發為白淫同伏苓丸服 知母赤白濁及夢遺同黃柏蛤粉山藥牡蠣丸服 茶茗葉尿白如注小腹氣痛燒入
麝香服 生地黃心虛熱赤濁同木通甘草煎服 大黃赤白濁以末入雞子內蒸食 蒼朮脾濕下流濁瀝
蕎麥粉炒焦雞子白丸服 稻草煎濃汁露一夜服 神麴 萆薢酸茱萸蒸過丸服 冬瓜

鹿茸、男子腰腎虛冷，夜夢鬼交，精溢自出，空心酒服方寸匕。亦煮酒飲。**鹿角**、水磨服，止脱精夢遺。酒服，主婦人夢與鬼交，鬼精自出。**白膠**、虛遺，酒服。**阿膠**、腎虛失精，酒服。**猪腎**、腎〔一〕虛遺精，入附子末，煨食。**狗頭骨灰**、夢遺，酒服。**獐肉**、**秋石**。

【濕熱】【草木】**半夏**、腎氣閉，精無管攝妄遺，與下虛不同，用猪苓炒過，同牡蠣，丸服。**薰草**、夢遺，同參、朮等藥，煮服。**車前草**、服汁。**續斷**、**漏蘆**、**澤瀉**、**蘇子**、夢中失精，炒，研服。**黄蘗**、積熱，心忪夢遺，入片腦，丸服。**龍腦**、**五加皮**、【金介】**鐵鏽**、内熱遺精，冷水服一錢。**牡蠣粉**、夢遺便溏，醋糊丸服。**蛤蜊粉**、**爛蜆殼**、**田螺殼**、**真珠**。並止遺精。

赤白濁

赤屬血，白屬氣。有濕熱，有虛損。

【濕熱】【草穀菜】**猪苓**、行濕熱，同半夏，末，酒煮羊卵丸服。**半夏**、猪苓炒過，同牡蠣，丸服。**黄連**、思想無窮，發爲白淫，同伏苓，丸服。**知母**、赤白濁及夢遺，同黄柏、蛤粉、山藥、牡蠣，丸服。**茶茗葉**、尿白如注，小腹氣痛，燒，入麝香服。**生地黄**、心虛熱赤濁，同木通、甘草，煎服。**大黄**、赤白濁，以末入雞子内蒸食。**蒼朮**、脾濕下流，濁瀝。**蕎麥粉**、炒焦，雞子白丸服。**稻草**、煎濃汁，露一夜服。**神麴**、**蘿蔔**、釀茱萸，蒸過，丸服。**冬瓜**

〔一〕腎：原作「胃」。今據卷五十家腎「附方」改。

仁末米飲服松蕈（木果）銀杏十枚擂水日服止白濁榧子、椿白皮同滑石等分飯丸服一加黃蘗乾薑白芍蛤粉榆白皮水煎楮葉蒸餅丸服柳葉清明日采煎飲代茶牡荊子酒飲二錢厚朴心脾不調腎氣渾薑汁炒同伏苓服

虛損（草果木獸）黃芪氣虛白濁鹽炒同伏苓丸服五味子腎虛白濁脊痛醋糊丸服肉蓯蓉同鹿茸山藥伏苓丸服兔絲子思慮傷心腎白濁遺精同伏苓石蓮丸服又同麥門冬丸服絡石養胃氣土邪子水小便白濁同人參伏苓龍骨末服木香小便渾如精狀同當歸沒藥丸服萆薢下焦虛寒白濁莖痛同菖蒲益智烏藥煎服附子白濁便數下寒炮末水煎服益智白濁同厚朴煎服赤濁同伏神遠志甘草丸服遠志心虛赤濁同益智伏神丸服石蓮心虛赤濁研末六錢甘草一錢煎服白濁同伏苓煎服芡實白濁同伏苓黃蠟丸服土瓜根腎虛小便如淋石菖蒲心虛白濁茱萸巴戟天山藥伏苓心腎氣虛夢遺白濁赤白各半地黃汁及酒熬膏丸服陽虛甚黃蠟丸服羊骨虛勞白濁為末酒服小便膏淋擣虎湯服羊脛骨脾虛白濁同厚朴伏苓丸服鹿茸

癃淋有熱在上焦者口渴熱在下焦者不渴濕在中焦不能生肺者前後關格老下焦氣閉也轉脬

仁、末，米飲服。**松蕈**、【果木】**銀杏**、十枚，擂水，日服，止白濁。**榧子**、**椿白皮**、同滑石等分，飯丸服。一加黄蘗、乾薑、白芍、蛤粉。**榆白皮**、水煎。**楮葉**、蒸餅丸服。**柳葉**、清明日采，煎飲代茶。**牡荆子**、酒飲二錢。**厚朴**。心脾不調，腎氣渾濁〔一〕，薑汁炒，同伏苓服。

【虚損】【草果木獸】**黄芪**、氣虚白濁，鹽炒，同伏苓，丸服。**五味子**、腎虚白濁，脊痛，醋糊丸服。**肉蓯蓉**、同鹿茸、山藥、伏苓，丸服。**兔絲子**、思慮傷心腎，白濁遺精，同伏苓、石蓮，丸服。又同麥門冬，丸服。**絡石**、養胃氣，土邪干水，小便白濁，同人參、伏苓、龍骨，末服。**木香**、小便渾如精狀，同當歸、没藥，丸服。**萆薢**、下焦虚寒，白濁莖痛，同菖蒲、益智、烏藥，煎服。**附子**、白濁便數，下寒，炮，末，水煎服。**益智**、白濁，同厚朴，煎服。赤濁，同伏神、遠志、甘草，丸服。**遠志**、心虚赤濁，同益智、伏神，丸服。**石蓮**、心虚赤濁，研末，六錢，甘草一錢，煎服。白濁，同伏苓，煎服。**芡實**、白濁，同伏苓，黄蠟丸服。**土瓜根**、腎虚，小便如淋。**石菖蒲**、心虚白濁。**茱萸**、**巴戟天**、**山藥**、**伏苓**、心腎氣虚，夢遺白濁，赤、白各半，地黄汁及酒熬膏，丸服。陽虚甚，黄蠟丸服。**羊骨**、虚勞白濁，爲末，酒服。小便膏淋，橘皮湯服。**羊脛骨**、脾虚白濁，同厚朴、伏苓，丸服。**鹿茸**。

癃淋有熱在上焦者，口渴。熱在下焦者，不渴。濕在中焦，不能生肺者。前後關格者，下焦氣閉也。轉胞

〔一〕濁：原脱。今據卷三十五厚朴「附方」補。

精系了戾也 五淋者熱淋 氣淋 虚淋 膏淋

淋也

通滯利竅草部瞿麥五淋小便不通下沙石龍葵根同木通胡荽煎服利小便蜀葵花大小便關格脹悶欲死不治則殺人以一兩搗入麝香五分煎服根亦可子末服通小便赤藤五淋同伏苓苧根末每服一錢車前汁和蜜服子煎服或末杜衡止痰利水道澤瀉 燈心草 木通 萹竹煎服石韋末服通草 防己 羊桃汁蒲黃 敗蒲席煮汁蘆根 石龍芻 葵根煎葵子 地膚 旋花 黃藤煮汁黃環根汁酸漿 烏歛莓 黃葵子末服王不留行 含水藤穀菜苦瓠小便不通脹急者同螻蛄末水服亦煎汁漬陰叅蘩縷 水芹 莧 馬齒莧 萵苣 菠稜 蕨萁 麥苗 蜀黍根煮汁黍莖汁粟奴 粟米 粱米 倉米 米泔 米粥果木葡萄根 猪苓 伏苓 榆葉煮汁榆皮煮汁木槿 桑枝 桑葉 桑白皮 楮皮水石井水 漿水 東流水 長石 滑石燥濕分水道降心火下石淋為要藥湯服之

者，系了戾也。五淋者，熱淋、氣淋、虚淋、膏淋、沙石淋也。

【通滯利竅】【草部】瞿麥、五淋，小便不通，下沙石。龍葵根、同木通、胡荽，煎服，利小便。蜀葵花、大小便關格，脹悶欲死，不治則殺人。以一兩，擣，入麝香五分，煎服。根亦可。子、末服，通小便。赤藤、五淋，同伏苓、苧根，末，每服一錢。車前汁、和蜜服。子、煎服。或末。杜衡、吐痰，利水道。澤瀉、燈心草、木通、扁竹、煎服。石韋、末服。通草、防己、羊桃、汁。蒲黄、敗蒲席、煮汁。蘆根、石龍芻、葵根、煎。葵子、地膚、旋花、黄藤、煮汁。黄環根、汁。酸漿、烏斂莓、黄葵子、末服。王不留行、含水藤、【菜穀】苦瓠、小便不通脹急者，同螻蛄，末，冷水服。亦煮汁，漬陰。蘩縷、水芹、莧、馬齒莧、萵苣、菠稜、蕨萁、麥苗、蜀黍根、煮汁。黍莖、汁。粟奴、粟米、粱米、倉米、米泔、米粥、【果木】葡萄根、猪苓、伏苓、榆葉、煮汁。榆皮、煮汁。木槿、桑枝、桑葉、桑白皮、楮皮、【水石】井水、漿水、東流水、長石、滑石。燥濕，分水道，降心火，下石淋，爲要藥，湯服之。

（草部）清上洩火桔梗（小便不通，焙研，熱酒頻服）葎草（膏淋，取汁和醋服，尿血下，如豆汁）黃芩（煮汁）卷柏　船底苔（煎服）麥門冬　天門冬　苦杖（並清肺，利小水）雞腸草（氣淋脹痛，同石蓴煎服）土馬騣　水荇菜　水蘋　海藻　石蓴（菜穀）菰筍　越瓜　壺盧　冬瓜　小麥（五淋，同通草煎服）大麥（卒淋，煎汁和鹽飲）烏麻（熱淋，同蔓菁子浸水服）赤小豆　黑豆　綠豆　麻仁　捻頭（果木）甘蔗　沙糖　乾柿（熱淋，同燈心煎服）苦茗　皐盧　枳椇　淡竹葉（煎飲）琥珀（清肺利小腸，主五淋，同麝香服；轉脬，用葱白湯下）梔子（利五淋，通小便，降火從小便出）枸杞葉　溲疏　椰子（石土）戎鹽（通小便，同茯苓、白朮煎服）白鹽（和醋服，仍燒吹入孔中）蚯蚓泥（小便不通，同朴消服）（蟲禽介獸）蚯蚓（擂水服，通小便，老人加茴香，小兒入麝傳莖卵上）田螺（煮食，利大小便，同鹽傳臍）甲香（下淋）鴨肉　豚卵　猳猪頭（寒熱五癃）猪脂（水煎服，通小便）猪膽（酒服）猪乳（小兒五淋）

觧結（草木）大黃　大戟　郁李仁　烏桕根　桃花（並利大小腸宿垢）古文錢（氣淋，煮汁服）黑鉛（通小便，同生薑、燈心煎服）寒水石（男女轉脬，同葵子、滑石煮服）芒硝（小……）

【清上洩火】【草部】桔梗、小便不通，焙，研，熱酒頻服。葎草、膏淋，取汁，和醋服，尿下如豆汁。黄芩、煮汁。卷柏、船底苔、煎服。麥門冬、天門冬、苦杖、並清肺，利小水。雞腸草、氣淋脹痛，同石韋，煎服。土馬騣、水荇菜、水蘋、海藻、石蓴、【菜穀】菰笋、越瓜、壺盧、冬瓜、小麥、五淋，同通草，煎服。大麥、卒淋，煎汁，和薑汁飲。烏〔一〕麻、熱淋，同蔓菁子，浸水服。赤小豆、黑豆、緑豆、麻仁、捻頭、【果木】甘蔗、沙糖、乾柿、熱淋，同燈心，煎服。苦茗、皋盧、枳椇、淡竹葉、煎飲。琥珀、清肺，利小腸，主五淋，同麝香服。轉脬，用葱白湯下。巵子、利五淋，通小便，降火，從小便出。枸杞葉、溲疏、柳葉、【石土】戎鹽、通小便，同伏苓、白朮，煎服。白鹽、和醋服。仍燒，吹入孔中。蚯蚓泥、小便不通，同朴消服。【蟲禽介獸】蚯蚓、擂水服，通小便。老人加茴香，小兒入蜜，傅莖卵上。田螺、煮食，利大小便。同鹽，傅臍。甲香、下淋。鴨肉、豚卵、猳猪頭、寒熱五癃。猪脂、水煎服，通小便。猪膽、酒服。猪乳。小兒五淋。

【解結】【草木】大黄、大戟、郁李仁、烏桕根、桃花、並利大小腸宿垢。古文錢、氣淋，煮汁服。黑鈆、通小便，同生薑、燈心，煎服。寒水石、男女轉脬，同葵子、滑石，煮服。芒硝、小便

〔一〕烏：原作「鳥」。今據卷二十二胡麻「附方」改。

不通尚香酒服二錢亦吸石淋硝石小便不通及熱氣勞血石五淋生研服隨證換引石燕傷寒尿澀葱湯服之

白石英煮汁雲母粉水服白瓷器淋痛猴研同地黃服石糟灰下土井水服通小便（諸蟲）

（鯽獸）白魚小便淋閟同滑石髮灰服仍納莖中小兒以摩臍腹蜣蜋利大小便及轉脬燒二枚水服鼠負氣癃

不便為末酒服亦治產婦尿閉蠶蛻燒灰主熱淋如血蛇蛻通小便燒蚯蚓末酒服伏翼利水道五淋雞

屎白利大小便孔雀屎胡燕屎敗筆頭牛屎象牙煎服通小便燒

服止小便人爪甲灰水服利小便及轉脬頭垢通淋閉

〔濕熱〕（穀部）歲[illegible]卒淋以一刀同芭蕉四刀煎調滑石末服苧根煮汁服利小便又同蛤粉水服外傅臍蕕

草合小豆煮食海金沙小便不通同蠟茶末日服○熱淋急痛甘草湯調服○膏淋如油甘草滑石同服三

白草葶藶馬先蒿章柳茵蔯蒿白朮秦艽水

萍葛根薏苡子根葉並主熱淋黃麻皮熱淋同甘草煎服燒酒（果木）椒目

樗根白皮並除濕熱利小便（土部）梁上塵水服松墨水服

〔沙石〕（草部）人參沙淋石淋同黃芪等分為末以蜜炙蘿蔔片蘸食鹽湯下馬蘭花同敗筆灰粟米末酒服下

不通，茴香酒服二錢。亦破石淋。硝石、小便不通，及熱、氣、勞、血、石五淋，生研服，隨證换引。石燕、傷寒尿澀，葱湯服之。白石英、煮汁。雲母粉、水服。白瓷器、淋痛，煅研，同地黄服。石糟〔一〕灰下土、井水服，通小便。【諸〔二〕蟲禽獸】白魚、小便淋閟，同滑石、髮灰服。仍納莖中。小兒以摩臍腹。蜣蜋、利大小便及轉脬，燒二枚，水服。鼠負、氣癃不便，爲末，酒服。亦治産婦尿閉。蠶蛻、燒灰，主熱淋如血。蛇蜕、通小便，燒末，酒服。伏翼、利水，通五淋。雞屎白、利大小便。孔雀屎、胡燕屎、敗筆頭、牛屎、象牙、煎服，通小便。燒服，止小便。人爪甲灰、水服，利小便及轉脬。頭垢。通淋閉。

【濕熱】【草穀】葳蕤、卒淋，以一兩，同芭蕉四兩煎，調滑石末服。苧根、煮汁服，利小便。又同蛤粉，水服。外傅臍。蕕草、合小豆煮食。海金沙、小〔三〕便不通，同蠟茶末，日服。○熱淋急痛，甘草湯調服。○膏淋如油，甘草、滑石同服。三白草、葶藶、馬先蒿、章柳、茵蔯蒿、白朮、秦艽、水萍、葛根、薏苡子根葉、並主熱淋。黄麻皮、熱淋，同甘草，煎服。燒酒、【果木】椒目、樗根白皮、並除濕熱，利小便。【土部】梁上塵、水服。松墨。水服。

【沙石】【草部】人參、沙淋石淋，同黄芪等分，爲末，以蜜炙蘿蔔片蘸，食鹽湯下。馬藺花、同敗筆灰、粟米，末，酒服，下

〔一〕糟：張本作「槽」。義長。
〔二〕諸：張本作「鱗」。義長。
〔三〕小：原作「水」。今據卷十六海金沙「附方」改。

洲石菝葜飲服一錢後以地椒湯浴腰腹即通地錢同酸旱汁地龍同飲瞿麥末服車前子煮服黄

葵花末服兎葵汁葵根煎萱根煎牛膝煎虎杖煎石帆煎尾松煎水

熏蒸洗浴薏苡根煎黒豆同粉草滑石服玉蜀黍苜蓿根煎黄麻根汁

壺盧蘿蔔蜜炙蒔食（果部）胡桃煮粥桃膠桃花烏芋煮食胡椒同朴硝服

日二獼猴桃（器石）故甑蔽燒服越砥燒淬酒服滑石下石淋要藥河沙炒熱沃酒服霹

靂碪磨汁石膽浮石煮醋服消石硇砂（蟲鱗介部）螻蛄焙末酒服葛上亭

長腹中子水吞地膽斑蝥鯉魚齒古方多用燒服石首魚頭中石研水

服鼈甲末酒服蜥蜴蛤蚧馬刀（禽獸）雞屎白炒末服雄雞膽同屎白酒

服伏翼雄鵲肉胡燕屎冷水服牛角燒服牛耳毛陰毛燒服淋石

磨水服

〔調氣〕（草部）甘草梢莖中痛加酒煮玄胡索苦楝子尤妙玄胡索小兒小便不通同苦楝子末服木香

黄芪小便不通二錢煎服芍藥利膀胱大小腸同檳榔末煎服治五淋馬蔺花同茴香葶藶末酒服

沙石。菝葜、飲服二錢，後以地榆湯浴腰腹，即通。地錢、同酸漿〔一〕汁、地龍同飲。瞿麥、末服。車前子、煮服。黃葵花、末服。兔葵、汁。葵根、煎。萱根、煎。牛膝、煎。虎杖、煎。石帆、煎。瓦松、煎水薰洗。【穀菜】薏苡根、煎。黑豆、同粉草、滑石服。玉蜀黍、苜蓿根、煎。黃麻根汁、壺盧、蘿蔔、蜜炙嚼食。【果部】胡桃、煮粥。桃膠、桃花、烏芋、煮食。胡椒、同朴硝服，日二。獼猴桃、【器石】故甑蔽、燒服。越砥、燒，淬酒服。滑石、下石淋要藥。河沙、炒熱，沃酒服。霹靂碪、磨汁。石膽、浮石、煮酢服。硝石、硇砂。【蟲鱗介部】螻蛄、焙，末，酒服。葛上亭長腹中子、水吞。地膽、斑蝥、鯉魚齒、古方多用燒服。石首魚頭中石、研，水服。鼈甲、末，酒服。蜥蜴、蛤蚧、馬刀、【禽獸】雞屎白、炒，末服。雄雞膽、同屎白，酒服。伏翼、雄鵲肉、胡燕屎、冷水服。牛角、燒服。牛耳毛、陰毛、燒服。淋石。磨水服。

【調氣】【草部】甘草梢、莖中痛，加酒煮玄胡索、苦楝子，尤妙。玄胡索、小兒小便不通，同苦練子，末服。木香、黃芪、小便不通，二錢，煎服。芍藥、利膀胱大小腸。同檳榔，末，煎服，治五淋。馬藺花、同茴香、葶藶，末，酒服，

〔一〕漿：原作「早」。卷三十六酸棗未載治沙石淋之功。今據卷二十酢漿草「主治」改。

通小便白芷氣淋醋浸焙末服附子轉脬虛閉兩脉沉伏鹽水浸炮同澤瀉煎服箬葉燒同消石服亦
治轉脬徐長卿小便閣格同冬葵根諸藥煎服酸草汁合酒服或同車前汁服桔梗半夏萊器
胡荽通心氣小便不通同葵根煎水入滑石服葱白初生小兒尿閉用煎乳汁服大人炒熱熨臍或加艾灸或加鹽
搗合陰囊大蒜煨熟露一夜嚼以新水下治淋瀝○小兒氣淋同豆豉蒸餅丸服蘿蔔末服治五淋多年
木梳燒灰水服髮帶燒汁煎葵根服連枷關轉脬燒灰水服好綿燒入麝酒服果治氣結淋病不陳
橘皮利小便五淋○產後尿閉去白二錢酒服即通杏仁卒不小便二七箇炒研服檳榔利大小便氣閉蜜湯
服或童尿煎服亦治淋病茱萸寒濕患淋擲若冷淋莖痛同葱白煎服孩子淋疾三片煮飲即下苦楝子
利水道通小腸主膏淋同茴香末服椶毛燒末水酒服二錢即通沉香強忍房事小便不通同木香末服紫
檀皂莢刺燒研同破故紙末酒服通淋大腹皮枳殼鵞鴨雞子殼小便不通同海
蛤滑石末服

滋陰【草】知母熱在下焦血分小便不通而不渴乃無陰則陽無以化同黃蘗酒洗各一兩入桂一錢丸服牛
膝破惡血小便不利莖中痛欲死以根及葉煮酒服或云熱淋沙石淋以一兩水煎日飲牛蒡葉汁同地黃汁蜜

通小便。白芷、氣淋，醋浸，焙，末服。附子、轉脬虛閉，兩脉沉伏，鹽水浸，炮，同澤瀉，煎服。箬葉、燒，同滑石服。亦治轉脬。徐長卿、小便關格，同冬葵根諸藥，煎服。酸草、汁合酒服。或同車前汁服。桔梗、半夏、【菜器】胡荽、通心氣。小便不通，同葵根煎水，入滑石服。葱白、初生小兒尿閉，用煎乳汁服。大人炒熱熨臍。或加艾灸。或加蜜擣，合陰囊。大蒜、煨熟，露一夜，嚼，以新水下，治淋瀝。○小兒氣淋，同豆豉，蒸餅丸服。蘿蔔、末服，治五淋。多年木梳、燒灰，水服。甑帶、洗〔一〕汁，煮葵根服。連枷關、轉脬，燒灰，水服。好綿、燒，入麝，酒服，治氣結淋病。【果木】陳橘皮、利小便五淋。○産後尿閉，去白，二錢，酒服即通。杏仁、卒不小便，二七箇炒，研服。檳榔、利大小便氣閉，蜜湯服，或童尿煎服。亦治淋病。茱萸、寒濕患淋。槲若、冷淋莖痛，同葱白，煎服。孩子淋疾，三片，煮飲即下。苦楝子、利水道，通小腸，主膏淋，同茴香，末服。椶毛、燒末，水酒服二錢，即通。沉香、强忍房事，小便不通，同木香，末服。紫檀、皂莢刺、燒研，同破故紙，末，酒服，通淋。大腹皮、枳殼、【禽獸】雞子殼。小便不通，同海蛤、滑石，末服。

【滋陰】【草】知母、熱在下焦血分，小便不通而不渴，乃無陰則陽無以化，同黄蘗酒洗，各一兩，入桂一錢，丸服。牛膝、破惡血，小便不利，莖中痛欲死，以根及葉煮酒服。或云：熱淋、沙石淋，以一兩，水煎日飲。牛蒡葉、汁同地黄汁、蜜

〔一〕洗：原作「燒」。今據卷三十八甑「附方」改。

煎調滑石末服，治小便不通急痛。薊根熱淋服汁。續斷服汁。兎絲子煎服。惡實炒研煎服。紫菀婦人小便卒不得出，井水服末三撮，即通。有血，服五撮。益母草生地黃末（棗）生藕汁同地黃蒲桃汁，主熱淋。紫荊皮破宿血，下五淋，水煮服（石）。○產後諸淋，水酒煎服（過）。白石英煮汁。雲母粉水服。

桑螵蛸小便不通及婦人轉脬，同黃芩煎服。（鱗介）牡蠣小便淋閉，服血藥不効，同黃蘗等分末服。貝子五癃，利小便不通，燒研酒服。石決明水服通五淋。蜆石蜐鯉魚鮧魚黃顙魚（禽獸）白雄雞並利小便。雞子黃小便不通，生吞數枚。阿膠小便及轉脬，水煮服。牛耳毛尾毛陰毛並主諸淋，燒服。髮灰五癃關格不通，利水道，下石淋。

外治

蓖麻仁研入紙撚，插孔中。尾松熏洗沙石淋。苦瓠汁漬陰。萵苣貼臍。茴香同白蚯蚓貼臍。大蒜同鹽貼臍。○蒜鹽卮子貼臍。○同耳垢貼臍，以艾灸二七壯。百藥無効，用此極効。葱管插入三寸，吹之即通。葱白同鹽炒熨臍。○葱鹽薑豉貼臍。○葱鹽巴豆黃連貼臍上，灸七壯，取利。高涼薑同蘇葉葱白煎湯先後服藥。苧根貼臍。炒鹽吹入孔內。滑石車前汁和塗臍，閣四寸，熱即易。白礬同麝香貼臍。螻蛄焙末吹入亂中。白魚納數枚入孔中。田螺同鹽貼臍。猪膽連汁籠陰頭，少頃汁入即消通効。猪脬煎，調滑石末服，治小便不通，急痛。薊根、熱淋，服汁。續斷、服汁。兔絲子、煎服。惡實、炒，研，煎服。紫菀、婦人小便卒不得出，井水服末三撮即通。有血，服五撮。益母草、生地黄、【果木】生藕汁、同地黄、蒲桃汁，主熱淋。紫荆皮、破宿血，下五淋，水煮服。○産後諸淋，水、酒煎服。【石蟲】白石英、煮汁。雲母粉、水服。桑螵蛸、小便不通及婦人轉脬，同黄芩，煎服。【鱗介】牡蠣、小便淋閉，服血藥不效，同黄蘗等分，末服。貝子、五癃。利小便不通，燒，研，酒服。石决明、水服，通五淋。蜆、石蜐、鯉魚、鮧魚、黄顙魚、【禽獸】白雄雞、並利小便。雞子黄、小便不通，生吞數枚。阿膠、小便及轉脬，水煮服。牛耳毛、尾毛、陰毛、並主諸淋，燒服。髮灰。五癃，關格不通，利水道，下石淋。

【外治】蓖麻仁、研，入紙撚，插孔中。瓦松、熏洗沙石淋。苦瓠汁、漬陰。萵苣、貼臍。茴香、同白蚯蚓貼臍。大蒜、同鹽貼臍。○蒜、鹽、巵子，貼臍。○同甘遂貼臍，以艾灸二七壯。百藥無效，用此極效。葱管、插入三寸，吹之即通。葱白、同鹽炒，熨臍。○葱、鹽、薑、豉，貼臍。○葱、鹽、巴豆、黄連，貼臍上，灸七壯取利。高凉薑、同蘇葉、葱白，煎湯洗，後服藥。苧根、貼臍。炒鹽、吹入孔内。滑石、車前汁和，塗臍，闊四寸，熱即易。白礬、同麝香貼臍。螻蛄、焙，末，吹入孔中。白魚、納數枚入孔中。田螺、同麝貼臍。猪膽、連汁籠陰頭，少頃汁入即消，極效。猪脬。

溲數遺尿 有虛熱、虛寒。肺盛則小便數而欠，虛則欠欬小便遺。心虛則少氣遺尿。肝實則癃閉，虛則遺尿。脬遺熱于膀胱則遺尿。膀胱不約則遺，不藏則水泉不禁。脬損則小便滴瀝不禁。

【虛熱】草部 香附 小便數，為末酒服。 白微 婦人遺尿，同白芍末酒服。 敗船茹 婦人遺尿，為末酒服。 菰根汁 麥門冬 土瓜根 止小便不禁。 牡丹皮 除厥陰熱，止小便。 生地黃 除濕熱。 續斷 漏蘆 並縮小便。 桑耳 遺尿，水煮或為末酒服。 松蕈 食之治溲濁不禁。 赤、白伏苓 小便數，同礬煮山藥為散服。不禁，同伏苓熬膏丸服。小兒尿床，同伏神、益智末服。 黃蘗 小便頻數，遺精白濁，諸虛不足，用糯米、童尿丸浸九晒，酒糊丸服。 溲疏 止遺尿。 椿白皮 石膏 小便卒數，非淋，人瘦者煮汁服。 雌黃 腎消尿數不禁，同鹽炒乾薑丸服。 烏古瓦 煮汁服，止小便。 胡粉 黃丹 象牙 象肉 水煮服，通小便；燒服，止小便多。

【虛寒】草部 仙茅 丈夫虛勞，老人失尿，丸服。 補骨脂 腎氣虛寒，小便無度，同茴香丸服。小兒遺尿，為末夜服。 益智子 夜多小便，取二十四枚入鹽煎服。心虛者，同伏苓、白朮末服，或同烏梅丸服。 覆盆子 益腎臟，縮小便。

吹炁法。

溲數遺尿有虚熱，虚寒。○肺盛則小便數而欠，虚則欠欬小便遺。○心虚則少氣遺尿。○肝實則癃閉，虚則遺尿。○脬[一]遺熱于膀胱則遺尿。○膀胱不約則遺，不藏則水泉不禁。○脬損，則小便滴瀝不禁。

【虚熱】【草菜】**香附**、小便數，爲末，酒服。**白微**、婦人遺尿，同白芍，末，酒服。**敗船茹**、婦人遺尿，爲末，酒服。**菰根汁**、**麥門冬**、**土瓜根**、並止小便不禁。**牡丹皮**、除厥陰熱，止小便。**生地黄**、除濕熱。**續斷**、**漏蘆**、並縮小便。**桑耳**、遺尿，水煮，或爲末，酒服。**松蕈**、食之治溲濁不禁。【木石】**伏苓**、小便數，同礬煮山藥，爲散服。○不禁，同地黄汁[二]熬膏，丸服。○小兒尿床，同伏神、益智，末服。**黄蘗**、小便頻數，遺精白濁，諸虚不足，用糯米、童尿，九浸九晒，酒糊丸服。**溲疏**、止遺尿。**椿白皮**、**石膏**、小便卒數，非淋，人瘦，煮汁服。**雌黄**、腎消，尿數不禁，同鹽炒乾薑，丸服。**烏古瓦**、煮汁服，止小便。**胡粉**、**黄丹**、**象牙**、**象肉**。水煮服，通小便。燒服，止小便多。

【虚寒】【草部】**仙茅**、丈夫虚勞，老人失尿，丸服。**補骨脂**、腎氣虚寒，小便無度，同茴香，丸服。○小兒遺尿，爲末，夜服。**益智子**、夜多小便，取二十四枚，入鹽煎服。○心虚者，同伏苓、白术，末服。或同烏梅，丸服。**覆盆子**、益腎臟，縮小便，

〔一〕脬：據素問氣厥論「胞移熱于膀胱」句，疑「脬」當作「胞」。

〔二〕地黄汁：原作「伏苓」。今據卷三十七茯苓「附方」改。

酒焙末服草烏頭老人遺尿童尿浸七日炒盐酒糊丸服二三丸萆薢尿數遺尿爲末盐湯服或爲丸服菝
葜小便滑數爲末酒服狗脊主失尿不節利老人益男子葳蕤莖中寒小便數人參黃芪氣虛
遺精牛膝陰消老人失尿薔薇根止小便失禁及尿床搗汁爲散煎服並良丰草頭夜煎服止小兒遺尿
雞腸草止小便數遺煮羹食菟絲子五味子肉蓯蓉蒺藜菖蒲
並煖水臟止小便多附子煖丹田縮小便〔菜穀〕山藥礬水煮過同茯苓末服茴香止便數同盐醮糯糕食
韭子入命門治小便頻數遺尿同糯米煮粥食山韭宜腎主大小便數乾薑止夜多小便小豆葉
煮食止小便數杵汁止遺尿豇豆止小便糯米暖肺縮小便粢糕〔果木〕芡實小便不禁同茯苓蓮
肉秋石丸服蓮實小便數入猪肚煮過醋糊丸服銀杏小便數七生七煨食之溫肺益氣胡桃小便夜多
臥時煨食酒下蜀椒通腎縮小便桂小兒遺尿同龍骨雄雞肝丸服烏藥縮小便葉煎代茶飲山茱萸
〔石鹵〕硇砂冷病夜多小便桑螵蛸益精止遺尿炮食爲末酒服紫稍花青蚨露蜂
房海月〔禽獸〕雀肉卵並縮小便雞子作酒暖水藏縮小便黃雌雞雄雞肝腸
嗉膍胵翮羽並止小便遺失不禁雞屎白産後遺尿燒灰酒服鹿茸小便數爲末服鹿角炙末

酒焙，末服。**草烏頭**、老人遺尿，童尿浸七日，炒鹽，酒糊丸〔一〕，服二三〔二〕丸。**萆薢**、尿數遺尿，爲末，鹽湯服，或爲丸服。**菝葜**、小便滑數，爲末，酒服。**狗脊**、主失尿不節，利老人，益男子。**葳蕤**、莖中寒，小便數。**人參**、**黄芪**、氣虚遺精。**牛膝**、陰消，老人失尿。**薔薇根**、止小便失禁及尿床，擣汁，爲散，煎服，並良。**甘草頭**、夜煎服，止小兒遺尿。**雞腸草**、止小便數遺，煮羹食。**菟絲子**、**五味子**、**肉蓯蓉**、**蒺藜**、**菖蒲**、並暖水臟，止小便多。**附子**、暖丹田，縮小便。【菜穀】**山藥**、礬水煮過，同伏苓，末服。**茴香**、止便數，同鹽，蘸糯糕食。**韭子**、入命門，治小便頻數，遺尿，同稻米煮粥食。**山韭**、宜腎，主大小便數。**乾薑**、止夜多小便。**小豆葉**、煮食，止小便數。○杵汁，止遺尿。**豇豆**、止小便。**糯米**、暖肺，縮小便。**粢糕**、【果木】**芡實**、小便不禁，同伏苓、蓮肉、秋石，丸服。**蓮實**、小便數，入猪肚煮過，醋糊丸服。**銀杏**、小便數，七生七煨，食之温肺益氣。**胡桃**、小便夜多，卧時煨食，酒下。**蜀椒**、通腎，縮小便。**桂**、小兒遺尿，同龍骨、雄雞肝，丸服。**烏藥**、縮小便。葉煎，代茶飲。**山茱萸**、【石蟲】**硇砂**、冷病，夜多小便。**桑螵蛸**、益精，止遺尿，炮熟〔三〕，爲末，酒服。**紫稍花**、**青蚨**、**露蜂房**、**海月**、【禽獸】**雀肉**、**卵**、並縮小便。**雞子**、作酒，暖水臟，縮小便。**黄雌雞**、**雄雞肝**、**腸**、**嗉**、**膍胵**、**翎羽**、並止小便遺失不禁。**雞屎白**、産後遺尿，燒灰，酒服。**鹿茸**、小便數，爲末服。**鹿角**、炙，末，

〔一〕炒鹽酒糊丸：卷十七烏頭「附方」作「同鹽炒爲末，酒糊丸緑豆大」。

〔二〕三：同上作「十」。

〔三〕益精止遺尿炮熟：原作「益情上遺尿炮食」。其中「情」、「上」、「食」三字據卷三十九螳螂桑螵蛸改。

酒服 鹿角霜上熱下寒小便不禁為丸服頻數加伏苓 麝香止小便利水服一錢 羊肺 羊肚

食止小便 羊脬炙熟食 下虛遺尿 豬脬夢中遺尿炙食同豬肚糯米煮食 豬腸 秋石

遺尿 救

止塞 果木 酸石榴小便不禁燒研以榴白皮煎湯服二錢枝亦可日二 荷葉 金櫻子 訶

黎勒服 器服 麻鞋帶鼻水煎服治尿床又尖頭燒水服 本人薦草燒水服 白紙安床下待遺上

酒乾燒灰末酒服 介 鵲巢中草小便不禁燒研 薔薇根湯服 燕蓐草遺尿燒研水服 雞巢草燒研

酒服 牡蠣不渴而小便大利欲死童尿煎二兩服 石鱗 龍骨同桑螵蛸為末服 白礬同牡蠣男女遺尿服

赤石脂同牡蠣鹽末丸服

小便血 不痛者為尿血主虛痛者為血淋主熱

尿血 草部 生地黃汁和薑汁蜜服 蒲黃地黃汁調服或加髮灰 益母草汁 車前草汁

旱蓮同車前取汁服 芭蕉根旱蓮等分煎服 白芷同當歸末服 鏡面草汁 五葉藤汁

茅根煎飲勞加乾薑 玄胡索同朴硝煎服 升麻小兒尿血煎服 劉寄奴末服 龍膽草煎服

酒服。鹿角霜、上熱下寒，小便不禁，爲丸服。頻數，加伏苓。麝香、止小便，利水，服一錢。羊肺、羊肚、作羹食，止小便。羊脬、下虚遺尿，炙熟食。猪脬、夢中遺尿，炙食。同猪肚，盛糯米，煮食。猪腸、秋石。並主夢中遺尿數。

【止塞】【果木】酸石榴、小便不禁，燒，研，以榴白皮煎湯服二錢，枝亦可，日二。荷葉、金樱子、訶黎勒、【服器】麻鞋帶鼻、水煮服，治尿床。又尖頭燒，水服。本人薦草、燒水服。白紙、安牀下，待遺上，晒乾燒，末，酒服。【禽介】鵲巢中草、小便不禁，燒研，薔薇根湯服。燕蓐草、遺尿，燒研，水服。雞窠草、燒研，酒服。牡蠣、不渴而小便大利欲死，童尿煎二兩服。【鱗石】龍骨、同桑螵蛸，爲末服。白礬、男女遺尿，同牡蠣服。赤石脂。同牡蠣、鹽，末，丸服。

小便血不痛者爲尿血，主虚；痛者爲血淋，主熱。

【尿血】【草部】生地黄、汁，和薑汁、蜜服。蒲黄、地黄汁調服，或加髮灰。益母草、汁。車前草、汁。旱蓮、同車前，取汁服。芭蕉根、旱蓮等分，煎服。白芷、同當歸，末服。鏡面草、汁。五葉藤、汁。茅根、煎飲。勞加乾薑。玄胡索、同朴硝，煎服。升麻、小兒尿血，煎服。劉寄奴、末服。龍膽草、煎服。

荊芥同縮砂末服　甘草小兒尿血煎服　人參陰虛者同黃芪爲末蘿蔔蘸食　鬱金破惡血血淋尿血葱白煎　當歸煎酒　香附煎酒服後服地榆湯　狼牙草同蚌粉槐花百藥煎末服　葵莖燒灰酒服　敗醬化膿血　苧根煎服　牛膝煎服　地榆　兔絲子　肉蓯蓉　蒺藜　續斷

萹蓄　澤瀉菜穀　苦蕒酒水各半煎服　水芹汁韭汁和童汁韭汁尿服　韭子　葱汁　葱白水煎　萵苣貼臍　淡豉小便血條煎飲　黍根灰酒服　胡麻水浸絞汁　火麻水煎　麥麩炒香豬脂蘸食　胡燕窠中草灰婦人尿[illegible]血酒服果木　荷葉水煎　烏梅燒末醋糊丸服　棕櫚半燒半炒水服　地骨皮新者濃煎入酒服　栢葉同黃連末酒服　竹茹煎水　琥珀燈心湯調服

槐花同鬱金末淡豉湯服　卮子水煎　棘刺水煎　荊葉汁和酒服　乳香末飲[illegible]服用　墨大小便血阿膠湯化服二錢　敗船茹婦人尿血水煎蟲鱗禽獸　白魚婦人尿血淋入二十枚　五倍子塩梅丸服　蠶蛻大小便血同蠶連蠶沙殭蠶為末入麝香服　龍骨酒服　雞膍胵　鹿角末服　白膠水煮服　鹿茸　丈夫爪甲燒灰酒服　髮灰酒服

血淋草部　牛膝煎　車前子末服　海金沙沙糖水服一錢　生地黃同車前汁溫服又同生薑

荆芥、同縮砂，末服。甘草、小兒尿血，煎服。人參、陰虚者，同黄耆〔一〕，蜜炙蘿蔔蘸食。鬱金、破惡血，血淋，尿血，葱白煎。當歸、煎酒。香附、煎酒服，後服地榆湯。狼牙草、同蚌粉、槐花、百藥煎，末服。葵莖、燒灰，酒服。敗醬、化膿血。苧根、煎服。牛膝、煎服。地榆、兔絲子、肉蓯蓉、蒺藜、續斷、漏蘆、澤瀉、【菜穀】苦買、酒、水各半，煎服。水芹汁、日服〔二〕。韭汁、和童尿服。韭子、葱汁、葱白、水煎。萵苣、貼臍。淡豉、小便血條，煎飲。黍根灰、酒服。胡麻、水浸，絞汁。火麻、水煎。麥麩、炒香，猪脂蘸食。胡燕窠中草灰、婦人尿血，酒服。【果木】荷葉、水煎。烏梅、燒末，醋糊丸服。棕櫚、半燒半炒，水服。地骨皮、新者，濃煎，入酒服。柏葉、同黄連，末，酒服。竹茹、煎水。琥珀、燈心湯調服。槐花、同鬱金，末，淡豉湯服。巵子、水煎。棘刺、水煎。荆葉、汁，和酒服。乳香、末，飲服。【器用】墨、大小便血，阿膠湯化服二錢。敗船茹、婦人尿血，水煎。【蟲鱗禽獸】白魚、婦人尿血，納入二十枚。五倍子、鹽梅丸服。蠶繭、大小便血，同蠶連、蠶沙、殭蠶，爲末，入麝香服。龍骨、酒服。雞膍胵、鹿角、末服。白膠、水煮服。鹿茸、丈夫爪甲、燒灰，酒服。髮灰。酒服。

【血淋】【草部】牛膝、煎。車前子、末服。海金沙、沙糖水服一錢。生地黄、同車前汁温服。又同生薑

〔一〕耆：原作「芩」。今據卷十二人參「附方」改。

〔二〕服：原作「汁」。今據卷二十六水斳「附方」改。

汁服　地錦汁服　小薊　葵根同車前子煎服　茅根同乾薑煎服　黑牽牛半生半炒薑湯服

香附同陳皮赤茯苓煎服　酢漿草汁入五苓散服　山茶葉燒入麝香服　山慈姑花同地蘗花

煎服　白薇同芍藥酒服　地榆　雞蘇　葵子滑穀　水芹根汁　茄葉末鹽酒服二錢

赤小豆炒末葱湯服　大豆葉煎服　青粱米同車前子煮粥治老人血淋　大麻根水煎

桃膠同木通石膏水煎服　蓮房燒入麝香水服　檳榔磨麥門冬湯服　乾柿三枚燒服　榆白皮同桑

黃煎服　琥珀白末服　山梔子同滑石葱湯服　稿節汁　竹茹水煎　浮石甘草湯服　石

燕同赤小豆商陸紅花末服　百藥煎同黃連車前滑石木香末服　晚蠶蛾末熱酒服二錢　蜣蜋研水

服　海螵蛸生地黃汁調服又同蒲黃赤茯苓末服　鱘魚煮汁　鯉魚齒燒　雞屎白小兒血淋

糊丸服　阿膠　黃明膠　髮灰米湯入醋服大小便血匕淋入麝香

陰痿有濕熱者屬肝有虛者屬肺腎

濕熱草菜　天門冬　麥門冬　知母　石斛並強陰益精　車前子男子傷中

養肺強陰益精生子　葛根起陰　牡丹皮　地膚子　升麻　柴胡　澤瀉

汁服。地錦、服汁。小薊、葵根、同車前子，煎服。茅根、同乾薑，煎服。黑牽牛、半生半炒，薑湯服。香附、同陳皮、赤伏苓，煎服。酢漿草、汁，入五苓散服。山箬葉、燒，入麝香服。山慈姑花、同地蘖花，煎服。白薇、同芍藥，酒服。地榆、雞蘇、葵子、【菜穀】水芹根、汁。茄葉、末，鹽、酒服二錢。赤小豆、炒，末，葱湯服。大豆葉、煎服。青粱米、同車前子煮粥，治老人血淋。大麻根、水煎。【果木】桃膠、同木通、石膏，水煎服。蓮房、燒，入麝香，水服。檳榔、磨，麥門冬湯服。乾柿、三枚，燒服。槲白皮、同桑黃，煎服。琥珀、末服。山巵子、同滑石，末，葱湯服。藕節、汁。竹茹、水煎。【石蟲】浮石、甘草湯服。石燕、同赤小豆、商陸、紅花，末服。百藥煎、同黃連、車前、滑石、木香，末服。晚蠶蛾、末，熱酒服二錢。蜣螂、研，水服。海螵蛸、生地黃汁調服。又同地黃、赤伏苓，末服。鱘魚、煮汁。鯉魚齒、【禽獸】雞屎白、小兒血淋，糊丸服。阿膠、黃明膠、髮灰。米湯入醋服，大小便血。血淋，入麝香。

陰痿有濕熱者，屬肝脾；有虛者，屬肺腎。

【濕熱】【草菜】天門冬、麥門冬、知母、石斛、並强陰益精。車前子、男子傷中。養肺强陰，益精生子。葛根、起陰。牡丹皮、地膚子、升麻、柴胡、澤瀉、

龍膽　菴藺（益精補氣，治陰痿）　絲瓜汁（陰莖挺長，肝經濕熱也。調五倍子末傅之，內服小柴胡加黃連）

〔果〕〔木〕枳實（陰痿有氣者加之）　伏苓　五加皮　黃蘗（水）石　菊花上水（益色壯陽）　丹砂（少同伏火丸服）

虛弱〔草〕人參（益肺腎元氣，熬膏）　黃芪（益氣利陰）　甘草（益腎氣內傷，令人陰不痿）　熟地黃（滋腎水，益真陰）　肉蓯蓉（莖中寒熱痛，強陰益精氣，多子，男絕陽不生，女子絕陰不產，壯陽，日御過倍，同羊肉煮粥食之）　瑣陽（益精血，大補陰氣，潤燥治痿，功同蓯蓉）　列當（興陽，浸酒服）　何首烏（長筋骨，益精髓，堅陽道，令人有子）　牛膝（治陰痿，補腎，強筋，填髓）　遠志（益精強志，堅陽道，利丈夫）　巴戟天（同上）　百脉根（除勞補不足，浸酒服）　狗脊（堅腰脊，利俛仰，宜老人）　仙茅（丈夫虛勞，老人無子，益陽道，房事不倦）　附子　天麻（益氣長陰，動陽強筋）　牡蒙　淫羊藿（陰痿莖中痛，丈夫絕陽無子，女人絕陰無子，老人昏耄，煮酒飲）　蓬蘽（益精長陰，令人堅強有子）　覆盆子（強陰健陽，男子精虛陰痿，酒浸為末，日服三錢，能令堅長）　菟絲子（強陰堅筋骨，莖寒精出）　蛇牀子（主陰痿，久服令人有子，益女人陰氣，同五味、菟絲丸服）　五味子（強陰，益男子精，壯水鎮陽，為末酒服[illegible]）　補骨脂（主骨髓傷敗，腎冷精流，通命門，暖丹田，興陽事，同胡桃諸藥丸服）　艾子龍膽、菴䕡、並益精補氣，治陰痿。絲瓜汁、陰莖挺長，肝經濕熱也，調五倍子末，傅之，内服小柴胡加黄連。【果木】枳實、陰痿有氣者加之。伏苓、五加皮、黄蘗、【水石】菊花上水、益色壯陽。丹砂。同伏苓，丸服。

【虚弱】【草部】人參、益肺腎元氣，熬膏。黄芪、益氣利陰。甘草、益腎氣内傷，令人陰不痿。熟地黄、滋腎水，益真陰。肉蓯蓉、莖中寒熱疼痒，强陰，益精氣，多子。男子〔一〕絶陽不生，女子絶陰不産。壯陽，日御過倍，同羊肉，煮粥食之。鎖陽、益精血，大補陰氣，潤燥治痿，功同蓯蓉。列當、興陽，浸酒服。何首烏、長筋骨，益精髓，堅陽道，令人有子。牛膝、治陰痿，補腎，强筋填髓。遠志、益精强志，堅陽道，利丈夫。巴戟天、同上。百脉根、除勞，補不足，浸酒服。狗脊、堅腰脊，利俛仰，宜老人。仙茅、丈夫虚勞，老人無子，益陽道，房事不倦。附子、天麻、益氣長陰，助陽强筋。牡蒙、淫羊藿、陰痿，莖中痛，丈夫絶陽無子，女人絶陰無子，老人昏耄，煮酒飲。蓬虆、益精長陰，令人堅强有子。覆盆子、强陰健陽，男子精虚陰痿，酒浸，爲末，日服三錢，能令堅長。兔絲子、强陰，堅筋骨，莖寒精出。蛇牀子、主陰痿，久服令人有子。益女人陰氣，同五味、兔絲，丸服。五味子、强陰，益男子精，壯水鎖陽，爲末，酒服。盡一斤，可御十女。補骨脂、主骨髓傷敗，腎冷，通命門，暖丹田，興陽事，同胡桃諸藥，丸服。艾子、

〔一〕子：原脱。今據卷十二肉蓯蓉「主治」補。

壯陽助水藏暖子宮蘿摩子益精氣強陰道葉同木蓮壯陽木香菜栗山藥益氣強陰韭薤
歸腎壯陽葫溫補胡桃陽痿同補骨脂蜜丸服阿月渾子腎虛痿弱得山茱萸良吳茱萸男子
陰冷嚼細納之入良久如火石山茱萸補腎氣添精髓興陽道堅陰莖枸杞補腎強陰石南腎氣內傷陰衰
腳弱利節骨皮毛白棘丈夫虛損陰痿精出女貞實強陰沒石子燒灰治陰毒痿石鍾乳下焦
傷竭強陰疏陽貴牛乳或酒服陽起石男子陰痿莖頭寒腰酸膝冷命門不足為末酒服又同地膚子服慈石
浸酒服硇砂除冷病暖水臟益陽事止小便大白石英陰痿肺痿石流黃陽虛寒強壯陽道魚雄
蠶蛾益精氣強陰道交精不倦炒蜜丸服枸杞蟲和地黃丸服大起陽益精蜂窠陰痿燒研酒服并傅之
紫稍花益陽秘精治陰痿同龍骨麝香丸服鯽魚膽同雄雞肝丸服鰕米補腎興陽以蛤蚧茴香鹽治之
良九香蟲補脾腎壯元陽蜻蛉青蚨樗雞桑螵蛸海馬泥
鰌食之海蛤魁蛤食[illegible]雀卵陰痿不起強之令熱多精有子和天雄兔絲丸服雀肉冬月食之
起陽道秘精髓雀肝英雞蒿雀石燕雄雞肝起陰同兔絲子雀卵丸服鹿
茸鹿角鹿髓及精鹿腎白膠麋角麝香獖猪

本草綱目主治　卷之三　八十

壯陽，助水藏，暖子宫。蘿摩子、益精氣，强陰道。葉同。木蓮、壯陽。木香【菜果】山藥、益氣强陰。韭、薤、歸腎壯陽。葫、温補。胡桃、陽痿，同補骨脂，蜜丸服。阿月渾子、腎虚痿弱，得山茱萸良。吴茱萸、女[一]子陰冷，嚼細納入，良久如火。【木石】山茱萸、補腎氣，添精髓，興陽道，堅陰莖。枸杞、補腎强陰。石南、腎氣内傷，陰衰脚弱，利筋骨皮毛。白棘、丈夫虚損，陰痿精出。女貞實、强陰。没石子、燒灰，治陰毒痿。石鍾乳、下焦傷竭，强陰益陽，煮牛乳，或酒服。陽起石、男子陰痿，莖頭寒，腰酸膝冷，命門不足，爲末，酒服。又同地膚子服。慈石、浸酒服。硇砂、除冷病，暖水臟，大益陽事，止小便。白石英、陰痿，肺痿。石流黄、陽虚寒，壯陰道。【蟲魚】雄蠶蛾、益精氣，强陰道，交精不倦，炒，蜜丸服。枸杞蟲、和地黄，丸服，大起陰益精。蜂窠、陰痿，燒研，酒服，并傅之。紫稍花、益陽秘精，治陰痿，同龍骨、麝香，丸服。鯉魚膽、同雄雞肝，丸服。鰕米、補腎興陰，以蛤蚧、茴香、鹽，治之良。九香蟲、補脾胃，壯元陽。蜻蛉、青蚨[二]、樗雞、桑螵蛸、海馬、泥鰌、食之。海蛤、魁蛤、【禽獸】雀卵、陰痿不起，强之令熱，多精有子，和天雄、兔絲，丸服。雀肉、冬月食之，起陽道，秘精髓。雀肝、英雞、蒿雀、石燕、雄雞肝、起陰，同兔絲子、雀卵，丸服。鹿茸、鹿角、鹿髓及精、鹿腎、白膠、麋角、麝香、豭猪

〔一〕女：原作「男」。卷三十二吴茱萸「附方」作「婦人」，今據改。
〔二〕蚨：原作「蚗」。今據卷四十青蚨改。

腎同枸杞葉豉汁羹食 牡狗陰莖傷中陰痿令強熱生子 狗肉 羊肉 羊腎

靈貓陰 膃肭臍 白馬陰莖和蓯蓉丸服百日見效 山獺陰莖陰虛陰痿精寒

而精滑酒磨服 敗筆頭男子交婚之久莖中痛燒灰酒服二錢 秋石 紫河車

強中有肝火盛強有金石性發其證莖盛不衰精出不止多發消渴癰疽

伏火解毒 知母 地黃 麥門冬 黃芩 玄參 薺苨 黃

連 栝樓根 大豆 黃蘗 地骨皮 冷石 石膏 豬腎

白鴨通

補虛補骨脂玉莖長硬不痿精出捏之則脚痒如刺針名腎漏韭子各一兩為末每服三錢水煎服日三 山

藥 肉蓯蓉 人參 伏神 慈石 鹿茸

囊癢陰汗陰臊陰疼皆屬濕熱○亦有肝腎風虛○厥陰實則挺長○虛則暴癢

內服白芷 羌活 防風 柴胡 白朮 麻黃根 車前子

白蒺藜 白附子 黃芩 木通 遠志 藁本 香 [illegible]

腎、同枸杞葉、豆豉汁，煮羹食。牡狗陰莖、傷中陰痿，令强熱生子。狗肉、羊肉、羊腎、靈猫陰、膃肭臍、白馬陰莖、和蓯蓉，丸服，百日見效。山獺陰莖、陰虚陰痿，精寒而清，酒磨服。敗筆頭、男子交婚之夕莖痿，燒灰，酒服二錢。【人部】秋石、紫河車。

强中有肝火盛强，有金石性發。其證莖盛不衰，精出不止。多發消渴癰疽。

【伏火解毒】知母、地黄、麥門冬、黄芩、玄參、薺苨、黄連、栝樓根、大豆、黄蘗、地骨皮、冷石、石膏、猪腎、白鴨通。

【補虚】補骨脂、玉莖長硬不痿，精出，捏之則脆痒如刺針，名腎漏。韭子各一兩，爲末，每服三錢，水煎服，日三。山藥、肉蓯蓉、人參、伏神、慈石、鹿茸。

囊痒陰汗、陰臊、陰疼，皆屬濕熱。○亦有肝腎風虚。○厥陰實則挺長，○虚則暴痒。

【内服】白芷、羌活、防風、柴胡、白朮、麻黄根、車前子、白蒺藜、白附子、黄芩、木通、遠志、藁本香、黑牽

牛 石菖蒲 生地黃 當歸 細辛 山藥 荆芥穗 衛

骨脂炒研陰囊濕癢 黃芪陰汗，酒炒為末，豬心蘸食 畢勃沒止汗 蒼朮 龍膽草

川大黃 天雄 大蒜陰汗作癢，同淡豉丸服 卮子仁 伏苓 黃蘗

五加皮男女陰癢 杜仲 滑石 白僵蠶男子陰瘡痒 猪脬腎氣陰癢，多炙食，鹽酒下

熏洗 蛇牀子 甘草 水蘇 車前子 狼牙草 莨菪子

墻頭爛草婦人陰癢，同荆芥、牙皂煎洗 荷葉陰腫痛及陰痿囊癢，同浮萍、蛇牀煎洗 阿月渾子

木皮 茱萸 槐花 松毛 牡荆葉 木蘭皮 白礬 紫

稍花

傅撲 五味子陰冷 蒲黃 蛇牀子 生大黃陰瘡，傅 麻黃根同牡蠣、乾薑撲。○又

同硫黃末撲之 沒石子 菴蕳同蛇牀子付 乾薑陰冷 胡麻嚼塗 大豆黃嚼塗 吳茱

萸 蜀椒同杏仁傅，丈夫女人陰冷 杏仁炒，塞婦人陰癢 銀杏陰上生瘡作痒，嚼塗 桃仁杵塗 茶

木 松香同花椒浸香油，燒灰滴搽 皂角糯禾燒烟日熏 肥皂燒搽 麩炭同紫蘇葉末，香油調塗 鑄

牛、石菖蒲、生地黄、當歸、細辛、山藥、荆芥穗、補骨脂、男子陰囊濕痒。黄芪、陰汗，酒炒，爲末，猪心蘸食。畢勃没、止陰汗。蒼朮、龍膽草、川大黄、天雄、大蒜、陰汗作痒，同淡豉，丸服。巵子仁、伏苓、黄蘗、五加皮、男女陰痒。杜仲、滑石、白僵蠶、男子陰痒痛。猪脬。腎氣陰痒，多食，鹽酒下。

【熏洗】蛇牀子、甘草、水蘇、車前子、狼牙草、莨菪子、墻頭爛草、婦人陰痒，同荆芥、牙皂，煎洗。荷葉、陰腫痛及陰瘘囊痒，同浮萍、蛇牀，煎洗。阿月渾子木皮、茱萸、槐花、松毛、牡荆葉、木蘭皮、白礬、紫稍花。

【傅撲】五味子、陰冷。蒲黄、蛇牀子、生大黄、嚼傅。麻黄根、同牡蠣、乾薑，撲。〇又同流黄，末，撲之。没石子、菖蒲、同蛇牀子傅。乾薑、陰冷。胡麻、嚼塗。大豆黄、嚼塗。吴茱萸、蜀椒、同杏仁傅，又主女人陰冷。杏仁、炒，塞婦人陰痒。銀杏、陰上生虱作痒，嚼塗。桃仁、粉塗。茶末、松香、同花椒，浸香油，燒〔一〕，滴搽。皂角、糯禾燒烟，日熏。肥皂、燒，搽。麩炭、同紫蘇葉、香油，調塗。鑄

〔一〕燒：此後原有「灰」字。今據卷三十四松删。

鏵鍬孔中黃土　爐甘石（同蚌粉擦）　密陀僧　滑石（同石膏入少礬傅）　陽起石（並濕痒陰汗）　雄黃（陰痒有蟲，同枯礬、羊蹄汁搽）　五倍子（同茶末塗）　龍骨　牡蠣　烏賊骨　雞肝、羊肝　豬肝（並塞婦人陰痒）　牛屎（燒傳）

大便燥結（有熱有風有氣有血有濕有虛有陰有脾約三焦約前後關格）

通利（草部）　大黃　牽牛（利大小便，除三焦壅結氣滯，半生半炒服，或同大黃末服，或同皂莢丸服）　芫花　澤瀉　蕘花（並利大小便）　射干（汁服利大小便）　獨行根（同大腸）　甘遂（下水飲，治二便關格，蜜水服之，亦傳臍）　續隨子（利大小腸，下惡滯物，末）　桃花（水服通大便）　桃葉（汁服通大小便）　郁李仁（利大小腸，破結氣血燥，或末或丸作麵食）　烏桕皮（煎服利大小便，末服治三焦約前後大小便關格不通）　巴豆　槿根白皮　雄楝根皮（石部）　膩粉（通大腸壅結，同黃丹服）　白礬（利大小便，二便關格，臍中滴冷水）　蜣蜋（二便不通，燒末水服）　螻蛄（二便不通欲死，同蜣蜋末服）

養血潤燥（草部）　當歸（同白芷末服）　地黃　冬葵子　吳葵華　羊蹄根　紫草（利大腸，痘瘡痘疹閉結，煎服）　土瓜根汁（灌腸）　胡麻　胡麻油　麻子鏵鋤孔中黃土、爐甘石、同蚌粉撲。密陀僧、滑石、同石膏，入少礬，傅。陽起石、塗濕痒臭汗。雄黃、陰痒有䘌，同枯礬、羊蹄汁，搽。五倍子、同茶，末塗。龍骨、牡蠣、烏賊骨、雞肝、羊肝、猪肝、並塞婦人陰痒。牛屎。燒傅。

大便燥結有熱，有風，有氣，有血，有濕，有虚，有陰，有脾約、三焦約、前後關格。

【通利】【草部】大黃、牽牛、利大小便，除三焦壅結，氣秘〔一〕氣滯，半生半炒服。或同大黃，末服。或同皂莢，丸服。芫花、澤瀉、蕘花、並利大小便。射干、汁服，利大小便。獨行根、利〔二〕大腸。甘遂、下水飲，治二便關格，蜜水服之，亦傅臍。續隨子、利大小腸，下惡滯物。【果木】桃花、水服，通大便。桃葉、汁服，通大小便。郁李仁、利大小腸，破結氣血燥，或末，或丸，作麵食。烏桕皮、煎服，利大小便。末服，治三焦約，前後大小便關格不通。巴豆、樗根白皮、雄楝根皮、【石蟲】膩粉、通大腸壅結，同黃丹服。白礬、利大小便〔三〕，二便關格，圍〔四〕臍中，滴冷水。蜣蜋、二便不通，焙末，水服。螻蛄。二便不通欲死，同蜣蜋，末服。

【養血潤燥】【草部】當歸、同白芷，末服。地黃、冬葵子、吴葵花、羊蹄根、紫草、利大腸。○癰疽痘疹閉結，煎服。土瓜根汁、灌腸。【穀菜】胡麻、胡麻油、麻子

〔一〕秘：原闕一字。今據卷十八牽牛子「主治」補。
〔二〕利：原作「同」。今據卷十八馬兜鈴獨行根「主治」改。
〔三〕便：原作「服」。今據卷十一礬石「主治」改。
〔四〕圍：卷十一礬石「附方」作「填滿」。

仁（老人虛閉結，產後，煮粥食之）粟米　秫　蕎麥　大小麥　麥醬汁　馬
齒莧　莧菜　芋　百合　葫　苦瓠　波稜菜　苦蕒菜
白苣　菘　苜蓿　薇　落葵　筍（果木）甘蔗　桃仁（血燥，同陳皮服。○產後閉，
同糯飯煎服）杏仁（氣閉，同陳皮服）若棗　梨　菱　柿子　柏子仁（老人虛閉，同松
子仁、麻仁丸服）（石金）食鹽（潤燥通大小便，傅臍，及灌肛內，并飲之）鹼鹽　黑丸（通治諸病）蜂蜜　蜂
子　螺螄　海蛤（並利大小便）田螺（傅臍）（禽）雞屎白　牛乳　驢乳
乳腐　酥酪　豬脂　諸血　羊膽（導下）豬膽（導下）豬肉（冷利）兔　水
獺　阿膠（利大小腸，調大腸聖藥也。老人虛閉，葱白湯服。○產後虛閉，同枳殼、滑石丸服）黃明膠（人部）髮
灰（二便不通，水服）人溺（利大腸）
導氣（草部）白芷（風閉，末服）蒺藜（風閉，同皂莢末服）爛茅節（大便不通，服藥不利者，同滄鹽吹入肛內
一寸）生葛　威靈仙　旋覆花　地蜈蚣汁（並冷利）草烏頭（二便不通，葱蘸
插入肛內，名霹靂箭）羌活（利大湯）（穀菜）石蓴（風閉，煮飲）蘿蔔子（利大小腸風閉、氣閉，炒擂水服。○和皂莢

仁、老人、虛人、産後閉結，煮粥食之。粟米、秫、蕎麥、大小麥、麥醬汁、馬齒莧、莧菜、芋、百合、葫、苦耽、波稜菜、苦藚菜、白苣、菘、苜蓿、薇、落葵、笋、【果木】甘蔗、桃仁、血燥，同陳皮服。○産後閉，同藕節，煎服。杏仁、氣閉，同陳皮服。苦棗、梨、菱、柿子、柏子仁、老人虛閟，同松子仁、麻仁，丸服。【石蟲】食鹽、潤燥，通大小便，傅臍及灌肛內，并飲之。鍊鹽黑丸、通治諸病。蜂蜜、蜂子、螺螄、海蛤、並利大小便。田螺、傅臍。【禽獸】雞屎白、牛乳、驢乳、乳腐、酥酪、猪脂、諸血、羊膽、下導。猪膽、下導。猪肉、冷利。兔、水獺、阿膠、利大小腸，調大腸聖藥也。老人虛閉，葱白湯服。○産後虛閉，同枳殼、滑石，丸服。黄明膠、【人部】髮灰、二便不通，水服。人溺。利大腸。

【導氣】【草部】白芷、風閉，末服。蒺藜、風閉，同皂莢，末服。爛茅節、大便不通，服藥不利者，同滄鹽，吹入肛內一寸。生葛、威靈仙、旋覆花、地蜈蚣汁、並冷利。草烏頭、二便不通，葱蘸插入肛內，名霹靂箭。羌活、利大腸。【菜穀】石蓴、風閉，煮飲。蘿蔔子、利大小腸，風閉，氣閉，炒，擂水服。○和皂莢，

末服蔓菁子油二便閉服一合葱白大腸虛閉同鹽搗貼臍○二便閉和酢傅小腹仍灸七壯○小兒虛閉煎

湯調阿膠末服仍蘸蜜插肛內生薑蘸鹽插肛內茴香大小便閉同麻仁葱白煎湯調五苓散服大麥糵

產後閉塞為末服木通枳殼利大小腸同甘草煎服治小兒閉塞枳實下氣破結同皂莢丸服治風氣閉陳

橘皮大便氣閉連白酒煮焙研酒服二錢老人加杏仁丸服檳榔大小便氣閉為末童尿葱白煎服烏梅

大便不通氣奔欲死十枚納入肛內瓜蒂末塞肛內厚朴大腸乾結豬臟煮汁丸服茶末產後閉結葱涎和丸

茶服百丸皂莢風人虛人脚氣人大腸或閉或利酥炒蜜丸服○便閉同蒜搗傅臍內白膠香同鼠屎納下部

器鉄能帶大小便閉煮汁和蒲黃服雄鼠屎二便不通水調傅臍

虛寒草部黃芪老人虛閉同陳皮末以麻仁漿蜜煎勻和服人參產後閉同枳殼麻仁丸服甘草小兒

初生大便不通同枳殼一錢煎服肉蓯蓉老人虛閉同沉香麻仁丸服瑣陽虛閉煮食半夏辛能潤燥

主冷閉同硫黃丸服附子冷閉為末蜜水服果吞胡椒大小便關格脹悶殺人二十一粒煎湯芒硝半兩服吳

茱萸枝二便卒關格含一寸自通硫黃性熱而利老人冷閉

脫肛有瀉痢痔漏大腸氣虛　附肛門腫痛

末服。蔓菁子油、二便閉，服一合。葱白、大腸虚閉，同鹽搗，貼臍。○二便閉，和酢，傅小腹，仍灸七壯。○小兒虚閉，煎湯，調阿膠末服。仍蘸蜜，插肛内。生薑、蘸鹽，插肛内。茴香、大小便閉，同麻仁、葱白，煎湯，調五苓散服。大麥蘖〔一〕、産後閉塞，爲末服。【果木】枳殻、利大小腸。同甘草煎服，治小兒閉塞。枳實、下氣破結。同皂莢，丸服，治風氣閉。陳橘皮、大便氣閉，連白酒煮，焙研，酒服二錢。老人加杏仁，丸服。檳榔、大小便氣閉，爲末，童尿、葱白，煎服。烏梅、大便不通，氣奔欲死，十枚，納入肛内。瓜蒂、末，塞肛内。厚朴、大腸乾結，猪臟煮汁，丸服。茶末、産後閉結，葱涎和丸，茶服百丸。皂莢〔二〕、風人、虚人、脚氣人，大腸或閉或利。酥炒，蜜丸服。○便閉，同蒜搗，傅臍内。白膠香、同鼠屎，納下部。【器獸】甑帶、大小便閉，煮汁，和蒲黄服。雄鼠屎。二便不通，水調傅臍。

【虚寒】【草部】黄芪、老人虚閉，同陳皮，末，以麻仁漿，蜜煎，匀和服。人參、産後閉，同枳殻、麻仁，丸服。甘草、小兒初生，大便不通，同枳殻一錢，煎服。肉蓯蓉、老人虚閉，同沉香、麻仁，丸服。瑣陽、虚閉，煮食。半夏、辛能潤燥，主冷閉，同流黄，丸服。附子、冷閉，爲末，蜜水服。【果石】胡椒、大小便關格，脹悶殺人，二十一粒，煎，調芒硝半兩服。吴茱萸枝、二便卒關格，含一寸，自通。硫黄。性熱而利，老人冷閉。

脱肛有瀉痢、痔漏，大腸氣虚也。附肛門腫痛。

〔一〕蘖：原作「蘗」。今據卷二十五蘖米改。

〔二〕皂莢：據卷三十五皂莢，此後方爲「子」下「附方」。

〔内服〕〔草部〕防風（同雞冠花丸服）茜根（榴皮煎酒服）蛇牀子（同甘草末服）黄栝樓（服汁或入礬煅為丸）防巳實（焙煎代茶）榼藤子（燒服）卷栢（末服）雞冠花（同棕灰羌活末服）益奶草（浸酒服）紫堇花（同慈石毛服并傅）阿芙蓉（米太）荷錢（酒服并傅）蜀椒（每旦嚼一錢涼水下數口）効

槐角（同槐花炒末猪臟蘸食）花榯葉（末服并塗）訶黎勒 桑黃（並治下痢肛門急疼）甑帶（煮汁服）〔石部〕慈石（火煅醋淬末服仍塗顖上）白礬煎（同烏梅木瓜煎服）〔介部〕鼈頭（燒服并塗）虎脛骨（蜜炙丸服）猬皮灰（同慈石桂心服）

〔外治〕〔草部〕木賊 紫萍 葚若子 蒲黄 蕙草根中涕（並塗）苧根（煎洗）苦參（同五倍子陳壁土煎洗木賊末傅之）香附子（同荊芥煎洗）女萎（燒熏）曼陀羅子（同橡斗朴消煎洗）酢漿草（煎湯洗熏）生蘿蔔（搗貼臍中束之）胡荽（燒熏）胡荽子（痔漏脱肛同粟糠乳香燒烟熏）蕺菜（搗塗）粟糠（燒熏）榴皮（洗）枳實（蜜炙熨）橡斗（同洗可傅）巴豆殼（同芭蕉汁洗後以麻油龍骨白礬傅）皂莢（燒熏亦炙熨）黄皮 桑樹葉（洗）龍腦（傅）槿皮（洗）故麻鞋底（同鼈頭燒灰傅之）〔金石部〕東壁土（傅）孩兒茶（同熊膽片腦傅）梁上塵（同鼠屎燒熏）

【内服】【草部】防風、同雞冠花，丸服。茜根、榴皮煎酒服。蛇牀子、同甘草，末服。黄栝樓、服汁，或入礬煅，爲丸。防己實、焙，煎代茶。榼藤子、燒服。卷柏、末服。雞冠花、同棕灰、羌活，末服。益奶草、浸酒服。紫堇花、同慈石毛服，并傅。阿芙蓉、【果木】荷錢、酒服，并傅。蜀椒、每旦嚼一錢，凉水下，數日效。槐角、同槐花，炒，末，猪腎蘸食。花構葉，末服，并塗。訶黎勒、桑黄、並治下痢，肛門急疼。甑帶、煮汁。【石蟲】慈石、火煅醋淬，末服。仍塗顖上。百藥煎、同烏梅、木瓜，煎服。【介獸】鼈頭、燒服，并塗。虎脛骨、蜜炙，丸服。猬皮灰。同慈石、桂心服。

【外治】【草部】木賊、紫萍、莨菪子、蒲黄、蕙草根中涕、並塗。苧根、煎洗。苦參、同五倍子、陳壁土，煎洗，木賊末傅之。香附子、同荆芥，煎洗。女萎、燒熏。曼陀羅子、同橡斗、朴消，煎洗。酢漿草、煎洗。【菜穀】生蘿蔔、搗，貼臍中，束之。胡荽、燒熏。胡荽子、痔漏脱肛，同粟糠、乳香，燒烟熏。蕺菜、搗塗。粟糠、燒熏。榴皮、洗。枳實、蜜炙〔一〕熨。橡斗、可洗，可傅。巴豆殼、同芭蕉汁洗後，以麻油、龍骨、白礬，傅。皂莢、燒熏，亦炙熨。黄皮桑樹葉、洗。龍腦、傅。槿皮、洗。故麻鞋底、同鼈頭，燒灰，傅之。【土金石部】東壁土、傅。孩兒茶、同熊膽、片腦，傅。梁上塵、同鼠屎，燒熏。

〔一〕蜜炙：原作「炙蜜」。今據卷三十六枳枳實「附方」乙正。

石灰炒熱坐　食鹽炒坐　赤石脂　鐵精　鐵華粉並傅　生鐵汁熱洗　朴硝

同地龍塗　白礬蟲介鱗獸　蛞蝓　緣桑螺燒灰　蝸牛燒灰　蛇蛻燒灰　蜘蛛燒灰並塗　蛺

蝶研末塗手心　蝦蟆皮燒熏　五倍子可傅可洗　田螺搗塗水洗　爛螺殼　龜血

鼈血　鯽魚頭灰　白龍骨　狗涎　羊脂　敗筆頭灰並塗

熊膽腦片塗肛極效

痔漏初起為痔，久則成漏。痔屬酒色鬱氣、血熱或有蟲；漏屬虛與濕熱。

內治草部　黃連酒煮丸服，大便結者加枳殼　黃芩　秦艽　白芷　牡丹　當

歸　木香　苦參　益母草飲汁　茜根　海苔　木賊下血，同枳殼、乾薑、大

黃炒焦服之　蘘荷根汁服　下血，搗蒼耳莖葉末服　下血為扁蓄汁服　苦杖焙研蜜丸服

酢漿草煮服　連翹　旱蓮搗酒服　蒲黃酒服　羊蹄煮炙　心冬酒煮丸服　萆薢同

貫眾末酒服　何首烏　榼藤子燒研飲服　牽牛痔漏有蟲，為末，豬肉蘸食　神麴痔主食　赤

小豆腸痔有血，苦酒煮曬為末服　腐婢積熱痔漏下血　粟糠　粟漿五痔飲之　糯米

石灰、炒熱坐。食鹽、炒坐。赤石脂、鐵精、鐵華粉、並傅。生鐵汁、熱洗。朴硝、同地龍，塗。白礬、【蟲介鱗獸】蛞蝓、緣桑螺、燒灰。蝸牛、燒灰。蜣蜋、燒灰。蜘蛛、燒灰。並塗。蛺蝶、研末，塗手心。蝦蟆皮、燒熏。五倍子、可傅，可洗。田螺、搗坐，化水洗。爛螺殻、龜血、鼈血、鯽魚頭灰、白龍骨、狗涎、羊脂、敗筆頭灰、並塗。熊膽。貼肛邊腫痛極效。

痔漏 初起爲痔，久則成漏。痔屬酒色鬱氣血熱或有蟲，○漏屬虚與濕熱。

【内治】【草部】黄連、煮酒，丸服。大便結者，加枳殻。黄芩、秦艽、白芷、牡丹、當歸、木香、苦參、益母草、飲汁。茜根、海苔、木賊、下血，同枳殻、乾薑、大黄，炒焦服之。蘘荷根、下血，搗汁服。蒼耳莖葉、下血，爲末服。萹蓄、汁服。苦杖、焙研，蜜丸服。酢漿草、煮服。連翹、旱蓮、搗，酒服。蒲黄、酒服。羊蹄、煮炙。忍[一]冬、酒煮丸服。萆薢、同貫衆，末，酒服。何首烏、榼藤子、燒研，飲服。牽牛、痔漏有蟲，爲末，猪肉蘸食。【穀菜】神麴、主食痔。赤小豆、腸痔有血，苦酒煮，晒，爲末服。腐婢、積熱痔漏下血。粟糠、粟漿、五痔飲之。糯米、以駱駝脂[二]作

[一] 忍：原作「心」。今據卷十八忍冬「附方」改。

[二] 脂：原脱。今據卷二十二稻稻米「主治」補。

鬱食胡麻同伏苓入蜜作炒日食　胡荽子炒研酒服　苦蕒痔主血　莙薘子合痛諸藥

魚燒研服　萵苣子痔瘻下血　桑耳作羹食　雞蹤　槐耳燒服米　胡桃痔五主　橡子

痔血同糯米粉炒煎和蒸頻食　杏仁汁煮粥治五痔下血　蓮花蕊同牽牛當歸末治遠年痔漏　黄蘗

腸痔臟毒下血不止四製作丸服　櫚芽腸痔下血作蔬及煎汁服　梧桐白皮主腸痔　苦楝子主蟲

痔　槐實五痔瘡瘻同苦參丸服或煎膏納竅中　槐花外痔長寸許日服並洗之　槐葉腸風痔疾蒸晒代茗

飲　枳實蜜丸服治五痔　冬青子主痔九蒸九晒吞之　紫荆皮煎服主痔腫　伏牛花五痔下血

赤白伏苓同沒藥破故紙酒浸蒸餅研丸服治痔漏効　槲若血痔同槐花末服　椒目痔漏腫痛水服

都桷子　枳椇木皮　酷林子痔漏下血　蔓椒根主痔燒末服并煎汁浸之　檳榔

蟲痔研服末服　針線袋燒灰水服　新綿灰酒服二錢　石灰蟲痔同川烏末丸服　赤石脂

白石脂　白礬痔漏同生鹽末白湯服五錢　石燕治腸風痔瘻年久者　禹餘粮主痔漏　蟲鱗

蠶紙灰酒服止血　蟾蜍燒研煮豬臟蘸食　蝛蜼食之　蚌食之主痔　鱟魚痔殺蟲　鮹魚主五

痔下血瘀血在腹　鮧魚主五痔下血肛痛同葱煮食　鯽魚釀白礬燒研服主血痔　鼉皮骨燒服殺痔蟲

餅食。**胡麻**、同伏苓，入蜜作麨〔一〕，日食。**胡荽子**、炒研，酒服。**芸薹子**、主血痔。**莙薘子**、治漏，同諸藥、鯽魚，燒，研服。**萵苣子**、痔瘻下血。**桑耳**、作羹食。**雞蹤**、**槐耳**、燒服。【果木】**胡桃**、主五痔。**橡子**、痔血，同糯米粉炒黄，和烝，頻食。**杏仁汁**、煮粥，治五痔下血。**蓮花蕊**、同牽牛、當歸，末，治遠年痔漏。**黄蘗**、腸痔臟毒，下血不止，四制，作丸服。**檰芽**、腸痔下血，作蔬及煎汁服。**梧桐白皮**、主腸痔。**苦楝子**、主蟲痔。**槐實**、五痔瘡瘻，同苦參，丸服。或煎膏，納竅中。**槐花**、外痔長寸許，日服，並洗之。**槐葉**、腸風痔疾，蒸晒，代茗飲。**枳實**、蜜丸服，治五痔。**冬青子**、主痔，九蒸九晒，吞之。**紫荆皮**、煎服，主痔腫。**伏牛花**、五痔下血。**赤白伏苓**、同没藥、破故紙，酒浸，蒸餅，研，丸服，治痔漏效。**槲若**、血痔，同槐花，末服。**椒目**、痔漏腫痛，水服。**都桷子**、**枳椇木皮**、**醋林子**、痔漏下血。**蔓椒根**、主痔，燒，末服。并煮汁浸之。**檳榔**、蟲痔，研末服。【服石】**針線袋**、燒灰水服。**新綿灰**、酒服二錢。**石灰**、蟲痔，同川烏頭，丸服。**赤石脂**、**白石脂**、**白礬**、痔漏，同生鹽，末，白湯服五錢。**石燕**、治腸風痔瘻年久者。**禹餘粮**、主痔漏。【蟲鱗】**蠶紙灰**、酒服止血。**蟾蜍**、燒研，煮猪臟，蘸食。**蝛蜼**、食之。**蚌**、食之，主痔。**蠡魚**、殺蟲痔。**鮹魚**、主五痔下血，瘀血在腹。**鮧魚**、五痔下血，肛痛，同葱煮食。**鯽魚**、釀白礬，燒，研服，主血痔。**鼉皮骨**、燒服，殺痔蟲。

〔一〕麨：原作「炒」。今據卷二十二胡麻「發明」改。

鯪鯉甲燒服，殺痔蟲。鷹嘴爪燒服，主五痔，殺蟲。鷹頭痔瘻，燒灰，入麝香，酒服。鸜鵒五痔，止血。
炙，或為末服。竹雞炙食，殺蟲痔。鴛鴦炙食，主血痔。猬皮痔漏多年，炙研飲服，并燒灰塗之。鼹鼠
食之，痔瘻。王獺肝燒研水服，殺蟲痔。土撥鼠痔瘻，煮食。狐四足痔瘻下血，同諸藥服。野狸腸風。
痔瘻，作羹臛食。野豬肉久痔下血，炙食。豭豬頭煮食，五痔。主犬肉煮食，引痔蟲。牛脾痔瘻，臘月
淡煮，日食一度。牛角鰓燒灰，酒服。虎脛骨痔瘻脫肛，蜜炙丸服。

洗漬

苦參　飛廉　苦芙　白雞冠　白芷　連翹　酢漿草
木鼈子洗，并塗。稻藁灰汁　胡麻　丁香　槐枝　柳枝洗痔如瓜，
側以艾灸。蕉蔿　棘根　木槿根煎洗，花末傅之。仙人杖　菰根　獼猴桃
無花果　冬瓜　苦瓠　苦蕒菜　魚腥草煎洗，并入枯礬、片腦傅。馬
齒莧洗，并食之。葱白　韭菜　五倍子　童尿

塗點

胡黃連鵝膽調。草烏頭灰肉痔。白頭翁搗爛。白及　白斂　黃連
汁。旱蓮　山豆根汁。土瓜根　通草花粉　蘩縷傅，并騎[illegible]蕎麥皆

鯪鯉甲、燒服，殺痔蟲。【禽獸】鷹嘴爪、燒服，主五痔蟲。鷹頭、痔瘻，燒灰，入麝香，酒服。鸜鵒、五痔止血，炙，或爲末服。竹雞、炙食，殺蟲痔。鴛鴦、炙食，主血痔。猬皮、痔漏多年，炙研，飲服，并燒灰塗之。鼹鼠、食之，主痔瘻。獺肝、燒研，水服，殺蟲痔。土撥鼠、痔瘻，煮食。狐四足、痔瘻下血，同諸藥服。野狸、腸風痔瘻，作羹臛食。野猪肉、久痔下血，炙食。豭猪頭、煮食，主五痔。犬肉、煮食，引痔蟲。牛脾、痔瘻，臘月淡煮，日食一度。牛角鰓、燒灰，酒服。虎脛骨。痔瘻，脱肛，蜜炙，丸服。

【洗漬】苦參、飛廉、苦芙、白雞冠、白芷、連翹、酢漿草、木鼈子、洗并塗。稻藁灰汁、胡麻、丁香、槐枝、柳枝、洗痔如瓜，後以艾灸。蕪荑、棘根、木槿根、煎洗。花，末傅之。仙人杖、桃根、獼猴桃、無花果、冬瓜、苦瓠、苦蕒菜、魚腥草、煎洗。並入枯礬、片腦，傅。馬齒莧、洗。并食之。葱白、韭菜、五倍子、童尿。

【塗點】胡黄連、鵝膽調。草烏頭、反内痔。白頭翁、擣爛。白及、白斂、黄連、汁。旱蓮、汁。山豆根、汁。土瓜根、通草花粉、繁縷、傅積年痔。蕎麥稭

灰熟青蘆薈　耳環草　龍腦蔥汁化搽　木瓜鱓涎調貼反花痔　桃葉杵貼　血竭

血時沒藥　楮葉杵　孩兒茶同麝香唾調搽　無名異火煅醋淬研末搽漏孔　密陀僧同銅

青塗黃丹同滑石塗　石灰熬　硇砂點　石膽煅點　孔公孽　殷孽　硫黃

黃礬　綠礬　水銀棗研塗漏孔　鐵華粉　白蘞同蔥搗傅○和門生礬同豬膽熬膏

導之烏爛死蠶　露蜂房　蛞蝓研入龍腦傅之　蜈蚣痔漏作痛焙研入片腦傅之○或香

油煎過入五倍子末收搽之　蜣螂焙末搽之○為末入冰片撚蘸入孔內漸漸生肉退出　蠐螬研末傅　田

螺入片腦取水搽白礬末亦可　甲香五痔　魚鮓　魚鱠　海豚魚　鯽魚　鱧魚

灸貼引蟲鯉魚腸　鯉魚鱗綿裹坐引蟲　蝮蛇屎殺痔瘻蟲　蚺蛇膽　蛇蛻

啄木痔瘻燒研納之　胡燕屎殺痔蟲　雞膽搽　鴨膽　鵞膽　牛膽　鼠膏

猬膽　熊膽入片腦搽　麝香同鹽塗　猯肉及皮　男子爪甲灰塗之

熏灸馬兜鈴　粟糠烟　酒痔蠹掘土坑燒赤沃之撒茱萸入內坐之　艾葉灸腫上燒　枳

殼灸熨痔瘡煎水熏洗　乾楮烟　茱萸蒸腸痔殺蟲　燈火燒痔腫妙　氈襪烘熨之　鰻

本草綱目主治第三卷

灰、點痔。盧會、耳環草、龍腦、葱汁化搽。木瓜、蟬涎調，貼反花痔。桃葉、杵坐。血竭、血痔。没藥、楮葉、杵。孩兒茶、同麝香，唾調貼。無名異、火煅醋淬，研，塞漏孔。密陀僧、同銅青塗。黄丹、同滑石塗。石灰、點。硇砂、點。石膽、煅，點。孔公孽、殷孽、硫黄、黄礬、緑礬、水銀、棗研，塞漏孔。鐵華粉、白蜜、同葱搗，塗。○肛門生瘡，同猪膽熬膏，導之。烏爛死蠶、露蜂房、蛞蝓、研，入龍腦，傅之。蜈蚣、痔漏作痛，焙研，入片腦，傅之。○或香油煎過，入五倍子，末，收搽之。蜣螂、焙，末，搽之。○爲末，入冰片，紙撚蘸，入孔内，漸漸生肉退出。蠐螬、研末，傅。田螺、入片腦，取水搽。白礬亦可。甲香、五痔。魚鮓、魚鱠、海豚魚、鱓魚、鱧魚、炙貼，引蟲。鯉魚腸、鯉魚鱗、綿裹坐，引蟲。蝮蛇屎、殺痔瘻蟲。蚺蛇膽、蛇蜕、啄木痔瘻，燒研，納之。胡燕屎、殺痔蟲。雞膽、搽。鴨膽、鵝膽、牛膽、鼠膏、猬膽、熊膽、入片腦搽。麝香、同鹽塗。猯肉及皮、男子爪甲灰。塗之。

【熏灸】馬兜鈴、粟糠烟、酒、痔䘌，掘土坑，燒赤，沃之，撒茱萸入内，坐之。艾葉、灸腫核上。枳殻、炙熨痔痛，煎水熏洗。乾橙烟、茱萸、蒸腸痔，殺蟲。燈火、焠痔腫，甚妙。氈襪、烘熨之。鰻

鱧燒熏痔瘻殺蟲羊獲燒熏痔瘻豬懸蹄燒研傅

下血 血清者為腸風，虛熱生風，或兼濕氣。○血濁者為臟毒，積熱食毒，熱有濕熱。○血大下者為結陰，屬虛寒。便前為近血，便後為遠血。○又有蠱毒痔

風濕草部

羌活　白芷腸風下血為末米飲服　秦艽腸風瀉血　赤箭止血　升麻　天名精止血破瘀　木賊腸風下血水煎服○腸痔下血同枳殼乾薑大黄炒研末服　胡荽子腸風下血和生菜食或為末服　皂角蕈瀉血酒服一錢　葱鬚治便血腸澼（木部）皂角羊肉和丸服○同槐實為散服○裏急後重同枳殼丸服　皂角刺皮同槐花胡桃破故紙為末服　肥皂莢燒研丸服　槐實去大腸風熱　槐花炒研酒服或加柏葉或加巵子或加荊芥或加枳殼或煮豬臟為丸服（蟲部）乾蝎腸風下血同白礬末飲服

十戟野豬肉炙食不過十頓○外腎燒研飲服

濕熱草部

白朮瀉血萎黄同地黄丸服　蒼朮脾濕下血同地榆煎服○腸風下血以皂莢汁煮焙丸服　貫衆腸風酒痢痔漏諸下血焙研米飲服或醋糊丸服　地榆下部見血必用之○結陰下血同甘草煎服下血二十年者同鼠尾草煎服[illegible]虛寒人勿用　黄連中部見血須用之○積熱下血四制丸服○臟毒下血同蒜丸服○酒痔下血酒蒸

鱺、燒熏痔瘻，殺蟲。羊糞、燒熏痔瘻。猪懸蹄。燒烟。

下血血清者，爲腸風，虚熱生風，或兼濕氣。○血濁者，爲臟毒，積熱食毒，兼有濕熱。○血大下者，爲結陰，屬虚寒。

便前爲近血，便後爲遠血。○又有蠱毒蠱痔。

【風濕】【草菜】羌活、白芷、腸風下血，爲末，米飲服。秦艽、腸風瀉血。赤箭、止血。升麻、天名精、止血破瘀。木賊、腸風下血，水煎服。○腸痔下血，同枳殻、乾薑、大黄，炒，研末服。胡荽子、腸風下血，和生菜食。或爲末服。皂角蕈、瀉血，酒服一錢。葱鬚、治便血腸澼〔一〕。【木部】皂角、羊肉和丸服。○同槐實，爲散服。○裏急後重，同枳殻，丸服。皂角刺灰〔二〕、同槐花、胡桃、破故紙，爲末服。肥皂莢、燒研，丸服。槐實、去大腸風熱。槐花、炒研，酒服。或加柏葉，或加巵子，或加荆芥，或加枳殻，或煮猪臟，爲丸服。【蟲獸】乾蝎、腸風下血，同白礬，末，飲服半錢。野猪肉。炙食，不過十頓。○外腎燒研，飲服。

【濕熱】【草部】白朮、瀉血萎黄，同地黄，丸服。蒼朮、脾濕下血，同地榆，煎服。○腸風下血，以皂莢汁煮，焙，丸服。貫衆、腸風酒痢痔漏諸下血，焙研，米飲服。或醋糊，丸服。地榆、下部見血必用之。○結陰下血，同甘草，煎服。下血二十年者，同鼠尾草，煎服。虚寒人勿用。黄連、中部見血須用之。○積熱下血，四制，丸服。○臟毒下血，同蒜，丸服。○酒痔下血，酒煮

〔一〕澼：原作「辟」。今據卷二十六葱鬚「主治」改。

〔二〕灰：原作「皮」。今據卷三十五皂莢刺「附方」改。

丸服○腸風下血条炮炒過丸服黄芩水煎服苦參腸風瀉血木香同黄連入猪腸煑丸服鬱金

腸毒入胃下血頻痛同牛黄漿水服香附子諸般下血童尿浸米醋炒服二錢或醋糊丸服○或入百草霜麝香尤妙

水蘇煎服青蒿酒痔下血為末水服益母草痔疾下血搗汁飲劉寄奴大小便下血為末茶服

雞冠止腸風瀉血白花并子炒煎服○結陰下血同椿根白皮丸服大小薊下瀉鮮血屬大馬熬汁服之

蘭子同何首烏雌雄黄丸服蒼耳葉五痔下血為末服箬葉十二斤湯噴蘆花諸失血病同紅花濯

花雞冠花煎服桔梗中蠱下血蘘荷根痔血搗汁服萱根大小便血和生薑香油炒焦沃酒服地黄

涼血破惡血取汁化牛皮膠服○腸風下血生熟地黄五味子丸服○小兒初生便血以汁和酒蜜與服影見紫菀產後

下血水服地膚葉瀉血作湯煑粥食王不留行產後血末服金盞草腸痔下血虎杖腸痔

下血焙研蜜丸服車前草搗汁服馬鞭草酒積下血同白芷燒灰蒸餅丸服旱蓮焙末飲服凌

薺花糞後血浸酒服薔薇根止下血栝樓實燒灰同赤小豆末服王瓜子燒研同地黄黄連丸

服生葛汁熱毒下血和藕汁服白歛止下血威靈仙腸風下血同雞冠花米醋煑研服茜根

活血行血止血木蓪風入臟或食毒積熱下鮮血或酒病燒研同棕灰烏梅甘草等分末服大便濇者同枳殼末服羊

丸服。○腸風下血，茱萸炒過，丸服。黄芩、水煎服。苦參、腸風瀉血。木香、同黄連入猪腸煮，搗丸服。鬱金、陽毒入胃，下血頻痛，同牛黄，漿水服。香附子、諸般下血，童尿浸，米醋炒，服一錢。或醋糊丸服。○或入百草霜、麝香，尤效。水蘇、煎服。青蒿、酒痔下血，爲末服。益母草、痔疾下血，搗汁飲。劉寄奴、大小便下血，爲末，茶服。雞冠、止腸風瀉血，白花并子炒，煎服。○結陰下血，同椿根白皮，丸服。大小薊、卒瀉鮮血，屬火熱，搗汁服之。馬藺子、同何首烏、雌雄黄，丸服。蒼耳葉、五痔下血，爲末服。箬葉、燒灰，湯服。蘆花、諸失血病，同紅花、槐花、雞冠花，煎服。桔梗、中蠱下血。蘘荷根、痔血，搗汁服。萱根、大小便血，和生薑，香油炒熱，沃酒服。地黄、凉血，破惡血，取汁，化牛皮膠服。○腸風下血，生熟地黄、五味子，丸服。○小兒初生便血，以汁和酒蜜，與服數匙。紫菀、産後下血，水服。地膚葉、瀉血，作湯煮粥食。王不留行、糞後血，末服。金盞草、腸痔下血。虎杖、腸痔下血，焙研，蜜丸服。車前草、搗汁服。馬鞭草、酒積下血，同白芷，燒灰，蒸餅丸服。旱蓮、焙，末，飲服。凌霄花、糞後血，浸酒服。薔薇根、止下血。栝樓實、燒灰，同赤小豆，末服。王瓜子、燒研，同地黄、黄連，丸服。生葛汁、熱毒下血，和藕汁服。白斂、止下血。威靈仙、腸風下血，同雞冠花，米醋煮，研服。茜根、活血，行血，止血。木蓮、風入臟，或食毒積熱，下鮮血，或酒痢，燒研，同棕灰、烏梅、甘草等分，末服。大便澁者，同枳殼，末服。羊

蹄根 腸風下血，同老薑炒赤，沃酒飲。
蒲黄 止瀉血，水服。
金星草 熱毒下血，同乾薑末水服之。
石膏 便前下血，為末，茄枝湯下。
金瘡小草 腸痔下血，同（菜）甘草浸酒飲（汁）。
絲瓜 燒灰酒服，或酒煎服。
經霜老茄 燒灰酒服。○蒂及根、莖、葉，俱治腸風下血。
蕨花 腸風熱毒，焙末飲服。
敗瓢 燒灰，同黄連末服。
翻白草 止下血。
蘿蔔 下血，蜜炙任意食之；酒毒，水煑入少醋食；或以皮同薄荷葉燒灰，入生蒲黄末服。
芸薹 同甘草末服，治腸風臟毒。
獨蒜 腸毒下血，和黄連丸服（果）；○暴下血，同豆豉丸服（末）。
銀杏 生和百藥煎丸服，亦煨食。
烏芋 汁和酒服。
藕節汁 止下血，亦末服。
茗葉 熱毒下血，同百藥煎末服。
黄蘗 主腸風下血，裹急後重，熱腫痛〻；小兒下血，同赤芍藥丸服。
椿根白皮 腸風瀉血，醋糊丸服，或酒糊丸，或加蒼术，或加寒食麪；經年者，加人參，酒煎服。
椿莢 半生半燒，米飲服。
木槿 腸風瀉血，作飲。
山茶 為末，童尿、酒服。
卮子 下鮮血，燒灰水服。
枳殼 燒黑，同羊脛炭末服。○根皮亦末服。
枳實 同黄芪末服。
橘核 腸風下血，同樗根皮末服。
楮白皮 為散服。
柏葉 燒服，或九蒸丸；炒同槐花丸服。
柏子 酒煎服。
松木皮 燒末（土）服。石
黄土 水煑汁服。
車轄 小兒下血，燒赤淬水服。
血師 腸風下血，火煅醋淬七次，為末，每服一錢，白湯下。
白殭蠶 腸風瘡血，同烏梅丸服。
蠶繭 大小便血，同蠶退紙燒灰；蠶沙、白殭蠶炒研服。
桑蠹屎 燒研酒服。
柳蠹屎 止腸風下血。

蹄根、腸風下血，同老薑炒赤，沃酒飲。蒲黄、止瀉血，水服。金星草、熱毒下血，同乾薑，末，水服之。石韋、便前下血，爲末，茄枝湯下。金瘡小草、腸痔下血，同甘草，浸酒飲。【菜部】絲瓜、燒灰，酒服。或酒煎服。經霜老茄、燒灰，酒服。○蒂及根、莖、葉，俱治腸風下血。蕨花、腸風熱毒，焙，末，飲服。敗瓢、燒灰，同黄連，末服。翻白草、止下血。蘿蔔、下血，蜜炙任意食之。酒毒，水煮，入少醋食。或以皮，同荷〔一〕葉燒灰，入生蒲黄，末服。芸薹、同甘草，末服，治腸風臟毒。獨蒜、腸毒下血，和黄連，丸服。○暴下血，同豆豉，丸服。【果木】銀杏、生和百藥煎，丸服。亦煨食。烏芋、汁，和酒服。藕節汁、止下血。亦末服。茗葉、熱毒下血，同百藥煎，末服。黄蘗、主腸風下血，裹急後重，熱腫痛。○小兒下血，同赤芍藥，丸服。椿根白皮、腸風瀉血，醋糊丸服，或酒糊丸。或加蒼术，或加寒食麪。經年者，加人參，酒煎服。椿莢、半生半燒，米飲服。木槿、腸風瀉血，作飲。山茶、爲末，童尿、酒服。巵子、下鮮血，燒灰，水服。枳殻、燒黑，同羊脛炭，末服。○根皮，亦末服。枳實、同黄芪，末服。橘核、腸風下血，同樗根皮，末服。楮白皮、爲散服。柏葉、燒服。或九蒸九晒，同槐花，丸服。柏子、酒煎服。松木皮、焙，末服。【土石】黄土、水煮汁服。車轄、小兒下血，燒赤淬水服。血師、腸風下血，火煅醋淬七次，爲末，每服一錢，白湯下。【蟲獸】白殭蠶、腸風瀉血，同烏梅，丸服。蠶繭、大小便血，同蠶退紙、晚蠶沙、白殭蠶，炒，研服。桑蠹屎、燒研，酒服。柳蠹屎、止腸風下血。

〔一〕荷：此前原衍「薄」字。今據卷二十六萊菔「附方」删。

海螵蛸一切下血炙研木賊湯下 田嬴酒毒下血服殼亦止下血 虎焦末 鱟魚尾止瀉血 烏雞肉炙食止瀉血 猪血卒下血不止酒炒食 猪臟煮黃連丸服○煮槐花丸服○煮胡荽食之 白馬通

犀角磨汁服○同地榆生地黃丸服

虛寒 人參因酒色甚下血同栢葉荊芥飛麪末水服 黃芪瀉血同黃連丸服 艾葉止下血及產後瀉血同老薑煎服 附子下血日久虛寒同枯礬丸服或同生黑豆煎服 草烏頭結陰下血同茴香鹽煎露服 天南星下血不止用石灰炒黃糊丸服 莨菪子腸風下血酒同熬丸服 蠱 雲實主腸澼 骨碎補燒末酒服 乾薑主腸澼下血 〔木〕桂心結陰下血水服方寸匕 天竺桂 烏藥燒研飯丸服 雄黃結陰便血入棗內同汁煮一日以棗肉丸服 〔鱗〕〔獸〕鯽魚釀五倍子煅研酒服 鱖魚止瀉血 鹿角膠

積滯 〔果〕〔木〕山查下血用寒熱脾胃藥俱不效者為末艾湯服即止 巴豆煨雞子食 蕪荑猪膽汁丸服治結陰下血 苦楝實蜜丸服○ 〔蟲〕〔獸〕水蛭瀉血不止炒末酒服 雞䏶胵黃皮止瀉血 猬皮炙末飲服 猬脂止瀉血 獺肝腸痔下血煮食之

海螵蛸、一切下血，炙研，木賊湯下。田鸁、酒毒下血，燒焦，末服。殼亦止下血。鱟魚尾、止瀉血。烏龜肉、炙食，止瀉血。猪血、卒下血不止，酒炒食。猪臟、煮黄連，丸服。○煮槐花，丸服。○煮胡荽，食之。白馬通、犀角。磨汁服。○同地榆、生地黄，丸服。

【虚寒】【草菜】人參、因酒色甚下血，同柏葉、荆芥、飛麪，末，水服。黄芪、瀉血，同黄連，丸服。艾葉、止下血及産後瀉血，同老薑，煎服。附子、下血日久虚寒，同枯礬，丸服。或同生黑豆，煎服。草烏頭、結陰下血，同茴香、鹽，煎，露服。天南星、下血不止，用石灰炒黄，糊丸服。莨菪子、腸風下血，薑汁、酒同熬，丸服。雲實、主腸澼。骨碎補、燒，末，酒服。乾薑、主腸澼下血。【木石】桂心、結陰下血，水服方寸匕。天竺桂、烏藥、焙研，飯丸服。雄黄、結陰便血，入棗内，同鉛〔一〕汁煮一日，以棗肉丸服。【鱗獸】鯽魚、釀五倍子，煅，研，酒服。鱖魚、止瀉血。鹿角膠。

【積滯】【果木】山查、下血，用寒熱脾胃藥俱不效者，爲末，艾湯服，即止。巴豆、煨雞子食。蕪荑、猪膽汁，丸服，治結陰下血。苦楝實、蜜丸服。【蟲獸】水蛭、漏血不止，炒，末，酒服。雞膍胵黄皮、止瀉血。猬皮、炙，末，飲服。猬脂、止瀉血。獺肝。腸痔下血，煮食之。

〔一〕鉛：原脱。今據卷九雄黄「附方」補。

止澀草部金絲草　三七白酒服二錢，或入四物湯。卷柏大腸下血，同側柏、椶櫚燒灰，酒服。生用破血，炙用止血。○遠年下血，同地榆煎服。昨葉何草燒灰水服一錢。血見愁薑汁和搗，末飲服。果木部荷葉　蓮房灰　橡斗殼同白梅煎服。酸榴皮末服，亦煎服。烏梅燒研，醋糊丸服。橄欖燒研末飲服。乾柿入脾消宿血，又下血者燒服，亦乞服。黃柿小兒下血，和米粉蒸食。柿木皮末服。椶櫚皮同栝樓燒灰，米飲服。訶黎勒止瀉血。鼠尾止血。金櫻東行根炒用，止瀉血。服器部黃絲絹灰水服。敗皮巾灰　皮鞋底灰　甑帶灰塗乳上，止小兒下血。百草霜米湯調露一夜服。石部綠礬釀鯽魚燒灰服，止腸風瀉血。○煅過入青鹽、硫黃再煅，入熟附子末，粟糊丸服。治積年下血，服見效。石燕年久腸風，磨水日服。蛇黃醋煅七次，末服。五倍子半生半燒，丸服。腸風加白礬。百藥煎半生半炒，飯丸服。腸風加荊芥灰，臟毒加白芷、烏梅燒過，酒毒加槐花。獸人牛骨灰水服。牛角䚡燒末，豉汁服。人爪甲積年瀉血，百藥不效，同麝香、乾薑、白礬、敗皮巾灰等分，飲服極效。髮灰飲服方寸匕。

瘀血有鬱怒○有勞力，有損傷。

【止澀】【草部】金絲草、三七、白酒服二錢。或入四物湯。卷柏、大腸下血，同側柏、棕櫚，燒灰，酒服。生用破血，炙用止血。○遠年下血，同地榆，煎服。昨葉何草，燒灰，水服一錢。血見愁、薑汁和，擣，米飲服。【果木】荷葉、蓮房灰、橡斗殼、同白梅，煎服。酸榴皮、末服，亦煎服。烏梅、燒研，醋糊丸服。橄欖、燒研，米飲服。乾柿、入脾，消宿血。久下血者，燒服，亦丸服。黄柿、小兒下血，和米粉，蒸食。柿木皮、末服。棕櫚皮、同栝樓，燒灰，米飲服。訶黎勒、止瀉血。鼠李、止下血。金櫻東行根、炒用，止瀉血。【服器】黄絲絹灰、水服。敗皮巾灰、皮鞋底灰、甑帶灰、塗乳上，止小兒下血。百草霜、米湯調，露一夜服。【石蟲】緑礬、釀鯽魚，燒灰服，止腸風瀉血。○煅過，入青鹽、硫黄，再煅，入熟附子，末，粟糊丸服，治積年下血，一服見效。石燕、年久腸風，磨水日服。蛇黄、醋煅七次，末服。五倍子、半生半燒，丸服。腸風加白礬。百藥煎、半生半炒，飯丸服。腸風加荆芥灰。臟毒加白芷、烏梅，燒過。酒毒加槐花。【獸人】牛骨灰、水服。牛角鰓、煅末，豉汁服。人爪甲、積年瀉血，百藥不效，同麝香、乾薑、白礬、敗皮巾灰，等分，飲服，極效。髮灰。飲服方寸匕。

瘀血 有鬱怒。○有勞力，有損傷。

破血散血草部生甘草行厥陰陽明二經汚濁之血黃耆逐五臟間惡血白朮利腰臍間血萆薢關節老血桔梗打擊瘀血久在腸內時發動者為末米飲服大黃煎酒服去婦人血癖男女傷損瘀血○蠟丸治乾血氣產後血暈蓬莪茂消撲損內傷瘀血通肝經聚血女人月經血氣三稜通肝經積血女人月水產後惡血牡丹皮瘀血留舍腸胃女人一切血氣芍藥逐賊血女人血閉胎前產後一切血病紅藍花多用破血少用養血酒煑下產後血常春藤腹內諸冷血風血煑酒服當歸丹參芎藭白芷澤蘭馬蘭大小薊芒箔芒莖並破宿血養新血玄參治血瘕下寒血貫衆紫參玄胡索茅根杜衡紫金牛土當歸巴蕉根天名精牛蒡根苧麻葉飛廉續斷蘩菜茺蔚蘆蒿紫蘇荊芥爵牀野菊番紅花劉寄奴菴䕡蓮草苦杖馬鞭草車前牛膝蒺藜獨用將軍地黃紫金藤葎草茜草剪草

【破血散血】【草部】生甘草、行厥陰、陽明二經污濁之血。黄芪、逐五臟間惡血。白术、利腰臍間血。黄芩、熱入血室。黄連、赤目瘀血，上部見血。敗醬、破多年凝血。射干、消瘀血、老血在心脾間。萆薢、關節老血。桔梗、打擊瘀血久在腸内時發動者，爲末，米飲服。大黄、煎酒服，去婦人血癖，男女傷損瘀血。○醋丸，治乾血氣，産後血塊。蓬莪茂、消撲損内傷瘀血，通肝經聚血，女人月經血氣。三棱、通肝經積血，女人月水，産後惡血。牡丹皮、瘀血留舍腸胃，女人一切血氣。芍藥、逐賊血，女人血閉，胎前産後一切血病。紅藍花、多用破血，少用養血。酒煮，下産後血。常春藤、腹内諸冷血、風血，煮酒服。當歸、丹參、芎藭、白芷、澤蘭、馬蘭、大小薊、芒箔、芒莖、並破宿血，養新血。玄參、治血瘕，下寒血。貫衆、紫參、玄胡索、茅根、杜衡、紫金牛、土當歸、巴蕉根、天名精、牛蒡根、苧麻葉、飛廉、續斷、鏨菜、茺蔚、藨蒿、紫蘇、荆芥、爵牀、野菊、番紅花、劉寄奴、菴䕡、薰草、苦杖、馬鞭草、車前、牛膝、蒺藜、獨用將軍、地黄、紫金藤、葎草、茜草、剪草、

通草　赤雹兒（並破瘀血血閉）半夏　天南星　天雄　續隨子　山
漆（穀葉）赤小豆　米醋　黃麻根　麻子仁（並消散瘀血）黑大豆　大
豆黃卷　紅麴　飴餳　芸薹子（並破瘀血）韭汁（清胃脘惡血）葱汁　菾
菔　生薑　乾薑　菫菜　蘩蔞　木耳　楊櫨耳　苦竹肉
（果木）桃仁　桃膠　桃毛　李仁　杏枝（並破瘀血老血）紅柿　桄榔子
櫧子　山查　荷葉　藕　蜀椒　秦椒　椰葉　桑葉　琥
珀（並消瘀血）卮子（清胃脘血）伏苓（利腰臍血）乳香　沒藥　騏驎竭　質汗（並活
血散血止血）松楊（破惡血養新血）杕杉（蹶跌瘀血）白楊皮（去折傷宿血在骨肉間疼）乾漆（削年深積
滯老血）蘇方木　櫚木　紫荊皮　衛矛　奴柘（石蟲）朴消（並破瘀惡血）
雄黃　花乳石　金星石　硇砂　菩薩石（並化腹內瘀血）自然銅
生鐵　石灰　殷孽　越砥　礪石　水蛭　䖟蟲（鱗介）鱖魚
鮑魚　鰾膠　龜甲　鼈甲（禽獸）白雄雞翮（並破腹內瘀血）黑雌雞　雞（破心中宿

通草、赤雹兒、並破瘀血血閉。半夏、天南星、天雄、續隨子、山漆、【穀菜】赤小豆、米醋、黄麻根、麻子仁、並消散瘀血。黑大豆、大豆黄卷、紅麴、飴餳、芸薹子、並破瘀血。韭汁、清胃脘惡血。葱汁、萊菔、生薑、乾薑、堇菜、繁縷、木耳、楊櫨耳、苦竹肉、【果木】桃仁、桃膠、桃毛、李仁、杏枝、並破瘀血、老血。紅柹、桄榔子、櫧子、山查、荷葉、藕、蜀椒、秦椒、柳葉、桑葉、琥珀、並消瘀血。巵子、清胃脘血。伏苓、利腰臍血。乳香、没藥、騏驎竭、質汗、並活血散血止血。松楊、破惡血，養新血。扶栘、踠跌瘀血。白楊皮、去折傷宿血在骨肉間疼。乾漆、削年深積滯老血。蘇方木、椆木、紫荆皮、衛矛、奴柘、【石蟲】朴消、並破瘀惡血。雄黄、花乳石、金星石、硇砂、菩薩石、並化腹内瘀血。自然銅、生鐵、石灰、殷孽、越砥、礪石、水蛭、䖟蟲、【鱗介】鱖魚、鮹魚、鰾膠、龜甲、鼈甲、【禽獸】白雄雞翮、並破腹内瘀血。黑雌雞、破心中宿

血補心血　五靈脂生行血熟止血　鴉翅　牛角䚡　白馬蹄　犛牛酥　御
屎　犀角　羚羊角　鹿角　人尿　人中白並破瘀血

積聚癥瘕左為血○右為食○中爲痰氣○積係于臟○聚係于腑○癥係于氣與食○瘕係于血與蟲○痃係于氣○癖係于痰飲○心為伏梁○肺為息賁○脾為痞氣○肝為肥氣○腎為奔豚

血氣草部　三稜老癖癥瘕積聚結塊破血中之氣○小兒氣癖煮汁作羹與乳母食　蓬莪茂破痃癖冷氣血氣積塊破氣中之血酒煎服　鬱金破血積聚入血分　薑黃癥瘕血塊入肝兼治血中之氣　香附子醋炒消積聚癥瘕　蒴藋根癥瘕堅硬腹起搗汁服○卒暴癥塊如石欲死煎酒服　大黃破癥瘕積聚留飲老血留結○醋丸或熬膏服產後血塊尤宜○同石灰桂心熬醋貼積塊○男子敗積女子敗血以蕎麪同酒服不動真氣　牡丹
芍藥　當歸　芎藭　丹參　玄參　紫參　白頭翁　玄
胡索　澤蘭　赤車使者　劉寄奴　續斷　鳳仙子　藺茹
大戟　蒺藜　虎杖　水葒　馬鞭草　土瓜根　麻黃
薇銜穀菜　米醋並除積癥瘕惡血癖塊○醋煎大黃治痃癖　胡麻油吐髮瘕　白米吐米瘕　秫

血，補心血。五靈脂、生行血，熟止血。鵶翅、牛角䚡、白馬蹄、犛牛酥、獅屎、犀角、羚羊角、鹿角、【人部】人尿、人中白。並破瘀血。

積聚癥瘕

左爲血。○右爲食。○中爲痰氣。○積係于臟。○聚係于腑。○癥係于氣與食。○瘕係于血與蟲。○痃係于氣鬱。○癖係于痰飲。○心爲伏梁。○肺爲息賁。○脾爲痞氣。○肝爲肥氣。○腎爲奔豚。

【血氣】【草部】三稜、老癖癥瘕，積聚結塊，破血中之氣。○小兒氣癖，煮汁作羹，與乳母食。蓬莪茂、破痃癖冷氣，血氣積塊，破氣中之血，酒磨服。鬱金、破血積，專入血分。薑黃、癥瘕血塊，入脾，兼治血中之氣。香附子、醋炒，消積聚癥瘕。蒴藋根、鼈瘕堅硬腫起，擣汁服。○卒暴癥塊如石欲死，煎酒服。大黃、破癥瘕，積聚留飲，老血留結。○醋丸，或熬膏服，産後血塊尤宜。○同石灰、桂心，熬醋，貼積塊。○男子敗積，女子敗血，以蕎麪同酒服，不動真氣。牡丹、芍藥、當歸、芎藭、丹參、玄參、紫參、白頭翁、玄胡索、澤蘭、赤車使者、劉寄奴、續斷、鳳仙子、蔄茹、大戟、蒺藜、虎杖、水葒、馬鞭草、土瓜根、麻黃、薇銜、【穀菜】米醋、並除積癥瘕，惡血癖塊。○醋煎生大黃，治痃癖。胡麻油、吐髮瘕。白米、吐米瘕。秫米（汁鴨癥）丹黍米泔（治鱉瘕）寒食餳（吐蛟龍癥）芸薹子（破癥瘕結血）山查（積塊婦人血瘕磨醋貼）陳醬茄（燒研同磨貼癖瘕）生薑（浸酒服破癖氣）桑耳〔果木〕桃仁（並破血閉癥瘕）桃梟（破伏梁結氣為末酒服）甜瓜子仁（腹內結聚為腸胃內癰要藥）橄欖　觀音柳（腹中痞積煎湯露一夜服數次即消）蕪荑（嗜酒成酒鱉多怒成氣鱉炒煎日服）櫸木灰（淋汁釀酒服消癥瘕痃癖）琥珀　瑿　木麻　沒藥〔土石〕丁（鱉瘕）白堊　自然銅　銅鏡鼻（並主婦女癥瘕積聚）石灰（同大黃桂心熬膏貼腹腸積塊）石炭（積聚同自然銅大黃當歸丸服）陽起石（破子臟中血結氣冷癥痃瘕）凝水石（腹中積聚邪氣皮中如火燒）食鹽（五臟癥結積聚）禹餘粮　太一餘粮　空青　曾青　石膽〔蟲部〕水蛭　葛上亭長〔鱗介〕龍骨　鼉甲（逐七血積癥瘕）守宮（血塊燒焦食數枚即下）鼈肉（婦人血瘕男子痃癖積塊桑灰蠶沙淋汁煮爛搗丸服）鼈甲（癥塊痃癖堅積寒熱冷瘕勞瘦醋炙牛乳服○血瘕同琥珀大黃末酒服即下）魁蛤（冷癥血塊燒過醋淬丸服）龜甲　秦龜甲　玳瑁　牡蠣　蛤蜊　車螯殼　鯽魚（並主積癥）海馬（遠年積聚癥瘕同大黃諸藥丸服）鰕（鱉瘕作痛久食自消）夜明砂〔獸〕熊脂（並主積聚寒熱）貓頭

米、吐鴨癥。丹黍米泔、治鼈瘕。寒食餳、吐蛟龍癥。芸薹子、破癥瘕結血。山蒜、積塊，婦人血瘕，磨醋貼。陳醬茄、燒研，同麝，貼鼈瘕。生芋、浸酒服，破癖氣。桑耳、【果木】桃仁、並破血閉癥瘕。桃梟、破伏梁結氣，爲末，酒服。甜瓜子仁、腹内結聚，爲腸胃内壅要藥。橄欖、觀音柳、腹中痞積，煎湯，露一夜，服數次即消。蕪荑、嗜酒成酒鼈，多怒成氣鼈，炒，煎，日服。樺木灰、淋汁，釀酒服，消癥瘕痃癖。琥珀、毉、木麻、没藥、【土石】土墼、鼈瘕。白堊、自然銅、銅鏡鼻、並主婦女癥瘕積聚。石灰、同大黄、桂心，熬膏，貼腹脇積塊。石炭、積聚，同自然銅、大黄、當歸，丸服。陽起石、破子臟中血結氣，冷癥寒瘕。凝水石、腹中積聚邪氣，皮中如火燒。食鹽、五臟癥結積聚。禹餘粮、太一餘粮、空青、曾青、石膽、【蟲部】水蛭、葛上亭長、【鱗介】龍骨、鼉甲、並主血積癥瘕。守宫、血塊，麪煨，食數枚，即下。鼈肉、婦人血瘕，男子痃癖積塊，桑灰、蠶沙淋汁，煮爛，搗丸服。鼈甲、癥塊痃癖，堅積寒熱，冷瘕勞瘦，醋炙，牛乳服。○血瘕，同琥珀、大黄，末，酒服即下。魁蛤、冷癥血塊，燒過，醋淬，丸服。龜甲、秦龜甲、玳瑁、牡蠣、蛤蜊、車螯殼、鯑魚、並主積瘕。海馬、遠年積聚癥塊，同大黄諸藥，丸服。鰕、鼈瘕作痛，久食自消。夜明砂、【獸部】熊脂、並主積聚寒熱。猫頭

灰（癥瘕酒服）鼠灰（婦人狐瘕同桂末服）麝香（人□）人尿（癥積滿腹服一升下血片二十日即出）癖石

消堅積

食氣（草部）青木香（積年冷氣痃癖癥塊脹痛）白蒿（去伏瘕女人癥瘕）蓍葉（同獨蒜穿山甲鹽醋調貼）

（痞塊化爲膿血）海苔（消茶積）木鼈子（痃癖積痞塊）番木鼈　預知子　蘇子　糵米

（化並破癥結粃下氣消食）麥麪（米食成積同酒麴丸服）蕎麥麪（錬五臟滓穢磨積滯）神麴　麥糵

糵米　蔓菁（並消食下氣化癥瘕積聚）蘿蔔（化麪積痰癖消食下氣）水蕨（腹中痞積淡食一月）

（即下惡物）薑葉（食鱠成癥搗汁服）皂角蕈（積垢作疼泡湯飲作泄）馬齒莧（積木）山楂（化飲食消）

（肉積癥瘕子亦磨積）○檳榔　桑灰霜（破積塊）阿魏（破癥積肉積）枳殼（五積六聚巴豆煮過）

（丸服）枳實（上石）百草霜　梁上塵（並消食積）砂鍋（消食塊丸服）鍛竈灰　胡粉

黃丹　密陀僧　鐵華粉　蓬砂　玄精石（並主癥瘕食積）鹹砂（食積）

（菌腫）朱砂（心腹癥瘕以飼雞取屎炒末服）雄黃（脇下痃癖及傷食酒水同巴豆白麪丸服○竹筒蒸七次丸服治癥

瘕積聚○同白礬貼痞塊）青礞石（○積年食癥攻刺同巴豆大黃三稜作丸服○一切積病消石煅過同赤石脂丸服）

灰、鼈瘕，酒服。鼠灰、婦人狐瘕，同桂，末服。麝香、【人部】人尿、癥積滿腹，服一升，下血片，二十日即出。癖石。消堅積。

【食氣】【草部】青木香、積年冷氣痃癖，癥塊脹疼。白蒿、去伏瘕，女人癥瘕。蓍葉、同獨蒜、穿山甲，鹽、醋調，貼痞塊，化爲膿血。海苔、消茶積。木鼈子、痞積痞塊。番木鼈、預知子、蘇子、【穀菜】米粃、並破癥結，下氣消食。麥麴、米食成積，同酒麴，丸服。蕎麥麴、煉五臟滓穢，磨積滯。神麴、麥蘗、蘗米、蔓菁、並消食下氣，化癥瘕積聚。蘿蔔、化麪積痰癖，消食下氣。水蕨、腹中痞積，淡食一月，即下惡物。薑葉、食鱠成癥，搗汁服。皂角蕈、積垢作疼，泡湯飲，作泄。馬齒莧、【果木】山樝、化飲食，消肉積癥瘕。○子亦磨積。檳榔、桑灰霜、破積塊。阿魏、破癥積、肉積。枳殼、五積六聚，巴豆煮過，丸服。枳實、【土石】百草霜、梁上塵、並消食積。砂鍋、消食塊，丸服。鍛竈灰、胡粉、黄丹、密陀僧、鐵華粉、蓬砂、玄精石、並主癥瘕食積。鹹砂、食積黄腫。朱砂、心腹癥癖，以飼雞取屎，炒，末服。雄黄、脇下痃癖及傷食，酒、水同巴豆、白麪，丸服。○竹筒蒸七次，丸服，治癥瘕積聚。○同白礬，貼痞塊。青礞石、積年食癥攻刺，同巴豆、大黄、三稜，作丸服。○一切積病，消石煅過，同赤石脂，丸服。

綠礬消食積，化痰癖。硇砂○冷氣痃癖積聚癥瘕，桑柴灰淋過火煆為丸服。積年氣塊，醋煮木香釀過入附子丸服。

石鹼消痰癖積塊，去食滯宿垢。同山查、阿魏、半夏丸服。石髓癥瘕塊。魚鱠去冷氣痃癖、橫關伏梁。魚脂熨癥。

五靈脂化食消氣，和巴豆、木香丸服。○酒積黃腫，同麝丸服。雞屎白食米成瘕，合米炒，研，水服取吐。○鼈瘕及宿癥，炒研酒服。

鷹屎白小兒奶癖，腹下硬，同密佗僧、硫黃、丁香末服。雀甕消癥瘕久痼，丸服，以和蠱。

芝實丸服，糟痰癖伏梁諸塊。鵲巢癥塊。猪項肉合甘遂丸服，下酒布袋積。猪脾同朴消煮過，用水紅花子末。

服消痞塊。猪腎同葛粉炙食，治酒積面黃。猪肪食髮成瘕，嗜食油，以酒煮沸，日三服。猪肚消積聚癥瘕。

牛肉同恒山煮食，治瘧疾；同石灰蒸食，治痞積。○牛腦脾積痞氣，同朴消蒸餅丸服。○又同木香、雞肫等末服。

鼠肉煮汁作粥，治小兒癥瘕。狗膽痞塊，同五靈脂、阿魏丸服。狗屎浸酒服，治魚肉成瘕。驢屎諸癥癖。

驢尿殺蟲積。白馬尿肉癥思肉，飲之當有蟲出。○男子伏梁，女子癥疾，旦匕服之。○食髮成瘕，飲之。○痞塊心痛，和礬蒜末傅之。

膃肭臍男子宿癥氣塊，積冷勞瘦。

痰飲詳部

威靈仙去冷滯痰水，久積癥瘕，痃癖氣塊，宿膿惡水。○停痰宿飲，大腸冷積，為末，皂角熬膏丸服，或加

牽牛去痰癖氣塊。○男婦五積，為末蜜丸服。○食積，加巴豆霜。芎藭酒癖脇脹，嘔吐腹有水聲，同三稜為末，葱湯服。

緑礬、消食積，化痰燥濕。硇砂、冷氣痃癖癥瘕，桑柴灰淋過，火煅，爲丸服。○積年氣塊，醋煮木瓜釀過，入附子，丸服。石鹼、消痰磨積，去食滯宿垢，同山查、阿魏、半夏，丸服。石髓、【鱗禽】魚鱠、去冷氣痃瘕，横關伏梁。魚脂、熨癥塊。五靈脂、化食消氣，和巴豆、木香，丸服。○酒積黄腫，同麝，丸服。雞屎白、食米成癥，合米炒，研，水服取吐。○鱉瘕及宿癥，炒研，酒服。鷹屎白、小兒奶癖，膈下硬，同密陀僧、硫黄、丁香，末服。雀糞、消癥瘕久痼，蜜丸服。○和薑、桂、艾葉，丸服，爛痃癖伏梁諸塊。鴿糞、痞塊。猪項肉、合甘遂，丸服，下酒布袋積。猪脾、朴消煮過，用水葒花子，末服，消痞塊。猪腎、同葛粉炙食，治酒積面黄。猪肪、食髮成瘕，嗜食與油，以酒煮沸，日三服。猪肚、消積聚癥瘕。牛肉、同恒山煮食，治癖疾。○同石灰蒸食，治痞積。牛腦、脾積痞氣，同朴消，蒸餅丸服。○又同木香、雞肫等，末服。鼠肉、煮汁作粥，治小兒癥瘕。狗膽、痞塊，同五靈脂、阿魏，丸服。狗屎、浸酒服，治魚肉成癥。驢屎、癥癖諸疼。驢尿、殺積蟲。白馬尿、肉癥思肉，飲之，當有蟲出。○男子伏梁，女子瘕疾，旦旦服之。○食髮成瘕，飲之。○痞塊心疼，和殭蠶末，傅之。膃肭臍。男子宿癥氣塊，積冷勞瘦。

【痰飲】【草部】威靈仙、去冷滯痰水，久積癥瘕，痃癖氣塊，宿膿惡水。○停痰宿飲，大腸冷積，爲末，皂角熬膏，丸服。或加半夏。牽牛、去痃癖氣塊。○男婦五積，爲末，蜜丸服。○食積，加巴豆霜。芎藭、酒癖，脇脹嘔吐，腹有水聲，同三稜，爲末，每

熬湯服　續隨子一切痰癖。○同膩粉、青黛丸服，下涎積　狼毒積聚飲食痰飲，癥瘕胃下積癖　紫菀

三歲　肺積息賁　商陸腹中癥瘕，如石刺痛　黃連　天南星並主伏梁　柴胡、桔梗　苦參

並寒熱積聚　白朮　蒼朮　黃芪　人參　高良薑　防葵　旋覆

花　葶藶　鳶尾　獨行根　三白草　常山　蜀漆　甘遂

赭魁　昆布　海藻並主痰癖痰火　莨菪子積冷痃癖，煎煮食之　附子　天雄

草烏頭　穀菜　燒酒並主冷痰氣塊痃癖　蒜癖痃癖，日吞三顆。○又吐蛇瘕　韭菜負食除心腹痼冷痃

癖　生芋浸酒飲，破痃癖　白芥子貼小兒乳癖　仙人杖　果下　大棗並去痰癖　栗子日食七枚

破冷癖氣　橘皮胃中痰熱，濕痰成癖　青皮破積結堅癖　林檎研末傅小兒閃癖　桃花末服下痰飲積

滯　榧子食茶成癖，日食之　苦茗嗜茶成癖　蜀椒破癥癖。○食茶而黃，作丸服　胡椒虛寒積癖在兩

脇結急，久則為流，同蝎尾、木香丸服　吳茱萸酒煮，又熨癥塊　巴豆破癥瘕結聚留飲痰澼。○一切積滯，同黃蘗、蛤

粉丸服　桂心　沈香　丁香　草豆蔻　蒟醬並破冷癥痃癖　郁李仁破癖

氣利冷積　烏桕根皮水癥結聚　奴柘痃癖煎飲　白楊皮痃癖，酒浸飲　枳實　枳殼

葱湯服二錢。續隨子、一切痃癖。○同膩粉、青黛，丸服，下涎積。狼毒，積聚飲食，痰飲癥瘕，胸下積癖。紫菀、肺積息賁。商陸、腹中暴癥如石，刺痛。黄連、天南星、並主伏梁。柴胡、桔梗、苦參、並寒熱積聚。白术、蒼术、黄芪、人參、高凉薑、防葵、旋覆花、葶藶、鳶尾、獨行根、三白草、常山、蜀漆、甘遂、赭魁、昆布、海藻、並主痃瘕痰水。莨菪子、積冷痃癖，煮棗食之。附子、天雄、草烏頭、【穀菜】燒酒、並主冷毒，氣塊痃癖。蒜、爛痃癖，日吞三顆。○又吐蛇瘕。韭菜、煮食，除心腹痼冷痃癖。生芋、浸酒飲，破痃癖。白芥子、貼小兒乳癖。仙人杖、【果木】大棗、並去痰癖。栗子、日食七枚，破冷癖氣。橘皮、胸中瘕熱，濕痰痃癖。青皮、破積結堅癖。林檎、研末，傅小兒閃癖。桃花、末服，下痰飲積滯。榧子、食茶成癖，日食之。苦茗、嗜茶成癖。蜀椒、破癥癖。○食茶面黄，作丸服。胡椒、虚寒積癖在兩脇，喘急，久則爲疽，同蝎尾、木香，丸服。吴茱萸、酒煮，熨癥塊。巴豆、破癥瘕結聚，留飲痰澼。○一切積滯，同黄蘗、蛤粉，丸服。桂心、沈香、丁香、草豆蔻、蒟醬、並破冷癥痃癖。郁李仁、破癖氣，利冷膿。烏桕根皮、水癥結聚。奴柘、痃癖，煎飲。白楊皮、痰癖，浸酒飲。枳實、枳殼、

婆羅得 木天蓼冷癖 浮石並化痰癖 赤白玉痃癖氣塊往來痛癖丸服 理石破積聚酒
清服治癖 石硫黃冷癖在脇積聚 消石破積散堅 砒石 礬石 特生礬石並痼冷堅
癖積氣 玄明粉宿滯癥結 朴消留癖癥結○同蒜大黃貼癖塊 大黑錫灰 水銀粉
粉霜 銀朱並治 海蛤 蛤蜊粉並主積聚痰涎 蚌粉痰涎積聚心腹痛或醋食巴豆炒過
丸服 蝤蛑小兒痞氣煮飲食 淡菜冷氣痃癖痃食 鸛脛骨及觜 雀脛骨及觜並主
小兒煮汁飲癖灰服一部 牛乳冷氣痃癖 駝脂勞風冷積燒酒服之
諸蟲有蚘○白○蟯○伏○肉○肺○胃○弱○赤九種又有尸蟲勞蟲○疳蟲瘕蟲
殺蟲草部 术嗜生米有蟲蒸餅丸服 藍葉殺蟲蛭○應聲蟲及鼈瘕并服汁 馬蓼去腸中蛭蟲 鶴
虱殺蚘蟯及五臟蟲肉汁服末○心痛醋服 狼毒 狼牙 藜蘆並殺腹臟一切蟲 葎草殺九
蟲 龍膽去腸中小蟲及蚘痛煎服 白芷浴身 黃精並去三尸 杜衡 貫衆 蘼蕪
紫河車 雲實 白昌 百部 天門冬 楮魁 石長生並殺
蚘蟯寸白二蟲 連翹 山豆根下白蟲 黃連 苦參 蒼耳 飛廉 天

婆羅得、木天蓼。【金石】浮石、並化痰癖。赤白玉、痃癖氣塊，往來痛，糊丸服。理石、破積聚。酒漬服，治癖。石硫黃、冷癖在脇，積聚。消石、破積散堅。砒石、礜石、特生礜石、並痼冷堅癖積氣。玄明粉、宿滯癥結。朴消、留澼癥結。○同大蒜、大黃，貼痞塊。黑錫灰、水銀粉、粉霜、銀朱、【介禽】海蛤、蛤蜊粉、並主積聚痰涎。蚌粉、痰涎積聚，心腹痛，或噦食，巴豆炒過，丸服。蝤蛑、小兒痞氣，煮飲食。淡菜、冷氣痃癖，燒食。鸛脛骨及觜、雀脛骨及觜、並主小兒乳癖[一]，煮汁，或[二]燒灰服。【獸部】牛乳、冷氣痃癖。駝脂。勞風冷積，燒酒服之。

諸蟲 有蚘、○白、○蟯、○伏、○肉、○肺、○胃、○弱、○赤，九種。又有尸蟲勞蟲、○疳蟲瘕蟲。

【殺蟲】【草部】朮、嗜生米有蟲，蒸餅丸服。藍葉、殺蟲蚑。○應聲蟲及鼈瘕，并服汁。馬蓼、去腸中蛭蟲。鶴虱、殺蚘、蟯及五臟蟲，肉汁服末。○心痛，醋服。狼毒、狼牙、藜蘆、並殺腹臟一切蟲。葎草、殺九蟲。龍膽、去腸中小蟲及蚘痛，煎服。白芷、浴身。黃精、並去三尸。杜衡、貫衆、蘼蕪、紫河車、雲實、白昌、百部、天門冬、赭魁、石長生、並殺蚘、蟯、寸白諸[三]蟲。連翹、山豆根、下白蟲。黃連、苦參、蒼耳、飛廉、天

[一] 乳癖：原脱。今據卷四十八雀喙及脚脛骨「主治」補。
[二] 或：原脱。今據補同上。
[三] 諸：原作「二」。張本作「諸」，義長，今從改。

名精　蜀羊泉　蒺藜　乾苔　酸草　骨碎補　羊蹄根
赤藤　牽牛　蛇含　營實根並殺小兒蚘蟲　艾葉蚘痛搗汁服或煎水服當吐下蟲○
蟲食肛燒熏之　萹蓄小兒蚘痛煮汁煎醋熬膏皆有効　使君子殺小兒蚘生食煎飲或為丸散皆効　石龍
芻　漏蘆　肉豆蔻　蒟醬　馬鞭草熬膏　瞿麥　燈籠草　地
黃　白及　穀部　小麥炒末服○並殺蚘蟲　薏苡根下三蟲止蚘痛一升煎服蟲盡死　大麻子
同茱萸根研水服蟲丞下○赤鵝汁服　白米米癥嗜米同雞屎白炒服取吐　秫米食鴨成癥研水服吐出鴨雛
丹黍米泔服治鼈瘕　寒食餳吐蛟龍癥　生薑殺長蟲　槐耳燒末水服蚘立出　雀甕去三
蟲為末入臛食　天花蕈　藜　灰藋　馬齒莧　苦瓠　敗瓢　果部　柿並殺
蟲　橘皮去寸白　桃華去赤蟲　桃仁　桃葉殺尸蟲　檳榔殺三蟲伏尸為末大腹皮湯下
榧子去三蟲食七日蟲化為水　阿勃勒　酸榴東行根　櫻桃東行根　林
檎東行根並殺三蟲煎水服　吳茱萸東行根殺三蟲酒水煎服○肝勞生蟲同粳米雞子白丸服
○肝勞發眺有蟲令人好恆同橘皮大黃子浸酒服　醋林子寸白蚘痛小兒疳蛔同蜜食蚘皆為末酒服鷄令人腹

名精、蜀羊泉、蒺藜、乾苔、酸草、骨碎補、羊蹄根、赤藤、牽牛、蛇含、營實根、並殺小蟲、疳蟲。艾葉、蚘痛，搗汁服，或煎水服，當吐下蟲。○蟲食肛，燒熏之。扁蓄、小兒蚘痛，煮汁、煎醋、熬膏，皆有效。使君子、殺小兒蚘，生食、煎飲，或爲丸散，皆效。石龍芻、漏蘆、肉豆蔻、蒟醬、馬鞭草、熬膏。瞿麥、燈籠草、地黄、白及、【穀菜】小麥、炒，末服。○並殺蚘蟲。薏苡根、下三蟲，止蚘痛，一升煎服，蟲盡死。大麻子、同茱萸根，浸水服，蟲盡下。○亦搗汁服。白米、米癥嗜米，同雞屎白，炒服，取吐。秫米、食鴨成癥瘕，研，水服，吐出鴨雛。丹黍米泔、服，治鼈瘕。寒食餳、吐蛟龍癥。生薑、殺長蟲。槐耳、燒末，水服，蚘立出。萑菌、去三蟲，爲末，入臛食。天花蕈、藜、灰藋、馬齒莧、苦瓠、敗瓢、【果部】柹、並殺蟲。橘皮、去寸白。榧華、去赤蟲。桃仁、桃葉、殺尸蟲。檳榔、殺三蟲伏尸，爲末，大腹皮湯下。榧子、去三蟲，食七日，蟲化爲水。阿勒勃〔一〕、酸榴東行根、櫻桃東行根、林檎東行根、並殺三蟲，煎水服。吴茱萸東行根、殺三蟲，酒、水煎服。○肝勞生蟲，同粳米、雞子白，丸服。○脾〔二〕勞，發熱有蟲，令人好嘔，同橘皮、大麻〔三〕子，浸酒服。醋林子、寸白、蚘痛，小兒疳蚘，皆爲末，酒服。藕、同蜜食，令人腹

〔一〕勒勃：原作「勃勒」。今據證類卷十二阿勒勃乙正。
〔二〕脾：原作「肝」。今據卷三十二吴茱萸根及白皮「附方」改。
〔三〕麻：原作「黄」。今據證類卷十三吴茱萸引删繁方改。

臟肥不生諸蟲　杏仁殺蟲　蜀椒小蚘痛，炒，林酒服　烏梅煎服，孝安蚘　楝樹皮杉寄　烏藥並殺蚘　柏葉殺五臟蟲，益人不生諸蟲　相思子殺腹臟皮膚一切蟲蚤　白皮　金櫻根　郁李根　蔓荊並殺寸白蟲　阿魏　蘆薈　苦蘗　樗白皮　合歡皮　皂莢及刺木皮　大風子　苦竹葉　石南並殺小蟲白蟲　乾漆殺三蟲○小兒蟲痛，燒，同蕪荑末服，藥亦末服　楝白皮殺蚘蟲，煎水服，或為末，或入麝香，或煮雞子食○實殺三蟲，醋浸，塞穀道中，後長蟲○花殺蚤虱　蕪荑去三蟲惡蟲，為末飲服○或同檳榔丸服○炒煎日服，治氣鼈酒鼈　大空去三蟲○塗髮，殺蟣虱　莢蒾煮粥食，殺三蟲　雷丸　厚朴　梓白皮　楸白皮　桐木皮　山茱萸　丁香　檀香　蘇合香　安息香　龍腦香　樟腦香並殺三蟲

（水石）

神水和獺肝丸服，殺蟲積　浸藍水殺蟲，下水蛭　黑錫灰沙糖服，下寸白　黃丹　蜜陀僧　曾青並下寸白　胡粉蔥汁丸服，治女人蟲心疼，下寸白　硫黃殺腹臟蟲，諸瘡蟲○氣鼈酒鼈，以酒常服　雌黃　雄黃蟲瘵虫，水煎醋服，又殺諸瘡蟲　食鹽殺一切蟲　霹靂碪殺勞蟲　石灰殺瘵蟲　砒石　理石　長石　白青並殺三蟲　梳篦去虱療

臟肥，不生諸蟲。杏仁、殺小蟲。蜀椒、蚘痛，炒，淋酒服。烏梅、煎服，安蚘。鹽〔一〕麩樹皮、【木部】烏藥、並殺蚘。柏葉、殺五臟蟲，益人，不生諸蟲。相思子、殺腹臟皮膚一切蟲。桑白皮、金櫻根、郁李根、蔓荆、並殺寸白蟲。阿魏、盧會、黄蘗、樗白皮、合歡皮、皂莢及刺木皮、大風子、苦竹葉、石南、並殺小蟲、疳蟲。乾漆、殺三蟲。○小兒蟲痛，燒，同蕪〔二〕荑，末服。葉亦末服。楝白皮、殺蚘蟲，煎水服。或爲末，或入麝香，或煮雞子食。○實，殺三蟲。醋浸塞穀道中，殺長蟲。○花，殺蚤虱。蕪荑、去三蟲、惡蟲，爲末，飲服。○或同檳榔，丸服。○炒，煎，日服，治氣鼈、酒鼈。大空、去三蟲。○塗髮，殺蟣虱。莢蒾、煮粥食，殺三蟲。雷丸、厚朴、梓白皮、楸白皮、桐木皮、山茱萸、丁香、檀香、蘇合香、安息香、龍腦香、樟腦香、並殺三蟲。【水石】神水、和獺肝丸，殺蟲積。浸藍水、殺蟲，下水蛭。黑錫灰、沙糖服，下寸白。黄丹、蜜陀僧、曾青、並下寸白。胡粉、葱汁丸服，治女人蟲心疼，下寸白。硫黄、殺腹臟蟲、諸瘡蟲。○氣鼈、酒鼈，以酒常服。雌黄、雄黄、蟲疼吐水，煎醋服。又殺諸瘡蟲。食鹽、殺一切蟲。霹靂碪、殺勞蟲。石灰、殺蟯蟲。砒石、理石、長石、白青、並殺三蟲。梳篦、去虱癥。

〔一〕鹽：原闕一字。今從江西本補。

〔二〕蕪：原作「芫」。今據卷三十五漆「附方」改。

死人枕席（殺尸疰，石蚘）蜂子（小兒五蟲，從口吐出）蜂窠灰（酒服，寸白蚘蟲皆死出）蠶繭
及蛹（除蚘）白蠟（蚘）白殭蠶 蚺蛇膽及肉 蝮蛇（並殺三蟲）鼉甲 鰍
魚 鱘魚（並殺小蟲）鰻鱺魚（淡煮食，殺諸蟲勞蟲）鰕（殺鼈瘕，宜食）海鰕 鮓（殺蟲）河豚 海
豚 海螵蛸（殺蚘）鷓頭 竹雞 百舌 烏鴉（並殺蟲）梟（殺三蟲及腹臟一切
蟲）五靈脂（心脾蟲痛，同檳榔末服。○小兒蟲痛，同靈脂丸服取吐）雞子白（蚘痛，打破合醋服。○入漆在
肉，吞之蟲即出）雞屎白（殺鼈瘕米瘕）鴿屎（殺蚘，燒服）蜀水花（殺蚘）啄木鳥 鷹屎白
熊脂 獺肝 貓肝 虎牙（並殺勞蟲）豬肚（殺勞蟲。○釀黃米蒸丸服，治疳蚘瘦病）豬
血（嘈雜有蟲，沸炒食之）豬肪（髮瘕）豬頭灰（酒服，治鼈瘕）貛肉 鼠肉 兔屎（並殺
疳勞蚘蟲）羊脂 牛膽 熊膽 麝香 猬皮及脂（並殺小蟲）鼬鼠心肝（
蟲痛，同乳香丸服）六畜心（包朱砂雄黃，煮食，殺蟲）白馬溺 驢溺（人部）人屎（並殺癥瘕有蟲）
胞衣水 天靈蓋（殺勞蟲）

腸鳴（有蟲積）有虛氣、水飲

死人枕席、殺尸疰、石蚘。【蟲鱗】蜂子、小兒五蟲，從口吐出。蜂窠灰、酒服，寸白、蚘蟲皆死出。蠶繭及蛹、除蚘。白蠟、白殭蠶、蚺蛇膽及肉、蝮蛇、並殺三蟲。鼉甲、鱖魚、鱘魚、並殺小蟲。鰻鱺魚、淡煮食，殺諸蟲、勞蟲。鰕、鼈瘕，宜食。海鰕鮓、殺蟲。河豚、海豚、海螵蛸、【禽獸】鴿頭、竹雞、百舌、烏鴉、並殺蟲。鳧、殺三蟲及腹臟一切蟲。五靈脂、心脾蟲痛，同檳榔，末服。○小兒蟲痛，同靈礬，丸服，取吐。雞子白、蚘痛，打破，合醋服。○入好漆在內，吞之，蟲即出。雞屎白、鼈癥、米瘕。鴿屎、殺蚘，燒服。蜀水花、殺蚘。啄木鳥、鷹屎白、熊脂、獺肝、猫肝、虎牙、並殺勞蟲。猪肚、殺勞蟲。○釀黄米，蒸，丸服，治疳蚘瘦病。猪血、嘈雜有蟲，油炒食之。猪肪、髮瘕，煮食。猫頭灰、酒服，治鼈瘕。貛肉、鼠肉、兔屎、並殺疳、勞、蚘蟲。羊脂、牛膽、熊膽、麝香、猬皮及脂、並殺小蟲。鼬鼠心肝、蟲痛，同乳、没，丸服。六畜心、包朱砂、雄黄，煮食，殺蟲。白馬溺、驢溺、【人部】人尿、並殺癥瘕有蟲。胞衣水、天靈蓋。殺勞蟲。

腸鳴 有虚氣，水飲，蟲積。

胡蘖 丹參 桔梗 海藻並主心腹邪氣上下雷鳴幽幽如走水 昆布 女菀 女萎並主腸鳴遊氣上下無常處 半夏 石香薷 蓽茇 紅豆蔻 越王餘筭並主虛冷腸鳴 大戟痰飲腹內雷鳴 黃芩主水火擊搏有声 穬麥蘖 飴糖果木 橘皮

杏仁並止腸鳴 厚朴積年冷氣腹內雷鳴 卮子熱鳴石部 硇砂血氣不調腸鳴宿食 石髓介蟲

原蠶沙腸鳴熱中 鱓魚冷氣腸鳴 淡菜獸部 羚羊尿並久利腸鳴

心腹痛有寒氣○熱氣○火鬱○食積○死血○痰澼○蟲物○虛勞○中惡○陰毒

溫中散鬱草部 木香心腹一切冷痛氣痛九種心痛婦人血氣刺痛並磨酒服○心氣刺痛同皂角末丸服○內釣腹痛同乳沒丸服 香附子一切氣心腹痛利三焦解六鬱同縮砂仁甘草末點服○心脾氣痛同高良薑末服○血氣痛同荔枝燒研酒服 艾葉心腹一切冷氣鬼氣搗汁飲或末服○同香附醋煑丸服治心腹少腹諸痛 芎藭開鬱行氣諸冷痛中惡為末燒酒服 藁本大實心痛已用利藥同蒼朮煎服徹其毒 蒼朮心腹脹痛解鬱寬中 甘草去腹中冷痛 高涼薑腹內暴冷久冷痛煮飲○心脾痛同乾薑丸服○又四制丸服 蘇子一切冷氣痛同高涼薑橘皮等分丸服 薑黃冷氣痛同桂末醋服○小兒胎寒腹痛出乳同乳香沒藥木香丸服 附子心腹

【草穀】丹參、桔梗、海藻、並主心腹邪氣上下，雷鳴幽幽如走水。昆布、女菀、女萎、並主腸鳴遊氣，上下無常處。半夏、石香薷、蓽茇、葒豆蔻、越王餘筭、並主虛冷腸鳴。大戟、痰飲，腹内雷鳴。黄芩、主水火擊搏有聲。穬麥蘖、飴糖、【果木】橘皮、杏仁、並止腸鳴。厚朴、積年冷氣，腹内雷鳴。巵子、熱鳴。【石部】硇砂、血氣不調，腸鳴宿食。石髓、【蟲介】原蠶沙、腸鳴熱中。鱓魚、冷氣腸鳴。淡菜、【獸部】羚羊屎。並久利腸鳴。

心腹痛

有寒氣。○熱氣。○火鬱。○食積。○死血。○痰澼。○蟲物。○虛勞。○中惡。○陰毒。

【温中散鬱】【草部】木香、心腹一切冷痛、氣痛，九種心痛，婦人血氣刺痛，並磨酒服。○心氣刺痛，同皂角，末，丸服。○内釣腹痛，同乳、沒丸服。香附子、一切氣心腹痛，利三焦，解六鬱[一]，同縮砂仁、甘草，末，點服。○心脾氣痛，同高良薑，末服。○血氣痛，同荔枝，燒研，酒服。艾葉、心腹一切冷氣、鬼氣，擣汁飲，或末服。○同香附，醋煮，丸服，治心腹、小腹諸痛。芎藭、開鬱行氣。諸冷痛，中惡，爲末，燒酒服。藁本、大實心痛，已用利藥，同蒼术，煎服，徹其毒。蒼术、心腹脹痛，解鬱寬中。甘草、去腹中冷痛。高凉薑、腹内暴冷、久冷痛，煮飲。○心脾痛，同乾薑，丸服。○又四制，丸服。蘇子、一切冷氣痛，同高凉薑、橘皮，等分，丸服。薑黄、冷氣痛，同桂，末，醋服。○小兒胎寒，腹痛吐乳，同乳香、沒藥、木香，丸服。附子、心腹

〔一〕鬱：原作「爵」。今據卷十四莎草香附子「主治」改。

冷痛胃寒蚘動○同炒巵子酒糊丸服心實厥心痛同爵金橘紅醋糊丸服 香薷暑月腹痛 石菖蒲 紫蘇 藿香 甘松香 山柰 廉薑 山薑 白豆蔻 草豆蔻 縮砂 蒟醬 白茅香 蓽茇 益智子 蓽茇蔱部 胡椒 粥 茱萸粥 葱豉酒 薑酒 茴香並主一切冷氣心痛腹痛心腹痛 燒酒冷痛入鹽服○陰毒腹痛尤宜 黑大豆腸痛如打炒焦投酒飲 神麴食積心腹痛燒紅淬酒服 菜部 葱白主心腹冷氣痛蟲痛疝痛大人陰毒小兒盤腸內釣痛○卒心痛牙關緊急欲死搗膏麻油送下蟲物皆化黃水出○陰毒腹痛炒熨臍下并擂酒灌之○盤腸痛炒貼臍上并洽腹良久尿出愈 葱花心脾痛如刀刺同茱萸一升煎服 小蒜十年五年心痛醋煮飽食即愈 葫冷痛同乳香丸服○醋浸者食之○鬼注腹心腹痛同黑豆及醬汁服○卒血心痛服汁 韭中冷痛煮食○胸痺痛如錐刺服汁吐去惡血 薤白胸痺刺痛徹心背喘息欬唾同栝樓實白酒煮服 生薑心下急痛同半夏煎服或同杏仁煎服 乾薑卒心痛研末服○心脾冷痛同高良薑丸服 芥子酒服止心腹冷痛○陰毒貼臍 馬芹子卒心痛炒末酒服 蘹香 蒔菜 蘿蔔子 秦荻藜 蔓菁 果部 杏仁並主心腹冷痛 烏梅脹痛欲死煮服 大棗急心疼同杏仁烏梅丸服○陳棗核仁止腹痛 胡

本草綱目主治第三卷

冷痛，胃寒蚘動，○同炒巵子，酒糊丸服。○寒厥心痛，同鬱金、橘紅，醋糊丸服。香薷、暑月腹痛。石菖蒲、紫蘇、藿香、甘松香、山柰、廉薑、山薑、白豆蔻、草豆蔻、縮砂、蒟醬、白茅香、蕙草、益智子、蓽茇、【穀部】胡椒粥、茱萸粥、葱豉酒、薑酒、茴香、並主一切冷氣，心痛、腹痛、心腹痛。燒酒、冷痛，入鹽服。○陰毒腹痛尤宜。黑大豆、腸痛如打，炒焦，投酒飲。神麴、食積心腹痛，燒紅淬酒服。【菜部】葱白、主心腹冷氣痛，蟲痛，疝痛，大人陰毒，小兒盤腸内釣痛。○卒心痛，牙關緊急欲死，搗膏，麻油送下，蟲物皆化黄水出。○陰毒痛，炒，熨臍下，并搵酒灌之。○盤腸痛，炒，貼臍上，并浴腹，良久尿出愈。葱花、心脾如刀刺，同茱萸一升，煎服。小蒜、十年五年心痛，醋煮，飽食即愈。葫、冷痛，同乳香，丸服。○醋浸者，食之。○鬼注心腹痛，同墨及醬汁服。○吐血心痛，服汁。韭、腹中冷痛，煮食。○胸痹痛如錐刺，服汁，吐去惡血。薤白、胸痹刺痛徹心背，喘息欬唾，同栝樓實，白酒煮服。生薑、心下急痛，同半夏，煎服。或同杏仁，煎。乾薑、卒心痛，研末服。○心脾冷痛，同高良薑，丸服。芥子、酒服，止心腹冷痛。○陽毒，貼臍。馬芹子、卒心痛，炒，末，酒服。蘹香、蔊菜、菥蓂子、秦荻藜、蔓菁、芥、【果部】杏仁、並主心腹冷痛。烏梅、脹痛欲死，煮服。大棗、急心疼，同杏仁、烏梅，丸服。○陳棗核仁，止腹痛。胡

桃急心痛同棗煨嚼薑湯下荔枝核心痛脾痛燒研酒服椰子皮卒心痛燒研水服橘皮途路心痛

煎服甚良木瓜一枸櫞並心氣痛胡椒心腹冷痛酒吞三七粒茱萸心腹冷痛及中惡心腹痛醋

服○亦可乘欓子一同术木部桂秋冬冷氣腹痛非此不除○九種心痛及寒疝心痛為末酒服○心腹脹痛水煎服、

○產後心痛狗膽丸服烏藥冷痛磨水入橘皮蘇葉煎服松節陰毒腹痛炒焦入酒服乳香冷心痛同

胡椒蜀酒服○同茶末虎血丸服丁香暴心痛酒服安息香心痛頻發沸湯泡服天竺桂沉

香檀香蘇合香必栗香龍腦香樟腦香樟材

杉材楠材阿魏皂莢白棘枸杞子厚朴金石鐵華

粉並主冷氣心腹痛銅器炙熨冷痛靈砂心腹冷痛同五靈脂醋糊丸服硫黃一切冷氣痛黃蠟丸服○

同消石青皮陳皮丸服消石同雄黃末點目眥止諸心腹痛砒石積氣冷痛黃蠟丸服硇砂冷氣血氣積氣

心腹痛諸疼神鍼火鱗部鮑魚灰妊娠感寒腹痛酒服猪心急心痛經年入胡椒十粒煮食○心血蜀

椒丸服

活血流氣草部當歸和血行氣止疼○心下刺痛酒服方寸匕○女人血氣同乾漆丸服○產後痛同白蜜煎

桃、急心痛，同棗煨，嚼，薑湯下。荔枝核、心痛、脾痛，燒研，酒服。椰子皮、卒心痛，燒研，水服。橘皮、途路心痛，煎服甚良。木瓜、枸櫞、並心氣痛。胡椒、心腹冷痛，酒呑三七粒。茱萸、心腹冷痛及中惡心腹痛，擂酒服。○葉亦可。欓子、同上。【木部】桂、秋冬冷氣腹痛，非此不除。○九種心疼及寒疝心痛，爲末，酒服。○心腹脹痛，水煎服。○産後心痛，狗膽丸服。烏藥、冷痛，磨水，入橘皮、蘇葉，煎服。松節、陰毒腹痛，炒焦，入酒服。乳香、冷心痛，同胡椒、薑，酒服。○同茶，末，鹿血丸服。丁香、暴心痛，酒服。安息香、心痛頻發，沸湯泡服。天竺桂、沉香、檀香、蘇合香、必栗香、龍腦香、樟腦香、樟材、杉材、楠材、阿魏、皂莢、白棘、枸杞子、厚朴、【金石】鐵華粉、並主冷氣心腹痛。銅器、炙熨冷痛。靈砂、心腹冷痛，同五靈脂，醋糊丸服。硫黄、一切冷氣痛，黄蠟丸服。○同消石、青皮、陳皮，丸服。消石、同雄黄，末，點目眦，止諸心腹痛。砒石、積氣冷痛，黄蠟丸服。硇砂、冷氣、血氣、積氣心腹痛，諸疼。神鍼火、【鱗獸】鮑魚灰、妊娠感寒腹痛，酒服。猪心。急心痛經年，入胡椒十粒，煮食。○心血，蜀椒，丸服。

【活血流氣】【草部】當歸、和血行氣，止疼。○心下刺疼，酒服方寸匕。○女人血氣，同乾漆，丸服。○産後痛，同白蜜，煎

腹芍藥 止痛背血分上中腹痛○腹中痛以二錢同甘草一錢煎服惡寒加桂惡熱加黄芩 玄胡索 活血
利氣○心腹少腹諸痛酒服二錢有神○熱厥心痛同川楝末二錢服○血氣諸痛同當歸橘紅丸服 蓬莪茂 破氣
心腹痛婦人血氣丈夫奔豚○一切冷氣及小腸氣發即欲死酒醋和水煎服○亦木香末醋湯服○女人血氣同乾漆末服
○小兒盤腸同阿魏研末服 鬱金 血氣冷氣痛欲死燒研醋服即甦 薑黄 產後血痛同桂末酒服血下即愈
劉寄奴 血氣為末酒服 紅藍花 血氣擂酒服 大黄 乾血氣醋熬膏服○冷熱不調高良薑丸服 蒲
黄 血氣心腹諸疼同五靈脂煎醋或酒服 紫背天盤 女人血氣酒服 丹參 牡丹 三稜
敗醬 〔穀菜〕 米醋 並主血氣冷氣心腹諸痛 青粱米 心氣冷痛桃仁汁煮粥食 紅麴 女人血氣同香
附乳香末酒服 絲瓜 女人乾血氣炒研酒服 桑耳 女人心腹痛燒研酒服 杉菌 〔果木〕 桃仁 卒心痛疰
心痛研末水服○桃枝煎酒 桃梟 血氣中惡痛酒磨服 沒藥 血氣心痛酒水煎服 乳香 騏驎竭
降真香 紫荊皮 〔金石〕 銅青 赤銅屑 並主血氣心痛 自然銅 血氣痛火煅醋
淬末服 諸鐵器 女人心痛火燒淬酒飲 石炭 同上 白石英 紫石英 並主女人心腹痛
〔鱗部〕 烏賊魚血 血刺心痛磨醋服 青魚魫 血氣心腹痛磨水服 〔禽獸〕 五靈脂 心腹脇肋少腹諸痛

服。**芍藥**、止痛散血分，上中腹痛。○腹中虚痛，以二錢，同甘草一錢，煎服。惡寒加桂，惡熱加黄芩。**玄胡索**、活血利氣。○心腹、少腹諸痛，酒服二錢，有神。○熱厥心痛，同川楝，末，二錢服。○血氣諸痛，同當歸、橘紅，丸服。**蓬莪茂**、破氣，心腹痛，婦人血氣，丈夫奔豚。○一切冷氣及小腸氣，發即欲死，酒、醋和水煎服。一加木香，末，醋湯服。○女人血氣，同乾漆，末服。○小兒盤腸，同阿魏，研末服。**鬱金**、血氣冷氣痛欲死，燒研，醋服，即甦。**薑黄**、産後血痛，同桂，末，酒服，血下即愈。**劉寄奴**、血氣，爲末，酒服。**紅藍花**、血氣，擂酒服。**大黄**、乾血氣，醋熬膏服。○冷熱不調，高凉薑，丸服。**蒲黄**、血氣心腹諸疼，同五靈脂，煎醋或酒服。**紫背金**〔一〕**盤**、女人血氣，酒服。**丹參**、**牡丹**、**三稜**、**敗醬**、【穀菜】**米醋**、並主血氣、冷氣心腹諸痛。**青粱米**、心氣冷痛，桃仁汁煮粥食。**紅麴**、女人血氣，同香附、乳香，末，酒服。**絲瓜**、女人乾血氣，炒研，酒服。**桑耳**、女人心腹痛，燒研，酒服。**杉菌**、【果木】**桃仁**、卒心痛，疰心痛，研末，水服。○桃枝，煎酒。**桃梟**、血氣中惡痛，酒磨服。**没藥**、血氣心痛，酒、水煎服。**乳香**、**騏驎竭**、**降真香**、**紫荆皮**、【金石】**銅青**、**赤銅屑**、並主血氣心痛。**自然銅**、血氣痛，火煅醋淬，末服。**諸鐵器**、女人心痛，火燒淬酒飲。**石炭**、同上。**白石英**、**紫石英**、並主女人心腹痛。【鱗部】**烏賊魚血**〔二〕、血刺心痛，磨醋服。**青魚魫**〔三〕、血氣心腹痛。磨水服。【禽獸】**五靈脂**、心腹、脇肋、少腹諸痛，

〔一〕金：原作「天」。今據卷二十紫背金盤改。

〔二〕血：據卷四十四烏賊魚，當爲「腹中墨」。

〔三〕魫：原作「鮀」。今據卷四十四青魚頭中枕「主治」改。

疝痛血氣同蒲黄煎醋服或丸或一味炒焦酒服○蟲痛加檳榔**狗膽**血氣撮痛丸服

痰飲半夏濕痰心痛油炒丸服**狼毒**九種心痛同吳茱萸巴豆人參附子乾薑丸服○心腹冷痰脹痛同附子旋覆花丸服**草烏頭**冷痰成包心腹疞痛**百合**　**椒目**留飲腹痛同巴豆丸服**牡荊子**炒研服**枳實**胸痺痰水痛末服**枳殼**心腹結氣痰水**礬石**諸心痛以醋煎一皂子服○同半夏丸服○同朱砂金薄丸服**五倍子**心腹痛炒焦酒服立止**牡蠣粉**煩滿心脾痛煅研酒服**蛤粉**心氣痛炒研同香附末服**白螺殼**温痰心痛及膈氣痛燒研酒服

火鬱草部**黄連**卒熱心腹煩痛水煎服**苦參**大熱腹中痛及小腹熱痛面色青赤煎醋服**黄芩**小腹絞痛小兒腹痛得厚朴黄連止腹痛**山豆根**卒腹痛水研服入口即定**青黛**心口熱痛薑汁服一錢**馬兠鈴**燒研酒服**馬蘭汁**絞腸沙痛**沙參**　**玄參**〔穀部〕**生麻油**卒熱心痛飲一合**麻子仁**妊娠心痛研水煎服**蕎麥粉**絞腸沙痛炒熱水烹服**黍米**十年心痛淘汁溫服**粳米**　**高粱米**並煮汁服止心痛**綠豆**心痛以二七粒同胡椒二七粒研服**茶**十年五年心痛和醋服〔木部〕**川楝子**入心及小腸主上下腹痛熱厥心痛非此不除○同玄胡索末酒服**槐枝**九種心痛水煎服**槐花**　**烏桕根**

疝痛，血氣，同蒲黄，煎醋服。或丸，或一味炒焦，酒服。○蟲痛加檳榔。狗膽。血氣撮痛，丸服。

【痰飲】半夏、濕痰心痛，油炒，丸服。狼毒、九種心痛，同吴茱萸、巴豆、人參、附子、乾薑，丸服。○心腹冷痰脹痛，同附子、旋覆花，丸服。草烏頭、冷痰成包，心腹疞痛。百合、椒目、留飲腹痛，同巴豆，丸服。牡荆子、炒研服。枳實、胸痺痰水痛，末服。枳殼、心腹結氣痰水。礬石、諸心痛，以醋煎一皂子服。○同半夏，丸服。○同朱砂、金薄，丸服。五倍子、心腹痛，炒焦，酒服立止。牡蠣粉、煩滿心脾痛，煅研，酒服。蛤粉、心氣痛，炒研，同香附，末服。白螺殼。濕痰心痛及膈氣痛，燒研，酒服。

【火鬱】【草部】黄連、卒熱，心腹煩痛，水煎服。苦參、大熱，腹中痛及小腹熱痛，面色青赤，煎醋服。黄芩、小腹絞痛，小兒腹痛。得厚朴、黄連，止腹痛。山豆根、卒腹痛，水研服，入口即定。青黛、心口熱痛，薑汁服一錢。馬兜鈴、燒研，酒服。馬蘭汁、絞腸沙痛。沙參、玄參、【穀果】生麻油、卒熱心痛，飲一合。麻子仁、妊娠心痛，研，水煎服。蕎麥粉、絞腸沙痛，炒熱〔一〕，水烹服。黍米、十年心痛，淘汁温服。粳米、高粱米、並煮汁服，止心痛。緑豆、心痛，以三七粒，同胡椒二七粒，研服。茶、十年五年心痛，和醋服。【木部】川楝子、入心及小腸，主上下腹痛。熱厥心痛，非此不除。○同玄胡索，末，酒服。槐枝、九種心痛，水煎服。槐花、烏柏根、

〔一〕熱：此方出經驗奇效單方卷上諸痛，原作「焦」。

二石瓜並主熱心痛　卮子熱厥心痛炒焦煎服○冷熱腹痛同附子丸服　郁李仁卒心痛嚼七粒溫水

下即止　伏苓　琥珀（石部）戎鹽　食鹽止心腹脹痛　玄明粉熱厥心腹痛童尿服三錢

丹砂男女心腹痛同白礬末服　蜂蜜卒心痛　黃蠟急心痛燒化丸漿水下　晚蠶沙男女心痛泡湯

服　驢乳卒心痛連腰臍熱飲二升　羚羊角腹痛熱滿燒末水服　犀角熱毒痛　阿膠丈夫少腹痛

兔血卒心痛和茶末乳香丸服　敗筆頭心痛不止燒灰無根水下　狗屎心痛欲死研末酒服　山羊屎

心痛同油髮燒灰酒服斷根　狐屎肝氣心痛蒼蒼如死灰喘息燒和雄黃服　驢屎汁　馬屎汁（人部）

人屎和蜜水　人溺並主絞腸沙痛欲死服之

〈蟲痛〉見諸蟲下

〈中惡〉（草部）艾葉鬼擊中惡卒然著人如刀刺狀心腹切痛或即吐血下血水煎服○實亦可用　桔梗　升

麻　木香磨汁　藿香　鬱金香　茅香　蘭草　蕙草　山柰

山薑　縮砂　蘼蕪　蜘蛛香　蒟醬　丹參　苦參酒煎　薑黃

鬱金　莪蒁　肉豆蔻　昌蒲　雞蘇　甘松　忍冬水煎　卷

石瓜、並主熱心痛。卮子、熱厥心痛，炒焦，煎服。○冷熱腹痛，同附子，丸服。郁李仁、卒心痛，嚼七粒，溫水下，即止。伏苓、琥珀、【石獸】戎鹽、食鹽、吐心腹脹痛。玄明粉、熱厥心腹痛，童尿服三錢。丹砂、男女心腹痛，同白礬，末服。蜂蜜、卒心痛。黃蠟、急心痛，燒化，丸，凉水下。晚蠶沙、男女心痛，泡湯服。驢乳、卒心痛連腰臍，熱飲二升。羚羊角、腹痛熱滿，燒末，水服。犀角、熱毒痛。阿膠、丈夫少腹痛。兔血、卒心痛，和茶末、乳香，丸服。敗筆頭、心痛不止，燒灰，無根水下。狗屎、心痛欲死，研末，酒服。山羊屎、心痛，同油髮燒灰，酒服，斷根。狐屎、肝氣心痛，蒼蒼如死灰，喘息，燒，和薑黃服。驢屎汁、馬屎汁、【人部】人屎、和蜜、水。人溺。並主絞腸沙痛欲死，服之。

【蟲痛】見諸蟲下。

【中惡】【草部】艾葉、鬼擊中惡，卒然著人，如刀刺狀，心腹切痛，或即吐血下血，水煎服。○實亦可用。桔梗、升麻、木香、磨汁。藿香、鬱金香、茅香、蘭草、蕙香、山柰、山薑、縮砂、蘼蕪、蜘蛛香、蒟醬、丹參、苦參、煎酒。薑黃、鬱金、莪蒁、肉豆蔻、昌蒲、雞蘇、甘松、忍冬、水煎。卷

柏 文青末服 芒硝煮服 鬼督郵 草犀 狼毒 海根 藁本
射干 鳶尾 鬼臼 續隨子〔穀菜〕醇酒 豌豆 白豆 大豆
胡荽 羅勒 芥子浸酒 白芥子 大蒜〔果木〕榧子 桃梟末服 桃
膠 桃符 桃花末服 桃仁研服 桃白皮 三歲棗中仁常服 蜀椒
茱萸 蜜香 沉香 檀香 安息香化酒 乳香 丁香 阿魏
樟材 鬼箭 鬼齒水煎 琥珀 蘇合香化酒 城東腐木煎酒 古櫬
板煎服〔酒器〕桃㯲煮汁 車脂化酒 刀鞘灰水服 砧垢出 鐵椎柄灰丸服 履屧鼻
繩灰酒服 氊襪跟灰酒服 網巾灰酒服〔水土〕糧罌中水 黃土畫地作五字取中土
水服 陳壁土同礬丸服 鑄鐘土酒服 柱下土水服 伏龍肝水服 仰天皮人垢和丸服
〔金石〕墨湯服 墨 古錢和薏苡根煎服 鉛丹蜜服 食鹽燒服取吐 雄黃 靈砂 硫
黃 金牙 蛇黃 田螺殼燒服 鼈頭灰〔禽獸〕烏骨雞上搨心 白雄雞
黃火汁入酪齏真珠服心肝同 雞子白生吞七枚 鸛骨 犀角 鹿茸及角 麋角

柏、女青、末服。芒箔、煮服。鬼督郵、草犀、狼毒、海根、藁本、射干、鳶尾、鬼臼、續隨子、【穀菜】醇酒、豌豆、白豆、大豆、胡荽、羅勒、芥子、浸酒。白芥子、大蒜、【果木】榧子、桃梟、末服。桃膠、桃符、桃花、末服。桃仁、研服。桃白皮、三歲棗中仁、常服。蜀椒、茱萸、蜜香、沉香、檀香、安息香、化酒。乳香、丁香、阿魏、樟材、鬼箭、鬼齒、水煎。琥珀、蘇合香、化酒。城東腐木、煎酒。古櫬板、煎酒。【服器】桃橛、煮汁。車脂、化酒。刀鞘灰、水服。砧垢、吐。鐵椎柄灰、丸服。履屧鼻繩灰、酒服。氈襪跟灰、酒服。緺巾灰、酒服。【水土】粮罌中水、黄土、畫地作王〔一〕字，取中土，水服。陳壁土、同礬，丸服。鑄鍾土、酒服。柱下土、水服。伏龍肝、水服。仰天皮、人垢和丸服。釜墨、湯服。墨、【石介】古錢、和薏苡根，煎服。鈆丹、蜜服。食鹽、燒服取吐。雄黄、靈砂、硫黄、金牙、蛇黄、田螺殻、燒服。鼈頭灰、【禽獸】烏骨雞、搨心上。白雄雞、煮汁，入醋、麝、真珠，服。○肝同。雞子白、生吞七枚。鸛骨、犀角、鹿茸及角、麋角、

〔一〕王：原作「五」。今據卷七黄土「附方」改。

麝香 靈貓陰 貓肉及頭骨 狸肉及骨 膃肭臍 熊膽並主中惡心腹絞痛

脇痛有肝膽火○肺氣○鬱○死血○痰辟○食積○氣虛

木實〔草部〕黃連猪膽炒大泄肝膽之火○肝火脇痛薑汁炒丸○左金丸同茱萸炒丸服 柴胡脇痛主藥 黃芩 龍膽 青黛 蘆薈並瀉肝膽之火 芍藥 撫芎並搜肝氣 生甘草緩火 木香散肝經滯氣升降諸氣 香附子總解諸鬱治膀胱連脇下氣妨 地膚子脇下痛為末酒服〔果〕〔木〕 青橘皮瀉肝膽積氣必用之藥 巵子 蘆薈 桂枝

痰氣〔草部〕芫花心下痞滿痛引兩脇乾嘔汗出同甘遂大戟為散棗湯服 大戟 甘遂痰飲脇痛○控涎丸 狼毒兩脇氣結痞滿心下停痰鳴轉同附子旋覆花丸服 香薷心煩脇痛連胸欲死擣汁飲 防風瀉肺實胸滿脇痛 半夏 天南星 桔梗 蘇梗 細辛 杜若 白前 貝母〔穀〕〔菜〕生薑並主胸脇逆氣 白芥子痰在胸脇支滿每酒吞七粒○又同白朮丸服 薏苡根胸脇卒痛煮服即定〔果〕〔木〕橘皮 檳榔 枳殼心腹結氣痰水兩脇脹痛○因驚傷肝脇骨痛同桂末服

麝香、靈猫陰、猫肉及頭骨、狸肉及骨、膃肭臍、熊膽。並主中惡心腹絞痛。

脇痛

有肝膽火。○肺氣。○鬱。○死血。○痰澼[一]。○食積。○氣虚。

【木實】【草部】黄連、猪膽炒，大泄肝膽之火。○肝火脇痛，薑汁炒，丸。○左金丸：同茱萸，炒，丸服。柴胡、脇痛主藥。黄芩、龍膽、青黛、蘆薈、並瀉肝膽之火。芍藥、撫芎、並搜肝氣。生甘草、緩火。木香、散肝經滯氣，升降諸氣。香附子、總解諸鬱，治膀胱連脇下氣妨。地膚子、脇下痛，爲末，酒服。【果木】青橘皮、瀉肝膽積氣必用之藥。巵子、蘆薈、桂枝。

【痰氣】【草部】芫花、心下痞滿，痛引兩脇，乾嘔汗出，同甘遂、大戟，爲散，棗湯服。大戟、甘遂、痰飲脇痛。○控涎丸。狼毒、兩脇氣結痞滿，心下停痰鳴轉，同附子、旋覆花，丸服。香薷、心煩，脇痛連胸欲死，搗汁飲。防風、瀉肺實，煩滿脇痛。半夏、天南星、桔梗、蘇梗、細辛、杜若、白前、貝母、【穀菜】生薑、並主胸脇逆氣。白芥子、痰在胸脇，支滿，每酒吞七粒。○又同白术，丸服。薏苡根、胸脇卒痛，煮服即定。【果木】橘皮、檳榔、枳殼、心腹結氣痰水，兩脇脹痛。○因驚傷肝，脇骨痛，同桂，末服。

〔一〕澼：原作「辟」。今從江西本改。

枳實胷脇痰澼氣痛　伏苓（介蟲）白僵蠶　牡蠣粉　文蛤並主胷脇逆氣滿痛（獸石）礬

羊角燒末水服胷脇痛滿　麝香　古錢心腹煩滿胷脇痛欲死煮汁服

（血積）（草部）大黃腹脇老血痛　鳳仙花腰脇引痛不可忍晒研酒服三錢活血消積　當歸　芎

藭　薑黃　玄胡索　牡丹皮　紅藍花（穀菜）神麴　紅麴並主死血

食積作痛　韭菜瘀血兩脇刺痛（果木）吳茱萸食積　桃仁　蘇木　白棘刺腹脇刺痛同枳

殼煎酒服　巴豆積滯　五靈脂脇痛同蒲黃煎醋服

（虛冷）（草穀菜部）黃芪　人參　蒼朮　柴胡　升麻並主氣虛下陷兩脇支痛　黑

大豆腰脇卒痛炒焦煎酒服　茴香脇下刺痛同枳殼末鹽酒服　馬芹子腹冷脇痛

（外治）食鹽　生薑　葱白　韭菜　艾葉並炒熨　冬灰醋炒熨　芥子

茱萸並醋研傅　大黃同石灰桂心熬醋貼○同大蒜朴消擣貼

腰痛

腰痛有腎虛○濕熱○痰氣○瘀血○閃肭○風寒

（虛損）（草部）補骨脂骨髓傷敗腰膝冷○腎虛腰痛為末酒服或同杜仲胡桃丸服○妊娠腰痛為末胡桃酒下

枳實、胸脇痰澼氣痛。伏苓、【蟲介】白僵蠶、牡蠣粉、文蛤、並主胸脇逆氣滿痛。【獸石】羚羊角、胸脇痛滿，燒末，水服。麝香、古錢。心腹煩滿，胸脇痛欲死，煮汁服。

【血積】【草部】大黄、腹脇老血痛。鳳仙花、腰脇引痛不可忍，晒研，酒服三錢，活血消積。當歸、芎藭、薑黄、玄胡索、牡丹皮、紅藍花、【穀菜】神麴、紅麴、並主死血食積作痛。韭菜、瘀血，兩脇刺痛。【果木】吴茱萸、食積。桃仁、蘇木、白棘刺、腹脇刺痛，同檳榔，煎酒服。巴豆、積滯。五靈脂。脇痛，同蒲黄，煎醋服。

【虚陷】【草穀菜部】黄芪、人參、蒼术、柴胡、升麻、並主氣虚下陷，兩脇支痛。黑大豆、腰脇卒痛，炒焦，煎酒服。茴香、脇下刺痛，同枳殼，末，鹽、酒服。馬芹子。腹冷脇痛。

【外治】食鹽、生薑、葱白、韭菜、艾葉、並炒熨。冬灰、醋炒熨。芥子、茱萸、並醋研傅。大黄。同石灰、桂心，熬醋貼。○同大蒜、朴消，擣貼。

腰痛

有腎虚。○濕熱。○痰氣。○瘀血。○閃肭。○風寒。

【虚損】【草部】補骨脂、骨髓傷敗，腰膝冷。○腎虚腰痛，爲末，酒服。或同杜仲、胡桃，丸服。○妊娠腰痛，爲末，胡桃，酒下。

菊花腰痛去來陶陶　艾葉帶脈為病，腰溶溶如坐水中　附子補下焦之陽虛　蒺藜補腎，治腰痛及奔豚腎氣，蜜丸服　萆薢腰脊痛強，男子腎腰痛，久冷痺軟，同杜仲末酒服　狗脊　萎蕤　牛膝

肉蓯蓉　天麻　蛇牀子　石斛〔穀菜〕山藥並主男子腰膝強痛，補腎益精　韭子同安息香丸服　茴香腎虛腰痛，豬腎煨食。○腰痛如刺，角茴末鹽酒服，或加杜仲、木香，外以糯米炒熨　乾薑

菥蓂子　胡麻〔果木〕胡桃腎虛腰痛，同補骨脂丸服　栗子腎虛腰腳不遂，風乾日食　山查老人腰痛，同鹿茸丸服　阿月渾子　蓮實　芡實　沉香　乳香並補腰膝命門　杜仲腎虛冷腎痛，煎汁煮羊腎作羹食○浸酒服○為末酒服○青娥丸　枸杞根同杜仲、萆薢浸酒服　五加皮賊風傷人，軟腳臂腰，去多年瘀血　柏實腰中重痛，腎中寒，膀胱冷膿宿水　山茱萸　桂〔介獸〕龜甲並主腰腎冷痛　鱉甲卒腰痛不可俛仰，炙研酒服　豬腎腰虛痛，包杜仲末煨食　羊腎為末酒服○老人腎硬，同杜仲炙食　羊頭蹄脊骨和蒜薤煮食○同肉蓯蓉、草果煮食　鹿茸同兔絲子、茴香丸服○同山藥煮酒飲　鹿角炒研酒服，或浸酒　麋角及茸酒服　虎脛骨酥炙浸酒飲

濕熱〔草部〕知母腰痛，瀉腎火　葳蕤濕毒腰痛　威靈仙宿膿惡水，腰膝冷疼，酒服一錢取利，或丸服

菊花、腰痛去來陶陶。艾葉、帶脉爲病，腰溶溶如坐水中。附子、補下焦之陽虚。蒺藜、補腎，治腰痛及奔豚腎氣，蜜丸服。萆薢、腰脊痛强，男子腎腰痛，久冷痺軟，同杜仲，末，酒服。狗脊、菝葜、牛膝、肉蓯蓉、天麻、蛇牀子、石斛、【穀菜】山藥、並主男子腰膝强痛，補腎益精。韭子、同安息香，丸服。茴香、腎虚腰痛，猪腎煨食。○腰痛如刺，角茴，末，鹽湯〔一〕服。或加杜仲、木香。外以糯米炒熨。乾薑、菥蓂子、胡麻、【果木】胡桃、腎虚腰痛，同補骨脂，丸服。栗子、腎虚，腰脚不遂，風乾，日食。山查、老人腰痛，同鹿茸，丸服。阿月渾子、蓮實、芡實、沈香、乳香、並補腰膝命門。杜仲、腎虚冷腎痛，煎汁，煮羊腎作羹食。○浸酒服。○爲末，酒服。○青娥丸。枸杞根、同杜仲、萆薢，浸酒服。五加皮、賊風傷人，軟脚腎腰，去多年瘀血。柏實、腰中重痛，腎中寒，膀胱冷膿宿水。山茱萸、桂、【介獸】龜甲、並主腰腎冷痛。鱉甲、卒腰痛，不可俛仰，炙研，酒服。猪腎、腰虚痛，包杜仲末，煨食。羊腎、爲末，酒服。○老人腎硬，同杜仲，炙食。羊頭、蹄、脊骨、和蒜、薤，煮食。○同肉蓯蓉、草果，煮食。鹿茸、同兔絲子、茴香，丸服。○同山藥，煮酒服。鹿角、炒研，酒服。或浸酒。麋角及茸、酒服。虎脛骨。酥炙，浸酒飲。

【濕熱】【草部】知母、腰痛，瀉腎火。葳蕤、濕毒腰痛。威靈仙、宿膿惡水，腰膝冷疼，酒服一錢，取利。或丸服。

〔一〕湯：原作「酒」。今據卷二十六蘹香「附方」改。後一方用「水一鍾酒半鍾煎服」。

青木香氣滯腰痛乳香酒服 同 地膚子積年腰痛時發為末酒服日五六次 螢塋草濕氣腰痛同葱
棗煮酒常服 牽牛子除濕熱氣滯腰痛下冷膿半生半炒同流黃末白麪作丸煮食 木鼈子 蕙草
〈果木〉桃花濕氣腰痛酒服一錢一宿即消或釀酒服 檳榔腰重作痛為末酒服 甜瓜子腰腿痛酒浸末服
皂莢子腰脚風痛酥炒丸服 郁李仁宣腰胯冷膿 伏苓利腰臍間血 海桐皮風毒腰膝痛
桑寄生 〈介鱗〉淡菜腰痛脇急 海蛤 牛黄姙娠腰痛燒末酒服
〈風寒〉羌活 麻黃太陽病腰脊痛 藁本十種惡風鬼注流入腰痛
〈血滯〉〈草穀〉玄胡索止暴腰痛活血利氣同當歸桂心末酒服 蘘荷根婦人腰痛搗汁服 甘草
細辛 當歸 白芷 芍藥 牡丹 澤蘭 鹿藿並主女人血瀝腰痛
术利腰臍間血痛腰膝 菴䕡子閃挫痛擣酒服 甘遂閃挫痛入猪腎煨食 續斷折跌惡血腰痛 神麴
閃挫煅紅淬酒服 蒔蘿閃挫酒服二錢 茴香子閃挫同粟米下烏梅乳浚丸一服 絲瓜根閃挫燒研酒服
○子亦良渣傅之 冬瓜皮折傷燒研酒服 〈果木〉西瓜皮閃挫乾[illegible]研酒服 橙核閃挫炒末酒服 橘核
腎疰 青橘皮氣滯 桃梟 乾漆 〈蟲介〉紅娘子並行血 [illegible]肉婦人血瘕腰痛 龜甲骸中

青木香、氣滯腰痛，同乳香，酒服。地膚子、積年腰痛時發，爲末，酒服，日五六次。蝦蟆草、濕氣腰痛，同葱、棗，煮酒常服。牽牛子、除濕熱氣滯，腰痛，下冷膿，半生半炒，同硫黄，末，白麪作丸，煮食。木鼈子、蕙草、【果木】桃花、濕氣腰痛，酒服一錢，一宿即消。或釀酒服。檳榔、腰重作痛，爲末，酒服。甜瓜子、腰腿痛，酒浸，末服。皂莢子、腰脚風痛，酥炒，丸服。郁李仁、宣腰胯冷膿。伏苓、利腰臍間血。海桐皮、風毒腰膝痛。桑寄生、【介獸】淡菜、腰痛脇急。海蛤、牛黄。妊娠腰痛，燒末，酒服。

【風寒】羌活、麻黄、太陽病腰脊痛。藁本。十種惡風鬼注流入腰痛。

【血滯】【草穀】玄胡索、止暴腰痛，活血利氣，同當歸、桂心，末，酒服。蘘荷根、婦人腰痛，搗汁服。甘草、細辛、當歸、白芷、芍藥、牡丹、澤蘭、鹿藿、並主女人血瀝腰痛。术、利腰臍間血，補腰膝。菴蕳子、閃挫痛，擂酒服。甘遂、閃挫痛，入猪腎煨食。續斷、折跌惡血腰痛。神麴、閃挫，煅紅淬酒服。蒔蘿、閃挫，酒服二錢。莴苣子、閃挫，同粟米、烏梅、乳、没，丸服。絲瓜根、閃挫，燒研，酒服。○子亦良。渣傅之。冬瓜皮、折傷，燒研，酒服。【果木】西瓜皮、閃挫，乾研，酒服。橙核、閃挫，炒，末，酒服。橘核、腎疰。青橘皮、氣滯。桃梟、乾漆、【蟲介】紅娘子、並行血。鼈肉、婦人血瘕腰痛。鼉甲。腰中

外治 桂反腰血痛醋調塗 白檀香腎氣腰痛磨水塗 芥子痰注及撲損痛同酒塗 貓屎燒末
和唾塗 天麻半夏細辛同煮熨之 大豆 糯米並炒熨寒濕痛 蒴藋寒濕痛炒熱熨之 黃狗
皮裹腰痛 爵牀 葡萄根並浴腰脊痛
疝㿗腹病曰疝丸病曰㿗○有寒氣○濕熱○痰積○血滯○虛冷○男子奔豚○女子脊腸○小兒木腎
寒氣草部 附子 烏頭寒疝厥逆脉弦緊煎水入蜜服或蜜煮為丸○寒疝滑泄同玄胡索木香煎服 草
烏頭寒氣心疝二十年者同茱萸丸服 胡盧巴同附子硫黃丸服治腎虛冷痛得茴香桃仁治膀胱氣○炒末
茴香酒下治小腸氣○同茴香麪丸服治冷氣疝瘕○同沉香木香茴香丸服治陰㿗腫痛 馬藺子小腹疝痛冷積
為末酒服或拌麪煮食 木香小腸疝氣煮酒日飲○小兒陰腫同枳殼甘草煎服 玄胡索散氣和血通經絡止
小腹痛○同全蝎等分鹽酒服 艾葉一切冷氣小腹痛同香附醋煑丸服有奇劾 牡蒿陰腫擂酒服 紫金
藤丈夫茱腎氣冥 蘹香疝氣膀胱齊腸氣煎酒煑粥皆良○同杏仁葱白為末酒服○又同蘗沙丸服○同荔枝末服
○同川椒末服○炒熨臍下 薤白汁 木瓜並主奔豚 橘核膀胱小腸氣陰㿗腎冷炒研酒服或丸服

重痛。

【外治】桂、反腰血痛，醋調塗。白檀香、腎氣腰痛，磨水塗。芥子、痰注及撲損痛，同酒塗。貓屎、燒末，和唾塗。天麻、半夏、細辛，同煮，熨之。大豆、糯米、並炒，熨寒濕痛。蒴藋、寒濕痛，炒熱眠[一]之。黄狗皮、裹腰痛。爵牀、葡萄[二]根。並浴腰脊痛。

疝㿗 腹病曰疝，丸病曰㿗。○有寒氣。○濕熱。○痰積。○血滯。○虚冷。○男子奔豚。○女子育腸。○小兒木腎。

【寒氣】【草部】附子、烏頭、寒疝厥逆，脉弦緊，煎水，入蜜服。或蜜煮，爲丸。○寒疝滑泄，同玄胡索、木香，煎服。草烏頭、寒氣心疝二十年者，同茱萸，丸服。胡盧巴、同附子、硫黄，丸服，治腎虚冷痛。得茴香、桃仁，治膀胱氣。○炒末，茴香酒下，治小腸氣。○同茴香，麪丸服，治冷氣疝瘕。○同沉香、木香、茴香，丸服，治陰㿗腫痛。馬藺子、小腹疝痛冷積，爲末，酒服。或拌麪，煮食。木香、小腸疝氣，煮酒日飲。○小兒陰腫，同枳殼、甘草，煎服。玄胡索、散氣和血，通經絡，止小腹痛。○同全蝎等分，鹽酒服。艾葉、一切冷氣少腹痛，同香附，醋煮丸服，有奇效。牡蒿、陰腫，擂酒服。紫金藤、丈夫腎氣。【菜果】蘹香、疝氣，膀胱育腸氣，煎酒、煮粥，皆良。○同杏仁、葱白，爲末，酒服。○又同蠶沙，丸服。○同荔枝，末服。○同川椒，末服。○炒，熨臍下。薤白汁、木瓜、並主奔豚。橘核、膀胱小腸氣，陰㿗腎冷，炒研，酒服，或丸服。

〔一〕眠：底本描改爲「服」。餘金陵諸本作「眠」。
〔二〕萄：原作「菊」。今據卷三十三葡萄根及藤葉「主治」改。

荔枝核（小腸疝氣燒酒服或加茴香青皮○陰癀同硫黃丸服）胡桃（心腹疝痛燒研酒服）檳榔（奔豚膀胱諸氣半生半熟酒服）吳茱萸（寒疝往來煎酒服○四制丸服治遠近疝氣偏墜諸氣）胡椒（疝痛散氣開鬱同玄胡索末等分茴香酒下）蜀椒

橄欖核（陰癀同荔核山查核燒服）栗根（偏氣煎酒服）芡根（偏墜氣塊切煮食）桃仁（男子陰腫小兒卵癀炒研酒服仍傅之）山查核（木石）楝實（癀疝腫痛五制丸服○葉主疝入囊痛煎酒飲）蘇方木（偏墜腫痛煎酒服）楮葉（疝氣入囊爲末酒服○木腎同雄黃丸服）阿魏（癩疝疝敗精惡血結在陰囊同硇砂諸藥丸服）牡荊子（小腸疝氣炒擂酒服）杉子（疝痛一歲一粒燒研酒服）鼠李子（疝瘕積冷丸蒸酒漬服）鐵秤錘（疝腫燒淬酒服）古鏡（小兒疝硬煑汁服）硇砂（疝氣卵腫同乳香黃蠟丸服）

（蟲鱗）蘹香蟲（疝氣）蜘蛛（大人小兒癀○狐疝偏有大小炒焦同桂末服）蜥蜴（小兒陰癀燒灰酒服）杜父魚（小兒差頹核有小大以魚咬之七下即消）淡菜（腰痛疝瘕）

（禽獸）烏雞（寒疝絞痛同生地黃蒸取汁服當下出寒癖）雞子黃（小腸疝氣溫水攪服）雄雞翅（陰腫如斗隨左右燒灰飲服）雀（腎冷偏墜疝氣同茴香縮砂椒桂煨食酒下○小腸疝同金絲礬研酒服）雀卵 雀屎（疝疝瘕）烏鴉（偏墜疝氣煅研同胡巴蒼耳子末酒服）狐陰莖 狸陰莖（男子卵癀燒灰水服）

荔枝核、小腸疝氣，燒酒服。或加茴香、青皮。○陰㿗，同硫黄，丸服。胡桃、心腹疝痛，燒研，酒服。檳榔、奔豚膀胱諸氣，半生半熟，酒服。吴茱萸、寒疝往來，煎酒服。○四制，丸服，治遠近疝氣，偏墜諸氣。胡椒、疝痛，散氣開鬱，同玄胡索，末，等分，茴香酒下。蜀椒、橄欖核、陰㿗，同荔核、山查核，燒服。栗根、偏氣，煎酒服。茨根、偏墜氣塊，切，煮食。桃仁、男子陰腫，小兒卵㿗，炒研，酒服，仍傅之。山查核、

【木石】楝實、㿗疝腫痛，五制，丸服。○葉，主疝入囊痛，煎酒飲。蘇方木、偏墜腫痛，煮酒服。楮葉、疝氣入囊，爲末，酒服。○木腎，同雄黄，丸服。阿魏、㿗疝痛，敗精惡血，結在陰囊，同硇砂諸藥，丸服。牡荆子、小腸疝氣，炒，擂酒服。杉子、疝痛，一歲一粒，燒研，酒服。鼠李子、疝瘕積冷，九蒸，酒漬服。鐵秤錘、疝腫，燒淬酒服。古鏡、小兒疝硬，煮汁服。硇砂、疝氣卵腫，同乳香、黄蠟丸服。

【蟲鱗】蘹香蟲、疝氣。蜘蛛、大人小兒㿗。○狐疝，偏有大小，炒焦，同桂，末服。蜥蜴、小兒陰㿗，燒灰，酒服。杜父魚、小兒差頹，核有小大，以魚咬之，七下即消。淡菜、腰痛，疝瘕。

【禽獸】烏雞、寒疝絞痛，同生地黄，蒸，取汁服，當下出寒澼。雞子黄、小腸疝氣，温水攪服。雄雞翅、陰腫如斗，隨左右，燒灰飲服。雀、腎冷，偏墜疝氣，同茴香、縮砂、椒、桂，煨食，酒下。○小腸疝，同金絲礬，研，酒服。雀卵、雀屎、並疝瘕。烏鴉、偏墜疝氣，煅研，同胡桃、蒼耳子，末，酒服。狐陰莖、狸陰莖。男子卵㿗，燒灰，水服。

〔濕熱〕（[illegible]）黃芩（小腹絞痛，小便如淋，同木通甘草煎服）柴胡（平肝膽三焦火病，氣寒熱）龍膽（濕陰病腫下至足腫痛）丹參（通心包絡）沙參 玄參（並主卒得疝氣，小腹陰中相引痛欲死，各酒服二錢）地膚子（膀胱疝瘕。疝危急者，炒研酒服。狐疝陰卵癩疾，同白朮桂心末服）馬鞭草（婦人疝氣，酒煎熱服，沃浴身取汗）羌活（男子奔豚，女子疝瘕）海藻（疝氣下墜，卵腫）藁本 蛇牀子 白鮮皮（並主婦人疝瘕）澤瀉 屋遊 〔穀菜〕赤小豆（並小腸膀胱奔豚氣）萵苣子（陰㿗腫痛，為末煎服）絲瓜（小腸氣痛連心，燒研酒服）〔果木〕梨葉（小兒疝痛煎服）巵子（濕熱因寒氣鬱抑，切藥以巵子降濕熱，烏頭去寒鬱，引入下焦，不留胃中，有効）杏仁 甘李根皮 桐木皮 訶梨勒（石水）甘爛水（並主奔豚氣）代赭石（小腸疝氣，火煅醋淬末服）禹餘糧（肓腸氣痛，為末飲服）甘鍋（偏墜疝，熱酒服）

痰積

〔草木〕牽牛（腎氣作痛，同川椒茴香入猪腎煨食，取下惡物）射干（利積痰瘀疝毒。陰疝腫刺，擣汁服取利，亦丸服）大黃（小腹痛老血留結）甘遂（疝瘕。偏氣，同茴香木酒服）狼毒（陰疝欲死，同防風附子丸服）荊芥（破結聚氣，下瘀血。陰癩腫痛，焙末酒服）蒲黃（同五靈脂治諸疝痛）三稜（破積）蓬莪蒁（破痃癖，婦人血氣，丈夫奔豚。一切氣痃疝痛，煨研蔥酒服）香附子（治食積痰氣疝痛，同海石末薑汁服）商陸 天

【濕熱】【草部】黄芩、小腹絞痛，小便如淋，同木通、甘草，煎服。柴胡、平肝[一]膽三焦火，疝氣寒熱。龍膽、厥陰病，臍下至足腫痛。丹參、通心包絡。沙參、玄參、並主卒得疝氣，小腹陰中，相引痛欲死，各酒服二錢。地膚子、膀胱疝瘕。○疝危急者，炒研，酒服。○狐疝，陰卵㿉疾，同白朮、桂心，末服。馬鞭草、婦人疝氣，酒煎，熱服。仍浴身取汗。羌活、男子奔豚，女人疝瘕。海藻、疝氣下墜，卵腫。藁本、蛇牀子、白鮮皮、並主婦人疝瘕。澤瀉、屋遊、【穀菜】赤小豆、並小腸膀胱奔豚氣。萵苣子、陰㿉腫痛，爲末，煎服。絲瓜、小腸氣痛連心，燒研，酒服。【果木】梨葉、小兒疝痛，煎服。巵子、濕熱因寒氣鬱抑，刼藥，以巵子降濕熱，烏頭去寒鬱，引入下焦，不留胃中，有效。杏仁、甘李根皮、桐木皮、訶梨勒、【水石】甘爛水、並主奔豚氣。代赭石、小腸疝氣，火煅醋淬，末服。禹餘粮、育[二]腸氣痛，爲末，飲服。甘鍋。偏墜疝，熱酒服。

【痰積】【草木】牽牛、腎氣作痛，同川椒、茴香，入猪腎煨食，取下惡物。射干、利積痰瘀血疝毒。○陰疝腫刺，搗汁服，取利。亦丸服。大黄、小腹痛，老血留結。甘遂、疝瘕。○偏氣，同茴香，末，酒服。狼毒、陰疝欲死，同防風、附子，丸服。荆芥、破結聚氣，下瘀血。○陰㿉腫痛，焙，末，酒服。蒲黄、同五靈脂，治諸疝痛。三稜、破積。蓬莪蒁、破痃癖，婦人血氣，大夫奔豚。○一切氣痛，疝痛，煨研、葱酒服。香附子、治食積痰氣疝痛，同海石，末，薑汁服。商陸、天

[一] 肝：原字漫漶。今據卷十三茈胡「主治」補正。
[二] 育：原字上半缺損。今據卷十禹餘粮「附方」補正。

南星　貝母　芫花　防葵　巴豆　乾漆　五加皮　鼠李

山查（同核末服）　枳實　青橘皮（並主疝氣積氣）　胡盧巴（小腸疝同茴香蕎麪炒丸服取下白膿去根一歇）

斑蝥（小腸氣墜包裹煨食）　芫青　地膽　桑螵蛸　雀糞　五靈脂（並主疝瘕）

猬皮（疝積燒灰酒服）　挾虛　甘草（緩火止痛）　蒼朮（疝多濕熱有挾虛者先疏滌而后用參朮佐以疏導）

○疝須偏墜四製蒼朮丸　赤箭　當歸　芎藭　芍藥（並主疝瘕搜肝止痛）　山茱萸

巴戟　遠志　牡丹皮（並主奔豚冷氣）　熟地黃（臍下急痛）　猪脬（疝氣墜痛入茴藥香食）

陰㿉（外治）　地膚子　野蘇　槐白皮（並煎湯洗）　馬鞭草　大黃（和雞子白）　白堊

土（並塗）　蒺藜（粉擊）　莧根（塗陰下冷痛入腹殺人）　熱灰（上症醋調塗）　釜月下土（同上）　白

頭翁（搗塗一夜成瘡二十日愈）　木芙蓉（同黃蘗末以木鼈子磨醋和塗）　雄雞翅灰（同蚯蚓乃木傳石）

灰（同危子五倍子末豬和傳）　牡蠣粉（水攪同乾鹽小傅）　鐵精粉　蓬砂（研水）　地龍糞

馬齒莧（赤塗小兒陰腫）　茱萸（冷氣內外腎釣痛同鹽研罨）　蜀椒（陰冷漸入囊欲死作袋包）

本草綱目第三卷終

南星、貝母、芫花、防葵、巴豆、乾漆、五加皮、鼠李、山查、核同。枳實、末服。青橘皮、並主疝瘕積氣。胡盧巴、小腸疝，同茴香，蕎麪丸服，取下白膿，去根。【蟲獸】斑蝥、小腸氣，棗包煨食。芫青、地膽、桑螵蛸、雀糞、五靈脂、並主疝瘕。猬皮、疝積，燒灰，酒服。

【挾虛】甘草、緩火止痛。蒼朮〔一〕、疝多濕熱，有挾虛者，先疏滌，而後用參、朮，佐以疏導。○虛損偏墮，四制蒼朮丸。赤箭、當歸、芎藭、芍藥、並主疝瘕，搜肝止痛。山茱萸、巴戟、遠志、牡丹皮、並主奔豚冷氣。熟地黃、臍下急痛。猪脬。疝氣墮痛，入諸藥，煮食。

【陰㿉】【外治】地膚子、野蘇、槐白皮、並煎湯洗。馬鞭草、大黃、和醋。白堊土、並塗傅〔二〕。蒺藜、粉摩。莧根、塗陰下冷痛，入腹殺人。熱灰、上症，醋調塗。釜月下土、同上。白頭翁、搗塗，一夜成瘡，二十日愈。木芙蓉、同黃檗，末，以木鼈子磨醋，和塗。雄雞翅灰、同蛇牀子末傅。石灰、同巵子、五倍子，末，醋和傅。牡蠣粉、水㿉，同乾薑末傅。鐵精粉、蓬砂、水研。地龍糞、馬齒莧、並塗小兒陰腫。茱萸、冷氣，內外腎釣痛，同鹽研罨。蜀椒。陰冷漸入囊，欲死，作袋包〔三〕。

〔一〕朮：原作「米」。今據卷十二朮蒼朮「附方」改。
〔二〕傅：原作「專」。今從江西本改。
〔三〕包：此後卷末原有「本草綱目第三卷終」八字。各卷不一，今統刪。

本草綱目第四卷

百病主治藥下

本草綱目第四卷目録

百病主治藥下

〔一〕瘡：原脱。今據本卷正文标題補。

諸毒（金石　蟲魚　草木　禽獸　果菜）　蠱毒　諸物哽咽

婦人經水　帶下　崩中漏下　月水不止　五十行經

胎前　子煩　胎啼　產難　死胎　生胎　產後　下乳　斷產　回乳

陰病　陰寒　陰脫　陰吹　產門不合　陰腫痛　陰痒　產門生合　陰蝕

小兒初生諸病　沐浴　不乳　解毒　吐乳　便閉　目閉　無皮　血眼　不啼　腎縮

解顱　行遲　顖陷　流涎　顖填　夜啼　項軟　臍腫　龜背　臍風　語遲

驚癇　諸疳　痘瘡

諸毒金石、草木、果菜、蟲魚、禽獸　　蠱毒　　諸物哽咽

婦人經水　　帶下　　崩中漏下月水不止、五十行經

胎前子煩、胎啼　　產難死胎、生胎〔一〕　　產後下乳〔二〕、回乳、斷產

陰病陰寒、陰吹、陰腫痛、陰痒、陰蝕、陰脱、產門不合、產門生合〔三〕

小兒初生諸病沐浴、解毒、便閉、無皮、不啼、不乳、吐乳、目閉、血眼、腎縮、解顱、顖陷、顖腫、項軟、龜背、語遲、行遲、流涎、夜啼、臍腫、臍風

驚癇　　諸疳　　痘瘡〔四〕

〔一〕死胎生胎：本卷正文作「催生、滑胎、胎死、墮生胎」。

〔二〕下乳：本卷正文此前有「補虛活血」一節。

〔三〕產門生合：本卷正文此下有「脬損」一節。

〔四〕痘瘡：本卷正文此下有「小兒驚癇」一節。

本草綱目第四卷

百病主治藥下

痛風屬風寒溼熱挾痰及血虛污血

風寒風溼（草木）麻黃風寒風溼風熱痺痛發汗　羌活風溼相搏一身盡痛非此不能除○同松節煮酒日飲　防風主周身骨節盡痛乃治風去溼仙藥　蒼朮散風除溼燥痰解鬱發汗通治上中下溼氣○溼氣身痛熬汁作膏點服　桔梗寒熱風痺滯氣作痛在上者宜加之　茜根治骨節痛燥溼行血　紫葳除風熱血滯作痛　蒼耳子風溼周痺四肢拘攣痛為末煎服　牽牛子除氣分溼熱氣壅腰脚痛　羊躑躅風溼痺痛走注同糯米黑豆酒水煎服取吐利○風痰注痛同生南星擣餅蒸四五次收之臨時焙丸溫酒下三丸靜臥避風　芫花風溼痰注作痛　草烏頭風溼痰涎歷節走痛不仁入豆腐中煮過晒研每服五分仍外傅痛處　烏頭　附子並燥溼痰爲引經寒熱　百靈藤酒　石南藤酒　青藤酒血主風溼骨節痛頑痺　薏苡仁久風溼痺筋急不可屈伸○風溼身痛日晡甚者同麻黃杏仁甘草煎服　豆豉　松節酒主筋骨痛能燥血中之溼○歷節風痛四肢如脫浸酒日服　桂枝引諸藥橫行手臂○同椒薑浸酒絮熨陰痺　海桐皮腰膝注痛血脈頑痺同諸藥浸酒服　五加

本草綱目第四卷

百病主治藥下

痛風

屬風、寒、濕、熱，挾痰及血虛、污血。

【風寒風濕】【草木】麻黄、風寒、風濕、風熱痺痛，發汗。羌活、風濕相搏，一身盡痛，非此不除。○同松節煮酒，日飲。防風、主周身骨節盡痛，乃治風去濕仙藥。蒼朮、散風，除濕，燥痰，解鬱，發汗，通治上中下濕氣。○濕氣身痛，熬汁作膏，點服。桔梗、寒熱風痺，滯氣作痛在上者，宜加之。茜根、治骨節痛，燥濕行血。紫葳、除風熱血滯作痛。蒼耳子、風濕周痺，四肢拘痛，爲末，煎服。牽牛子、除氣分濕熱氣壅，腰脚痛。羊躑躅、風濕痺痛走注，同糯米、黑豆，酒、水[一]煎服，取吐利。○風痰注痛，同生南星擣餅，蒸四五次，收之。臨時焙，丸，温酒下三丸，静卧避風。芫花、風濕痰注作痛。草烏頭、風濕痰涎，歷節走痛不仁，入豆腐中煮過，晒研，每服五分。仍外傅痛處。烏頭、附子、並燥濕痰，爲引經藥。百靈藤、酒。石南藤、酒。青藤、酒。並主風濕骨痛頑痺。薏苡仁、久風濕痺，筋急不可屈申。○風濕身痛日晡甚者，同麻黄、杏仁、甘草，煎服。豆豉、松節、去筋骨痛，能燥血中之濕。○歷節風痛，四肢如脱，浸酒，日服。桂枝、引諸藥横行手臂。同椒、薑浸酒，絮熨陰痺。海桐皮、腰膝注痛，血脉頑痺，同諸藥浸酒服。五加

〔一〕水：原作「小」。今據卷十七羊躑躅「附方」改。

皮風溼骨節攣痛浸酒服 枸杞根及苗去皮膚骨節間風○子補腎 〔蟲部〕蠶沙浸酒飲 蝎梢風引 蚯蚓脚風宜用 穿山甲風痺疼痛引經通竅 守宮通經絡入血分○歷節風痛同地龍草烏頭諸藥丸服 白花蛇骨節風痛 烏蛇同上 水龜風溼拘攣筋骨疼痛同天花粉枸杞子雄黃射香槐花煎服○鼓亦入酸 虛骨痛方 五靈脂散血活血止諸痛引經有效 虎骨筋骨毒風走注疼痛脛骨尤良○白虎風痛膝腫同通草煮服取汗○同沒藥末服○風溼痛同附子末服○頭骨浸酒飲

風痰溼熱

〔草部〕半夏 天南星並治風痰溼痰熱痰凝滯歷節走注○右臂溼痰作痛南星蒼朮煎服 大戟 甘遂並治溼氣化為痰飲流注胸膈經絡發為上下走注疼痛麻痺能泄臟腑經隧之溼 大黃泄脾胃血分之溼熱○酥炒煎服治腰腳風痛取下冷膿惡物即止 威靈仙治風溼痰飲為痛風要藥上下皆宜○腰膝積年冷病諸痛為末酒下或丸服以微利為度 黃芩三焦溼熱風熱歷節腫痛 秦艽除陽明風溼溼熱養血榮筋 龍膽草 木通煎服 防己 木鼈子並主溼熱腫痛在下加之 薑黃治風痺臂痛能入手臂破血中之滯氣 紅藍花活血滯止痛瘦人宜之 〔菜部〕白芥子暴風毒腫痰飲流入四肢經絡作痛 桃仁血滯風痺攣痛 橘皮下滯氣化溼痰○風痰麻木或手木或十指麻木皆是溼痰死血以一斤去白逆流水五

皮、風濕骨節攣痛，浸酒服。枸杞根及苗、去皮膚骨節間風。○子，補腎。【蟲獸】蠶沙、浸酒。蠍梢、肝風。蚯蚓、脚風宜用。穿山甲、風痺疼痛，引經通竅。守宫、通經絡，入血分。○歷節風痛，同地龍、草烏頭諸藥，丸服。白花蛇、骨節風痛。烏蛇、同上。水龜、風濕拘攣，筋骨疼痛，同天花粉、枸杞子、雄黄、射香、槐花，煎服。○版，亦入陰虚骨痛方。五靈脂、散血活血，止諸痛，引經有效。虎骨。筋骨毒風，走注疼痛，脛骨尤良。○白虎風痛膝腫，同通草煮服取汗。○同没藥，末服。○風濕痛，同附子，末服。○頭骨，浸酒飲。

【風痰濕熱】【草部】半夏、天南星、並治風痰、濕痰、熱痰凝滯，歷節走注。○右臂濕痰作痛，南星、蒼术，煎服。大戟、甘遂、並治濕氣化爲痰飲，流注胸膈經絡，發爲上下走注，疼痛麻痺。能泄臟腑經隧之濕。大黄、泄脾胃血分之濕熱。○酥炒，煎服，治腰脚風痛，取下冷膿惡物即止。威靈仙、治風濕痰飲，爲痛風要藥，上下皆宜。○腰膝積年冷病諸痛，爲末，酒下，或丸服，以微利爲效。黄芩、三焦濕熱風熱，歷節腫痛。秦艽、除陽明風濕，濕熱，養血榮筋。龍膽草、木通、煎服。防己、木鼈子、並主濕熱腫痛，在下加之。薑黄、治風痺臂痛，能入手臂，破血中之滯氣。紅藍花、活血滯，止痛，痺人宜之。【菜果】白芥子、暴風毒腫，痰飲流入四肢，經絡作痛。桃仁、血滯風痺攣痛。橘皮、下滯氣，化濕痰。○風痰麻木，或手木，或十指麻木，皆是濕痰死血，以一斤去白，逆流水五

鹽煮嚼去滓至一鹽填服了乃吐痰之聖藥也　檳榔一切風氣木能下行石　枳殼風痺淋痺散痰流黑　黄

蘗除下焦濕熱痛腫下身甚者加之　伏苓滲濕熱　竹瀝化熱痰　蘇方木活血止痛　滑石

滲濕熱　羚羊角入肝平風舒筋止熱毒風歷節掣痛效　羊脛骨除濕熱止腰脚筋骨痛浸酒服

補虛草部　當歸　芎藭　芍藥　地黄　丹參並養新血破宿血止痛　牛膝

補肝腎逐惡血治風寒濕痺膝痛不可屈伸能行諸藥下行痛在下者加之　石斛脚膝冷痛痺弱酒浸酥蒸服滿一鎰水

不骨　天麻同半夏細辛袋盛蒸熱互熨汗出則愈　諸風濕痺不仁補肝虛利腰膝　腰脚痛　萆薢　狗

痛　脊寒濕膝痛腰背強補肝腎　土伏苓去風濕利關節治瘡毒筋骨痛　瑣陽潤燥養筋　罌粟殼收斂

面氣能入腎　治骨痛老宜　松脂歷節風酸痛煉淨和酥煎服　乳香補腎活血定諸經之痛　沒藥逐經絡滯血定

血定痛　不止同虎脛骨末酒服　歷節諸風痛

外治　白花菜傅風濕痛　芥子走注風毒痛同醋塗　蓖麻油入膏拔風邪出外　鵜鶘油入

引藥氣入內　羊脂入膏引藥氣入內摩風痛　野駝脂摩風痛　牛皮膠同薑汁化貼骨節痛　驢

骨　浴歷節風　蠶沙蒸熨

盌，煮爛去滓，至一盌，頓服取吐〔一〕，乃吐痰之聖藥也。檳榔、一切風氣，能下行。【木石】枳殼、風痒麻〔二〕痹，散痰流滯〔三〕。黃蘗、除下焦濕熱痛腫，下身甚者加之。伏苓、滲濕熱。竹瀝、化熱痰。蘇方木、活血止痛。滑石、滲濕熱。【獸禽】羚羊角、入肝平風舒筋，止熱毒風，歷節掣痛，效。羊脛骨。除濕熱，止腰脚筋骨痛，浸酒服。

【補虚】【草部】當歸、芎藭、芍藥、地黃、丹參、並養新血，破宿血，止痛。牛膝、補肝腎，逐惡血，治風寒濕痺，膝痛不可屈申，能引〔四〕諸藥下行，痛在下者加之。石斛、脚膝冷痛痺弱，酒浸，酥蒸，服滿一鎰，永不骨痛。天麻、諸風濕痺不仁，補肝虚，利腰膝。○腰脚痛，同半夏、細辛，袋盛，蒸熱互熨，汗出則愈。萆薢、狗脊、寒濕膝痛，腰背强，補肝腎。土伏苓、治瘡毒，筋骨痛，去風濕，利關節。鎖〔五〕陽、潤燥養筋。【穀木】罌粟殼、收斂固氣，能入腎，治骨痛尤宜。松脂、歷節風酸痛，鍊淨，和酥，煎服。乳香、補腎活血，定諸經之痛。没藥。逐經絡滯血，定痛。○歷節諸風痛不止，同虎脛骨，末，酒服。

【外治】白花菜、傅風濕痛。芥子、走注風毒痛，同醋塗。萞麻油、入膏，拔風邪出外。鵜鶘油、入膏，引藥氣入内。羊脂、入膏，引藥氣入内，拔邪出外。野駝脂、摩風痛。牛皮膠、同薑汁化，貼骨節痛。驢骨、浴歷節風。蠶沙。蒸熨。

〔一〕吐：原作「工」。今據卷三十橘黄橘皮「附方」改。
〔二〕痒麻：原作「痺淋」。卷三十六枳枳殼「主治」同。今據證類卷十三枳殼改。
〔三〕散痰流滯：卷三十六枳枳殼「主治」作「散留結胸膈痰滯」。
〔四〕引：原作「行」。今據卷十六牛膝「發明」改。
〔五〕鎖：原作「瑣」。今據卷十二鎖陽改。

頭痛有外感○氣虛○血虛○風熱○濕熱○寒濕○痰厥○腎厥真痛○偏痛○右屬風虛○左屬痰熱

引經太陽麻黃藁本羌活蔓荊陽明白芷葛根升麻石膏少陽柴胡芎藭太陰蒼术半夏少陰細辛厥陰吳茱萸芎藭

濕熱痰濕草部黃芩一味酒浸曬研茶服治風濕濕熱相火偏正諸般頭痛荊芥散風熱清頭目○作枕去頭項風○同石膏末服去風熱頭痛薄荷除風熱清頭目蜜丸服菊花頭目風熱腫痛同石膏芎藭末服蔓荊實頭痛腦鳴目淚○太陽頭痛為末浸酒服水蘇風熱痛同皂莢芫花丸服半夏痰厥頭痛非此不除同蒼木用栝樓熱病頭痛先瓤溫服香附子氣鬱頭痛同川芎末常服○偏頭風同烏頭甘草丸服大黃熱厥頭痛酒炒三次為末茶服釣藤平肝風心熱茺蔚子血逆大熱頭痛木通青黛大青白鮮皮茵陳白蒿澤蘭沙參丹參知母吳藍景天並主天行頭痛前胡旋覆花菜果竹筍並主痰熱頭痛東風菜鹿藿苦茗並治風熱頭痛○清上止痛同葱白煎服○巴豆烟熏過服止氣虛頭痛楊梅頭痛爲末茶服橘皮木石枳殼並主痰氣頭痛櫸皮時行頭痛熱結在腸枸杞寒熱頭痛竹茹飲酒

頭痛有外感。○氣虚。○血虚。○風熱。○濕熱。○寒濕。○痰厥。○腎厥真痛。○偏痛。○右〔一〕屬風虚。○左屬痰熱。

【引經】太陽，麻黄、藁本、羌活、蔓荆。陽明，白芷、葛根、升麻、石膏。少陽，柴胡、芎藭。太陰，蒼术、半夏。少陰，細辛〔二〕。厥陰。吴茱萸、芎藭。

【濕熱痰濕】【草部】黄芩、一味酒浸，曬〔三〕研，茶服，治風濕、濕熱、相火、偏、正諸般頭痛。荆芥、散風熱，清頭目。○作枕，去頭項風。○同石膏，末服，去風熱頭痛。薄荷、除風熱，清頭目，蜜丸服。菊花、頭目風熱腫痛，同石膏、芎藭，末服。蔓荆實、頭痛，腦鳴，目淚。○太陽頭痛，爲末，浸酒服。水蘇、風熱痛，同皂莢、芫花，丸服。半夏、痰厥頭痛，非此不除，同蒼术用。栝樓、熱病頭痛，洗瓤〔四〕温服。香附子、氣鬱頭痛，同川芎，末，常服。○偏頭風，同烏頭、甘草，丸服。大黄、熱厥頭痛，酒炒三次，爲末，茶服。鈎藤、平肝風心熱。茺蔚子、血逆，大熱頭痛。木通、青黛、大青、白鮮〔五〕皮、茵陳、白蒿、澤蘭、沙參、丹參、知母、吴藍、景天、並主天行頭痛。前胡、旋覆花、【菜果】竹筍〔六〕、並主痰熱頭痛。東風菜、鹿藿、苦茗、並治〔七〕風熱頭痛。○清上止痛，同葱白，煎服。○以〔八〕巴豆烟熏過服，止氣虚頭痛。楊梅、頭痛，爲末，茶服。橘皮、【木石】枳殻、並主痰氣頭痛。欅皮、時行頭痛，熱結在腸。枸杞、寒熱頭痛。竹茹、飲酒

〔一〕右：原作「在」。今從江西本改。
〔二〕細辛：原作「辛細」。今據卷十三細辛乙正。
〔三〕曬：原作「職」。今據卷十三黄芩「附方」改。
〔四〕洗瓤：證類卷十八栝樓所引爲「取瓤湯沃」。
〔五〕鮮：原作「蘚」。今據卷十三白鮮「釋名」改。下同徑改。
〔六〕筍：原作「笋」。今據卷二十七竹筍「釋名」改。下同徑改。
〔七〕治：原作「冶」。今從江西本改。
〔八〕以：原闕一字。今據卷三十二茗補。

人頭痛暈眼竹葉竹瀝白㵖並痰熱頭痛黃蘗巵子伏苓白
堊土並濕熱頭痛○合王瓜爲末服止疚石膏陽明頭痛如裂壯熱如火○風熱同竹葉煎○風寒同葱茶煎○風
寒同川芎甘草煎鐵粉頭痛鼻塞同龍腦水服元明盐人厭犀角傷寒頭痛寒熱諸毒氣痛童尿
寒熱頭痛至極者一盞入葱豉煎服陶隱居盛稱之
風寒濕厥草鼓茱果芎藭風入腦戶頭痛行氣開鬱必用之藥○風熱及氣虛爲末茶服○偏頭風浸酒服○
卒厥同烏藥末服防風頭面風去來○偏正頭風同白芷蜜丸服天南星風痰頭痛同荊芥丸服○痰氣同茴
香丸服○婦人頭風爲末酒服烏頭附子浸酒服煮豆食治頭風○同白芷末服治風毒痛○同川芎或同高
良薑服治風寒痛○同葱汁丸或同鍾乳本蠍丸治氣虛痛○同全蠍韭根丸同腎厥痛○同釜墨止痰厥痛天雄頭面
風去來痛草烏頭偏正頭風同蒼术葱汁丸服白附子偏正頭風同牙皂末服○痰厥痛同半夏南星丸服○
地膚子雷頭風腫同生薑擂酒服取汁杜衡風寒頭痛初起末服發汗蒴藋煎酒取汁蓖麻子同川
芎燒服取汁萆薢同虎骨旋覆花末服取汁南藤釀酒服並治頭風通草燒研酒服治洗頭風菖蒲
頭風淚下杜若風入腦戶痛腫涕淚胡盧巴氣攻痛同三稜乾薑末酒服牛膝腦中痛當歸煑酒

人頭痛，煎服。竹葉、竹瀝、荆〔一〕瀝、並痰熱頭痛。黄蘗、巵子、伏苓、白堊土、並濕熱頭痛。○合王瓜，爲末服，止疼。石膏、陽明頭痛如裂，壯熱如火。○風熱，同竹葉，煎。○風寒，同葱、茶，煎。○風痰，同川芎、甘草，煎。鐵粉、頭痛鼻塞，同龍腦，水服。光明鹽、【獸人】犀角、傷寒頭痛寒熱，諸毒氣痛。童尿。寒熱頭痛至極者，一盞，入葱、豉，煎服，陶隱居盛稱之。

【風寒濕厥】【草穀菜果】芎〔二〕藭、風入腦户頭痛，行氣開鬱必用之藥。○風熱及氣虚，爲末，茶服。○偏頭風，浸酒服。○卒厥，同烏藥，末服。防風、頭面風去來。○偏正頭風，同白芷，蜜丸服。天南星、風痰頭痛，同荆芥，丸服。○痰氣，同茴香，丸服。○婦人頭風，爲末，酒服。烏頭、附子、浸酒服，煮豆食，治頭風。○同白芷，末服，治風毒痛。○同川芎，或同高凉薑服，治風寒痛。○同葱汁，丸，或同鍾乳、全蠍，丸，治氣虚痛。○同全蠍、韭根，丸，腎厥痛。○同釜墨，止痰厥痛。天雄、頭面風去來痛。草烏頭、偏正頭風，同蒼术、葱汁，丸服。白附子、偏正頭風，同牙皂，末服。○痰厥痛，同半夏、南星，丸服。地膚子、雷頭風腫，同生薑，擂酒服，取汗。杜衡、風寒頭痛初起，末服，發汗。蒴藋、煎酒取汗。蓖麻子、同川芎，燒服，取汗。萆薢、同虎骨、旋覆花，末服，取汗〔三〕。南藤、釀酒服。並治頭風。通草、燒研，酒服，治洗頭風。菖蒲、頭風淚下。杜若、風入腦户，痛腫涕淚。胡盧巴、氣攻痛，同三稜、乾薑，末，酒服。牛膝、腦中痛。當歸、煮酒。

〔一〕荆：原作「白」。今據卷三十六牡荆荆瀝改。
〔二〕芎：原作「草」。今據卷十四芎藭改。
〔三〕汗：原作「汁」。今據卷十八萆薢「附方」改。

地黃　芍藥並血虛痛　蒺藜　天麻　人參　黃芪並氣虛痛　蒼耳　大
豆黃卷並頭風痺　胡麻頭面遊風　百合頭風目眩　胡荽　葱白　生薑並風寒頭痛
杏仁時行頭痛解肌○風虛痛欲破研汁入粥食得汗即解　茱萸厥陰頭痛嘔涎同薑棗人參煎服　蜀椒
枳椇木石蟲獸　柏實並主頭風　桂枝傷風頭痛自汗　烏藥氣厥頭痛及產後頭痛同川芎末茶服
皂莢時氣頭痛燒研同薑蜜水服取汗　山茱萸腦骨痛　辛夷　伏牛花　空青
曾青並風眩頭痛　石流黃腎厥頭痛頭風同消石丸服○同胡粉丸服○同食鹽丸服○同烏藥丸服　蜂
子　全蠍　白殭蠶葱湯服或入高良薑或以蒜制為末服治痰厥腎厥痛　白花蛇腦風頭痛
及偏頭風同南星荊芥諸末服　魚鰾入服頭風同芎芷末衝酒熱飲醉星則愈　羊肉頭腦大風汗出虛勞　羊
屎雷頭風焙研酒服
吐痰見風及痰飲
外治穀精草為末㗜鼻調糊貼腦燒烟熏鼻　玄胡索同牙皂青黛為丸　瓜蒂　藜蘆
細辛　蒼耳子　大黃　遠志　蓽茇　高良薑　牽牛同[illegible]仁[illegible]

地黃、芍藥、並血虛痛。葳蕤、天麻、人參、黃芪、並氣虛痛。蒼耳、大豆黃卷、並頭風痺。胡麻、頭面遊風。百合、頭風目眩。胡荽、葱白、生薑、並風寒頭痛。杏仁、時行頭痛，解肌。○風虛痛欲破，研汁，入粥食，得大汗即解。茱萸、厥陰頭痛，嘔涎，同薑、棗、人參，煎服。蜀椒、枳椇、【木石蟲獸】柏實、並主頭風。桂枝、傷風頭痛，自汗。烏藥、氣厥頭痛及産後頭痛，同川芎，末，茶服。皂莢、時氣頭痛，燒研，同薑、蜜，水服，取汗。山茱萸、腦骨痛。辛夷、伏牛花、空青、曾青、並風眩頭痛。石流黃、腎厥頭痛，頭風。同消石，丸服。○同胡粉，丸服。○同食鹽，丸服。○同烏藥，丸服。蜂子、全蠍、白殭蠶、葱湯服。或入高凉薑。或以蒜制爲末服。治痰厥、腎厥痛。白花蛇、腦風頭痛及偏頭風，同南星、荆芥諸藥〔一〕，末服。魚鰾、八〔二〕般頭風，同芎、芷末，葱〔三〕酒熱飲醉，醒〔四〕則愈。羊肉、頭腦大風，汗出虛勞。羊屎。雷頭風，焙研，酒服。

【吐痰】見風及痰飲。

【外治】穀精草、爲末嗃鼻，調糊貼腦，燒烟熏鼻。玄胡索、同牙皂、青黛，爲丸。瓜蒂、藜蘆、細辛、蒼耳子、大黃、遠志、蓽茇、高凉薑、牽牛、同砂仁、楊

〔一〕藥：原闕一字。今據卷四十三白花蛇「附方」補。
〔二〕八：原作「入」。今據卷四十四鱁鮧鰾膠「附方」改。
〔三〕葱：原作「衝」。今據改同上。
〔四〕醒：原作「星」。今從江西本改。

搐末 蕓薹子 皂莢 白棘鍼同丁香麝香 雄黃同細辛 玄精石 消石

人中白同地龍末羊膽爲丸 旱蓮汁 蘿蔔汁 大蒜汁 苦瓠汁並搐鼻 艾葉揉丸嗅之取出黃水 蓖麻仁同棗肉紙卷插入鼻內 半夏烟 木槿子烟 龍腦烟並熏鼻 燈火焠之 蕎麪或作大餅更互合頭出汗○或作小餅貼四眼角灸之 黃蠟和鹽作兜鍪合之即止 麝香同皂莢末安頂上炒鹽熨之 茱萸葉蒸熱枕之治大寒犯腦痛亦蒸頭 桐木皮 冬青葉 石南葉 牡荆根 梔子皮 莽草 葶藶 南星 豉汁 驢頭汁並頭風 全蠍同地龍土狗五倍子末 柚葉同葱白 山豆根 南星同烏 川烏頭 草烏頭同卮子葱汁 乳香同蓖麻仁 決明子並貼太陽穴 露水八月朔日收磨墨點太陽止頭疼 杜木治雨頭發痛酒調塗頂額 井底泥同大黃傅 朴消熱痛塗頂上 醇同芒硝醋摩之 牛蒡根同酒煎膏摩之 綠豆作枕去頭風○決明菊花皆良 麥麪頭皮虛腫薄如裹水水醋傅之良 卮子蜜和傅舌上追涎吐風甚妙

眩運眩是目黑運是頭旋皆是氣虛挾痰挾火挾風或挾血虛或兼外感四氣

梅，末。蕓薹子、皂莢、白棘鍼，同丁香、麝香。雄黄，同細辛。玄精石、消石、人中白，同地龍，末，羊膽爲丸。旱蓮汁、蘿蔔汁、大蒜汁、苦瓠汁，並嗃鼻。艾葉，揉丸嗅之，取出黄水。蓖麻仁，同棗肉紙卷，插入鼻内。半夏烟、木槿子烟、龍腦烟，並熏鼻。燈火，焠之。蕎麥〔一〕麪，作大餅，更互合頭，出汗。○或作小餅，貼四眼角，灸之。黄蠟，和鹽，作兜鍪，合之即止。麝香，同皂莢，末，安頂上，炒鹽熨之。茱萸葉，蒸熱枕之，治大寒犯腦痛。亦浴頭。桐木皮、冬青葉、石南葉、牡荆根、槵子皮、莽草、葶藶、豉汁、驢頭汁，並治頭風〔二〕。全蠍，同地龍、土狗、五倍子，末。柚葉，同葱白。山豆根、南星，同川烏。烏頭、草烏頭，同巵子、葱汁。乳香，同蓖麻仁。决明子，並貼太陽穴。露水，八月朔旦取，磨墨，點太陽，止頭疼。桂木，陰雨即發痛，酒調，塗頂額。井底泥，同硝、黄，傅。朴消，熱痛，塗頂上。訶子，同芒硝、醋，摩之。牛蒡根，同酒煎膏，摩之。緑豆，作枕，去頭風。○决明、菊花皆良。麥麪，頭皮虚腫，薄如裹水，口〔三〕嚼，傅之良。巵子，蜜和傅舌上，追涎去風，甚妙。

眩運 眩是目黑，運是頭旋。皆是氣虚挾痰、挾火、挾風，或挾血虚，或兼外感四氣。

〔一〕麥：原闕一字。今據卷二十二蕎麥「附方」補。
〔二〕治頭風：原作「頭匕風」，即「頭頭風」。今從江西本改。
〔三〕口：原作「水」。今據卷二十二小麥「附方」改。

【風虛】【草部】目黑頭旋風虛內作非此不能除為治風神藥名為定風草○首風旋運消痰定風同川芎蜜丸服　朮頭忽眩運瘦削食土同麴丸服　荊芥頭旋目眩○產後血運欲死童尿調服　白芷頭風血風眩運蜜丸服　蒼耳子諸風頭運蜜丸服○女人血風頭旋悶絕不省為末酒服能通頂門　菊苗男女頭風眩運髮落有痰發則昏倒四月收陰乾為末每酒服二錢秋月收花浸酒或釀酒服　藋蒴根頭風旋運同獨活石膏煎酒服○產後血運煎服　貝母洗惡風寒目眩項直　杜若風入腦戶眩倒目䀮々　鉤藤平肝風心火頭旋目眩　排風子目赤頭旋同甘草菊花末　當歸失血眩運芎藭煎服　芎藭首風旋運　紅藥子產後血運　附子　烏頭

薄荷　細辛　木香　紫蘇　水蘇　白蒿　飛廉　卷柏

蘼蕪　羌活　藁本　地黃　人參　黃芪　升麻　柴胡

山藥並治風虛眩運　生薑【木部】[illegible]　松花旋腦腫酒飲　槐實風眩欲倒吐涎如醉瞑々如舟車上

辛夷眩冒身兀兀如在車船上　蔓荊實腦鳴昏悶　伏牛花　丁香　伏神　伏苓

山茱萸　地骨皮　全蠍　白花蛇　烏蛇血頭風眩運　鹿茸眩運或見一為二半兩煎酒入麝服　驢頭中風頭眩身顫心肺浮熱同豉煮食　兎頭骨及肝　羚羊角　羊

【風虛】【草菜】天麻〔一〕、目黑頭旋，風虛内作，非此不能除，爲治風神藥，名定風草。○首風旋運，消痰定風，同川芎，蜜丸服。术、頭忽眩〔二〕運，瘦削食土，同麴〔三〕丸服。荊芥、頭旋目眩。○産後血運欲死，童尿調服。白芷、頭風血風眩運，蜜丸服。蒼耳子、諸風頭運，蜜丸服。○女人血風頭旋，悶絶不省，爲末，酒服，能通頂門。菊苗、男女頭風眩運，髮落〔四〕有痰，發則昏倒。四月收，陰〔五〕乾爲末，每酒服二錢。秋月收花，浸酒，或釀酒服。蒴藋〔六〕根、頭風旋運，同獨活、石膏，煎酒服。○産後血運，煎服。貝母、洗洗〔七〕惡風寒，目眩項直。杜若、風入腦户，眩倒，目䀮䀮。鈎藤、平肝風心火，頭旋目眩。排風子、目赤頭旋，同甘草、菊花，末。當歸、失血眩運，芎藭煎服。芎藭、首風旋運。紅藥子、産後血運。附子、烏頭、薄荷、細辛、木香、紫蘇、水蘇、白蒿、飛廉、卷柏、蘼蕪、羌活、藁本、地黄、人參、黄芪、升麻、柴胡、山藥、並治〔八〕風虛眩運。生薑、

【木蟲鱗獸】松花、頭〔九〕旋腦腫，浸〔一〇〕酒飲。槐實、風眩欲倒，吐涎如醉，瀁瀁如舟車上。辛夷、眩冒，身兀兀如在車船上。蔓荊實、腦鳴昏悶。伏牛花、丁香、伏神、伏苓、山茱萸、地骨皮、全蠍、白花蛇、烏蛇、並頭風眩運。鹿茸、眩運，或見一爲二，半兩煎酒，入麝服。驢頭、中風頭眩，身顫，心肺〔一一〕浮熱，同豉煮食。兔頭骨及肝、羚羊角、羊

〔一〕天麻：原脱。今據卷十二赤箭天麻「發明」補。
〔二〕眩：原作「暗」。今據卷十二术「附方」改。
〔三〕麴：原作「麪」。今據改同上。
〔四〕落：原作「洛」。今據卷十五菊「附方」改。
〔五〕陰：原作「阳」。今據改同上。
〔六〕蒴藋：原作「藋蒴」。今據卷十六蒴藋乙正。
〔七〕洗：原脱。今據卷十三貝母「主治」補。
〔八〕治：原作「活」。今从錢本改。
〔九〕頭：原闕一字。今據卷三十四松花「附方」補。
〔一〇〕浸：原闕一字。今據補同上。
〔一一〕肺：有缺筆，類「肝」。今據卷五十驢頭「附方」補正。

頭蹄及頭骨　羊肉　牛胃　猪腦　猪血　熊腦並主風眩瘦弱

痰熱　草部　天南星風痰眩運吐逆同半夏天麻白麪煮丸　半夏痰厥昏運同甘草防風煎服○風痰眩運研末水沉粉入朱砂丸服○金花丸同南星寒水石天麻雄黃白麪煮丸服　白附子風痰同石膏朱砂龍腦丸服

大黃濕熱眩運酒末茶服　旋覆花　天花粉　前胡　桔梗　黃芩

黃連　澤瀉　白芥子熱痰煩運同黑芥子大戟甘遂芒硝朱砂丸服　橘皮　荊瀝

竹瀝頭風旋運目眩心頭漾漾欲吐　枳殼　黃藥　巵子　金石　石膽女人頭運天地轉動名曰心眩非血風也以胡餅劑和切小塊焙乾每服一塊竹茹湯下　雲母中風寒熱如在舟船上○同恒山服吐痰

飲　石膏風熱　鈆汞結砂　流黃　消石並除上盛下虛痰涎眩運　朱砂　雄黃　蟲鱗　白僵蠶並風痰　鶻嘲頭風目眩炙食一枚　鷹頭頭目虛運同川芎末服　鴟頭頭風旋運○同蔄茹白朮丸服

外治　芭蕉油吐痰　瓜蒂吐痰○痰門吐法可用　茶子頭中鳴響為末搐鼻

眼目有赤目傳變○內障昏盲○外障瞖膜○諸傷眯目

頭蹄及頭骨、羊肉、牛胃、猪腦、猪血、熊腦。並主風眩瘦弱。

【痰熱】【草菜[一]】天南星、風痰眩運吐逆，同半夏、天麻、白麪煮丸。半夏、痰厥昏運，同甘草、防風，煎服。○風痰眩運，研末，水沉粉，入朱砂，丸服。○金花丸：同南星、寒水石、天麻、雄黄，白麪煮丸服。白附子、風痰，同石膏、朱砂、龍腦，丸服。大黄、濕熱眩運，炒末，茶服。旋覆花、天花粉、前胡、桔梗、黄芩、黄連、澤瀉、白芥子、熱痰煩運，同黑芥子、大戟、甘遂、芒硝、朱砂，丸服。【果木】橘皮、荆瀝、竹瀝、頭風旋運目眩，心頭瀁瀁欲吐。枳殼、黄蘗、巵子、【金石】石膽、女人頭運，天地轉動，名曰心眩，非血風也。以胡餅劑和，切小塊焙乾，每服一塊，竹茹湯下。雲母、中風寒熱，如在舟船上。○同[二]恒山服，吐痰飲。石膏、風熱。鈆汞、結砂。流黄、消石、並除上盛下虚，痰涎眩運。朱砂、雄黄、【蟲禽】白僵蠶、並風痰。鶻嘲、頭風目眩，炙食一枚。鷹頭、頭目虚運，同川芎，末服。鴟頭。頭風旋運。○同蔄茹、白术，丸服。

【外治】甘蕉油、吐痰。瓜蒂、吐痰。○痰門吐法可用。茶子。頭中鳴響，爲末，嗃鼻。

眼目 有赤目傳變。○内障昏盲。○外障翳膜。○物傷眯目。

[一] 菜：原作「采」。今從江西本改。

[二] 同：原作「司」。今從錢本改。下同此誤徑改。

赤腫（草部） 黃連 消末赤腫，瀉肝膽心火，不可久服。○赤目痛痒，出淚羞明，浸雞子白點。○蒸人乳點。○同冬青煎點。○同乾薑、杏仁煎點。○水調貼足心。○爛弦風赤，同人乳、槐花、輕粉蒸熟點。風熱盲翳，同羊肝丸服。 胡黃連 浸人乳點赤目。○小兒塗足心。 黃芩 消腫赤瘀血。 芍藥 目赤澁痛，補肝明目。 桔梗 赤目腫痛。○肝風盛，黑睛痛，同牽牛丸服。 白牽牛 風熱赤目，同葱白煑丸服。 龍膽 赤腫瘀肉高起，痛不可忍，除肝膽邪熱，去目中黃，佐柴胡為眼疾必用之藥。○暑月目濇，同黃連汁點。○漏膿，同當歸水服。 葳蕤 目痛眥爛淚出。○赤目濇痛，同芍藥、當歸、黃連煎洗。○ 白芷 赤目弩肉，頭風侵目痒淚。○一切目疾，同雄黃丸服。 薄荷 去風熱。○爛弦，以薑汁浸研，泡湯洗。 荊芥 頭目一切風熱疾，為末酒服。 藍葉 赤目熱痛，同車前、淡竹葉煎洗。 山茵蔯 赤腫，同車前子末服。 王瓜子 赤目痛濇，同槐花、芍藥丸服。 香附子 肝虛睛痛羞明，同夏枯草末沙糖水服。○頭風睛痛，同川芎末茶服。 防已 目睛暴痛，酒洗三次，水服。 夏枯草 補養厥陰血脈，故治目痛如神。 菖蒲 諸般赤目，擣汁熬膏點之。○同鹽傅挑鍼。 地黃 血熱睡起目赤，煑粥食。○暴赤痛，小兒蓐內目赤，並貼之。 地膚子 風熱赤目，同地黃作餅，晒研服。 苦參 細辛 並赤目，益肝膽，止風眼下淚。▲ 黃芪 連翹 又洗爛弦。 大黃 並主熱毒赤目。 赤芍藥 白及 防風 羌活 白鮮皮 柴胡 澤蘭 麻黃 並去風熱赤目。

【赤腫】【草部】**黄連**、消目[一]赤腫，瀉肝膽心火，不可久服。○赤目痛痒，出淚羞明，浸雞子白，點。○蒸人乳，點。○同冬青煎，點。○同乾薑、杏仁煎，點。○水調，貼足心。○爛弦風赤，同人乳、槐花、輕粉，蒸熨。風熱盲瞖，同羊肝丸服。**胡黄連**、浸人乳，點赤目。○小兒塗足心。**黄芩**、消腫赤瘀血。**芍藥**、目赤濇痛，補肝明目。**桔梗**、赤目腫痛。○肝風盛，黑睛痛，同牽牛，丸服。**白牽牛**、風熱赤目，同葱白煮丸。**龍膽**、赤腫瘀肉高起，痛不可忍，除肝膽邪熱，去目中黄，佐柴胡，爲眼疾必用之藥。○暑月目濇，同黄連汁，點。○漏膿，同當歸，末服。**葳蕤**、目痛眦爛淚出。○赤目濇痛，同芍藥、當歸、黄連，煎洗。**白芷**、赤目弩肉，頭風侵目痒淚。○一切目疾，同雄黄，丸服。**薄荷**、去風熱。○爛弦，以薑汁浸，研，泡湯洗。**荆芥**、頭目一切風熱疾，爲末，酒服。**藍葉**、赤目熱痛，同車前、淡竹葉，煎洗。**山因蔯**、赤腫，同車前子，末服。**王瓜子**、赤目痛濇，同槐花、芍藥，丸服。**香附子**、肝虚睛痛羞明，同夏枯草，末，沙糖水服。頭風睛痛，同川芎，末，茶服。**防己**、目睛暴痛，酒洗三次，末服。**夏枯草**、補養厥陰血脉，故治目痛如神。**菖蒲**、諸般赤目，擣汁，熬膏點之。○同鹽傅挑鍼。**地黄**、血熱，睡起目赤，煮粥食。○暴赤痛，小兒蓐内目赤，並貼之。**地膚子**、風熱赤目，同地黄作餅，晒，研服。**苦參**、**細辛**、並明目，益肝膽，止風眼下淚。**黄芪**、**連翹**、又洗爛弦。**大黄**、並主熱毒赤目。**赤芍藥**、**白及**、**防風**、**羌活**、**白鮮皮**、**柴胡**、**澤蘭**、**麻黄**、並主風熱赤目

〔一〕目：原作「末」。今據卷十三黄連改。

嚥痛 野狐漿草汁 積雪草汁 瞿麥汁 車前草汁○並点赤目○葉赤爛
之 千里及汁 点爛弦風淚 五味子 同蔓荊子煎 覆盆草汁 滴風爛眼去蟲 五倍子
同蔓荊子煎洗爛弦 艾葉 同黃連煎水洗赤目 附子 暴赤腫痛納粟許入目 高良薑 吹鼻退赤 狗尾
草 戛赤目去惡血 石斛 同川芎嗜鼻起倒睫 木鼈子 塞鼻起倒睫 穀菜 粟泔澱 同地黃貼煎赤目
豆腐 熱貼 黑豆 袋盛泡熱互熨數十次 燒酒 洗火眼 生薑 目暴赤腫取汁点之 乾薑 目睛久赤
及冷淚作痒泡湯洗之粉点之尤妙○末貼足心 東風菜 肝熱目赤作羹食 薺菜 枸杞葉 果部
西瓜 日乾末服 石蓮子 眼赤痛同粳米作粥食 梨汁 点弩肉○赤目入膩粉黃連末 甘蔗汁 合黃
連煎点暴赤爛 杏仁 同古錢埋之化水点目中赤脉同臟粉点小兒血眼○油燒烟点胎赤眼 酸榴皮 点目
泪 鹽麩子 木部 海桐皮 山礬葉 同薑浸熱水 黃櫨 並洗風赤眼 桐油 烙風眼
秦皮 洗赤目腫○暴腫同黃連苦竹葉煎服 黃蘗 目熱赤痛瀉陰火○時行赤目浸水蒸洗○嬰兒赤目浸人乳
點 巵子 目赤熱痛明目 枸杞根皮 洗天行赤目 楮枝灰 泡湯洗赤目 櫸皮 洗飛血赤目
蕤核 目痛眥爛瞼赤合黃連作煎点 槐花 退目赤○胎赤以枝磨銅器汁塗之 冬青葉 同黃連熬膏点眥赤

腫痛。野狐漿草汁、積雪草汁、瞿麥汁、車前草汁、並點赤目。○葉亦貼之。千里及汁、點爛弦風眼〔一〕。覆盆草汁、滴風爛眼，去蟲。五味子、同蔓荊子，煎，洗爛弦。艾葉、同黃連，煎水，洗赤目。附子、暴赤腫痛，納粟許入目。高涼薑、吹鼻退赤。狗尾草、戛赤目，去惡血。石斛、同川芎嗃鼻，起倒睫。木鼈子、塞鼻，起倒睫。【穀菜】粟泔澱、同地黃，貼熨赤目。豆腐、熱貼。黑豆、袋盛泡熱，互熨數十次。燒酒、洗火眼。生薑、目暴赤腫，取汁點之。乾薑、目睛久赤及冷泪作痒，泡湯洗之。取粉點之，尤妙。○末，貼足心。東風菜、肝熱目赤，作羹食。薺菜、枸杞菜、【果部】西瓜、日乾，末服。石蓮子、眼赤痛，同粳米作粥食。梨汁、點弩肉。赤目，入膩粉、黃連末。甘蔗汁、合黃連，煎，點暴赤腫。杏仁、同古錢埋之，化水，點目中赤脉。同膩粉，點小兒血眼。○油燒烟，點胎赤眼。酸榴皮、點目泪。鹽麸〔二〕子、【木部】海桐皮、山礬葉、同薑，浸熱水。黃櫨、並洗風赤眼。桐油、烙風眼。秦皮、洗赤目腫。○暴腫，同黃連、苦竹葉，煎服。黃蘗、目熱赤痛，瀉陰火。○時行赤目，浸水蒸，洗。○嬰兒赤目，浸人乳點。巵子、目赤熱痛，明目。枸杞根皮、洗天行赤目。楮枝灰、泡湯，洗赤目。櫸皮、洗飛血赤目。欒華、目痛眦爛腫赤，合黃連，作煎點。槐花、退目赤。○胎赤，以枝磨銅器汁，塗之。冬青葉、同黃連熬膏，點諸赤

〔一〕風眼：此下原有「五味子同蔓荊子煎」八字，与下文重複，今删。
〔二〕麸：原作「麪」。今據卷三十二鹽麸子改。

眼汁亦可。同朴硝點之。○木芙蓉葉 水和貼太陽，止赤目痛。丁香 百病在目，同黃連煎乳點之。

核仁 和胡粉、龍腦，點赤眼。郁李仁 和龍腦，點赤目。淡竹瀝 點目赤。荊瀝 點目赤。訶黎

勒 磨蜜點風眼。桑葉 赤目濇痛，卷紙燒煙熏鼻中。白棘鈎 點倒睫。青布 目痛磨濇，及病後目[?]。

赤有瞖，多熱泪，卧時熨之。熱湯 沃赤目。白堊 赤爛眼倒睫，同銅青泡湯洗。[?]石碑 [?]

赤目。金盞環 同銅匙鹽點風赤，風熱眼。瑪瑙 赤爛，熨。水精 玻瓈 熨腫熱。琉璃

水浸熨目赤。鹽藥 點風赤爛。爐甘石 火煅童尿淬，研點風濕爛眼。○同朴硝泡洗風眼。芒硝 洗風

赤眼。白礬 同銅青泡洗風赤眼。○甘草水調，貼目胞，去赤腫。青礬 洗赤爛眼及倒睫，及暴赤眼。石膽 洗風赤眼。

止收。綠鹽 同蜜點，貼赤眼。光明鹽 牙消 消石 點赤目疼。鹵鹼 同青梅點，浸湯點風熱。

赤目。○紙包泥燒，用取點。目收。○同石灰、醋淋倒睫。[?] 艾煙熏過，點赤目生瘡。鍋蓋汁點赤目腫痛，磨蜜。銅

青 和水塗盌中，艾烟熏乾，貼爛眼泪出。無名異 點倒睫。石燕 磨水點倒睫。鉛丹 同烏賊骨末，蜜

頭點赤目。○貼太陽，止腫痛。土朱 赤目腫，同石灰貼。精石 目生赤脈，同甘草末服。目赤濇痛，同黃藥點。

之。井泉石 赤風淚。○眼瞼赤爛，同[?]精草[?]。石膏 [?]。五倍子 風[?]

眼，子汁亦可。〇同朴硝，點之。木芙蓉葉、水和，貼太陽上[一]，赤目痛。丁香、百病在目，同黄連，煎乳點之。蕤核仁、和胡粉、龍腦，點爛赤眼。郁李仁、和龍腦，點赤目。淡竹瀝、點赤目。荆瀝、點赤目。訶黎勒、磨蜜，點風眼。桑葉、赤目澀疼，爲末，紙卷燒烟熏鼻中。白棘鉤、點倒睫。青布、目痛磣澁及病後目赤有瞖，炙熱，卧時熨之。【水土】熱湯、沃赤目。白堊、赤爛眼，倒睫，同銅青，泡湯洗。古磚、浸厠中，取出生霜，點赤目。【金石】金環、銅匙、並烙風赤、風熱眼。瑪瑙、熨赤爛。水精、玻瓈、熨熱腫。琉璃、水浸，熨目赤。鹽藥、點風赤爛眼[二]。爐甘石、火煅，童尿淬，研，點風濕爛眼。〇同朴硝泡，洗風眼。芒硝、洗風赤眼。白礬、同銅青，洗風赤眼。〇甘草水調，貼目胞，去赤腫。青礬、洗赤爛眼，及倒睫，及暴赤眼。石膽、洗風赤眼，止疼。緑鹽、同蜜，點胎赤眼。光明鹽、牙消、消石、點赤目疼。鹵鹼、同青梅、古錢，浸湯，點風熱赤目。〇紙包風處，日取，點一切目疾。〇同石灰、醋，傅倒睫。古錢、磨薑汁，點赤目腫痛。磨蜜，艾烟熏過，點赤目生瘡。銅青、和水塗盌中，艾烟熏乾，貼爛眼泪出。無名異、點燈，熏倒睫毛。石燕、磨水，點倒睫。鉛丹、同烏賊骨，末，蜜調，點赤目。〇貼太陽，止腫痛。土朱、同石灰，貼赤目腫閉。玄精石、目生赤脉，同甘草，末服。〇目赤澀痛，同黄蘗點之。井泉石、風毒赤目，同穀精草、井中苔、豆豉，末服。〇眼瞼赤腫，同大黄、巵子服。石膏、【蟲部】五倍子、主風

〔一〕上：卷三十六木芙蓉「赤目腫痛」方作「穴」。
〔二〕眼：原闕一字。今據卷十一鹽藥「主治」補。

赤爛眼研傅之或燒過入黃丹○同白善土銅青泡洗○蔓荊子同煎洗○蟬中蜜同爐甘石點之泥中蛆洗晒研貼

赤目蠅倒睫嗅鼻人虱倒睫拔毛○取血點之鱗介穿山甲倒睫羊腎脂炙帶當宁○火眼虎咽熏之

宮糞塗赤爛眼田嬴入鹽化汁點肝熱目赤○入黃連真珠止目痛○入銅綠點爛眼海嬴同上赤蚌固

目痛入黃連取汁點海螵蛸同銅綠泡湯洗婦人血風眼鯉魚膽青魚膽禽獸烏雞膽

鴨膽鷄子白並點赤目雞卵白皮風眼腫痛同枸杞白皮嗅鼻雞冠血點目泪下上

驢乳浸黃連點風熱赤目驢尿同鹽點弩肉猪膽犬膽羊膽蜜蒸九次熊膽並點

赤目猬膽人部小兒臍帶血並點痘風眼人乳汁點赤目多泪○和雀糞點弩肉人尿洗赤

目耳塞點一切目疾頭垢點赤目

瞖盲草部人參益氣明目○酒毒目盲蘇木湯調末服○小兒驚後瞳人不正同阿膠煎服黃精補肝明目

同蔓荊子九蒸九晒為末日服蒼朮補肝明目同熟地黃丸服○同伏苓丸服○青盲雀目同豬肝或羊肝粟米湯煮食

○目昏澁同木賊末服○小兒目澁不開同豬膽煮丸服玄參補腎明目○赤脉貫瞳豬肝蘸末服當歸內虛目暗

同附子丸服青蒿子目澁為末日服久則目明葈耳子為末入粥食明目地黃補陰主目䀮䀮無所

赤爛眼，研，傅之。或燒過，入黃丹。○同白善土、銅青，泡洗。○蔓荆子同煎，洗。○其中蟲，同爐甘石，點之。泥中蛆、洗晒，研，貼赤目。蠅、倒睫，嗃鼻。人虱、倒睫拔毛。○取血點之。【介鱗】穿山甲、倒睫，羊腎脂炙，嗃鼻。○火眼，燒烟熏之。守宫糞、塗赤爛眼。田蠃、入鹽化汁，點肝熱目赤。○入黃連、真珠，止目痛。○入銅緑，點爛眼。海蠃、同。蚌、赤目、目暗，入黃連，取汁點。海螵蛸、同銅緑泡湯，洗婦人血風眼。鯉魚膽、青魚膽[一]、【禽獸】烏雞膽、鴨膽、鷄子白、並點赤目。雞卵白皮、風眼腫痛，同枸杞白皮，嗃鼻。雞冠血、點目泪不止。驢乳、浸黃連，點風熱赤目。驢尿、同鹽，點努肉。猪膽、犬膽、羊膽、蜜蒸九次。熊膽、並點赤目。猬膽、【人部】小兒臍帶血、並點痘風眼。人乳汁、點赤目多泪。○和雀糞，點努肉。人尿、洗赤目。耳塞、點一切目疾。頭垢。點赤目。

【昏盲】【草部】人參、益氣明目。○酒毒目盲，蘇木湯調末服。○小兒驚後，瞳人不正，同阿膠，煎服。黃精、補肝明目，同蔓荆子，九蒸九晒，爲末，日服。蒼术、補肝明目，同熟地黃，丸服。○同伏苓，丸服。○青盲雀目，同猪肝或羊肝，粟米湯煮食。○目昏濇，同木賊，末服。○小兒目濇不開，同猪膽，煮丸服。玄參、補腎明目。○赤脉貫瞳，猪肝蘸末服。當歸、内虛目暗，同附子，丸服。青蒿子、目濇，爲末，日服，久則目明。葈耳子、爲末，入粥食，明目。地黃、補陰，主目睆睆無所

[一] 膽：原脱。今據卷四十四青魚膽「主治」補。

見○補腎明目同枸杞丸服　麥門冬明目輕身同地黃車前丸服　決明子除肝膽風熱淫膚赤白膜青盲

○益腎明目每旦吞一匙百日後夜見物光○補肝明目同蔓青酒煮爲末日服○積年失明青盲雀目爲末米飲服或加地

膚子丸服　地膚子補虛明目同地黃末服○葉洗雀目去熱暗澀疼○汁点物傷睛陷　車前子明目去肝中風

熱毒衝眼赤痛障翳腦痛淚出○風熱目暗同黃連末服○目昏障翳補肝腎同地黃兔絲子丸服名駐景丸　蒺藜三十

年失明爲末日服　兔絲子補肝明目浸酒丸服　營實目熱暗同枸杞子地膚子丸服　千里及退熱明目

同甘草煮服　地衣草治雀目水服　葳蕤眼見黑花昏暗痛赤每日煎服　淫羊藿病後青盲同淡豉煎

服○小兒雀目同蠶蛾等分末入羊肝內煮食　茸草　天麻　芎藭　萆薢並補肝明目　白朮

目淚出　菊花風熱目疼欲脫泪出養目去盲作枕明目○葉洞　五味子補腎明目收瞳子散　覆盆子

補肝明目　茺蔚子益精明目瞳子散大者勿用　木鼈子疳後目盲同胡黃連丸服　龍腦薄荷署月

目昏取汁点之　箬葉灰淋汁洗一切目疾　柴胡目暗同決明子末人乳和傅目上久久目視五色　蕤花

之　地榆　蓍實　艾實　牛蒡子　蓼子　款冬花　瞿麥

通草　柴胡　細辛　鱧腸　酸漿子　萱草　搥胡根　蓋

見。○補腎明目，同椒紅，丸服。麥門冬、明目輕身，同地黄、車前，丸服。決明子、除肝膽風熱，爛膚赤白膜，青盲。○益腎明目，每旦吞一匙，百日後夜見物光。○補肝明目，同蔓菁，酒煮爲末，日服。○積年失明，青盲雀目，爲末，米飲服。或加地膚子，丸服。地膚子、補虚明目，同地黄，末服。○葉，洗雀目，去熱暗澀疼。○汁，點物傷睛陷。車前子、明目，去肝中風熱毒衝眼，赤痛障翳，腦痛泪出。○風熱目暗，同黄連，末服。○目昏障翳，補肝腎，同地黄、菟絲子，丸服。名駐景丸。蒺藜、三十年失明，爲末，日服。兔絲子、補肝明目，浸酒，丸服。營實、目熱暗，同枸杞子、地膚子，丸服。千里及、退熱明目，同甘草，煮服。地衣草、治雀目，末服。葳蕤、眼見黑花，昏暗痛赤，每日煎服。淫羊藿、病後青盲，同淡豉，煎服。○小兒雀目，同蠶蛾、甘草、射干，末[一]，入羊肝内煮食。天麻、芎藭、萆薢、並補肝明目。白术、目泪出。菊花、風熱，目疼欲脱，泪出，養目去翳，作枕明目。○葉同。五味子、補腎明目，收瞳子散。覆盆子、補肝明目。茺蔚子、益精明目。瞳子散大者勿用。木鼈子、疳後目盲，同胡黄連，丸服。龍腦薄荷、暑月目昏，取汁點之。箬葉灰、淋汁，洗一切目疾。柴胡、目暗，同決明子，末，人乳和傅目上，久久目視五色。薺苨、地榆、蓍實、艾實、牛蒡子、蓼子、款冬花、瞿麥、通草、柴胡、細辛、鱧腸、酸漿子、萱草、槌胡根、葒

[一] 末：原缺損類「水」。今據卷十二淫羊藿「附方」改。

草實穀菜赤小豆 蔛蜱 白扁豆並明目 大豆肝虛目暗牛膽盛之夜吞三七粒
苦蕎皮同黑豆綠豆皮決明子菊花作枕至老目明 葱白歸目益精肝中邪氣 葱實煮粥食明目
蔓青子明目益氣使人洞視水煮三遍去苦味曬乾爲末水服○一用醋煮或醋蒸三遍末服治青盲則得九愈○或
加決明子酒煮或加黃精九蒸九曬○花爲末服治虛勞目暗 芥子雀目炒末羊肝煮食○摻入目中去瞖 白芥
子塗足心引熱歸下痘疹不入目 薺菜 菥蓂 莧實 苦苣 萵苣 翹搖
冬瓜仁 木耳 果部 梅核仁 胡桃並明目 石蜜明目去目中熱膜同巨勝子丸
服 棗皮灰同桑皮灰煎湯洗明目 椒目眼生黑花年久者同蒼术丸服 蜀椒 秦椒 木部 桂
辛夷 枳實 山茱萸並明目 沉香腎虛目黑同蜀椒丸服 桐花眼見禽蟲飛走
同酸棗羌活玄明粉煎服 槐子久服除熱明目除淚煮飲或入牛膽中風乾吞之或同黃連末丸服 五加皮明目
○浸酒治目僻目瞤 牡荊莖青盲同烏鷄丸服 黃蘗目暗每旦含洗終身無目疾 松脂肝虛目淚釀酒
飲 椿莢灰逐月洗頭明目 槵子皮洗頭明目 桑葉及柴灰 柘木灰並逐月洗
目煎水洗目明目治青盲 蔓荊子明目除昏暗止睛痛 李核同龍腦點一切風熱昏暗黑花 梓白皮主目

草實【穀菜】赤小豆、腐婢、白扁豆、並明目。大豆、肝虛目暗，牛膽盛之，夜吞三七粒。苦蕎皮、同黑豆、緑豆皮、決明子、菊花，作枕，至老目明。葱白、歸目益睛〔一〕，除肝中邪氣。葱實、煮粥食，明目。蔓菁子、明目益氣，使人洞視，水煮三遍去苦味，日乾，爲末，水服。○一用醋煮，或醋蒸三遍，末服，治青盲，十得九愈。○或加決明子，酒煮。或加黄精，九蒸九晒。○花，爲末服，治虛勞目暗。芥子、雀目，炒，末，羊肝煮食。○挼入目中，去瞖。白芥子、塗足心，引熱歸下，痘疹不入目。薺菜、菥蓂、莧實、苦苣、萵苣、翹搖、冬瓜仁、木耳、【果部】梅核仁、胡桃、並明目。石蜜、明目，去目中熱膜，同巨勝子，丸服。棗皮灰、同桑皮灰，煎湯洗，明目。椒目、眼生黑花年久者，同蒼朮，丸服。蜀椒、秦椒、【木部】桂、辛夷、枳實、山茱萸、並明目。沈香、腎虛目黑，同蜀椒，丸服。桐花、眼見禽蟲飛走，同酸棗、羌活、玄明粉，煎服。槐子、久服除熱，明目除淚，煮飲。或入牛膽中風乾，吞之。或同黄連，末，丸服。五加皮、明目。○浸酒，治目僻目䁕。牡荊莖、青盲，同烏雞，丸服。黄蘗、目暗，每旦含洗，終身無目疾。松脂、肝虛目淚，釀酒飲。椿莢灰、逐月洗頭，明目。楤子皮、洗頭，明目。桑葉及柴灰、柘木灰、並逐月按日，煎水洗目，明目，治青盲。蔓荊子、明目除昏，止睛痛。蕤核、同龍腦，點一切風熱昏暗黑花。梓白皮、主目

〔一〕睛：原作「精」。今據卷二十六葱葱莖白「主治」改。

中疾石南小兒受驚瞳人不正視東則見西名通睛同瓜丁藜芦吹鼻　秦皮　逐折　欒荊

木槿皮　桑寄生洗　苦竹葉及瀝　天竹黃　盧會　蜜蒙

花〔金石〕銀屑　銀膏　赤銅屑　玉屑　鐵精　鉛灰揩牙洗目　爐甘

石目昏猪花同黃丹鍊蜜丸　鍾乳石　赤石脂　青石脂　長石　理石赤明

目石膏去風熱○雀目夜昏同猪肝煮食○風寒入腦系敗血凝滯作眼疼同川芎甘草末服　丹砂目昏內障

神水散大同慈石神麴丸服　芒消逐月按日洗眼明目　黃土目卒無所見漬水洗之　食鹽洗目明目止淚

戎鹽　慈石　石青　白青　石流青〔水部〕臘雪　明水　甘露

菖蒲及柏葉上露〔蟲介鱗部〕螢火並明目　蜂蜜目膚赤脹○肝虛雀目同蛤粉猪肝煮食

蚌粉雀目夜盲同猪肝米泔煮食与夜明砂同丸　蛤粉雀目炒研油蠟和丸同猪肝煮食　玳瑁迎風目淚

肝腎虛熱也同羚羊角石燕子末服　真珠合鯉魚膽白蜜點肝虛雀目　鯽魚熱病目暗作臛食○努肉貼之　鯉

魚腦和膽點青盲　青魚睛汁〔禽獸〕烏目汁祇注目能夜見物　鸜鵒睛汁瀝睛

十並主目能見汁碧霄之物　鶴腦和天雄葱实服能夜書字　雀頭血點雀目　伏翼主目瞑癢夜視有精

中疾。石南、小兒受驚，瞳人不正，視東則見西，名通睛，同瓜丁、藜蘆，吹鼻。秦皮、逐折、欒荆、木槿皮、桑寄生、洗。苦竹葉及瀝、天竹黄、盧會、密蒙花、【金石】銀屑、銀膏、赤銅屑、玉屑、鐵精、鉛灰、揩牙洗目。爐甘石、目暗昏〔一〕花，同黄丹，鍊蜜丸。鍾乳石、赤石脂、青石脂、長石、理石、並明目。石膏、去風熱。○雀目夜昏，同猪肝煮食。○風寒入腦系，敗血凝滯作眼寒，同川芎、甘草，末服〔二〕。丹砂、目昏内障，神水散大，同慈石、神麴，丸服。芒消、逐月按日洗眼，明目。黄土、目卒無所見，浸水洗之。食鹽、洗目，明目止泪。戎鹽、慈石、石青、白青、石流青、【水部】臘雪、明水、甘露、菖蒲及柏葉上露、【蟲介鱗部】螢火、並明目。蜂蜜、目膚赤脹。○肝虚雀目，同蛤粉、猪肝，煮食。蚌粉、雀目夜盲，同猪肝，米泔煮食，與夜明砂同功。蛤粉、雀目，炒研，油蠟和丸，同猪肝煮食。玳瑁、迎風目泪，肝腎虚熱也。同羚羊角、石燕子，末服。真珠、合鯉魚膽、白蜜，點肝虚雀目。鯽魚、熱病目暗〔三〕，作臛食。○弩肉，貼之。鯉魚腦、和膽，點青盲。青魚睛汁、【禽獸】烏目汁、並注目，能夜見物。鸜鵒睛汁、鷹睛汁、並主目，能見碧霄之物。鶴腦、和天雄、葱實服，能夜書字。雀頭血、點雀目。伏翼、主目痒疼，夜視有精

〔一〕暗昏：原作「昏暗」。今據卷九爐甘石「附方」乙正。
〔二〕服：原作「腦」。今據卷九石膏「附方」改。
〔三〕暗：原作「雀」。今據卷四十四鯽魚肉「附方」改。

光○血及胆滴目中夜見物

雄雞膽目爲物傷同羊膽鯉魚胆点

烏雞肝風熱目暗作羹食

鴟鵂脂

益氣明目

猪肝下補腎明目○雀目同海螵蛸黄蠟煮食○同石决明蒼朮末煮食

青羊肝補肝風虛熱目赤痛及熱病後失明作羹并水浸貼之○青盲同黄連地黄丸服○小兒雀目同白蒺[illegible]末煮食又同穀精草煮食○赤目失明○同决明子蓼子末服○風熱昏暗生竪生擣末黄連丸服○不能遠視同葱子末煮粥食○目病眯比煮熟熏之

牛肝補肝明目

兔肝風熱上攻目暗不見物煮粥食

犬膽肝虛目暗同萊火末点○目中膿水上伏日酒服

牛膽明目釀槐子吞○釀黑豆吞○和柏葉夜明砂丸服

鼠膽点青盲雀目○目和食青点明目○承明目

白犬乳点十年青盲

醍醐傳腦明目

牛涎點眼目破目

鹿茸補虛明目

羖羊角並明目

羚羊角並明目

天靈蓋治青肓

翳膜草部

白菊花病後生翳同蝉花末服○癍痘生翳同綠豆皮穀精草末煮乾柿食

淫羊藿目昏生翳同王瓜末服

蕳實目翳赤肉倒睫拳毛同蒼朮丸服

穀精草去翳同防風末服○痘後翳同豬肝丸服

天花粉痘後目障同蛇蛻羊肝煮食

覆盆子根痘後翳粉点

白藥子眼生翳同井痘後翳同井

草猪肝煮食

黄芩肝熱生翳同淡竹或小猪肝煮食

水萍痘瘡入目以羊肝煮汁調末服十服見效

番木鱉

光。○血及膽滴目中，夜見物。**雄雞膽**、目爲物傷，同羊膽、鯉魚膽，點。**烏雞肝**、風熱目暗，作羹食。**鳩**、補腎，益氣，明目。**猪肝**、補腎明目。○雀目，同海螵蛸、黄蠟煮食。○同[一]石决明、蒼术末煮食。**青羊肝**、補肝風虚熱，目暗赤痛，及熱病後失明，作生食。并水浸貼之。○青盲，同黄連、地黄，丸服。○小兒雀目，同白牽牛末煮食。又同穀精草煮食。○赤目失明，同决明子、蓼子，末服。○風熱昏暗生瞖，生擣末，黄連丸服。○不能遠視，同葱子末，煮粥食。○目病䀮䀮，煮熱熏之。**牛肝**、補肝明目。**兔肝**、風熱上攻，目暗不見物，煮粥食。**犬膽**、肝虚目暗，同螢火，末點。○目中膿水，上伏日酒服。**牛膽**、明目，釀槐子吞。○釀黑豆吞。○和柏葉、夜明砂，丸服。**鼠膽**、點青盲雀目。○目，和魚膏點，明目。○屎，明目。**白犬乳**、點十年青盲。**醍醐**、傅腦[二]，明目。**牛涎**、點損目、破目。**鹿茸**、補虚明目。**羖羊角**、並明目。**羚羊角**、並明目。**天靈蓋**。治青盲。

【瞖膜】【草部】**白菊花**、病後生瞖，同蟬花，末服。○瘢痘生瞖，同緑豆皮、穀精草，末，煮乾柹食。**淫羊藿**、目昏生瞖，同王瓜，末服。**苘實**、目瞖瘀肉，倒睫拳毛，同猪肝，丸服。**穀精草**、去瞖，同防風，末服。○痘後瞖，同猪肝，丸服。**天花粉**、痘後目障，同蛇蜕、羊肝煮食。**羊肝**、**覆盆子根**、粉，點痘後瞖。**白藥子**、疳眼生瞖，同甘草、猪肝煮食。**黄芩**、肝熱生瞖，同淡豉，末，猪肝煮食。**水萍**、瘢瘡入目，以羊肝煮汁，調末服，十服見效。**番木鼈**、

〔一〕同：下原有一字闕。今據卷四十六石决明「附方」删。
〔二〕傅腦：卷五十醍醐作「傅腦頂心」，義長。

痘瘡入目同腦麝吹耳。馬勃痘瘡入目同蛇皮魚子蝦研服。貝母研末點翳○同胡椒止淚○同真丹點胬肉
或同丁香麻黄根內外障翳同當歸麝香嗃鼻。鱧腸同藍葉浸油摩頂生髮去翳。牛膝葉汁點目生
珠管青箱子肝熱赤障翳腫青盲敗醬赤目翳障胬肉白豆蔻白睛翳膜利肺氣木賊退翳香
根同諸藥點翳鵝不食草嗃鼻塞耳貼目爲去翳神藥景天花汁茶殺仙人草汁
苦瓠汁並點翳○壺盧汲翳小薺根明目去翳臥時納入眥內久久自落○苗汁目痛青盲大翳久服視物
鮮明菥蓂子目痛淚出益精光去胬肉爲末日日點之莧實青盲目翳黑花肝家客熱馬齒莧目中息肉
淫膚青盲白翳取子爲末蒸熟蘭香子安目中磨翳亦煎服黑豆皮痘後翳綠豆皮痘後翳同穀精
白菊花末柿餅粟米泔煮食極效【果木】杏仁○去油入銅綠點翳○入膩粉點胬肉李膠治翳消痛定痛蘡薁
藤汁點熱翳去白障龍腦香明目去膚翳內外障日點數次或加蓬砂嗃鼻蜜蒙花青盲膚翳赤腫
眵多眵中赤脉及膚氣攻目羞澀眼燥○同黃蘗丸服去障翳楮實肝熱生翳研末日服○同荊芥丸服治目昏○余赤
沒白皮灰入鹽點一切翳楸葉煨取汁以次點小兒赤目枸杞汁點風障赤膜昏痛浸油點燈明目蕤核心腹
邪熱目赤腫痛淚出赤爛○同黃連點風眼翳膜○同蓬砂或同青鹽膽脂點膜翳沒藥目翳暈痛膚赤肝血不足膚

瘢瘡入目，同腦、麝，吹耳。馬勃、瘢瘡入目，同蛇皮、皂角〔一〕子，煅，研服。貝母、研末，點瞖。○同胡椒，末〔二〕，止泪。○同真丹點弩肉，或同丁香。麻黄根、内外障瞖，同當歸、麝香，搐鼻。鱧腸、同藍葉浸油摩頂，生髮去瞖。牛膝葉、汁，點目生珠管。青箱子、肝熱赤障，瞖腫青盲。敗醬、赤目，瞖障弩肉。白豆蔻、白睛瞖膜，利肺氣。木賊、退瞖。荅根、同諸藥點瞖。鵝不食草、搐鼻，塞耳，貼目，爲去瞖神藥。景天花汁、仙人草汁〔三〕、【菜穀】苦瓠汁、並點瞖。○小壺盧吸瞖。薺根、明目去瞖，卧時納入眦内，久久自落〔四〕。○薺實，主目痛青盲，去瞖，久服視物鮮明。菥蓂子、目痛泪出，益精光，去弩肉，爲末，卧時點之。莧實、青盲目瞖黑花，肝家客熱。馬齒莧、目中息肉淫膚，青盲白瞖，取子爲末，蒸熨。蘭香子、安目中磨瞖。亦煎服。黑豆皮、痘後瞖。緑豆皮、痘後瞖，同穀精、白菊花，末，柿餅、粟米泔煮食，極效。【果木】杏仁、去油，入銅緑，點瞖。○入膩粉，點弩肉。李膠、治瞖，消腫定痛。蘡薁藤汁、點熱瞖，去白障。龍腦香、明目，去膚瞖，内外障，日點數次。或加蓬砂，併搐鼻。蜜蒙花、青盲膚瞖，赤腫眵多，目〔五〕中赤脉及疳氣攻眼，潤肝燥。○同黄蘗，丸服，去障瞖。楮實、肝熱生瞖，研末，日服。○同荆芥，丸服，治目昏。○葉末及白皮灰，入麝，點一切瞖。楸葉、煨取汁熬，點小兒瞖。枸杞汁、點風障赤膜昏疼。榨油點燈，明目。蕤核、心腹邪熱，目赤腫疼，泪出眦爛。○同黄連，點風眼瞖膜。○同蓬砂，或同青鹽、猪胆，點膜瞖。没藥、目瞖暈疼，膚〔六〕赤，肝血不足。乳

〔一〕皂角：原作「魚」。今據卷二十一馬勃「附方」改。
〔二〕末：原闕一字。今據卷十三貝母「附方」補。
〔三〕仙人草汁：原在「菜穀」下，今據卷二十二草部仙人草移至「草部」。
〔四〕落：原作「洛」。今據卷二十七薺「附方」改。
〔五〕目：原作「脉」。今據卷三十六密蒙花「主治」改。
〔六〕膚：下原有一字闕。今據卷三十四没藥刪。

香 琥珀磨翳壁 井華水洗膚翳目睛突出○浸 白瓷器煅研 東壁土金石

錫恡脂 珊瑚 馬瑙 寶石 玻瓈 菩薩石並點翳 古文錢

磨汁點肓去翳及目突不見 丹砂擦翳熱息肉○同貝母點努肉 輕粉點翳○同黃丹吹鼻去癍後翳 粉霜

瘡疹入目生翳同朱砂水調頻耳中 爐甘石明目去翳退赤收濕爛赤童尿淬七次入龍腦點一切目疾或黃連水煮

爲過赤良○同蓬砂海螵蛸朱砂點目翳昏猪爛赤 空青漿點青盲內障翳膜聯人破者得再見物○一切目疾同黃連

硼砂片腦吹鼻○膚翳同蕤仁點○黑翳同礬石貝子點 曾青一切風熱目病同白薑蔓荊子防風末搐鼻○癍瘡入目

同丹砂努瞥點 蜜陀僧浮翳多淚 花乳石多年翳障同川芎防風諸藥點之 井泉石小兒熱疳雀目

青盲生翳同石決明服 玄精石赤目失明障翳同石決明蕤仁黃連羊肝丸服 越砥磨汁點翳去肓止痛 鉛

丹一切目疾同蜜蒙點○同烏賊骨點赤目生翳○同白礬點翳○同鯉魚膽點目生珠管○同蛤粉吹耳去痘疹生翳

石燕磨點障翳拳毛倒捷 石蟹磨點青盲淫膚丁翳 礬石點翳膜努肉 硇砂去膜翳努肉或入杏仁

蓬砂點目翳努肉瘀突同片腦用 綠鹽點翳去赤止痛 芒硝點障翳赤腫澀痛○或入黃丹腦麝 消石

同黃丹片腦點翳 浮石點翳 介部 蠶蛻並去障昏 蟬蛻目昏障翳煎水服○痘後翳爲末羊肝湯服 産芜

本草綱目主治第三卷 十二

香、琥珀、磨翳。鑿、【水土〔一〕】井華水、洗膚翳。○浸目睛突出。白瓷器、煅研。東壁土、【金石】錫悋脂、珊瑚、馬瑙、寶石、玻瓈、菩薩石、並點翳。古文錢、磨汁，點盲去翳，及目卒不見。丹砂、擦瞖，點息肉。○同貝母，點珠管。輕粉、點翳。○同黄丹吹鼻，去痘後翳。粉霜、痘疹入目生翳，同朱砂，水調，傾耳中。爐甘石、明目去翳，退赤收濕，煅赤，童尿淬七次，入龍腦，點一切目疾。或黄連水煮過，亦良。○同蓬砂、海螵蛸、朱砂，點目翳昏暗爛赤。空青、漿，點青盲内障翳膜。瞳人破者，得再見物。○一切目疾，同黄連、槐芽、片腦，吹鼻。○膚翳，同蕤仁點。○黑翳，同礬石、貝子，點。曾青、一切風熱目病，同白薑、蔓荆子、防風，末，嗃鼻。○癍瘡入目，同丹砂、蠐螬，點。蜜陀僧、浮瞖多淚。花乳石、多年翳障，同川芎、防風諸藥，點之。井泉石、小兒熱疳雀目，青盲生翳，同石决明服。玄精石、赤目，失明障翳，同石决明、蕤仁、黄連，羊肝丸服。越砥、磨汁點翳，去盲止痛。鉛丹、一切目疾，同蜜熬點。○同烏賊骨，點赤目生翳。○同白礬，點瞖。○同鯉魚膽，點目生珠管。○同輕粉吹耳，去痘疹生翳。石燕、磨，點障翳，拳毛倒睫。石蟹、磨，點青盲，淫膚丁翳。礬石、點翳膜努肉。硇砂、去膜翳努肉。或入杏仁。蓬砂、點目翳，努肉瘀突，同片腦用。緑鹽、點翳，去赤止痛。芒硝、點障翳赤腫澀痛。○或入黄丹、腦、麝。消石、同黄丹、片腦，點翳。浮石、【蟲鱗介部】蠶蛻、並去障瞖。蟬蛻、目昏障翳，煎水服。○産後翳，爲末，羊肝湯服。芫

〔一〕水土：原脱。據下藥所屬類别補。

青大頭翳同樗雞斑盆藩砂蕤仁點 樗鷄 蠐螬汁滴青翳白膜 蛇蛻卒生翳膜和麪炙研湯服

○痘後翳同天花粉羊肝煮食 蚺蛇膽點翳 烏蛇膽風毒氣眼生翳 鯉魚膽 青魚膽並點

瞖障或加黃連海螵蛸○或加鯉魚膽牛羊熊膽麝香合尖明丸服 海螵蛸點一切浮翳及熱淚傷寒熱毒攻目生翳

入片腦○赤翳攀睛貫童人加辰砂黃蠟丸納之○小兒瘡眼流膿加牡蠣豬肝煮食 鰻鱺血 鱓血並點

痘疹入目生翳 鮫魚皮去翳功同木賊 魚子入翳障努肉藥 石決明明目磨翳○同井草菊花煎服治盜

明○海蚌木賊木煎服治肝虛生翳○同穀精草末豬肝蘸食治痘後翳 真珠點目去翳○合左纏根治麩豆入目○虵

揄煮過醋浸研末點頭翳 紫貝生研同豬肝煮食治痘疹生翳 白貝燒研點目花翳痛 珂點翳或入片腦枯礬

螺螄常食去痘後瞖 牡蠣含獸 抱出鷄卵殼點翳障及癍疹入目 雀入內外障翳丸藥 雀屎

點努肉赤脉貫瞳子者卯消又去目痛赤白膜 五靈脂治血貫瞳人○同海螵蛸末豬肝蘸食治浮瞖 夜明砂

丩肓障瞖入豬肝煮食 胡燕屎 豬脂並點瞖 豬膽皮灰點翳不過三五度 豬血點痘

入目 豬胒同蕤仁點翳 豬鼻灰目中風瞖水服 豬懸蹄炙同蟬蛻羚羊角末服治斑瘡生○燒灰浸

漉 羊膽點青肓赤脈白瞖風淚病後失明 羊睛點翳膜目赤○白珠磨汁點 白羊髓點赤瞖

青、去頑翳，同樗雞、班蝥、蓬砂、蕤仁，點。樗鷄、蠐螬汁、滴青翳白膜。蛇蛻、卒生翳膜，和麪炙，研，湯服。○痘後翳，同天花粉、羊肝，煮食。蚺蛇膽、點翳。烏蛇膽、風毒氣眼生翳。鯉魚膽、青魚膽、並點翳障。○或加黃連、海螵蛸。○或加鯉魚、牛、羊、熊膽，麝香，合決明，丸服。海螵蛸、點一切浮翳及熱淚。傷寒熱毒攻目生翳，入片腦。○赤翳攀睛貫瞳人，加辰砂，黃蠟丸，納之。○小兒疳眼流淚〔一〕，加牡蠣、猪肝，煮食。鰻鱺血、鱓血、並點痘疹入目生瞖。鮫魚皮、去翳，功同木賊。魚子、入翳障弩肉藥。石决明、明目磨翳。○同甘草、菊花，煎服，治羞明。○海蚌、木賊，水煎服，治肝虚生翳。○同穀精草末，猪肝蘸食，治痘後瞖。真珠、點目去翳。○合左纏根，治麩豆入目。○地榆煮過，醋浸，研末，點頑翳。紫貝、生研，同猪肝煮食，治痘疹生翳。白貝、燒研，點目花瞖痛。珂、點翳，或入片腦、枯礬。螺螄、常食，去痘後瞖。牡蠣、【禽獸】抱出鷄卵殼、點翳障及癍疹入目。雀、入内外障翳丸藥。雀屎、點弩肉，赤脉貫瞳子者即消。又去目痛〔二〕，赤白膜。五靈脂、治血貫瞳人。○同海螵蛸，末，猪肝蘸食，治浮瞖。夜明砂、目盲障瞖，入猪肝煮食。胡燕屎、猪脂、並點瞖。猪膽皮灰、點翳，不過三五度。猪血、點痘入目。猪胣、同蕤仁，點瞖。猪鼻灰、目中風瞖，水服。豬懸蹄、炒，同蟬蜕、羚羊角，末服，治班豆生翳〔三〕。○燒灰，浸湯洗。羊膽、點青盲，赤障，白瞖，風淚〔四〕，病後失明。羊睛、點瞖膜目赤。○白珠，磨汁點。白羊髓、點赤瞖。熊

〔一〕淚：原作「膿」。今據卷四十四烏賊魚「附方」改。
〔二〕痛：卷四十八雀雄雀屎「附方」作「熱」。
〔三〕翳：原闕一字。今據卷五十豕懸蹄甲「附方」補。
〔四〕淚：原作「疾」。今據卷五十羊胆「主治」改。

膽明目除翳清心平肝○亦化點 象膽功同熊膽○睛以入乳滴之 猬膽目瞖黑花飛蠅上下視物不明入點藥 兎屎上浮翳痘後翳目乾柔眼一錢或加蜜卿不 羚羊角 犀角清肝明目 麝香 虎骨人鵲 人唾津並退翳 爪甲刮末點翳及痘後生翳或加朱砂○目生珠管燒灰同貝子灰龍齒末調 胞衣燒點赤目生翳

諸物眯目

地膚汁 猪脂 牛酥 鮑魚頭煮汁 雞肝血並點諸物入目 蠶沙諸物入目水吞下 甑帶沙石入目水服一錢 眞珠 珊瑚 寶石 鯢皮並拭塵沙入目 烏雞膽點塵沙眯目 食鹽塵物入目洗之 羊筋 鹿筋 新桑白皮塵物入目嚼綿粘之 蘭香子塵物入目納入粘之 墨汁點飛絲塵物芒硝入目 蘘荷根汁 栗米嚼汁 豉浸水 大麥煮汁並洗麥稻芒屑入目 白菘汁 蔓菁汁 馬齒莧灰 藕汁 柘漿 鷄巢草灰汁淋 人爪甲並點飛絲入目 菖蒲挼鼻去飛絲入目 瞿麥眯目生翳其物不出同乾薑末卞日服

耳耳鳴耳聾有腎虛有氣虛有鬱火有風熱○耳痛是風熱○聤耳是濕熱

膽、明目除瞖，清心平肝。○水化點。象膽、功同熊膽。○睛，和人乳，滴之。獺膽、目瞖黑花，飛蠅上下，視物不明，入點藥。兔屎、去浮瞖、痘後瞖，日乾，茶服一錢。或加檳榔，末。羚羊角、犀角、清肝明目。麝香、虎骨、【人部】人唾津、並退瞖。爪甲、刮末點瞖及痘後生瞖，或加朱砂。○目生珠管，燒灰，同貝子灰、龍齒末，調。胞衣。燒，點赤目生瞖。

【諸物眯目】地膚汁、豬脂、牛酥、鮑魚頭、煮汁。雞肝血、並點諸物入目。蠶沙、諸物入目，水吞十枚。甑帶、沙石入目，水服一錢。真珠、珊瑚、寶石、貂皮、並拭塵沙入目。烏雞膽、點塵沙眯目。食鹽、塵物入目，洗之。羊筋、鹿筋、新桑白皮、塵物入目，嚼納粘之。蘭香子、塵物入目，納入粘之。墨汁、點飛絲、塵物、芒硝〔一〕入目。蘘荷根汁、粟米、嚼汁。豉、浸水。大麥、煮汁。並洗麥稻芒屑入目。白菘汁、蔓菁汁、馬齒莧灰、藕汁、柘漿、鷄巢草灰、淋汁。人爪甲、並點飛絲入目。菖蒲、塞鼻，去飛絲入目。瞿麥。眯目生瞖，其物不出，同乾薑，末，日服。

耳耳鳴、耳聾。有瞖虛，有氣虛，有鬱火，有風熱。○耳痛是風熱。○聤耳是濕熱。

〔一〕芒硝：卷七墨「主治」作「物芒」。

補虛〔草部〕熟地黃　當歸　肉蓯蓉　兔絲子　枸杞子腎虛耳聾，諸補陽藥皆可通用　黃芪　白朮　人參氣虛聾鳴，諸補中藥皆可通用　骨碎補耳鳴，為末，豬腎煨食　百合為末，日服　社日酒　〔果木〕乾柿同粳米、豆豉煮粥日食，治聾　柘白皮釀酒，主風虛耳聾　牡荊子浸酒治聾　伏苓卒聾，黃蠟和嚼　山茱萸　黃蘗〔石部〕慈石養腎氣，治聾○老人取汁作豬腎羹食　雞子作酒，止耳鳴○和蠟炒食，治聾　豬腎煮粥治聾　羊腎補腎治聾○脊骨同慈石、白朮諸藥煎服　鹿腎　鹿茸　角並補虛治聾

解鬱〔草部〕柴胡去少陽鬱火，耳鳴耳聾　連翹耳鳴煇煇焞焞，除少陽三焦火　香附卒聾，炒研，萊菔子湯下　牽牛壅氣耳聾，入豬腎煨食　栝樓根煮汁釀酒服，治聾　黃芩　黃連　龍膽　蘆薈　撫芎　芍藥　木通　半夏　石菖蒲　薄荷　防風風熱鬱火，耳中嘈嘈氣，解鬱消風降火藥皆可用也　〔金石〕生鐵甚熱耳鳴，燒赤淬酒飲，仍以慈石塞耳　空青　白青〔蟲部〕蠮螉並治聾　全蠍耳聾，酒服一錢，以聞水聲為效　烏雞屎卒聾，同烏豆炒，投酒取汗

【補虚】【草穀】熟地黄、當歸、肉蓯蓉、兔絲子、枸杞子、腎虚耳聾，諸補陽藥皆可通用。黄芪、白术、人參、氣虚聾鳴，諸補中藥皆可通用。骨碎補、耳鳴，爲末，猪腎煨食。百合、爲末，日服。社日酒、【果木】乾柹、同粳米、豆豉，煮粥，日食，治聾。柘白皮、釀酒，主風虚耳聾。牡荆子、浸酒，治聾。伏苓、卒聾，黄蠟和嚼。山茱萸、黄蘗、【石禽獸】慈石、養腎氣，治聾。○老人，取汁，作猪腎羹食。雞子、作酒，止耳鳴。○和蠟炒食，治聾。猪腎、煮粥，治聾。羊腎、補腎治聾。○脊骨，同慈石、白术諸藥，煎服。鹿腎、鹿茸角。並補虚治聾。

【解鬱】【草部】柴胡、去少陽鬱火，耳鳴、耳聾。連翹、耳鳴煇煇焞焞，除少陽三焦火。香附、卒聾，炒研，萊菔子湯下。牽牛、疳氣耳聾，入猪腎，煨食。栝樓根、煮汁，釀酒服，治聾。黄芩、黄連、龍膽、盧會、撫芎、芍藥、木通、半夏、石菖蒲、薄荷、防風、風熱鬱〔一〕火耳鳴，諸流氣解鬱消風降火藥，皆可用也。【金石】生鐵、熱甚耳聾〔二〕，燒赤淬酒飲，仍以慈石塞耳。空青、白青、【蟲禽】蠮螉、並治聾。全蠍、耳聾，酒服一錢，以聞水聲爲效。烏雞屎。卒聾，同烏豆炒，投酒，取汗爲愈。

〔一〕鬱：原作「爵」。今從錢本改。本句下一「鬱」字同，徑改不另注。
〔二〕熱甚耳聾：原作「甚熱耳鳴」。今據卷八鐵「附方」改。

外治木香浸麻油煎滴耳日四五次預知子卒聾入石腦油酒滴淩霄葉汁滴地黃

骨碎補並煨塞聾菖蒲同巴豆塞附子卒聾醋浸插耳○燒灰同石菖蒲塞可止鳴草烏頭塞鳴

痹聾甘遂插耳口含甘草蓖麻子同大棗作挺插土瓜根塞耳炙熱經霜青箬葉入椒燒灰

栝樓根豬脂煎塞耳鳴雞蘇生搗巴豆蠟和細辛狼毒龍腦槐膠

松脂同巴豆並塞耳聾椒目腎虛耳鳴如風水鐘磬者同巴豆菖蒲松脂塞之一日一易神效胡桃煨研

熱塞令頭即通芥子人乳和塞聾鳴蔥莖插耳鳴○同蜜水滴聾鳴杏仁蒸油滴石構入醋煨熱入累

李子仙桑子滴卒聾生麻油日滴取耵聹燒酒耳中有核痛不可動滴入半時即可消石虫慈石入少

剝香寫鵝涎和塞○同穿山甲塞耳口含生鐵消石芫青同巴豆蓖麻斑蝥同巴豆真珠並塞

地龍水木鱉龜尿蟹膏弔脂苟印膏並滴聾蚺蛇膏花蛇

膏蝮蛇膏並塞聾海螵蛸同麝香吹穿山甲同蝎尾射香和蠟塞鳴聾鯉魚膽腦

鯽魚膽腦烏賊魚血鱭白鵞膏膠雁肪烏雞肪鵜

鶘油鸊鷉膏鼠膽猬脂驢脂猫尿人尿並滴聾雀

【外治】【草木】木香、浸麻油，煎，滴聾，日四五次。預知子、卒聾，入石榴，釀酒滴。凌霄葉、汁滴。地黄、骨碎補、並煨，塞聾。菖蒲、同巴豆塞。附子、卒聾，醋浸插耳。○燒灰，同石菖蒲，塞耳，止鳴。草烏頭、塞鳴痒聾。甘遂、插耳，口含甘草。蓖麻子、同大棗作挺，插。土瓜根、塞耳，灸聾。經霜青箬葉、入椒，燒吹。栝樓根、猪脂煎，塞耳鳴。雞蘇、生挼。巴豆、蠟和。細辛、狼毒、龍腦、槐膠、松脂、同巴豆。○並塞耳聾。椒目、腎虚耳鳴，如風水鐘磬者，同巴豆、昌蒲、松脂，塞之，一日一易，神效。胡桃、煨研，熱塞，食頃即通。芥子、人乳和，塞聾鳴。蔥莖、插耳鳴。○同蜜水，滴聾鳴。杏仁、蒸油滴。石榴、入醋煨熟，入黑李子、仙棗子，滴卒聾。生麻油、日滴，取耵聹。燒酒、耳中有核，痛不可動，滴入半時，即可箝。

【石蟲】慈石、入少射香，淘鵝油和塞。○同穿山甲塞耳，口含生鐵。消石、芫青、同巴豆、蓖麻。斑蝥、同巴豆。真珠、並塞。地龍水、【鱗介】龜尿、蟹膏、弔脂、苟印膏、並滴聾。蚺蛇膏、花蛇膏、蝮蛇膏、並塞聾。海螵蛸、同麝香吹。穿山甲、同蝎尾、射香，和蠟，塞鳴聾。鯉魚膽腦、鯽魚膽腦、烏賊魚血、【禽獸】白鵝膏臎、雁肪、烏雞肪、鵜鶘油、鸊鷉膏、鼠膽、猬脂、驢脂、猫尿、人尿、並滴聾。雀

腦　兔腦　熊腦　鼠腦（並塞聾）　蚯蚓（同青鹽、鼠膽塗）　蠶蛻紙（卷麝香熏聾）

耳痛〈草木〉連翹　柴胡　黃芩　龍膽　鼠粘子　商陸（塞）　楝實

牛蒡根（汁熬）　蓖麻子（並塗）　木鱉子（耳卒熱腫，同小豆、大黃、油調塗）　木香（以葱黃染鵝脂蘸末內入）

菖蒲（作末炒罨，甚效）　鬱金（浸水滴）　茱萸（同大黃、烏頭末貼足心，引熱下行，止耳鳴耳痛）〈水石〉礬石（化水）

芒消（水）　磨刀水（並滴）　蚯蚓屎（塗）　炒鹽（枕）〈蟲獸〉蛇蛻（耳忽大痛，如蟲在內走，或流血水，或

乾痛，燒灰吹入，痛立止）　桑螵蛸（灰）　鱓血（滴）　穿山甲（同土狗吹）　鴿屎（末吹）　麝香（通竅）

聤耳〈草木〉白附子（同羌活、猪羊腎煨食）　附子　紅藍花（同礬末）　青黛（同香附、黃蘗末）　敗

醬　狼牙　蒲黃　桃仁（炒）　杏仁（炒）　楠皮灰（入麝）　青皮灰　楠材

灰　檳榔　故綿（灰）　麻稭灰　苦瓠（灰）　車脂（並吹耳）　胡桃（同狗膽研塞）　柳

根（搗封）　薄荷（汁）　青蒿（汁）　茺蔚（汁）　燕脂（汁）　虎耳草（汁）　麻子汁　韭（汁）

柑葉汁（並滴）〈土石〉伏龍肝　蚯蚓泥　黃礬　白礬（同黃丹）　雄黃（同[illegible]

治流[illegible]）　爐甘石（同礬、麝香）　浮石（同沒藥、麝香）　密陀僧　輕粉（並吹耳）　石硫黃（和蠟作挺）

腦、兔腦、熊腦、鼠腦、並塞聾。蚯蚓、同青鹽、鼠脂塞。蠶蛻紙。卷射香，熏聾。

【耳痛】【草木】連翹、柴胡、黄芩、龍膽、鼠粘子、商陸、塞。楝實、牛蒡根、熬汁。蓖麻子、並塗。木鼈子、耳卒熱腫，同小豆、大黄，油調塗。木香、以葱黄染鵝脂，蘸末内入。昌蒲、作末，炒罨，甚效。鬱金、浸水滴。茱萸、同大黄、烏頭，末，貼足心，引熱下行，止耳鳴耳痛。【水石】礬石、化水。芒消、水。磨刀水、並滴。蚯蚓屎、塗。炒鹽、枕。【蟲獸】蛇蛻、耳忽大痛，如蟲在内走，或流血水，或乾痛，燒灰吹入，痛立止。桑螵蛸、灰摻。鱓血、滴。穿山甲、同土狗吹。鳩屎、末，吹。麝香。通竅。

【聤耳】【草木】白附子、同羌活、猪羊腎，煨食。附子、紅藍花、同礬末。青黛、同香附、黄蘗，末。敗醬、狼牙、蒲黄、桃仁、炒。杏仁、炒。橘皮灰、入射。青皮灰、楠材灰、檳榔、故綿、灰。麻稭、灰。苦瓠、灰。車脂、並吹耳。胡桃、同狗膽研塞。柳根、擣封。薄荷、汁。青蒿、汁。茺蔚、汁。燕脂、汁。虎耳草、汁。麻子汁、韭、汁。柑葉汁、並滴耳。【土石】伏龍肝、蚯蚓泥、黄礬、白礬、同黄丹。雄黄、同雌黄、流黄。爐甘石、同礬、射香。浮石、同没藥、射香。密陀僧、輕粉、並吹耳。硫黄、和蠟作挺

塞【蟲獸】五倍子　桑螵蛸　蟬蛻灰　蜘蛛　金蠍　龍骨
穿山甲　海螵蛸　鴿屎並同麝香吹耳　羊屎同燕脂末吹　鯉魚腸腦
鰻鱺魚膏　魚鮓　鼠肝並塞聤耳引虫　石首魚魫　夜明砂並摻入耳
犬膽同礬塞　髮灰同杏仁塞　人牙灰入五般聤耳
虫物入耳　半夏同麻油　百部浸油　蒼耳汁　葱汁　韭汁　桃葉
汁　薑汁　醬汁　蜀椒　石膽　水銀　古錢煎猪脂　人乳
汁　人尿　猫尿　雞冠血並滴耳　鱓頭灰塞　石斛挿耳燒熏　鐵刀
声並主百虫入耳　○胡麻油煎餅枕之　車脂塗　綠礬　硇砂同石膽　龍腦並吹
耳　羊乳　牛乳　牛酪　驢乳　猫尿並滴蚰蜒入耳　○雞肝枕　猪
肪枕之並主蜈蚣虫蠼入耳　○穿山甲灰吹　杏仁油滴並主蠼入耳　燈心浸油釣小虫蠼
入耳　○鱓血同皂角子虫滴蠅入耳　○昌蒲塞蚤虱入耳　○稻秆灰煎汁滴虱入耳　○
皂礬蜒入耳吹之　○田泥馬蟥入耳枕之　○生金水銀入耳枕之引出　○薄荷汁入水

塞。【蟲獸】五倍子、桑螵蛸、蟬蜕灰、蜘蛛、全蠍、龍骨、穿山甲、海螵蛸、鳩屎、並同射香吹耳。羊屎、同燕脂，末，吹。鯉魚腸腦、鰻鱺魚膏、魚鮓、鼠肝、並塞聤耳引蟲。石首魚魫、夜明砂、並摻入耳。犬膽、同礬塞。髮灰、同杏仁塞。人牙灰。吹五般聤耳。

【蟲物入耳】半夏、同麻油。百部、浸油。蒼耳汁、葱汁、韭汁、桃葉汁、薑汁、醬汁、蜀椒、石膽、水銀、古錢、煎猪脂。人乳汁、人尿、猫尿、雞冠血、並滴耳。鱓頭灰、塞。石斛、插耳，燒熏。鐵刀聲。並主百蟲入耳。○胡麻油、煎餅枕之。車脂、塗。緑礬、硇砂、同石膽。龍腦、並吹耳。羊乳、牛乳、牛酪、驢乳、猫尿。並滴蚰蜒入耳。○雞肝、枕。猪肪。枕之。並主蜈蚣蟲螘入耳。○穿山甲灰、吹。杏仁油、滴，並主螘入耳。燈心。浸油，釣小蟲螘入耳。○鱓血。同皂角子蟲，滴蠅入耳。○昌蒲。塞蚤虱入耳。○稻秆灰。煎汁，滴虱入耳。○皂礬。蛆入耳，吹之。○田泥。馬蟥入耳，枕之。○生金。水銀入耳，枕之引出。○薄荷汁。水入

耳中病之

面 面腫是風熱，紫赤是血熱，皰是風熱，即穀嘴；皶是血熱，即酒皶；䵟黯是風邪客于皮膚，痰飲漬于臟腑，即雀卵斑，女人名粉滓斑。

【風熱】白芷香 白附子 薄荷葉 荊芥穗 零陵香 黃芩 藁本香 升麻 羌活 葛根 麻黃 海藻 防風 遠志 白朮 蒼朮 並上陽明風熱 兔絲子 浸酒服 葱根 主發散 牛蒡根 汗出中風，面腫，或連頭項，或連手足，研爛酒煎成膏貼之，并服二三匙。 黑豆 風溼面腫，麻黃湯中加入取汗 大黃 一頭面腫大疼痛，以二兩同僵蠶一兩為末，薑汁和丸彈子大，服。 辛夷 黃蘗 楮葉 煮粥食 石膏 並去風熱 螃蟹膏 塗面腫 炊帛 甑氣熏面浮腫，燒灰傅之即消

【皯皰䵟黯】皆內治 葳蕤 久服去面上黑䵟，好顏色 升麻 白芷 防風 葛根 黃芪 人參 蒼朮 藁本 並逆陽明氣，去面黑 女菀 治面黑，同鉛丹末酒服，男十日，女二十日黑從大便出 冬葵子 同柏仁、伏苓末服 桑耳 末服 蒼耳葉 末服，並去面上黑斑 天

耳中，滴之。

面 面腫是風熱，紫赤是血熱。皰是風熱，即穀觜。皶是血熱，即酒皶。皯䵳是風邪客于皮膚，痰飲漬于腑臟，即雀卵斑，女人名粉滓斑。

【風熱】白芷香、白附子、薄荷葉、荆芥穗、零陵香、黄芩、藁本香、升麻、羌活、葛根、麻黄、海藻、防風、遠志、白朮、蒼朮、並主陽明風熱。兔絲子、浸酒服。葱根、主發散。牛蒡根、汗出中風面腫，或連頭項，或連手足，研爛，酒煎成膏，貼之，并服三匙。黑豆、風濕面腫，麻黄湯中加入，取小汗。大黄、頭面腫大疼痛，以二兩，同僵蠶一兩，爲末，薑汁和丸彈子大，服。辛夷、黄檗、楮葉、煮粥食。石膏、並去風熱。蟹膏、塗面腫。炊帛。甑氣熏面浮腫，燒灰，傅之即消。

【皶皰皯䵳】【草部[一]】葳蕤、久服，去面上黑皯，好顔色。升麻、白芷、防風、葛根、黄芪、人參、蒼朮、藁本、並達陽明陽氣，去面黑。女菀[二]、治面黑，同鉛丹，末，酒服。男女二十日，黑從大便出。冬葵子、同柏仁、伏苓，末服。桑耳、末服。蒼耳葉、末服，並去面上黑斑。天

〔一〕草部：原作「内治」。其下亦多外治法，其藥除桑耳外均屬草部，今據本卷體例改。

〔二〕菀：原作「苑」。今據卷十六女菀改，下同此誤徑改。

門冬同蜜擣丸日用洗面去黑　甘松香同香附牽牛末日服　益母草煅研日洗　夏枯草燒灰
入紅豆洗　續隨子莖汁洗皯黯剝人皮　蒺藜　苦參　白及　零陵香　茅
香花苗洗面黑去黑䵳　蓖麻仁同硫黃蜜陀僧羊膽汁塗去雀斑○同白果大棗肥皂丸洗　山柰同鷹
屎密陀僧蓖麻仁夜塗旦洗去雀斑　白附子去面上諸風百病疵斑酒和貼之自落　白毫竹、酒浸為末塗面
去風刺粉滓　栝樓實去手面皺悅澤人面○同杏仁豬胰研塗令人面白　羊蹄根面上紫泡同薑汁擦米芽
山甲之大泡擦之　土瓜根面黑面瘡為末夜塗百日光采射人　白斂同杏仁研塗去粉滓酒皻　半夏面上黑氣
焙研醋調傅　木漬酒拭皯黯　艾灰淋汁點灶盬　山藥　山慈姑　白及　蜀葵
花及子　馬蘭花擣塗皺皰　兔絲子汁塗　旋花　水萍　卷柏　紫
參　紫草　凌霄花　細辛　藿香　烏頭　白頭翁　白微
商陸敷染　胡麻油並塗面皯黯上皷齇粉刺癧風入面結　胡豆　畢豆　綠豆　大
豆並作澡豆去皯黯　馬齒莧洗面皰及瘢痕　君達子醋浸揩面去粉滓光澤　菰蔣酒皻面赤　灰
藋灰點面皯　胡荽子洗黑　冬瓜仁葉爪並去皯黯悅澤白皙○仁為蒸丸服面白如玉服汁去面熱

門冬、同蜜擣丸，日用洗面，去黑。甘松香、同香附、牽牛，末，日服。益母草、煅研，日洗。夏枯草、燒灰，入紅豆，洗。續隨子莖汁、洗䵟䵳，剥人皮。蒺藜、苦參、白及、零陵香、茅香、並洗面黑，去䵟䵳。蓖麻仁、同流黃、蜜陀僧，羊髓和塗，去雀斑。○同白棗、大棗、瓦松、肥皂，丸，洗。山柰、同鷹屎、蜜陀僧、蓖麻仁，夜塗旦洗，去雀斑。白附子、去面上諸風百病。○疵〔一〕皯，酒和貼之，自落。白牽牛、酒浸，爲末，塗面，去風刺粉滓。栝樓實、去手面皺，悦澤人面。○同杏仁、猪胰，研塗，令人面白。羊蹄根、面上紫塊〔二〕，同薑汁、椒末、穿山甲灰，包〔三〕擦之。土瓜根、面黑面瘡，爲末，夜塗，百日光采射人。白斂、同杏仁研，塗，去粉滓酒皶。半夏、面上黑氣，焙，研醋調塗。朮、漬酒，拭䵟皰。艾灰、淋鹼，點皯黶。山藥、山慈姑、白及、蜀葵花及子、馬蘭花、杵，塗皶皰。兔絲子汁、塗。旋花、水萍、卷柏、紫參、紫草、凌霄花、細辛、藿香、烏頭、白頭翁、白微、商陸、【穀菜】胡麻油、並塗面䵟䵳〔四〕、皶皰、粉刺、遊風，入面脂。胡豆、畢豆、緑豆、大豆、並作澡〔五〕豆，去䵟䵳。馬齒莧、洗面皰及瘢痕。莙薘子、醋浸揩面，去粉滓，光澤。菰筍、酒皶面赤。灰藋灰、點面䵟。胡荽、洗黑子。冬瓜仁葉瓤、並去䵟䵳，悦澤白皙。○仁爲丸服，面白如玉。服汁，去面熱。

〔一〕疵：原作「疪」。今據卷十七白附子「主治」改。
〔二〕塊：原作「泡」。今據卷十九羊蹄「附方」改。
〔三〕包：原作「泡」。今據改同上。
〔四〕䵳：此後原有「匕」字。今從錢本删。
〔五〕澡：原作「藻」。今據卷二十四豌豆（即畢豆）「主治」改。

蔓菁子　落葵子　李花　梨花　木瓜花　杏花　櫻桃花並入面脂，去黑䵟皺皮，好顏色　桃花去雀斑，同冬瓜仁研蜜塗。○粉刺如米，同丹砂末服，令面紅潤。○同雞血塗身面，光華鮮潔　白柿多食去面野　杏仁頭面諸風皶皰，同雞子白塗。○兩頰小瘡，頻揩之　李仁同雞子白，夜塗上默，好色　銀杏同酒糟嚼塗，去皯黯皰　烏米為末，唾調塗　櫻桃枝同紫萍、牙皂、白梅洗雀斑　栗荴塗面，去皺　橙核夜塗，去粉刺面皯　柑核　蜀椒　海紅豆　無患子花入面藥，去皯　白楊皮同桃花、白冬瓜仁服，去面黑，令白　木蘭皮面熱赤皰野黯，酒浸百日，為末服，亦入澡藥　菌桂養精神，久服面生光華，常如童子　枸杞子酒服，去皯皰　山茱萸面皰　卮子面赤皶皰，亦入澡藥　柳華面熱黑　桂枝和鹽蜜塗　龍腦香酥和塗酒皶赤鼻　白檀香磨汁塗　篤耨香同附子、冬瓜子、白及、石榴皮浸酒塗　沒石子煮汁　槲若洗皶皰　桐油和黃丹、雄黃，塗酒查赤鼻　白伏苓和蜜塗　皂莢子同杏仁塗　皂莢　肥皂莢　蔓荊子　楸木皮　辛夷　樟腦並入面脂　榆葉水石　漿水洗　冬霜服，解酒後面赤　密陀僧大癜䵟，乳調塗面，即生光。○同白附子、白殭蠶末，人乳塗　鉛粉抓傷面皮，油調塗　輕粉入面脂。○抓傷面皮，薑汁調塗　雲母粉蔓青子、落葵子、【果木】李花、梨花、木瓜花、杏花、櫻桃花，並入面脂，去黑䵟皺皮，好顔色。桃花，去雀班，同冬瓜仁研，蜜塗。○粉刺如米，同丹砂，末服，令面紅潤。○同雞血塗身面，光華鮮絜。白柹，多食，去面䵟。杏仁，頭面諸風，皻皰，同雞子白塗。○兩頰赤痒，頻揩之。李仁，同雞子白夜塗，去䵟好色。銀杏，同酒糟嚼塗，去皯䵳皻皰。烏末[一]，爲末，唾調塗。櫻桃枝，同紫萍、牙皂、白梅，洗雀班。栗荴，塗面去皺。橙核，夜塗，去粉刺面皯。柑核、蜀椒、海紅豆、無患子、並入面藥，去皯。白楊皮，同桃花、白冬瓜子服，去面黑，令白。木蘭皮，面熱赤皰䵟䵳，酒浸百日，爲末服。亦入澡藥。菌桂、養精神，久服面生光華，常如童子。枸杞子，酒服，去皯皰。山茱萸，面皰。卮子，面赤皶皰，亦入塗藥。柳華，面熱黑。桂枝、和鹽、蜜塗。龍腦香，酥和，塗酒皶赤鼻。白檀香，磨汁塗。篤耨香，同白附[二]子、冬瓜子、白及、石榴皮，浸酒塗。没石子，磨汁。槲若，洗皶皰。桐油，和黄丹、雄黄，塗酒皶[三]赤鼻。白伏苓，和蜜塗。皂莢子，同杏仁塗。皂莢、肥皂莢、蔓荆子、楸木皮、辛夷、樟腦，並入面脂。榆葉、【水石】漿水，洗。冬霜，服，解酒後面赤。蜜陀僧，去瘢䵟，乳煎塗面，即生光。○同白附子、白雞屎，末，人乳塗。鉛粉，抓傷面皮，油調塗。輕粉，入面脂。○抓傷面皮，薑汁調塗。雲母粉、同杏[四]

[一] 烏末：張本作「烏梅」。然卷二十九烏梅無此方。據其主治、用法，疑爲「桑枝」之誤。

[二] 白附：原作「附□」。今據卷三十四篤耨香「主治」補改。

[三] 皶：原作「查」，今據卷三十五罌子桐「附方」改。

[四] 同杏：二字漫漶。今據卷八雲母「附方」補正。

仁熬塗牛乳朱砂水服二七丸色白如雪○入雞子抱出取塗面去皯黯面白如玉白石脂同白斂雞子白
塗石硫黃酒皶同杏仁輕粉擦○同卽片腦擦○同黃丹禹餘粮同半夏雞子塗水銀同胡
粉猪脂塗杓上砂面上風栗澀痛挑去卽愈白蠟擦赤珊瑚同馬珂鷹屎白附子水
塗石膏白僵蠶和擦面滅黑䵟或加白芷牛好石蜜常服面白如花紅蜂子炒食并浸
酒塗面長班面嫩白蜂房酒服治皶腐爛出膿血牡蠣凡服令面白真珠和乳傅面去黯潤澤蛟髓
白□膏並塗面悅白雞子白酒或醋浸傅減野面皰啄木血塗之如朱面鸕鷀骨
同白芷末塗雀班蜀水花和猪脂塗鼻面酒皶野黯人面脂鷹屎白同胡粉塗之白丁香蜜塗
蝙蝠腦夜明砂麝香並去野黯猪胰面粗醜野黯同杏仁土瓜根蔓青子浸酒夜塗旦洗羚羊膽
猪蹄煎膠塗老人面羊膽同牛膽酒塗皯皰羊脛骨皯黯粗陋身皮粗同雞子白塗
煮沸塗塗班鹿角尖磨汁塗皯皰神效鹿角磨汁塗面光澤如玉○骨釀酒飲肥白麋脂塗水年面
劑羊胰及乳同甘草末塗猪鬐膏馬鬐膏驢鬐膏犬胰并脂
羊脂腦牛脂腦及髓熊脂鹿脂腦麋髓腦並入面脂去皯

仁、牛乳蒸塗。**朱砂**、水服二匕，色白如瑩。○入雞子，抱雛出，取塗面，去䵟䵳，面白如玉。**白石脂**、同白斂、雞子白塗。**石硫黄**、酒皻，同杏仁、輕粉搽。○同檳榔、片腦擦。○同黄丹、枯礬擦。**禹餘粮**、同半夏、雞子塗。**水銀**、同胡粉、猪脂，塗少年面皰。**杓上砂**、面上風粟，隱暗澀痛，挑去即愈。**白鹽**、擦赤鼻。**珊瑚**、同馬珂、鷹屎白、附子，漿水塗。**石膏**、【蟲介】**白僵蠶**、蜜和擦面，滅黑黯，好顔色。或加白牽牛。**石蜜**、常服，面如花紅。**蜂子**、炒食，并浸酒塗面，去雀斑面皰，悦白。**蜂房**、酒服，治皻瘤出膿血。**牡蠣**、丸服，令面白。**真珠**、和乳傅面，去䵟，潤澤。**蛟髓**、【禽獸】**白鵝膏**、並塗面悦白。**雞子白**、酒或醋浸，傅疵䵟面皰。**啄木血**、服之，面色如朱。**鸕鷀骨**、燒，同白芷，末，塗雀班。**蜀水花**、和猪脂，塗鼻面酒皻䵟䵳，入面脂。**鷹屎白**、同胡粉塗之。**白丁香**、蜜塗。**蝙蝠腦**、**夜明砂**、**麝香**、並去䵟䵳。**猪胰**、面粗醜，䵟䵳，同杏仁、土瓜根、蔓青子，浸酒，夜塗旦洗。**猪蹄**、煎膠，塗老人面。**羊膽**、同牛膽、酒，塗皯〔一〕皰。**羊脛骨**、皯䵳粗陋，身皮粗厚，同雞子白塗。**羚羊膽**、煮沸，塗雀班。**鹿角尖**、磨汁，塗皯皰，神效。**鹿角**、磨汁塗面，光澤如玉。○骨，釀酒飲，肥白。**麋脂**、塗少年面皰。**羊胰及乳**、同甘草末塗。**猪鬐膏**、**馬鬐膏**、**驢鬐膏**、**犬胰并脂**、**羊脂腦**、**牛脂腦及髓**、**熊脂**、**鹿脂腦**、**麋髓腦**、並入面脂，去䵟

〔一〕皯：原作「奸」。今據卷五十羊改。

䵳瘢痕悴色 鼠頭灰鼻面皺 人部 人精和鷹屎塗面去黑子及瘢 人胞婦人勞損面黯皮黑瘢和五味
食之 人口津不語時塗皻皰
瘢痕 蒺藜洗 葵子塗 馬齒莧洗 大麥麨和酥傅秋冬用小麥麨 寒食飯塗
冬青子及木皮灰入膏脂 真玉摩面 馬藺根洗 禹餘粮身面瘢痕同半夏雞子黃
塗一月愈 白瓷器水摩 凍凌頻摩 熱瓦頻摩 白僵蠶同白魚鷹屎塗 鷹屎白滅痕和人精摩
○同僵蠶蜜塗○同白附子摩○同白魚蜜摩 蜀水花入面脂摩 雉子黃炒黑拭之 雞屎白炒 羊
髓 獺髓 牛髓 牛酥並滅瘢痕 鼠煎豬脂摩 猪脂三斤飼烏雞取屎白入[illegible]芷當歸煎
云澤入鷹屎白傅之 輕粉抓傷面薑汁調塗 鉛粉抓傷面油調塗
面瘡草部 薺苨酒服 紫草 紫草 艾葉煎醋搽之○婦人面瘡燒烟熏定粉搽 蓖麻
子肺風面瘡同大棗瓦松亡果肥皂為丸日洗 土瓜根面上痦癗夜塗日洗 凌霄花兩頰浸連及兩耳
煎湯日洗 何首烏洗 牽牛塗 卉松面上風瘡同香附帶[illegible]下以洗 蛇牀子同輕粉 曼陀
羅花穀菜果木 胡麻嚼 白米並塗小兒面上癬瘡 黃粱米小兒面瘡如火燒研和蜜塗 絲瓜

黵，滅痕，悦色。鼠頭灰、鼻面皶。【人部】人精、和鷹屎塗面，去黑子及瘢。人胞、婦人勞損，面皯皮黑，漸瘦〔一〕，和五味食之。人口津。不語時，塗皶〔二〕皰。

【瘢痕】蒺藜、洗。葵子、塗。馬齒莧、洗。大麥麨、和酥傅。秋冬用小麥麨。寒食飯、塗。冬青子及木皮灰、入面脂。真玉、摩面。馬藺根、洗。禹餘粮、身面瘢痕，同半夏、雞子黄塗，一月愈。白瓷器、水摩。凍凌、頻摩。白僵蠶、同白魚、鷹屎塗。鷹屎白、滅痕，和人精摩。○同僵蠶、蜜摩。○同白附子摩。○同白魚、蜜摩。蜀水花、入面脂摩。雞子黄、炒黑拭之。雞屎白、炒。羊髓、獺髓、牛髓、牛酥、並滅瘢痕。鼠、煎豬脂摩。豬脂、三升〔三〕，飼烏雞取屎白，入白〔四〕芷、當歸，煎，去滓，入鷹屎白，傅之。輕粉、抓傷面，薑汁調塗。鉛粉。抓傷面，油調塗。

【面瘡】【草部】薺苨、酒服。紫草、紫草〔五〕、艾葉、煎醋搽之。○婦人面瘡，燒烟熏，定粉搽。蓖麻子、肺風面瘡，同大棗、瓦松、白果、肥皂，爲丸，日洗。土瓜根、面上痦癗，夜塗日洗。凌霄花、兩頰浸淫〔六〕，連及兩耳，煎湯日洗。何首烏、洗。牽牛、塗。甘松、面上風瘡，同香附、牽牛，末，日洗。蛇牀子、同輕粉。曼陀羅花、【穀菜果木】胡麻、嚼。白米、並塗小兒面上甜瘡。黄粱米、小兒面瘡如火，燒，研，和蜜塗。絲瓜、

〔一〕瘦：原脱。今據卷五十二人胞補。
〔二〕皶：原字類「查」。今據卷五十二口津唾正。
〔三〕升：原作「斤」。今據卷四十八雞屎白「附方」改。
〔四〕白：原爲一字闕。今據補同上。
〔五〕紫草：与前重複。此後諸本「草」字或有作墨钉、「苑」、「葳」、「參」者，均無旁證，故此名乃衍。
〔六〕淫：原闕一字。今據卷十八紫葳「附方」補正。

同方皂燒擦面瘡　枇杷葉茶服，治面上風瘡　桃花面上黃水瘡，末服　杏仁雞子白和塗　銀杏和糟嚼　柳絮面上膿瘡，同膩粉塗　柳葉洗面上惡瘡　木槿子燒犬石　胡燕窠土○入鮮延擦黃水肥瘡　蜜陀僧塗面瘡　黃礬婦人頰瘡頻發，同胡粉水銀豬脂塗　綠礬小兒甜瘡，棗包燒塗　鹽湯搨面上蟲惡瘡蝕　斑蝥塗面上唇癗　蚯蚓燒　烏蛇燒灰塗面瘡　鯽魚頭燒和醬汁塗面上黃水瘡

禽獸

雞內金金腮瘡初生如米豆，久則穿蝕，同鬱金傅　羖羊鬚香瓣瘡生面頤耳下，浸淫出水，同荊芥乾薑燒，入輕粉擦　熊脂　鹿角

鼻鼻淵流濁涕，是腦受風熱○鼻鼽流清涕，是腦受風寒包熱在內。腦崩臭穢，是下虛○鼻窒是陽明濕熱生瘜內○鼻鼓是陽明風熱及血熱，或臟中有蟲○鼻痛是陽明熱

淵鼽內治

草菜

蒼耳子末日服二錢，能通頂門○同白芷辛夷薄荷爲末，葱茶服　防風同黃芩川芎麥門冬人參甘草末服　川芎同石膏香附龍腦末服　草烏頭腦漏臭穢，同蒼朮川芎丸服　羌活　藁本　白芷　雞蘇　荊芥　甘草　甘松　黃芩　半夏　南星　菊花　昌蒲　苦參　蒺藜　細辛　升麻　芍藥並去風熱

同牙皂燒，擦面瘡。**枇杷葉**、茶服，治面上風瘡。**桃花**、面上黃水瘡，末服。**杏仁**、雞子白和塗。**銀杏**、和糟嚼塗〔一〕。**柳絮**、面上膿瘡，同膩粉塗。**柳葉**、洗面上惡瘡。**木槿子**、燒。【土石】**胡燕窠土**、入麝。○並搽黃水肥瘡。**蜜陀僧**、塗面瘡。**黃礬**、婦人頰瘡頻發，同胡粉、水銀、猪脂〔二〕塗。**綠礬**、小兒甜瘡，棗包燒，塗。**鹽湯**、搨面上惡瘡。【蟲鱗】**斑蝥**、塗面上痦瘟。**蚯蚓**、燒。**烏蛇**、燒。並塗面瘡。**鯽魚頭**、燒，和醬汁，塗面上黃水瘡。【禽獸】**雞內金**、金顋瘡，初生如米豆，久則穿蝕，同鬱金傅。**羖羊鬚**、香瓣〔三〕瘡，生面頤耳下，浸淫出水，同荊芥、乾棗〔四〕燒，入輕粉搽。**熊脂**、**鹿角**。

鼻 鼻淵，流濁涕，是腦受風熱。○鼻鼽，流清涕，是腦受風寒，包熱在內。腦崩臭穢，是下虛。○鼻窒，是陽明濕熱，生瘜肉〔五〕。○鼻皶，是陽明風熱及血熱，或臟中有蟲。○鼻痛，是陽明熱。

【淵鼽】【內治】【草菜】**蒼耳〔六〕子**、末，日服二錢，能通頂門。○同白芷、辛夷、薄荷，爲末，葱茶服。**防風**、同黃芩、川芎、麥門冬、人參、甘草，末服。**川芎**、同石膏、香附、龍腦，末服。**草烏頭**、腦洩臭穢，同蒼朮、川芎，丸服。**羌活**、**藁本**、**白芷**、**雞蘇**、**荊芥**、**甘草**、**甘松**、**黃芩**、**半夏**、**南星**、**菊花**、**昌蒲**、**苦參**、**蒺藜**、**細辛**、**升麻**、**芍藥**、並去風熱

〔一〕塗：原脱。今據卷三十銀杏「附方」補。
〔二〕猪脂：原作「尼」。今據卷十一黃礬「附方」改。
〔三〕瓣：原作「辨」。今據卷五十羊鬚「附方」改。
〔四〕棗：原作「薑」。今據改同上。
〔五〕肉：原作「內」。今據本節「窒瘜」下有「嚏出息肉」、「經日肉出」改。
〔六〕耳：原作「子」。今據卷十五枲耳「發明」改。

痿湿絲瓜根腦崩腥臭有果蟲也燒研服本藕節鼻淵同芎藭末服蜀椒辛夷辛走氣能助清

陽上行通于天治鼻病藥利九竅〇頭風清涕同枇杷花末酒服巵子龍腦香百草霜

鼻出臭涕石水服三錢蟲石膏全蠍貝子鼻淵膿血燒研酒服爛螺殼外治蓽

茇吹白芷流涕臭水同流黃黃丹吹烏蠱泥吹石綠吹鼻熱皂莢汁熬膏嗃之大蒜

同華茇藭安顖上以熨斗熨之艾葉同細辛蒼朮川芎末隔帕安顖門熨之破瓢灰同白螺殼灰白雞冠灰血

蝎麝香末酒醋艾作餅安顖門熨之上車軸脂水調安顖門熨之附子慈涎和貼足心〇大蒜亦可

窒鼽、內治辛荑白微肺實鼻塞不知香臭同貝母款冬百部爲末服天南星風邪入腦鼻壅結硬流濁

涕每以二錢同甘草薑棗煎服小薊煎服麻黃白芷羌活防風升麻

葛根　辛夷　川芎　菊花　地黃　白朮　薄荷　荊芥

前胡　黃芩　甘草　桔梗　木通　水芹　乾薑為末乾柿[illegible]

末煮粥食畢澄茄同薄荷荊芥丸服槐葉同葱豉煎服山茱萸釜墨水服石膏[illegible]

蛇肉肺風鼻塞羊肺鼻息同白朮肉蓯蓉乾薑芎藭爲末日服人中白外治細辛[illegible]

痰濕。絲瓜根、腦崩腥臭，有蟲也，燒，研服。【果木】藕節、鼻淵，同芎藭，末服。蜀椒、辛夷、辛走氣，能助清陽上行通于天，治鼻病而利九竅。○頭風清涕，同枇杷花，末，酒服。巵子、龍腦香、百草霜、鼻出臭涕，水服三錢。【石蟲】石膏、全蠍、貝子、鼻淵膿血，燒研，酒服。爛螺殻。【外治】蓽茇、吹。白芷、流涕臭水，同流黄、黄丹，吹。烏叠泥、吹。石緑、吹鼻衄。皂莢、汁，熬膏嗃之。大蒜、同蓽茇擣，安顖上，以熨斗熨之。艾葉、同細辛、蒼术、川芎，末，隔帕安頂門，熨之。破瓢灰、同白螺殻灰、白雞冠灰、血竭、麝香，末，酒洒〔一〕艾上作餅，安頂門，熨之。車軸脂、水調，安頂門，熨之。附子。葱涎和，貼足心。○大蒜亦可。

【窒瘜】【内治】【草菜】白微、肺實鼻塞，不知香臭，同貝母、款冬、百部，爲末服。天南星、風邪入腦，鼻塞結硬，流濁涕，每以二錢，同甘草、薑、棗，煎服。小薊、煎服。麻黄、白芷、羌活、防風、升麻、葛根、辛夷、川芎、菊花、地黄、白术、薄荷、荆芥、前胡、黄芩、甘草、桔梗、木通、水芹、乾薑、【果木】乾柹、同粳米煮粥食。畢澄茄、同薄荷、荆芥，丸服。槐葉、同葱、豉，煎服。山茱萸、釜墨、水服。石膏、【鱗獸】蛇肉、肺風鼻塞。羊肺、鼻息，同白术、肉蓯蓉、乾薑、芎藭，爲末，日服。人中白。【外治】細辛、鼻齆，不聞香臭，

〔一〕洒：原作「醋」。今據卷二十八敗瓢「附方」改。

時時吹之 瓜蒂吹之或加白礬或同細辛麝香或同狗頭灰 皂莢 麻鞋灰 礬石 麝香並吹 蒺藜同黃連煎汁灌入鼻中嚏出息肉如蛹 苦瓠汁 馬屎汁 地膽汁

狗膽並滴 狗頭骨灰入硇日塗之肉化為水 青蒿灰 龍腦香 硇砂並滴 桂心 丁香 狌核 藜蘆 石胡荽 薰草並塞 菖蒲同皂莢末塞 蓖麻子同棗塞一月聞香臭 白礬猪脂同塞○同硇砂點之○同蓖麻鹽梅麝香塞 雄黃一塊塞不過十日自落 鐵鏽和猪脂塞經日肉出 蠮螉 狗腦〃 雄雞腎並塞鼻引蟲 猬皮炙研塞

醍醐小兒鼻塞同木香零陵香煎膏塗頂門并塞之

〈鼻乾〉黃米粉小兒鼻乾無涕腦熱也同礬末貼顖門

〈鼻痛〉石硫黃搽 石流赤一分水調搽一月愈 酥 羊脂並塗之

〈鼻傷〉猫頭上毛搽破鼻剪碎和唾傳 髮灰搽落耳鼻乘熱急蘸灰綴定縛住勿動

鼻毛 硇砂鼻中生毛晝夜長一二尺漸圓如繩痛不可忍同乳香丸服十粒自落

〈赤皶〉內治 凌霄花鼻上酒皶同卮子末日服○同硫黃胡桃膩粉搽 使君子酒皶面瘡以香油浸

時時吹之。瓜蒂、吹之。或加白礬，或同細辛、麝香，或同狗頭灰。皂莢、麻鞋灰、礜石、麝香、並吹。蒺藜、同黃連煎汁，灌入鼻中，嚏出息肉如蛹。苦瓠汁、馬屎汁、地膽汁、狗膽、並滴。狗頭骨灰、入硇，日嗃之，肉化爲水。青蒿灰、龍腦香、硇砂、並滴。桂心、丁香、蕤核、藜蘆、石胡荽、薰草、並塞。菖蒲、同皂莢，末塞。蓖麻子、同棗塞，一月聞香臭。白礬、猪脂同塞。○同硇砂點之，尤妙。○同蓖麻、鹽梅、麝香，塞。雄黃、一塊，塞，不過十日自落。鐵鏽、和猪脂塞，經日肉出。蠮螉、狗腦、雄雞腎、並塞鼻引蟲。猬皮、炙，研塞。醍醐。小兒鼻塞，同木香、零陵香，煎膏，塗頂門。并塞之。

【鼻乾】黃米粉。小兒鼻乾無涕，腦熱也。同礬末，貼顖門。

【鼻痛】石硫黃、搽。石流赤、冷水調搽，一月愈。酥羊脂。並塗之。

【鼻傷】猫頭上毛、搽破鼻，剪碎，和唾傅。髮灰。搽落耳、鼻，乘熱，急蘸灰，綴定，縛住勿動。

【鼻毛】硇砂。鼻中生毛，晝夜長一二尺，漸圓如繩，痛不可忍，同乳香，丸服十粒，自落。

【赤皶】【內治】凌霄花、鼻上酒皶。同巵子，末，日服，○同硫黃、胡桃、膩粉，揩搽。使君子、酒皶面瘡，以香油浸

潤卧時嚼三五个久久自落蒼耳葉酒蒸焙研服巵子鼻皶面皰炒研黄蠟丸服○同枇杷葉爲末酒服
橘核鼻赤酒皶炒研一錢同胡桃一个擂酒服木蘭皮酒皶赤皰醋浸曬研日服百草霜日服二錢蜂
房炙末酒服大黄　紫參　桔梗　生地黄　薄荷　防風　苦參
地骨皮　樺皮　石膏　蠷螋　烏蛇外治黄連鼻皶同天仙藤灰油
調搽馬蘭子杵傅蜀葵花夜塗旦洗蓖麻仁同瓦松大棗白果肥皂丸洗牽牛雞子白調夜塗
旦洗銀杏同酒糟嚼傅槲若瘡瘻膿血燒灰納瘡中先以泔煮楡葉汁洗硫黄同枯礬末茄汁調塗或加
黄丹或加輕粉輕粉同硫黄杏仁塗檳榔同硫黄龍腦塗研蓖麻酥油搽仍大楓子同硫黄輕粉木鼈子
塗雄黄同硫黄水粉乳汁調傅不過三五次○或同黄丹鸕鷀屎鼻赤同猪脂塗雄雀屎同蜜塗
沒石子水調蜜陀僧乳調鹿角磨汁石膽並塗搽
鼻瘡黄連同大黄麝香搽鼻中○末傅鼻下赤䘌玄參　大黄同杏仁杏仁研乳汁桃
葉研盆邊零飯燒辛夷同麝黄蘗同檳榔盧會　紫荆花貼蜜陀僧
同白大骨灰　牛骨灰並主鼻中書海螵蛸同輕粉馬絆繩灰　牛蒡

潤，卧時嚼三五個，久久自落。蒼耳葉、酒蒸，焙，研服。巵子、鼻皶面皰，炒，研，黄蠟丸服。○同枇杷葉，爲末，酒服。橘核、鼻赤酒皶，炒，研，二錢，同胡桃一個，擂酒服。木蘭皮、酒皶赤皰，醋浸，晒，研，日服。百草霜、日服二錢。蜂房、炙，末，酒服。大黄、紫參、桔梗、生地黄、薄荷、防風、苦參、地骨皮、樺皮、石膏、蟬蜕、烏蛇。【外治】黄連、鼻皶，同天仙藤灰，油調搽。馬藺子、杵傅。蜀葵花、夜塗旦洗。蓖麻仁、同瓦松、大棗、白果、肥皂，丸洗。牽牛、雞子白調，夜塗旦洗。銀杏、同酒糟嚼傅。槲若、痄瘤〔一〕膿血，燒灰，納瘡中。先以泔煮槲〔二〕葉汁洗。硫黄、同枯礬，末，茄汁調塗。或加黄丹，或加輕粉。輕粉、同硫黄、杏仁塗。檳榔、同硫黄、龍腦塗。仍研蓖麻、酥油，搽。大楓子、同硫黄、輕粉、木鱉子塗。雄黄、同硫黄、水粉，乳汁調傅，不過三五次。○或同黄丹。鸕鷀屎、鼻赤，同猪脂塗。雄雀屎、同蜜塗。没石子、水調。蜜陀僧、乳調。鹿角、磨汁。石膽。並塗擦。

【鼻瘡】黄連、同大黄、麝香，搽鼻中。○末，傅鼻下赤䘌。玄參、大黄、同杏仁。杏仁、和乳汁。桃葉、研。盆邊零飯、燒。辛夷、同麝。黄蘗、同檳榔。盧會、紫荆花、貼。蜜陀僧、同白芷、犬骨灰、牛骨灰、並主鼻中瘡。海螵蛸、同輕粉。馬絆繩灰、牛拳

〔一〕痄瘤：卷三十槲實槲若「附方」作「皶皰」。
〔二〕槲：原作「楡」。今據改同上。

灰涂傅小兒鼻下赤瘡

唇 〇脾熱則唇赤或腫〇寒則唇青或噤〇燥則唇乾或裂〇風則唇動或喎〇虚則唇白無色〇濕熱則唇瀋溼〇風熱則唇生核 狐則唇上有瘡 惑則下唇有瘡

唇瀋 菜 葵根 緊唇濕爛乍瘥乍發經年累月又名唇瀋燒灰和脂塗之 赤莧 馬齒莧 藍

汁並洗 馬芥子傅 縮砂燒塗果木 甜瓜塗 西瓜皮燒塗 桃仁 青櫚皮燒

橄欖燒 黃蘗薔薇根汁調 松脂同上 東壁土並塗 杓上砂燒赤則 胡粉

蟲鱗 蠐螬燒 鼈甲燒 烏蛇皮燒 鱓魚燒 五倍子同訶子 禽人 雞屎白

白鵝脂 人屎灰 頭垢 膝垢並和脂塗

唇裂 草殺 昨葉何草唇裂生瘡同薑鹽擣塗 黃連瀉火 生地黃涼血 麥門冬清熱 人

參生草 當歸生血 芍藥瀉火 麻油潤燥 果 桃仁服 橄欖仁 青布灰 屠几

垢 蟲獸 蜂蜜 豬脂 豬腦 酥

唇腫 草木 大黃 黃連 連翹 防風 薄荷 荊芥 蓖麻仁

灰。並傅小兒鼻下赤瘡。

唇脾熱則唇赤或腫。○寒則唇青或噤。○燥則唇乾或裂。○風則唇動或喎。虛則唇白無色。○濕熱則唇瀋濕爛。風熱則唇生核。狐則唇上有瘡。惑則下唇有瘡。

【唇瀋】【草〔一〕菜】葵根、緊唇濕爛，乍瘥乍發，經年累月，又名唇瀋，燒灰，和脂塗。赤莧、馬齒莧、藍汁、並洗。馬芥子、傅。縮砂、燒塗。【果木】甜瓜、噙。西瓜皮、燒噙。桃仁、青橘皮、燒。橄欖、燒。黄蘗、薔薇根汁調。松脂、化。【土石】東壁土、並塗。杓上砂、挑去，則瘡愈。胡粉、【蟲鱗】蠐螬、燒。鼈甲、燒。烏蛇皮、燒。鱓魚、燒。五倍子、同訶子。【禽人】雞屎白、白鵝脂、人屎灰、頭垢、膝垢。並和脂塗。

【唇裂】【草穀】昨葉何草、唇裂生瘡，同薑、鹽，擣擦。黄連、瀉火。生地黄、凉血。麥門冬、清熱。人參、生津。當歸、生血。芍藥、潤燥。麻油、【果服】桃仁、橄欖仁、青布灰、屠几垢、【蟲禽】蜂蜜、猪脂、猪脏、酥。

【唇腫】【草木】大黄、黄連、連翹、防風、薄荷、荆芥、蓖麻仁、

〔一〕草：原字缺損。今從此下諸藥屬性補正。

藜汁水石 石膏 芒消並銼 井華水下唇腫痛或生瘡名緊唇以水常潤之多可察燕上唇風
漸瀋生瘡獸名燕口風人 猪脂唇瀋黑燥癢不可忍以瓮刀去血以古錢磨脂傅之
唇核 猪屎汁溫服
唇動 薏苡仁風濕入脾口唇瞤動搴揭同防己赤小豆甘草煎服
唇青 青箱子 決明並主唇口青
唇噤草 天南星擦牙煎服 葛蔓灰點小兒口噤 艾葉傅舌 荊芥 防風 秦艽
羌活 芥子醋煎傅舌 大豆炒投酒漱牙 蘇方木 青布灰酒服仍燒刀上取汁搽
白棘鉤水煎 竹瀝 荊瀝 皂莢 乳香 伏龍肝醋調水敷 白僵蠶
鵝汗務 雀屎水丸服 雞屎白酒服 白牛屎 牛涎 牛黃 猪乳 驢
乳並小兒口禁
喉瘖草菜 藍汁洗 葵根燒 瓦松燒 縮砂殼燒 越瓜燒 果實 檳榔燒 背
皮 竹瀝汁 黃連 黃藥煎塗 白楊枝燒 雞舌香 梓白皮 鹽服 青布燒

桑汁、【水石】石膏、芒消、並塗。井華水、下唇腫痛，或生瘡，名驢觜風，以水常潤之，乃可擦藥。上唇腫痛生瘡，名魚口風。

【獸人〔一〕】猪脂。唇腫黑，痛痒不可忍，以瓷刀去血，以古錢磨脂塗之。

【唇核】猪屎汁。温服。

【唇動】薏苡仁。風濕入脾，口唇瞤動帬〔二〕揭，同防己、赤小豆、甘草，煎服。

【唇青】青箱子、决明。並主唇口青。

【唇噤】【草】天南星、擦牙，煎服。葛蔓、灰，點小兒口噤。艾葉、傅舌。荆芥、防風、秦艽、羌活、芥子、醋煎，傅舌。大豆、炒，搜酒擦〔三〕牙。【木土】蘇方木、青布、灰，酒服。仍燒，刀上取汁搽。白棘鉤、水服〔四〕。竹瀝、荆瀝、皂莢、乳香、伏龍肝、澄〔五〕水服。【蟲獸】白殭蠶、發汗。雀屎、水丸服。雞屎白、酒服。白牛屎、牛涎、牛黄、猪乳、驢乳〔六〕。並小兒口噤。

【吻〔七〕瘡】【草菜】藍汁、洗。葵根、燒。瓦松、燒。縮砂殼、燒。越瓜、燒。【果木〔八〕】檳榔、燒。青皮、竹瀝、和黄連、黄丹、黄蘗塗。白楊支、燒。雞舌香、梓白皮、【服器】青布、燒塗。

〔一〕人：此下脱人部藥。卷五十二人部治唇緊藥，有頭垢、膝頭垢、人屎灰，塗傅。
〔二〕帬：據文義，當爲「⿸疒帬」之形訛。然正文相關各條未載此方，各本亦無作「⿸疒帬」字者。今存疑。
〔三〕擦：原作「察」。卷二十四大豆未載此方。今從江西本改。
〔四〕服：原作「煎」。今據卷三十六白棘「附方」改。
〔五〕澄：原作「登」。今據卷七伏龍肝「附方」改。
〔六〕乳：原作「控」。今據卷五十驢「附方」改。
〔七〕吻：原作「暘」。今據蜀葵、越瓜、白楊、甲煎等各條下所治病证改。
〔八〕木：原無。江西本有，與下諸藥合，今據補。

木履尾煨拄兩吻二七次　筋頭燒　几屑燒塗　東壁土和胡粉　胡燕窠土
新瓦末　胡粉同黃連搽　蜂蜜　龜甲燒　甲煎　甲香　髮灰並塗小兒
燕口瘡飲服並塗

口舌　舌苦是膽熱，辛是燥熱｜甘是脾熱，鹹是脾濕｜酸是濕熱，淡是胃虛｜澀是風熱，肝是血虛
空皆是脾熱閉，〇瘡裂是上焦熱｜出血是心火鬱，木強是風痰濕熱｜腫脹是心脾火毒，短縮是風熱
舌出數寸有傷寒產後中毒大驚數種，〇口臭是胃火食鬱，〇喉腥是肺火痰帶
熱于小腸

舌脹　甘草含漱　木通　人嚼煎含嗽　芍藥同甘草煎　半夏　羊蹄　絡石
蓖麻油薰燃　附子尖　黃葵花　蒲黃同乾　青黛同朴消
赤小豆同醋　粟米末　桑根汁並塗　龍腦香
青黛　舌腫出口，巴豆　黃藥　木蘭皮
皂莢刺灰煎汁並　桂　飯帶灰　箕舌灰石上　伏龍肝　牛蒡汁
金墨　黃丹並塗　鐵鎖鏽　鐵落並醋　末　鐵秤鍾

木履尾、煨，拄兩吻，二七次。筯頭、燒。几屑、燒塗。東壁土、和胡粉。胡燕窠土、新瓦末、胡粉、同黃連搽。蜂蜜、龜甲、燒。甲煎、甲香、並塗。髮灰。小兒燕口瘡，飲服，並塗。

口舌

舌苦是膽熱，甘是脾熱，酸是濕熱，澀是風熱，辛是燥熱，鹹是脾濕，淡是胃虛，麻是血虛，生胎是脾熱閉，出血是心火鬱，腫脹是心脾火毒。○唇裂是上焦熱，木強是風痰濕熱，短縮是風熱。○舌出數寸，有傷寒、産後、中毒、大驚數種。○口糜是膀胱移熱于小腸。○口臭是胃火食鬱。○喉腥是肺火痰滯〔一〕。

【舌脹】【草穀】甘草、木強腫脹塞口，不治殺人，濃煎噙漱〔二〕。芍藥、同甘草煎。半夏、羊蹄、絡石、並漱。蓖麻油、燃熏。附子尖、同巴豆。黃葵花、同黃丹。蒲黃、同乾薑。青黛、同朴消、片腦。赤小豆、同醋。醋、和釜墨。粟米、【木器】桑根汁、並塗之。龍腦香、傷寒舌出數寸，摻之隨消。冬青葉、舌脹出口，濃煎浸之。巴豆、傷寒後舌出不收，紙卷一枚納鼻中，自收。黃蘗、浸竹瀝。木蘭皮、汁。皂莢刺灰、煎汁，並漱重舌。桂、甑帶灰、箕舌灰、【土石】伏龍肝、和醋，或加牛蒡汁。釜〔三〕墨、黃丹、並塗重舌。鐵鎖鏽、鐵落、並爲末，噙服。鐵秤錘、舌脹，咽生息肉，燒赤淬醋

〔一〕滯：原作「帶」。今從江西本改。
〔二〕漱：原作「嗽」。今據卷十二甘草「附方」改。
〔三〕釜：原作「金」。今據卷七釜臍墨改。

服 蓬砂 薑片蘸揩木舌 玄精石 同牛黃朱砂等摻 白礬 同朴消摻○同桂安舌下 消石 同竹瀝含

芒消 同蒲黃摻○中仙茅毒舌脹出口以硝黃下之○小兒舌脹塞口紫雪竹瀝多服之 朱砂 婦人產子舌出不收傅之仍驚之則入 石膽 皂礬 齒縫噙漱 五倍子 並摻之 白僵蠶 或加黃連 蜂房 炙

鼠婦 杵 海螵蛸 同雞子黃 鯽魚頭 燒 蛇蛻灰 重舌重齶並醋和摻 雞冠血 中蜈蚣毒舌脹出口浸之嚥下 五靈脂 重舌煎醋漱 三家屠肉 小兒重舌切片摩之即啼 鹿角 炙熨亦磨塗

羊乳 牛乳 飲 髮灰 傅○玄參 連翹 黃連 薄荷 升麻

傷風 桔梗 赤芍藥 大青 生地黃 黃芩 牛蒡子

牡丹皮 黃蘗 木通 半夏 伏苓 芒硝 石膏

舌胎 薄荷 舌胎語澀取汁同白蜜擦 生薑 諸病舌上生胎以青布蘸井水抹後時時以薑擦之 白礬 小兒初三日底發舌刮出血以少許傅之否則發驚

舌衄 生地黃 同阿膠炒末米飲服○汁和童尿酒調服 黃藥子 同青黛水服 蒲黃 同青黛水服并傅之○同烏賊骨等 香薷 煎汁日服三升 大小薊 汁和酒服 萞麻油 點燈熏鼻自止 茜根 黃

服。蓬砂、薑片蘸，擦木舌。玄精石、同牛黄、朱砂等摻。白礬、同朴消摻。○同桂[一]，安舌下。消石、同竹瀝含[二]。芒消、同蒲黄摻。○中仙茅毒，舌脹出口，以硝、黄下之。○小兒舌脹塞口，紫雪、竹瀝，多服之。朱砂、婦人産子，舌出不收，傅之，仍驚之，則入。石膽、皂礬、【蟲鱗禽獸】五倍子、並摻之。白僵蠶、或加黄連。蜂房、炙。鼠婦、杵。海螵蛸、同雞子黄。鯽魚頭、燒。蛇蜕灰、重舌、重齶。並醋和摻。雞冠血、中蜈蚣毒，舌脹出口，浸之嚥下。五靈脂、重舌，煎醋漱。三家屠肉、小兒重舌，切片磨之，即啼。鹿角、炙熨，亦磨塗。羊乳、牛乳、飲。髪灰。傅。○玄參、連翹、黄連、薄荷、升麻、防[三]風、桔梗、赤芍藥、大青、生地黄、黄芩、牛蒡子、牡丹皮、黄蘗、木通、半夏、伏苓、芒硝、石膏。

【舌胎】薄荷、舌胎語澀，取汁，同薑、蜜擦。生薑、諸病舌上生胎，以青布蘸井水抹後，時時以薑擦之。白礬。小兒初生，白膜裹舌，刮出血，以少許傅之，否則發驚。

【舌衄】【草穀】生地黄、同阿膠，末，米飲服。○汁和童尿、酒服。黄藥子、同青黛，水服。蒲黄、同青黛，水服。并傅之。○同烏賊骨傅。香薷、煎汁，日服三升。大小薊、汁，和酒服。蓖麻油、點燈熏鼻，自止。茜根、黄

〔一〕桂：原字缺損。今據卷十一礬石「附方」補正。
〔二〕含：卷十一消石「附方」作「點之」。
〔三〕防：原作「仿」。今從江西本改。

芩　大青　升麻　玄參　麥門冬　艾葉　飛羅麪冷水調服　豆豉水煎服

赤小豆絞汁服　木石　黄蘗蜜炙末含服　槐花炒末掺　龍腦引經　巵子　百

草霜同蚌粉服〇醋調塗　石膏人中　五倍子同牡蠣白膠香掺　紫金沙蜂房頂上者貝母盧會

丸水服　髮灰水服一錢或加巳豆同燒灰

強痺雄黄中風舌強同荊芥末服　醋小兒舌強含之　烏藥舌卒腫　皂莢　礬

石蓮　人參主氣虛　黄連　石膏主心熱

舌苦柴胡　黄芩　苦參　黄連　龍膽瀉膽　麥門冬清心　枳椇解酒毒

舌甘生地黄　芍藥　黄連

舌酸黄連　龍膽瀉肝　神麴　蘿蔔消食

舌辛黄芩　巵子瀉肺　芍藥瀉脾　麥門冬清心

舌淡白术燥濕　半夏　生薑行水　伏苓滲濕

本草綱目

芩、大黄、升麻、玄參、麥門冬、艾葉、飛羅麪、水服。豆豉、水煎服。赤小豆、絞汁服。【木石】黄蘗、蜜炙，米飲服。槐花、炒服，并摻。龍腦、引經。巵子、百草霜、同蚌粉服。○醋調塗。石膏、【蟲人】五倍子、同牡蠣、白膠香，摻。紫金沙、蜂房頂也。同貝母、盧會，蜜丸水服。髮灰。水服一錢。或加巴豆，同燒灰。

【强痺】雄黄、中風舌强，同荆芥，末，豆淋酒服。醋、小兒舌强腫，和飴含之。烏藥、因氣舌麻。皂莢、礬石、並擦痰壅舌麻。人參、主氣虚舌短。黄連、石膏。主心熱舌短。

【舌苦】柴胡、黄芩、苦參、黄連、龍膽、瀉膽。麥門冬、清心。枳椇。解酒毒。

【舌甘】生地黄、芍藥、黄連。

【舌酸】黄連、龍膽、瀉肝。神麴、蘿蔔。消食，嚼〔一〕。

【舌辛】黄芩、巵子、瀉肺。芍藥、瀉脾。麥門冬。清心。

【舌淡】白朮、燥脾。半夏、生薑、行水。伏苓。滲濕。

〔一〕嚼：原字缺損。今據卷二十六萊菔「附方」補正。

舌鹹知母瀉腎烏賊骨炙骨

舌瘡黃芩瀉火葛根生津防風　薄荷去風熱半夏　伏苓去痰熱

口糜內治草部桔梗同甘草煎服麥門冬　玄參　赤芍藥　連翹

秦艽　薄荷　升麻　黃連　黃芩　生地黃　知母　牡丹

木通　甘草　石斛　射干　附子口瘡久服涼藥不愈理中加附子反治之含以

官果汪木栗子小兒口瘡日煮食之蜀椒口瘡久患者水洗麪拌煮熟空腹吞之以飯壓下不過數服龍腦

經絡火邪夢遺口瘡同黃蘗蜜丸服地骨皮同口糜爛柴胡煎服同黃蘗　伏苓　猪苓　石蜜

朴硝　蓬砂　石膏　滑石　青黛口內熱瘡先漱酒勻猪膏口瘡塞咽同黃連熬

服滄漱細辛口舌生瘡糜爛同黃連或黃蘗末摻之名赴筵散外以醋調貼臍黃連煎酒呷含○同乾薑

末摻之名水火散升麻同黃連末噙甘草同白礬天門冬口瘡連年同麥門冬玄參丸噙薔薇

根口久延及胃中三年已上者濃煎含漱夏用枝葉大青葉浸含蘘荷根汁蛇莓汁牛膝

忍冬並敷口瘡蒲黃　黃葵花燒赤葵莖　縮砂殼灰　角蒿灰

【舌鹹】知母、瀉腎。烏賊骨。淡胃。

【舌澀】黄芩、瀉火。葛根、生津。防風、薄荷、去風熱。半夏、伏苓。去痰熱。

【口糜】【内治】【草部】桔梗、同甘草煎服。麥門冬、玄參、赤芍藥、連翹、秦艽、薄荷、升麻、黄連、黄芩、生地黄、知母、牡丹、木通、甘草、石斛、射干、附子、口瘡，久服涼藥不愈，理中加附子反治之，含以官桂。【果木】栗子、小兒口瘡，日煮食之。蜀椒、口瘡久患者，水洗麪拌，煮熟，空腹吞之，以飯壓下，不過再服。龍腦、經絡火邪，夢遺口瘡，同黄蘗[一]，蜜丸服。地骨皮、口[二]舌糜爛，同柴胡煎服。黄蘗、伏苓、豬苓、【金石】朴硝、蓬砂、石膏、滑石、青錢、口内熱瘡，燒，淬酒飲。豬膏。口瘡塞咽，同黄連煎服。【噙漱】細辛、口舌生瘡糜爛，同黄連或黄蘗，末，摻之，名赴筵散。外以醋調貼臍。黄連、煎酒呷含。○同乾薑，末，摻之，名水火散。升麻、同黄連，末噙。甘草、同白礬。天門冬、口瘡連年，同麥門冬、玄參，丸噙。薔薇根、日久延及胸中，三年已上者，濃煎含漱。夏用枝葉。大青葉、浸蜜。蘘荷根、汁、蛇莓、汁、牛膝、忍冬、並漱口瘡。蒲黄、黄葵花、燒。赤葵莖、縮砂没灰、角蒿灰、

〔一〕蘗：原作「蜜」。今據卷三十四龍腦香「附方」改。
〔二〕口：原作「同」。今據卷三十六枸杞地骨皮「附方」改。

並塗口瘡。貝母小兒口生白瘡如鵝口瘡，爲末入蜜時時抹之，日五上。白及調塗。燕脂調乳。黍米嚼。赤
小豆醋調。○並塗小兒鵝口。豉口舌瘡，燒焦，含一夜愈。米醋熱漱。蘿蔔汁 薑汁並頻漱。
滿口爛瘡。瓠瓤燒塗口鼻中肉爛痛。茄科燒，同鹽傅。口中生蕈。茄蒂灰 桃枝煎漱。杏仁以入膩粉
引時細嚼吐涎。檳榔燒入輕粉摻。甜瓜含。西瓜含。細茶同芽草。鬼齒灰 梧桐
子灰。沒石子同甘草。○並摻口瘡。黃蘗同丙香浸蜜含之。○同青黛摻。○同銅綠摻。○同滑石五倍子
摻。○同蓽茇煎醋漱。乳香白口瘡，同沒藥雄黃輕粉塗。○赤口瘡，同沒藥銅綠枯礬塗。○楝根口中爛瘡煎服。冬
青葉汁 黃竹瀝 小蘗汁並含漱。桂同薑汁塗虛口瘡，交驚口。桑汁 柘
漿。甑帶灰並塗鵝口。甑垢口舌生瘡，刮塗即愈。烏爹泥或加蓬砂。釜墨 胡粉豬髓
和。黃丹蜜蒸。蜜陀僧研醋。鐵銹水調。黑石脂並塗口瘡。銅綠同白芷摻，砂糖敷之。水銀
口瘡，同黃連煎熱含之。寒水石口瘡膈熱，煅，和朱砂片腦摻之。朴硝口舌生瘡含之，亦擦小兒鵝口。或加
青黛。○或入寒水石末入朱砂。白礬熬鵝口。○同朱砂傅小兒鵝口。○同黃丹摻。蓬砂同消石含。膽礬煅。
蜂蜜 竹蜂蜜並塗口瘡。五倍子摻之立可飲食。○同黃蘗滑石。○或加蜜陀僧。○或同青黛銅

並塗口瘡。**貝母**、小兒口生白瘡，如鵝口瘡，爲末，入蜜抹之，日五六上。**白及**、乳調。**燕脂**、乳調。**黍米**、嚼。**赤小豆**、醋調。○並塗小兒鵝口。**豉**、口舌瘡，炒焦，含一夜愈。**米醋**、浸黄蘗。**蘿蔔汁**、**薑汁**、並漱滿口爛瘡。**瓠**、燒，塗口鼻中肉爛痛。**茄科**、燒，同鹽傅口中生蕈。**茄蒂灰**、**桃枝**、煎漱。**杏仁**、少入膩粉，卧時細嚼吐涎。**檳榔**、燒，入輕粉摻。**甜瓜**、含。**西瓜**、含。**細茶**、同甘草。**凫茈灰**、**梧桐子灰**、**没石子**、同甘草。○並摻口瘡。**黄蘗**、口舌瘡，蜜浸含之。○同青黛摻。○同銅緑摻。○同滑石、五倍子摻。○同蓽茇煎醋漱。**乳香**、白口瘡，同没藥、雄黄、輕粉，塗。○赤口瘡，同没藥、銅緑、枯礬，塗。**楝根**、口中瘻〔一〕瘡，煎服。**冬青葉汁**、**黄竹瀝**、**小蘗汁**、並含漱。**桂**、同薑汁，塗下虚口瘡及鵝口。**桑汁**、**柘漿**、**甑帶灰**、並塗鵝口。**甑垢**、口舌生瘡，刮〔二〕塗即愈。**烏叠泥**、或加蓬砂。**釜墨**、**胡粉**、豬髓和。**黄丹**、蜜蒸。**蜜陀僧**、煅研。**鐵鏽**〔三〕、水調。**黑石脂**、並塗口瘡。**銅緑**、同白芷摻，以醋漱之。**水銀**、口瘡，同黄連，煮熱含之。**寒水石**、口瘡膈熱，煅，和朱砂、片腦，摻之。**朴硝**、口舌生瘡，含之。亦擦小兒鵝口。或加青黛。○或入寒水石，少入朱砂。**白礬**、漱鵝口。○同朱砂，傅小兒鵝口。○同黄丹摻。**蓬砂**、同消石含。**膽礬**、煅。**蜂蜜**、**竹蜂蜜**、並塗口瘡。**五倍子**、摻之，立可飲食。○同黄蘗、滑石。○或加蜜陀僧。○或同青黛、銅

〔一〕瘻：原作「屚」。今據卷三十五楝「附方」改。
〔二〕刮：原作「利」。今據卷三十八甑甑垢「主治」改。
〔三〕鏽：原作「銷」。本書無「鐵銷」之名。今據卷八鐵鏽改。

緑治大人小兒白口瘡似木耳狀急者吹入咽喉　蠶繭包蓬砂焙研摻　白僵蠶炒研蜜和　晚蠶蛾

蠶紙灰　鯽魚頭燒並摻　蛇皮灰　雞內金燒傅一切口瘡　白鵞屎傅鵞

口　羊脛骨髓同胡粉塗　牛羊乳含　酥含　鹿角磨汁塗鵞口　人中白同枯礬塗口瘡鵞口

上治天南星同蜜陀僧末醋調貼眉心二時洗去　巴豆油紙貼眉心○或貼顖門起泡以菖蒲水洗去

下治細辛醋調貼臍　生南星或加草烏或加黄蘗　生半夏　生附子　吳茱萸

或加地龍　蜜陀僧　湯瓶鹼並醋調貼足心　生硫黄　生礬　消石俱水入少麪調

貼足心　黄連同黄芩黄蘗水調貼足心　白礬化湯濯足

口臭草木　大黄燒研揩牙　細辛同白豆蔻含　香薷　雞蘇　藿香　益智

縮砂　草果　山薑　高涼薑　山柰　甘松　桂花　香附

摻牙　黄連　白芷　薄荷　荊芥　芎藭　蒲蒻　茴香　蒔蘿

胡荽　邪蒿　萵苣　生薑　梅脯　橄欖　橘皮　橙皮

盧橘　蜀椒　茗　沙糖　甜瓜子　木樨花　乳香　龍

緑。治大人、小兒白口瘡似木耳狀，急者吹入咽喉。蠶繭、包蓬砂焙研，摻。白僵蠶、炒研，蜜和。晚蠶蛾、蠶紙灰、鯽魚頭、燒，並摻。蛇皮、拭。雞内金、燒，傅一切口瘡。白鵝屎、傅鵝口。羊脛髓、同胡粉塗。牛羊乳、含。酥、含。鹿角、磨汁，塗鵝口。人中白。同枯礬，塗口瘡、鵝口。【上治】天南星、同蜜陀僧，末，醋調貼眉心，二時洗去。巴豆油紙。貼眉心。○或貼顖門，起泡，以菖蒲水洗去。【下治】細辛、醋調貼臍。生南星、或加草烏，或加黄蘗。生半夏、生附子、吴茱萸、或加地龍。蜜陀僧、湯瓶鹼、並醋調，貼足心。生硫黄、生礬、消石、俱水入少麪調，貼足心。黄連、同黄芩、黄蘗，水調，貼足心。白礬。化湯濯〔一〕足。

【口臭】【草菜】大黄、燒研，揩牙。細辛、同白豆蔻含。香薷、雞蘇、藿香、益智、縮砂、草果、山薑、高涼薑、山柰、甘松、杜〔二〕若、香附、摻牙。黄連、白芷、薄荷、荆芥、芎藭、蒲蒻〔三〕、茴香、蒔〔四〕蘿、胡荽、邪蒿、蒿苣、生薑、梅脯、橄欖、橘皮、橙皮、盧橘、蜀椒、茗、沙糖、甜瓜子、木樨花、乳香、龍

〔一〕濯：原作「翟」。今據卷十一礬石「附方」改。
〔二〕杜：原作「桂」。今據卷十四杜若「主治」改。
〔三〕蒻：原作「弱」。今據卷十九香蒲蒲蒻改。
〔四〕蒔：原作「時」。今據卷二十六蒔蘿改。

嚥及子 無患子仁 丁香 檀香水磨 井華水正旦含吐廁中 蜜陀僧醋調敷○ 明礬入麝香際研 蓬砂 食鹽 石膏 象膽

喉腥 知母 黃芩並瀉肺熱喉中腥氣 桔梗 桑白皮 地骨皮 知母 麥門冬

咽喉咽痛是君火有寒包熱喉痹是相火有嗌疽俗名走馬喉痹殺人最急惟火及鍼焠效速次則拔髮咬指吐痰嚏鼻

降火草部甘草緩火去咽痛蜜炙煎服○肺熱同桔梗煎 桔梗去肺熱利咽嗌喉痹毒氣煎服 知母 黃芩並瀉肺火 薄荷 荊芥 防風並散風熱 玄參去無根之火○急喉痹同鼠粘子末服○發斑咽痛同升麻甘草煎服 貫眾同升麻煎服○根葉同 惡實除風熱利咽膈○喉腫同馬藺子末服○懸癰腫痛同甘草煎嚥名開關散 牛蒡根搗汁服亦煎 射干喉痹咽痛不得消息利肺熱搗汁服取利 燈籠草熱欬咽痛末服仍醋調外塗 白頭翁下痢咽痛同黃連木香煎服 麥門冬虛熱上攻咽痛同黃連丸服 縮砂熱欬咽痛為末水服 懸鉤子莖喉塞燒研水服 薔薇根尸咽乃尸蟲上蝕痛癢語聲不

腦及子、無患子仁、丁香、檀香、【水石】井華水、正旦含，吐厠中。蜜陀僧、醋調漱。○明礬、入麝香，擦〔一〕牙。蓬砂、食鹽、石膏、象膽。

【喉腥】知母、黄芩、並瀉肺熱，喉中腥氣。桔梗、桑白皮、地骨皮、知母〔二〕、麥門冬。

咽喉 咽痛是君火，有寒包熱。喉痺是相火。有嗌疸，俗名走馬喉痺，殺人最急。惟火及鍼焠效速，次則拔髮咬指，吐痰嗃鼻。

【降火】【草部】甘草、緩火，去咽痛，蜜炙煎服。○肺熱，同桔梗煎。桔梗、去肺熱，利咽嗌。喉痺毒氣，煎服。知母、黄芩、並瀉肺〔三〕火。薄荷、荆芥、防風、並散風熱。玄參、去無根之火。○急喉痺，同鼠粘子，末服。○發班咽痛，同升麻、甘草，煎服。蠡實、同升麻，煎服。○根、葉同。惡實、除風熱，利咽膈。○喉腫，同馬藺子，末服。○懸癰腫痛，同甘草，煎嚥，名開關散。牛蒡根、擣汁服，亦煎。射干、喉痺咽痛，不得消息，利肺熱，擣汁服，取利。燈籠草、熱欬咽痛，末服。仍醋調外塗。白頭翁、下痢咽痛，同黄連、木香，煎服。麥門冬、虛熱上攻咽痛，同黄連、丸服。縮砂、熱欬咽痛，爲末，水服。懸鉤子莖、喉塞，燒研，水服。薔薇根、尸咽，乃尸蟲上蝕，痛痒，語聲不

〔一〕擦：原作「察」。今據卷十一礬石「附方」改。
〔二〕知母：與前重複。核本書卷十四水蘇治「喉腥」，疑爲「水蘇」。
〔三〕肺：原作「狮」。今據卷十二知母「發明」、卷十三黄芩「主治」改。

出同甘草射干煎服栝樓皮咽喉腫痛語聲不出同白殭蠶甘草末服烏蘞莓同車前馬藺杵汁嚥絡石
喉痺欲死煎水咽之馬勃蜜揉吹○馬喉痺火燒吹之龍膽大青紅花鴨跖
草紫葳並搗汁服榼藤子燒研鵝抱忍冬並煎酒服通草含嚥散諸結喉痺燈
心草燒灰同鹽吹喉痺甚捷○同蓬砂○同箬葉灰皆可○同紅花灰酒服一錢即消葛蔓卒喉痺燒服木
通咽痛喉痺煎水咽商陸醋炒熨及煎酒塗項白芷同雄黃水和塗項都管草百兩金
釵子股辟虺雷蒺藜穀精草蛇含番木鱉九
仙子山豆根朱砂根黃藥子白藥子苦藥子並可煎服
熏喉末服塗喉外穀豆豉咽生息肉刺破出血同鹽塗之神効白麪醋和塗喉外水苔搗服糟
醬茄絲瓜汁並噙西瓜汁橄欖無花果苦茗並噙吳茱
萸醋調塗足心李根皮磨水塗項以皁末吹鼻黃蘗酒煮含之○喉痺龍腦香同黃蘗蜜
心白礬燒吹梧桐淚磨汁掃槐花槐白皮訶黎勒鹽麩子皁
鹽朴消並含嚥煎服末服不灰木同玄精石真珠丸服石蟹磨汁及塗喉外黑石脂吹口

出。同甘草、射干，煎服。栝樓皮、咽喉腫痛，語聲不出，同僵蠶、甘草，末服。烏斂莓、同車前、馬蘭〔一〕杵汁嚥。絡石、喉痺欲死，煎水呷之。馬勃、蜜水揉呷。○馬喉痺，同〔二〕火硝吹之。龍膽、大青、紅花、鴨跖草、紫葳、並擣汁服。榼藤子、燒。鵝抱、忍冬、並煎酒服。通草、含嚥，散諸結喉痺。燈心草、燒灰，同鹽吹喉痺，甚捷。○同蓬砂，同箬葉灰，皆可。○同紅花灰，酒服一錢，即消。葛蔓、卒喉痺，燒服。木通、咽痛喉痺，煎水呷。商陸、熨、炙及煎酒塗頂。白芷、同雄黃，水和塗頂。都管草、百兩金、釵子股、辟虺雷、蒺藜、穀精草、蛇含、番木鼈、九仙子、山豆根、朱砂根、黃藥子、白藥子、苦藥子、並可嚥及煎服，末服，塗喉外。【穀菜】豆豉、咽生息肉，刺破出血，同鹽塗之，神效。白麪、醋和塗喉外。水苦蕒、磨服。糟醬茄、絲瓜汁、【果木】西瓜汁、橄欖、無花果、苦茗、並噙嚥。吴茱萸、醋調塗足心。李根皮、磨水塗頂，先以皂末吹鼻。黃蘗、酒煮含。○喉腫，醋傅之。龍腦香、同黃蘗、燈心、白礬，燒吹。梧桐淚、磨汁掃。槐花、槐白皮、訶黎勒、鹽麩子、皋蘆、朴消、並含嚥，煎服，末服。不灰木、同玄精石、真珠，丸服。石蟹、磨汁及塗喉外。黑石脂、

口瘡

〔一〕馬蘭：卷十八烏蘞莓「附方」作「馬蘭菊」。

〔二〕同：原脱。今據卷二十一马勃「附方」及本卷行文體例補。

喉痺 食鹽 點喉風喉痺咽痛甚效 戎鹽 鹽麩汁 飲人 牛涎 並含嚥 牛齝 喉痺 猪膚
咽痛 沙牛角 喉痺欲死燒研酒服 牛鼻牶 燒灰纏喉風 猪膽 臘月盛黃連朴消風乾吹之 臘猪
尾 燒灰水服 敗筆頭 飲服二錢 鼯鼠肚 人尿 並含嚥或入鹽
風痰 草部 羌活 喉閉口噤同牛蒡子煎灌 升麻 風熱咽痛煎服或取吐 半夏 咽痛煎醋呷○喉痺不通
吹鼻○同巴豆醋同熬膏化服取吐 天南星 同白僵蠶末服 菖蒲汁 和鐵錘酒服 貝母 細辛
遠志 並吹之 蛇牀子 冬月喉痺燒烟熏之其痰自出 蓖麻油 燒燃熏喉其毒自破○仁同朴消研
水服取吐 麻黃 尸咽痛痺燒熏 蒼耳根 纏喉風同老薑研酒服 木賊 燒服一錢即血出 高良薑
同皂莢吹鼻 馬蘭根 艾葉 地松 馬蹄香 箭頭草 益母草
蜸蚕衣 同鹽梅 萱草根 瑞香花根 紫菀根 牛膝 並杵汁入醋灌
之取吐甚則灌鼻 藜蘆 恒山 鉤吻 莽草 芫花 並末吐痰 白附子 同礬
塗舌 草烏頭 同石膽吹 天雄 附子 蜜炙含 藺茹 雲實根汁 穀粟 飴糠
大豆汁 並含嚥 粳穀奴 走馬喉痺研服立效 稻穰 燒煤和醋灌鼻追痰 麻子 尸咽燒服 青

咽痛。食鹽、點喉風、喉痺、咽痛，甚效。戎鹽、鹽蟹汁、【獸人】牛涎、並含嚥。牛齝、喉痺。猪膚、咽痛。沙牛角、喉痺欲死，燒研，酒服。牛鼻拳、燒灰，纏喉風。猪膽、臘月盛黄連、朴消，風乾，吹之。臘猪尾、燒灰，水服。敗筆頭、飲服二錢。鼫鼠肚、人尿。並含嚥，或入鹽。

【風痰】【草部】羌活、喉閉口噤，同牛蒡子，煎灌。升麻、風熱咽痛，煎服，或取吐。半夏、咽痛，煎醋呷。○喉痺不通，吹鼻。○同巴豆、醋，同熬膏，化服，取吐。天南星、同白僵蠶，末服。昌蒲汁、和鐵錘酒[一]服。貝母、細辛、遠志、並吹之。蛇牀子、冬月喉痺，燒烟熏之，其痰自出。蓖麻油、燒燃熏焠，其毒自破。○仁，同朴消，研水服，取吐。麻黄、尸咽[二]痛痒，燒熏。蒼耳根、纏喉風，同老薑，研酒服。木賊、燒服一錢，即血出[三]。高凉薑、同皂莢吹鼻。馬藺根、艾葉、地松、馬蹄香、箭頭草、益母草、蝦蟆衣、同霜梅。萱草根、瑞香花根、紫菀根、牛膝、並杵汁，入酢灌之，取吐。甚則灌鼻。藜蘆、恒山、鉤吻、莽草、蕘花、並末，吐痰。白附子、同礬塗舌。草烏頭、同石膽吹。天雄、附子、蜜炙含。蔄茹、雲實根汁、【穀菜】飴糖[四]、大豆汁、並含嚥。粳穀奴、走馬喉痺，研服立效。稻穰、燒煤，和醋灌鼻，追痰。麻子、尸咽[五]，燒服。青

[一] 鐵錘酒：卷十九菖蒲「附方」作「燒鐵秤錘淬酒」。
[二] 咽：原作「烟」。今據卷十五麻黄「附方」改。
[三] 即血出：卷十五木賊「附方」作「血出即安」。
[四] 糖：原作「糠」。今據卷二十五飴糖改。
[五] 咽：原作「烟」。今據卷二十二胡麻改。

蘘荷根絲入咽喉噎　韭根　薤根　芥子並傅喉外　葱白　獨蒜並塞鼻　百合

桑耳並浸蜜含　生薑汁和蜜服，治食諸禽中毒咽腫痹　蘿蔔子果朮　秦椒　瓜蒂並吐風痰

桃皮　荔枝根並煮含　榧子尸咽殺蟲　杏仁炒和桂末服　白梅同生礬含　山柑皮

桂皮　荆瀝並含嚥　乾漆喉痹欲死，燒烟吸之　巴豆燒烟熏焠，紙卷塞鼻○　皂莢急喉

痹，生研點之即破，外以醋調塗之，桉水灌　烏藥醋煎　桐油　無患子研灌，並吐風痰　楮實水服一个

棗鍼燒服　枸橘葉咽喉成漏，煎服　胡頹根喉痹，煎酒　紫荆皮　篁竹葉　百草

霜並煎服　梁上塵同枯礬、鹽、皂吹　土蜂窠擦舌根　漆筋燒烟熏焠　故甑蔽燒灰服　履

鼻繩尸咽燒服　牛鼻拳灰　石金　綠礬並吹喉　白礬生含治急喉閉○同鹽，點一切喉病○巴豆同

枯過治喉痹甚捷○猪膽礬過吹○新磚浸取霜吹　蓬砂含嚥，或同白梅丸○或同牙消含　硇砂懸癰卒綿裹

含之○喉痹口噤，同馬牙消點之　代赭石　馬銜並煎汁服　車轄燒焠酒飲　鐵秤錘燒焠

汁公入並能　白霜同甘草含，或同青黛丸噙　銀朱同海螵蛸吹　雄黃磨水服，同巴豆研，服吐下或入

石膽吹喉痹神方，或入牙皂末　馬牙消同僵蠶，或蓬砂吹　朴消石　天漿子並含

蘘、飛絲入咽，嚼噉。韭根、薤根、芥子、並傅喉外。葱白、獨蒜、並塞鼻。百合、桑耳、並浸蜜含。生薑汁、和蜜服，治食諸禽中毒，咽腫痺。蘿蔔子、【果木】秦椒、瓜蒂、並吐風痰。桃皮、荔枝根、並煮含。榧子、尸咽，殺蟲。杏仁、炒，和桂，末服。白梅、同生礬含。山柑皮、桂皮、荆瀝、並含嚥。乾漆、喉痺欲死，燒烟吸之。巴豆、燒烟熏焠。○紙卷塞鼻。皂莢、急喉痺，生研點之，即破，外以醋調塗之。挼水灌。烏藥、煎醋。桐油、無患子、研。灌，並吐風痰。楮實、水服一個。棗鍼、燒服。枸橘葉、咽喉成漏，煎服。胡頹根、喉痺，煎酒。紫荆皮、篁竹葉、百草霜、並煎服。【土器】梁上塵、同枯礬、鹽、皂，吹。土蜂窠、擦舌根。漆筯、燒烟熏焠。故甑蔽、燒服。履鼻繩、尸咽〔一〕，燒服。牛鼻拳灰、【金石】綠礬、並吹喉。白礬、生含，治急喉閉。○同鹽，點一切喉病。○巴豆同枯過，治喉痺〔二〕，甚捷。○猪膽盛過，吹。○新磚浸，取霜，吹。蓬砂、含嚥，或同白梅，丸。○或同牙消含。硇砂、懸癰卒腫，綿裹含之。○喉痺口噤，同馬牙消點之。代赭石、馬銜、並煎汁服。車轄、燒，焠酒飲。鐵秤錘、燒，焠菖蒲汁飲。鉛白霜、同甘草含。或同青黛，丸噙。銀朱、同海螵蛸吹。雄黃、磨水服。同巴豆研服，取吐下。或入瓶燒烟熏鼻，追涎。石膽、吹喉痺神方。或入牙皂末。馬牙消、同僵蠶末、蓬砂，吹。消石、【蟲部】天漿子、並含嚥，塗。

〔一〕咽：原作「烟」。今據卷三十八屐屧鼻繩改。

〔二〕痺：卷十一礬石「附方」作「喉癰」。

白僵蠶喉痺欲死薑汁調灌○或加南星○加石膽○加白礬○加甘草○加蜂房○同乳香燒烟熏 蠶退紙

灰蜜丸含 桑螵蛸燒同馬勃丸服 壁錢同白礬燒吹 蜘蛛焙研吹 五倍子同僵蠶甘草白

梅丸含自破 土蜂子鹽痛 蜂房灰鱗介 海螵蛸並吹 黃顙魚頰骨燒灰茶服三錢 鯉

魚同竈底土塗喉外 鱧魚膽水化灌之 青魚膽含嚥○或灌鼻取吐○或盛石膽陰乾吹 鯪魚膽

和白礬掃喉取吐 鼉膽薄荷汁灌取吐 蛇蛻燒烟吸之○裹白梅含○同當歸末酒服取吐 牡蠣禽獸 雞

內金燒吹 雞屎白含嚥 雄雀水服○沙糖丸含 豬腦喉痺已破蒸熟入薑食之

音聲音有肺熱○有肺痿○有風毒入肺○有蟲食肺○瘂有寒包熱○有狐惑○不語有失音○有舌強○

或痰迷○有腎虛瘖痱

邪熱草部 桔梗 沙參 知母 麥門冬並除肺熱 木通 菖蒲並出音聲

○小兒卒瘖麻油泡湯服 黃芩熱病聲瘖同麥門冬丸服 人參肺熱聲瘂同訶子末噙○產後不語同菖蒲服 牛

蒡子熱時聲瘂同桔梗甘草煎服 青黛同薄荷蜜丸噙 馬勃失聲不出同馬牙消沙糖丸服 燕覆子

續五藏斷絕氣使語聲足氣 燈籠草 栝樓 甘草 貝母穀部 赤小豆小兒不語

白僵蠶、喉痺欲死，薑汁調灌。○或加南星，○加石膽。○加白礬。○加甘草。○加蜂房。○同乳香，燒烟熏。蠶退、紙灰、蜜丸含。桑螵蛸、燒，同馬勃，丸服。壁錢、同白礬燒，吹。蜘蛛、焙，研吹。五倍子、同僵蠶、甘草、白梅，丸含，自破。土蜂子、嗌痛。蜂房灰、【鱗介】海螵蛸、並吹。黃顙魚頰骨、燒灰，茶服三錢。鯉魚膽〔一〕、同竈底土，塗喉外。鱧魚膽、水化灌之。青魚膽、含嚥。○或灌鼻，取吐。○或盛石膽，陰乾，吹。鮫魚膽、和白礬，掃喉，取吐。竈膽、薄荷汁灌，取吐。蛇蛻、燒烟吸之。○裹白梅含。○同當歸，末，酒服，取吐。牡蠣、【禽獸】雞內金、燒吹。雞屎白、含嚥。雄雀屎〔二〕、水服。○沙糖丸含。猪腦。喉痺已破，蒸熟，入薑食之〔三〕。

音聲 瘖〔四〕，有肺熱。○有肺痿。○有風毒入肺。○有蟲食肺。○痘，有寒包熱。○有狐惑。○不語，有失音。○有舌强。○或痰迷。○有腎虛瘖俳。

【邪熱】【草部】桔梗、沙參、知母、麥門冬、並除肺熱。木通、昌蒲、並出音聲。○小兒卒瘖，麻油泡湯服。黃芩、熱病聲瘖，同麥門冬，丸服。人參、肺熱聲瘂，同訶子，末噙。○産後不語，同菖蒲服。牛蒡子、熱時聲瘂，同桔梗、甘草，煎服。青黛、同薄荷，蜜丸含。馬勃、失聲不出，同馬牙消、沙糖，丸服。燕覆子、續五藏斷絶氣，使語聲氣足。燈籠草、栝樓、甘草、貝母、【穀部】赤小豆、小兒不語，末〔五〕，

〔一〕膽：原脱。今據卷四十四鯉魚胆「附方」補。
〔二〕屎：原脱。今據卷四十八雀雄雀屎「附方」補。
〔三〕之：原作「匕」。今據卷五十豕腦「附方」改。
〔四〕瘖：原字訛變，似喑非喑。本節正文全用「瘖」字，故從正文改。
〔五〕末：原脱。今據卷二十四赤小豆「附方」補。

酒和傅舌　蘿蔔咳嗽失音同皂莢煎服○汁和薑汁服　胡麻油　果木　梨汁客熱中風不語卒瘖風不語同

竹瀝荊瀝生地汁熬膏服　柿潤声喉　槐花炒嚼去風熱失音　巵子去煩悶瘖瘂　訶黎勒小便煎汁

含嚥○感寒失音同桔梗甘草童尿并水煎服○久欬嗽失音加木通　杉木灰淋水飲治肺痿失音　乳香中風

口噤不語　荊瀝　竹瀝　竹葉煎汁　天竹黃並治痰熱失音中風不語　地骨皮　桑

白皮　蟲獸　蟬蛻瘂病爲末水服　鼠膽小兒失音不語點舌尖上立効　雞子開喉声　犀角風熱

失音　豬脂肺傷失音同生薑煑蘸熟啗及未食　豬油肺熱暴瘖一斤煉入白蜜時服一匙　酥　人乳失音

和竹瀝服○卒不得語和酒服○中風不語舌強和薑汁服　人尿久欬失声

風痰　草穀　羌活賊風失音○中風口噤不語煎酒飲或炒大豆淋之○小兒同僵蚕入麝香薑汁服　蘘荷根

風冷失音汁和酒服　天南星諸風口噤不語同蘇葉生薑煎服○小兒癇後失音煨研豬膽汁服　荊芥諸風口噤

不語爲末童尿酒服　黃芪風痱不語同防風煎湯熏之　紅花男女中風口噤不語同乳香服　遠志婦人血噤

失音　白朮風濕舌水強　防已毒風不語　附子口卒噤末吹之　白附子中風失音　黑大豆卒煑

失音同青竹筍下羹服○卒中風不語煑汁或酒含之　豉汁卒不得語入美酒服　酒咽傷声破同酥調乾薑末服　乾

酒和傅舌。**蘿蔔**、咳嗽失音，同皂莢，煎服。〇汁，和薑汁服。**胡麻油**、【果木】**梨汁**、客熱中風不語，卒暗風不語，同竹瀝、荆瀝、生地汁，熬膏服。**柿**、潤聲喉。**槐花**、炒嚼，去風熱失音。**巵子**、去煩悶瘖瘂。**訶黎勒**、小便煎汁含嚥。〇感寒失音，同桔梗、甘草、童尿，并水煎服。〇久欬嗽失音，加木通。**杉木灰**、淋水飲，治肺壅失音。**乳香**、中風口噤不語。**荆瀝**、**竹瀝**、**竹葉**、煎汁。**天竹黄**、並治痰熱失音，中風不語。**地骨皮**、**桑白皮**、【蟲獸】**蟬蜕**、瘂病，爲末，水服。**蝦蟆膽**、小兒失音不語，點舌尖上，立效。**雞子**、開喉聲。**犀角**、風熱失音。**猪脂**、肺傷失音，同生薑煮，蘸白及末食。**猪油**、肺熱暴瘖，一斤，煉，入白蜜，時服一匙。**酥**、**人乳**、失音，和竹瀝服。〇卒不得語，和酒服。〇中風不語，舌强，和醬汁服。**人尿**。久欬失聲。

【風痰】【草穀】**羌活**、賊風失音。〇中風口噤不語，煎酒飲，或炒大豆投之。〇小兒，同僵蠶，入麝香、薑汁服。**蘘荷根**、風冷失音，汁和酒服。**天南星**、諸風口噤不語，同蘇葉、生薑，煎服。〇小兒癇後失音，煨研，猪膽汁服。**荆芥**、諸風口噤不語，爲末，童尿、酒服。**黄芪**、風瘖不語，同防風，煎湯熏之。**紅花**、男女中風，口噤不語，同乳香服。**遠志**、婦人血噤失音。**白朮**、風濕舌木强。**防己**、毒風不語。**附子**、口卒噤瘖，吹之。**白附子**、中風失音。**黑大豆**、卒然失音，同青竹算子煮服。〇卒風不語，煮汁或酒含之。**豉汁**、卒不得語，入美酒服。**酒**、咽傷聲破，同酥，調乾薑末服。**乾**

蒜 卒風不語安舌下 生薑汁 和竹 橘皮 卒失音煎呷 杏仁 潤聲氣○卒啞同桂含之○蜜酥煮丸噙
○生吞屯偏風失音不語 櫃子 尸咽痛聲語音不出有蟲食咽喉燕萸杏仁桂丸噙 桂 卒嗽失音安舌下蘸汁○同當
歸煎服 楮枝葉 卒風不語煮酒服 東家雞棲木 失音不語燒灰石水服盡一升劫器 蜜陀僧
驚氣入心瘖不能言茶一匙汁服去枕也 雄黃 同風舌搐同荊芥末瓦扑酒服 礬石 中風失音產後不語湯服
一錢痰盛多服吐之 孔公孽 令狀言圖 履鼻繩 尸咽語聲不出有蟲燒灰水服 梭頭 失音不語刺手心痛
即求語介 白僵蠶 中風失音酒服 五倍子 百藥煎 龜尿 中風舌瘖不語小兒驚風不語
點舌下 真珠 卒忤不語雞冠血丸納口中 人 雞屎白 中風失音痰迷水煮服 亂髮灰 中風失音
百藥不效同桂末酒服

牙齒 牙痛有風熱○濕熱胃火○腎虛○蟲齲

風熱濕熱 草部 秦艽 陽明濕熱 黃芩 中焦濕熱 白芷 陽明風熱○同細辛擦○入朱砂擦 黃連
胃火濕熱○牙痛惡熱揩之立止 升麻 陽明本經藥主牙根浮爛疳蠹○胃火煎漱 羌活 風熱煮酒漱○同地
黃末煎服 當歸 牡丹 白頭翁 薄荷 風熱 荊芥 風熱同葱根烏桕根煎服 細辛

薑、卒風不語，安舌下。生薑汁、【果木】橘皮、卒失音，煎呷。杏仁、潤聲氣。○卒瘂，同桂含之。○蜜、酥煮丸，噙。○生吞，主偏風失音不語。榧子、尸咽痛痒，語音不出，有蟲食咽，同蕪荑、杏仁、桂，丸噙。桂、風僻失音，安舌下，嚥汁。○同菖蒲，煎服。楮枝葉、卒風不語，煮酒服。東家雞棲木、失音不語，燒灰水服，盡〔一〕一升，效。【石器】蜜陀僧、驚氣入心，瘖不能言，茶服一匙，平肝去怯也。雄黃、中〔二〕風舌强，同荊芥，末，豆淋酒服。礬石、中風失音，産後不語，湯服一錢。痰盛多服，吐之。孔公孽、令喉聲圓。履鼻繩、尸咽，語聲不出，有蟲，燒灰水服。梭頭、失音不語，刺手心，痛即語。【蟲介】白僵蠶、中風失音，酒服。五倍子、百藥煎、龜尿、中風舌瘖不語，小兒驚風不語，點舌下。真珠、卒忤不語，雞冠血丸，納口中。【禽人】雞屎白、中風失音，痰迷，水煮服。亂髮灰。中風失音，百藥不效，同桂末，酒服。

牙齒

牙痛，有風熱。○濕熱。○胃火。○腎虚。○蟲齲。

【風熱濕熱】【草部】秦艽、陽明濕熱。黄芩、中焦濕熱。白芷、陽明風熱。○同細辛摻。○入朱砂摻。黄連、胃火濕熱。○牙痛惡熱，揩之立止。升麻、陽明本經藥，主牙根浮爛疳䘌。○胃火，煎漱。羌活、風熱，煮酒漱。○同地黄，末，煎服。當歸、牡丹、白頭翁、薄荷、風熱。荊芥、風熱，同葱根、烏桕根，煎服。細辛、

〔一〕盡：原作「晝」。今據卷三十七東家雞棲木「主治」改。
〔二〕中：原作「同」。今據卷九雄黃「附方」改。

和石灰擦 縮砂仁嚼 蓽茇並去口齒浮熱，同木鱉子嗃鼻如神 附子尖同天雄尖蝎梢末點之即

止 大黃胃火牙痛○燒研揩牙同地黃貼 生地黃牙痛牙長並含咋之○食蟹齦腫皂角醋汁炙研擦之

蒼朮鹽水浸燒揩牙去風熱濕熱 香附同青鹽生薑日擦固齒○同艾葉煎漱 牛蒡根熱毒風腫取汁

入鹽熬膏塗齦上 積雪草塞耳 紅豆蔻 酸草 鵝不食草並嗃鼻 山柰入麝

擦牙嗃鼻 芎藭 山豆根 大戟並咬含 木鱉子磨醋 高良薑同蝎 青木

香並擦牙 薰草同升麻細辛 屋遊同鹽 栝樓皮同蜂房 鶴虱 地菘 紅燈

籠枝 巴蕉汁 蒼耳子 惡實 青蒿 貓兒眼睛草 毛

松同醋 薔薇根煎漱 薏苡根 胡麻 黑豆並煎漱 蘿蔔子 蒔蘿並嗃

鼻 水芹利口齒 赤小豆 老薑同礬 乾薑同礬 雞腸草同旱蓮細辛 莧根燒

灰 韭洗 茄科燒 絲瓜燒並鹽擦 同大蒜煨擦 蕓薹子同白芥子角茴嗃鼻 馬齒莧

汁 木耳同荊芥 壺盧子果水 桃白皮同柳槐皮 李根白皮並煎漱 胡椒同鹽浮

熱○風蟲寒三痛同綠豆咬之同蓽茇塞孔 荔枝風牙痛連殼 瓜蒂風熱痛麝香燒 同蜀椒

和石灰摻。縮砂仁、嚼。蓽茇、並去口齒浮熱。○同〔一〕木鱉子嗃鼻，如神。附子尖、同天雄〔二〕尖、蝎稍，末，點之即止。大黄、胃火牙痛。○燒研揩牙，同地黄貼之。生地黄、牙痛，牙長，並含咋之。○食蟹齙腫，皂角蘸汁炙，研，摻之。蒼朮、鹽水浸燒，揩牙，去風熱、濕熱。香附、同青鹽、生薑，日擦固齒。○同艾葉，煎，漱。牛蒡根、熱毒風腫，取汁，入鹽熬膏，塗齙上。積雪草、塞耳。紅豆蔻、酸草、鵝不食草、並嗃鼻。山柰、入麝，擦牙吹鼻。芎藭、山豆根、大戟、並咬含。木鱉子、磨醋。高良薑、同蠍。青木香、並擦牙。薰草、同升麻、細辛。屋遊、同鹽。栝樓皮、同蜂房。鶴虱、地菘、紅燈籠枝、巴焦汁、蒼耳子、惡實、青蒿、猫兒眼睛草、瓦松、同礬。薔薇根、【穀菜】薏苡根、胡麻、黑豆、並煎漱。蘿蔔子、蒔蘿、並嗃鼻。水芹、利口齒。赤小豆、老薑、同礬。乾薑、同椒。雞腸草、同旱蓮、細辛。莧根、燒。灰藋、燒。茄科、燒。絲瓜、燒。並同鹽擦。大蒜、煨擦。蕓薹子、同白芥子、角茴，嗃鼻。馬齒莧、汁。木耳、同荆芥。壺盧子、【果木】桃白皮、同柳、槐皮。李根白皮、並煎漱。胡椒、去齒根浮熱。○風、蟲、寒三痛，同緑豆咬之。○同蓽茇塞孔。荔枝、風牙痛，連殼入鹽燒揩〔三〕。瓜蒂、風熱痛，同麝香咬。蜀椒、

〔一〕同：原脱。今據卷十四蓽茇「附方」及本卷行文體例補。
〔二〕天雄：原作「附子」。今據卷十七附子烏頭附子尖「附方」改。
〔三〕鹽燒揩：底本三字漫漶。今據其他金陵本補正。

蛀齒○風齲兼三茶同研煎醋漱 吳茱萸酒煎 荷蔕同醋煎 秦椒 杉葉風蟲同芎藭細辛煎酒漱
松葉 松節並煎水入鹽或醋漱 松脂揩 桂花風蟲牙痛 辛夷面腫引痛 乳香風蟲嚼嚥
地骨皮虛熱上攻同柴胡薄荷水煎漱 槐枝 柳白皮 白楊皮 枳殼
臭橘皮 郁李根 竹瀝 竹葉同當歸尾鹽煎 荊芥同椛芥果芫煎 郁
李根皮煎 没石子 皂莢同鹽燒研 肥皂莢同鹽燒 無患子同大黃香附鹽擦
丁香遠近牙疼同胡椒蓽茇全蠍末點之立止 楓香牙久齒痛 龍腦同朱砂點 石 蚯蚓泥燒並揩牙
壁上塵土同鹽燒齒鼻 金釵燒烙 白銀風牙燒赤淬火酒漱之即止 石膏瀉胃火○同荊芥防
風細辛白芷末同揩 白礬煎漱止血及齒碎 黃礬漱風蟲牙疼 食鹽揩米洗目堅牙明凡止宣露○潤詩
升綠止牙痛出血○槐枝煎滴去風熱○皂角同燒去風熱 青鹽同上○川椒煎熬揩牙赤無齒漱 朴消皂莢
煎禹礬風礬及食蟹齦瀝 雄黃同乾薑搐鼻 鈆灰蠹齒敷部 白僵蠶同薑炒 蠶退紙灰並揩
擦 露蜂房同鹽燒擦○全蠍擦○同細辛煎酒漱 百藥煎風熱泡湯含○同玄胡索末雌黃赤擦
白馬頭蛆取牙 全蠍 五靈脂惡血齒痛醋煎漱 雄雞屎燒咬 羊脛骨灰濕熱

堅齒。○風、蟲、寒三痛，同牙皂煎醋漱。吴茱萸、煎酒。荷蒂、同醋。秦椒、杉葉、風蟲，同芎藭、細辛，煎酒漱。松葉、松節、並煎水，入鹽或酒漱。松脂、揩。桂花、風蟲牙痛。辛夷、面腫引痛。乳香、風蟲，嚼嚥。地骨皮、虚熱上攻，同柴胡、薄荷，水煎漱。槐枝、柳白皮、白楊皮、枳殼、臭橘皮〔一〕、郁李根、竹瀝、竹葉、同當歸尾〔二〕煎。荆莖、同荆芥、蓽茇煎。郁李根、並煎漱。没石子、皂莢、同鹽、礬燒。肥皂莢、同鹽燒。無患子、同大黄、香附、鹽，煅。丁香、遠近牙疼，同胡椒、蓽茇、全蝎，末，點之，立止。楓香、年久齒痛。龍腦、同朱砂。【土石】蚯蚓泥、燒。並揩牙。壁上塵土、同鹽燒，嗃鼻。金釵、燒烙。白銀、風牙，燒赤，焠火酒，漱之即止。石膏、瀉胃火。○同荆芥、防風、細辛、白芷，末，日揩。白礬、煎漱，止血及齒碎。黄礬、漱風熱牙疼。食鹽、揩牙洗目，堅牙明目，止宣露。○卧時封齦，止牙痛出血。○槐枝煎過，去風熱。○皂角同燒，去風熱。青鹽、同上。○川椒煎乾，揩牙，永無齒疾。朴消、皂莢煎過，擦風熱及食蟹齦腫。雄黄、同乾薑，嗃鼻。鉛灰、【蟲禽獸部】白僵蠶、同薑炒。蠶退紙灰、並揩擦。露蜂房、同鹽燒擦。○同全蠍擦。○同細辛漱，煎酒漱。百藥煎、風熱，泡湯含。○同玄胡索末、雄黄末擦。白馬頭蛆、取牙。全蠍、五靈脂、惡血齒痛，醋煎漱。雄雞屎、燒咬。羊脛骨灰、濕熱，

〔一〕臭橘皮：下有「郁李根」，乃重出藥名，今删。
〔二〕尾：此後原衍一「尾」字。今從江西本删。

同當歸白芷擦諸朽骨風蝕齲咬
腎虛牙浮旱蓮草同青鹽炒焦揩牙烏鬚固齒補骨脂同青鹽日揩風蟲同乳香○蒺藜打動
牙痛擦漱骨碎補同艽香秦獨蒜煨卝松同研貼煎漱牛膝含漱地黃石散石燕子
揩牙堅固止痛及齒疎硫黃腎虛人豬臟煮丸服羊脛骨灰補骨
蟲齲皁卽桔梗同薏苡根水煎服大黃同地黃煎貼鏡面草蜀羊泉紫藍點
雀麥同苦瓠葉煎醋炒布中引蟲覆盆子點目取蟲蕎麥○同木鱉子嚏鼻同胡椒塞孔細辛
莽草苦參惡實煎漱附子塞孔又塞耳羊躑躅蠟丸藤黃烏
頭草烏頭天南星芫花塞孔山柰莨菪子艾葉煎漱
韭子燒煙熏蟲韭根同泥貼引出茄根汁塗燒灰貼○燒酒浸花椒漱銀杏食後生嚼一二
枚地椒同川芎揩楊梅根皮酸榴根皮吳茱萸根並煎漱杏仁煎漱
或燒烙桃橛燒汁滴桃仁栢枝並燒烙皂莢子醋煮烙之胡桐淚為口齒要藥○
則鹽牙疼及風蝕鹽齒骨槽風為末入齒之七貼之心宣露氣同枸杞根漱口畫黑同升巴豆風蟲綿裹咬

同當歸、白芷擦。諸朽骨。風熱，煨咬。

【腎虚】【草菜】旱蓮草、同青鹽炒焦，揩牙，烏鬚固齒。補骨脂、同青鹽日揩。○風蟲，同乳香。蒺藜、打動牙痛，擦漱。骨碎補、同乳香塞。獨蒜、熨。甘松、同硫黄煎漱。牛膝、含漱。地黄。【石獸】石燕子、揩牙，堅固，止痛及齒疏。硫黄、腎虚，入猪臟煮，丸服。羊脛骨灰。補骨。

【蟲䘌】【草部】桔梗、同薏苡根，水煎服。大黄、同地黄貼。鏡面草、蜀羊泉、紫藍、並點。雀麥、同苦瓠葉煎醋[一]，炮，納口中，引蟲。覆盆子、點目取蟲。蓽茇、同木鼈子嗃鼻。○同胡椒塞孔。細辛、莽草、苦參、惡實、並煎漱。附子、塞孔。又塞耳。羊躑躅、蠟丸。藤黄、烏頭、草烏頭、天南星、芫花、並塞孔。山柰、莨[二]菪子、艾葉、【菜穀】韭子、並燒烟熏。韭根、同泥貼，引蟲。茄根、汁塗。○燒灰貼。燒酒、浸花椒漱。【果木】銀杏、食後生嚼一二枚。地椒、同川芎揩。楊梅根皮、酸榴根皮、吴茱萸根、並煎漱。杏仁、煎漱或燒烙。桃橛、燒汁滴。桃仁、柏枝、並燒烙。皂莢子、醋煮烙之。胡桐淚、爲口齒要藥。○熱濕牙痛及風疳䘌齒、骨槽風，爲末，入麝，夜夜貼之。○宣露臭氣，同枸杞根漱。○蠹黑，同丹砂、麝香摻。巴豆、風蟲，綿裹

〔一〕同苦瓠葉煎醋：卷二十二雀麥「附方」，作「用苦瓠葉包醋漬」，義長。

〔二〕莨：原作「茛」。今據卷十七莨菪改。下同此誤徑改。

〇□炙焠熨同臭黄〇司蒜塞耳 阿魏塞耳 丁香齒痛食〇同剝下蜀漆醋香脂果葉煮汁 海桐皮煎

並激 槐白皮 枸橘刺 鼠李皮 地骨皮醋 楓柳皮 白楊皮

白棘刺並煎漱 樟腦同朱砂擦〇同黄丹泥包塞孔 惣白皮塞孔牙白礬 乳香同椒或巴豆

丘或箬塞孔 松脂 蘆會 蕪荑 天蓼根金石 花鹹 石鹹並孔塞錢

鏵頭積年醋蛋燒赤入醋黄脂茇弗擦枝搵藥烙之 砒霜同黄丹蠟丸塞耳 石灰酒蟲和蜜擦〇沙

槽和基孔 雄黄秦塞 硇砂塞孔 輕粉同黄進摻 土朱同荊芥摻 綠礬並塩摻 五倍子並摻

蟾酥同胡椒丸咬 蜘蛛焙研入摻 地龍化水和麪塞孔上〇司玄胡索華茇末塞耳 〇

錢窠〇包乳香燒納孔中〇包雄黄塞耳 石蜜 竹蜂 蚺蛇膽同杏仁摻 鱔蛇膽

海蝦鮓熱含 雀屎 燕屎並塞孔 夜明砂同蟾酥丸咬 啄木鳥燒納孔中〇舌

同巴豆咬之 猪肚止蟲 熊膽同猪膽片腦擦 麝香咬之二才叔斷根 豺皮灰傅

齒䶌瀝青入細辛摻 寒水石並同石摻生蟲

齒長白朮牙齒日長漸至難食名髓溢煎水漱之 生地黄咋之

咬。燒烟熏。同蒜塞耳。阿魏、同臭黄塞耳。丁香、齒痏䘌露黑臭，煮汁食。○同射干、麝香揩。海桐皮、煮汁並漱。槐白皮、枸橘刺、鼠李皮、地骨皮、醋。楓柳皮、白楊皮、白棘刺、並煎漱。樟腦、同朱砂揩。○同黄丹、肥皂塞孔。樬白皮、塞孔，牙自爛。乳香、同椒，或巴豆，或礬，塞孔。松脂、盧會、蕪荑、天蓼根、【金石】花鹹、石鹹、並塞孔。鐵〔一〕鏵頭、積年齒䘌，燒赤，入硫黄、猪脂熬沸，柳枝搵藥，烙之。砒霜、同黄丹，蠟丸塞耳。石灰、風蟲，和蜜煅擦。○沙糖和，塞孔。雄黄、和棗塞。硇砂、塞孔。輕粉、同黄連摻。土朱、同荆芥摻。緑礬、【蟲鱗】五倍子、並摻。蟾酥、同胡椒，丸咬。蜘蛛、焙研，入麝摻。地龍、化水，和麪塞孔，上傅皂莢末。○同玄胡索、蓽茇，末，塞耳。錢窠、包乳香燒，納孔中。○包胡椒，塞耳。石蜜、竹蜂、蚺蛇膽、同枯礬、杏仁摻。鱗蛇膽、海鰕鮓、【禽獸】雀屎、燕屎、並塞孔。夜明砂、同蟾酥，丸咬。啄木鳥、燒，納孔中。○舌，同巴豆，點〔二〕之。猪肚、咬之引蟲。熊膽、同猪膽、片腦搽。麝香、咬之，二次斷根。豺皮灰。傅。

【齒疏】瀝青、入細辛摻。寒水石。煅，同生爐甘石摻。

【齒長】白术、牙齒日長，漸至難食，名髓溢。煎水漱之。生地黄。咋之。

〔一〕鐵：原作「鍼」。今據卷八諸鐵器鐵鏵「附方」改。
〔二〕點：原作「咬」。今據卷四十九啄木鳥舌「附方」改。

齒蝕　銀膏漱之

生齒　雄鼠脊骨研揩齒上　雄鼠屎日拭一枚三七日止　黑豆牛屎內燒存性入麝揩之勿見風治大人小兒牙齒不生牛屎中豆尤妙　路旁稻粒點牙落處一七下自生　烏雞屎雄雌各半入舊麻鞋灰麝香少許擦之

齒䶩　胡桃食酸齒䶩嚼之即解

妬齒　地骨皮妬齒已去不能食揚煎水漱之

鬚髮

內服烏邪　菊花和巨勝伏苓蜜丸服去風眩變白不老　旱蓮內煎膏服外燒揩牙烏髭髮益腎陰乾汁塗眉髮生一速也作膏點鼻下塗禿　常春藤　扶芳藤　絡石　木通　石松益血主風血　好顏色黃不老變白飲　白蒿　青蒿　香附益長毛髮　茜草汁同地黃烏髮　地黃九蒸九服日烏　牛膝　麥門冬　肉蓯蓉　何首烏　龍珠　旱藕　麥蘂　青精飯　黑大豆　白扁豆　大麥　胡麻九蒸九曬　馬齒莧

【齒缺】銀膏。補之。

【生齒】雄鼠脊骨、研揩即生。雄鼠屎、日拭一枚，三七日止。黑豆、牛屎内燒存性，入麝，摻之，勿見風。治大人小兒牙齒不生，牛屎中豆尤妙。路旁稻粒、點牙落處一七下，自生。烏雞屎。雌雄各半，入舊麻鞋灰、麝香少許，擦之。

【齒齼】胡桃。食酸齒齼，嚼之即解。

【姤齒】地骨皮。姤齒已去，不能食物，煎水漱之。

鬚髮

【内服】【草部】菊花、和巨勝、伏苓，蜜丸服，去風眩，變白不老。旱蓮、内煎膏服，外燒揩牙，烏髭髮，益腎陰。○汁塗眉髮，生速。○作膏，點鼻中，添腦。常春藤、扶芳藤、絡石、木通、石松、並主風血，好顏色，變白〔一〕不老，浸酒飲。白蒿、青蒿、香附、並長毛髮。茜草、汁，同地黃，熬膏服。地黃、九蒸九晒，日噙。牛膝、麥門冬、肉蓯蓉、何首烏、龍珠、旱藕、瞿麥、【穀菜】青精飯、黑大豆、白扁豆、大麥、胡麻、九蒸九晒。馬齒莧、

〔一〕白：原脱。今據卷十八扶芳藤、常春藤、絡石等補。

蘩蔞 韭 薑 蔓菁子 果木 胡桃 蜀椒 並入服變白生毛髮 乾柹 同枸杞子丸服治女人蒜髮 榴花 和鐵丹服變白須墨 松子 槐實 秦皮 桑寄生 放杖木 女貞實 不彫木 雞桑葉 南燭 並久服變白烏髭鬚 桑椹 蜜丸服變白 介 石 龜肉 長鬚髮 自己髮灰 同椒煨酒服髮長不白名還精丹 石灰 髮落不止炒赤浸酒服

髮落 草部 半夏 眉髮墮落塗之即生 骨碎補 病後髮落同野薔薇枝煎刷 香薷 小兒髮遲同豬脂塗 茉莉花 蒸油 蓬蘽子 榨汁 巴焦油 蓖麻子 金星子 蘭草 蕙草 昨葉何草 並浸油梳頭長髮令黑 上馬騣 灰 烏韭 灰 水萍 水蘇 蜀羊泉 含水藤 藤汁 胡麻油及葉 大麻子及葉 並沐頭令長髮 公英 旱蓮 並揩牙烏鬚 生薑 擦 萵苣子 白松子油 芸薹子油 果木 甜瓜葉汁 並塗髮令長黑 榧子 同胡桃側柏葉浸水梳髮不落 棗根 蒸汁 楨櫨 木瓜 並浸油 蜀椒 浸酒 柏子油 辛夷 松葉 並浸油水塗頭生毛髮 側柏葉 浸油生髮○燒

繁縷、韭、薑、蔓菁子、【果木】胡桃、蜀椒並久〔一〕服，變白，生毛髮。乾柹、同枸杞子，丸服，治女人蒜髮。榴花、和鐵丹服，變白如墨。松子、槐實、秦皮、桑寄生、放杖木、女貞實、不彫木、雞桑葉、南燭、並久服，變白，烏鬚髮。桑椹、蜜丸服，變白。【介石】鼈肉、長鬚髮。自己髮灰、同椒煅，酒服，髮不白，名還精丹。石灰。髮落不止，炒赤，浸酒服。

【髮落】【草部】半夏、眉髮墮落，塗之即生。骨碎補、病後髮落，同野薔薇枝，煎刷。香薷、小兒髮遲，同猪脂塗。茉莉花、蒸油。蓬蘽子、榨汁。巴焦油、蓖麻子、金星子、蘭草、蕙草、昨葉何草、並浸油，梳頭，長髮令黑。土馬騣、灰。烏韭、灰。水萍、水蘇、蜀羊泉、含水藤、【穀菜】胡麻油及葉、大麻子及葉、並沐，日梳，長髮。公英、旱蓮、並揩牙烏鬚。生薑、擦。萵苣子、白菘子油、蕓薹子油、【果木】甜瓜葉汁、並塗髮，令長黑。榧子、同胡桃、側柏葉〔二〕，浸水，梳髮不落。棗根、蒸汁。榠樝、木瓜、並浸油。蜀椒、浸酒。柏子油、辛夷、松葉、並浸油、水，塗頭，生毛髮。側柏葉、浸油，生髮。○燒

〔一〕久：原作「入」。今據卷三十二蜀椒椒紅「主治」改。

〔二〕柏葉：原作「葉柏」。今據卷三十一榧實「附方」乙正。

汁黑髮○和豬脂沐髮長黑○根皮生髮　皂莢地黃薑汁炙研揩牙烏鬚　槿葉同豬根汁塗禿生髮根葉　楸葉
汁　蔓荊子同鵝脂　桑椹浸水○並塗頭生毛髮　桐葉同麻子煮米泔沐髮則長○蓮子蒸取汁
沐髮自黑　桑白皮同柏葉沐髮不落　山茶子摻髮解脂　合歡木皮灰　槐枝灰
石荊燒敷　雁骨灰並沐頭長髮　雞子白　豬膽沐頭解膩　雁肪　鴨脂
雞肪　豬鬐膏　熊脂及腦並沐頭生髮　豹脂朝塗暮生　犬乳塗髮赤禿
羊角灰同牛角灰豬脂塗禿髮　羊屎灰淋汁沐頭生髮○和豬脂塗髮黃赤　豬屎灰塗髮落　髮灰油煎
併塗髮黑長
髮白詳藥髮部　栝樓同青鹽杏仁煆末拔白易黑亦揩牙　百合　蘗皮並拔白易黑　狼把草
黑豆煎醋染髮　大麥同鐵砂沒石子　蕎麥同鐵砂　小酸石榴並染髮鬚　胡桃和胡粉拔
白生黑○燒同貝母揩牙烏鬚○青皮收肉及樹皮根皆染髮鬚　餘甘子合鐵粉塗頭生髮鬚　橡斗　毗
梨勒漿　椰子漿　蘆菔子　菱殼　芰花　蓮鬚　紅白蓮
花並染鬚髮　雞舌香同薑汁拔白生黑　詹糖香同胡桃皮塗髮黑如漆　梧桐子汁點孔生黑

汁，黑髮。○和猪脂，沐髮長黑。○根皮，生髮。**皂莢**、地黄、薑汁炙，研，揩牙烏鬚。**樗葉**、同椿根、楸葉汁，塗秃生髮。**楸葉汁**、**蔓荆子**、同猪脂，**桑椹**、浸水。○並塗頭，生毛髮。**桐葉**、同麻子煮米泔，沐髮則長。○連子蒸取汁，沐髮則黑。**桑白皮**、同柏葉，沐髮不落。**山茶子**、摻髮，解膱。**合歡木皮灰**、**槐枝灰**、**石荆**、【禽獸】**雁骨灰**、並沐頭，長髮。**雞子白**、**猪膽**、沐頭，解膱。**雁肪**、**鴞脂**、**雞肪**、**猪鬐膏**、**熊脂及腦**、並沐頭生髮。**豹脂**、朝塗暮生。**犬乳**、塗赤髮。**羖羊角**、灰，同牛角灰、猪脂，塗秃髮。**羊屎灰**、淋汁沐頭，生髮。○和猪脂，變髮黄赤。**猪屎**、灰，塗髮落。**髮灰**。油煎枯，塗髮黑長。

【髮白】【草菜穀部】**栝樓**、同青鹽、杏仁，煅，末，拔白易黑，亦揩牙。**百合**、**薑皮**、並拔白易黑。**狼把草**、**黑豆**、煎醋染髮。**大麥**、同鐵砂、没石子。**蕎麥**、同鐵砂。【果木】**酸石榴**、並染鬚髮。**胡桃**、和胡粉，拔白生黑。○燒，同貝母揩牙，烏鬚。○青皮皮肉及樹皮、根，皆染鬚髮。**餘甘子**、合鐵粉，塗頭生鬚髮。**橡斗**、**毗黎勒漿**、**椰子漿**、**鹽麩子**、**菱殻**、**芰花**、**蓮鬚**、**紅白蓮花**、並塗鬚髮。**雞舌香**、同薑汁，拔白生黑。**詹糖香**、同胡桃皮塗，髮黑如漆。**梧桐子汁**、點孔生黑。

青肉和同汁塗鬚櫧皮同側柏燒熏香油搗汁鬚髮即黑 烏柏子油 烏柏皮 訶黎
勒 没石子 婆羅得 金石 黑鉛梳白髮○燒灰染鬚 胡粉同石灰染鬚 鉛霜梳鬚
髮 鉛丹染 銅錢鏽磨油塗赤鬚禿落 鐵蘂染 生鐵水浸 鐵砂和沒石子染 石灰
染 綠礬同薄荷烏頭鐵漿水染 赤銅屑 五倍子炒同赤銅屑諸藥為染鬚神方 百藥煎
水蛭同龜尿燃黃白黑 蝸牛同金墨埋馬尿中化水染鬚妙 蜜 蠟 鼈脂 豬膽
狗膽 犬乳並點白生黑
生眉草穀 白鮮皮眉鬚脫脫 香附長鬚眉 苦參 仙茅大風眉髮墮落 昨荷葉草
生眉髮膏為要藥 半夏眉髮墮落塗之即生○薑涎同 鱧腸汁塗眉髮生速 烏麻花浸油 芥
子同半夏薑汁 蔓菁子醋和並塗 生薑擦 柳葉同薑汁擦眉落 白礬眉髮脫落蒸餅丸服
雄黃和醋塗 雁肪塗 狗腦眉髮火瘢不生和蒲黃日三傅之 ○蒜汁眉毛動搖目不能眡喚之
不應和酒服即愈

胡臭有腋臭○漏腋臭

○木皮，和乳汁塗鬚。**櫧皮**、包側柏，燒熏香油烟，抹鬚髮即黑。**烏桕子油**、**烏桕皮**、**訶黎勒**、**没石子**、**婆羅得**、【金石】**黑鉛**、梳白髮。○燒灰染髮。**胡粉**、同石灰染鬚。**鉛霜**、梳鬚髮。**鉛丹**、染。**銅錢鏽**、磨油，塗赤髮、秃落。**鐵蘗**、染。**生鐵**、浸水。**鐵砂**、和没石子染。**石灰**、染。**緑礬**、同薄荷、烏頭、鐵漿水染。**赤銅屑**〔一〕、【蟲獸】**五倍子**、炒，同赤銅屑諸藥，爲染鬚神方。**百藥煎**、**水蛭**、同龜尿撚鬚，自黑。**蝸牛**、同金〔二〕墨埋馬屎中，化水染鬚妙。**蜜**、**蠟**、**鼉脂**、**猪膽**、**狗膽**、**犬乳**。並點白生黑。

【生眉】【草穀】**白鮮皮**、眉髮脆脱。**香附**、長鬚眉。**苦參**、**仙茅**、大風，眉髮墮落。**昨葉何**〔三〕**草**、生眉髮膏爲要藥。**半夏**、眉髮墮落，塗之即生。○莖涎同。**鱧腸汁**、塗眉髮，生速。**烏麻花**、浸油。【菜木】**芥子**、同半夏、薑汁。**蔓菁子**、醋和。並塗。**生薑**、擦。**柳葉**、同薑汁，擦眉落。**白礬**、眉髮脱落，蒸餅丸服。**雄黄**、和醋塗。**雁肪**、塗。**狗腦**、眉髮火瘢不生。和蒲黄，日三傅之。○**蒜汁**。眉毛動摇，目不能眨，唤之不應，和酒服，即愈。

胡臭有體臭。○腋臭，漏臭。

〔一〕屑：底本此字漫漶，上圖本清晰。
〔二〕金：卷四十三蝸牛「附方」作「京」。
〔三〕葉何：原作「荷葉」。今據卷二十一昨葉何草「主治」改。

内治

花蜘蛛 二枚搗爛酒服治胡臭

鱓魚 作臛空腹飽食覆取汗汗出如白膠從腰腳中出後以五木湯浴之慎風一日每五日一作

水烏雞 生水中形似家雞香油入盞汁四兩炒熟用酒醋三四盞同食留少許下被蓋出汗數次斷根不忌口

外治 草穀

蘇子 搗塗

青木香 切片醋浸一宿夾之數次愈

鬱金 鴉鶻等一切臭

木饅頭 煎洗後以爐底末傅之

甘遂 二兩爲末摻新殺牙豬肉上乘熱夾之内服熱甘草湯必大泄氣不可近

百草灰 水和熏洗酥和餅夾之即易瘡出愈

乾馬齒莧 杵團入袋盛泥裹火燒過入蜜熱夾

生薑 頻擦

炊飯 熱夾腋下與犬食之七日一次愈乃止

三年醋 和石灰傅腋下

果木

小龍眼核 六箇胡椒十四粒研汁擦之三次愈

茱萸 同木香細辛芎藭粉塗之

槲若 洗後苦瓠烟熏之

桔枸樹汁 同木香東桃西李枝七姓婦人乳煎熱五月五日洗之放在十字街去勿顧

雞舌香

金石

伏龍肝 摻

銅屑 熱醋和摻或少炒熱袋盛熨之

鏡鏽 同密陀僧醋調摻

銅綠 同密陀僧白及灰醋調摻之

古文錢 燒赤淬醋研入麝少調塗

銅礦石 磨汁塗

密陀僧 油和塗蒸餅切片摻末塗之

黃丹 火炒輕粉等和塗之同東壁上泥末以古錢磨

[illegible]

胡粉 水銀面脂研塗〇牛[illegible]塗不過三次

水銀 同胡粉摻上

粉霜 同水銀面脂研塗

【内治】花蜘蛛、二枚，擣爛酒服，治胡臭。鱓魚、作臛，空腹飽食，覆取汗，汗出如白膠，從腰脚中出，後以五木湯浴之，慎風一日，每五日一作。水烏雞。生水中，形似家雞，香油入薑汁四兩，炒熟，用酒醅三四盌同食，嚼生葱下，被盖出汗，數次斷根，不忌口。

【外治】【草穀】蘇子、搗塗。青木香、切片，醋浸一宿，夾之，數次愈。鬱金、鴉、鶻等一切臭。木饅頭、煎洗後，以爐底末傅。甘遂、二兩爲末，摻新殺牙猪肉上，乘熱夾之。内服熱甘草湯，必大泄氣，不可近。百草灰、水和熏洗，酥和餅夾之，乾即易，瘡出愈。馬齒莧、杵團入袋盛，泥裹，火燒過，入蜜熱夾。生薑、頻擦。炊飯、熱拭腋下，與犬〔一〕食之，七日一次，愈乃止。三年醋、和石灰，傅腋下。【果木】小龍眼核、六個，胡椒十四粒，研，遇汗出〔二〕擦之，三次愈。辛夷、同木香、細辛、芎藭，粉塗之。槲若、洗後，苦瓠烟熏之。桔枸樹汁、同木香、東桃西柳枝、七姓婦人乳，煎熱，五月五日洗之。將水〔三〕放在十字街，去勿顧。雞舌香、【金石】伏龍肝、摻。銅屑、熱醋和摻。或炒熱，袋盛熨之。鏡鏽、同蜜陀僧，醋調摻。銅緑、同蜜陀僧、白及灰，醋調摻之。古文錢、燒赤，焠醋，研，入麝，水調塗。銅鑛石、磨汁塗。蜜陀僧、油和塗。蒸餅切片，摻末夾〔四〕之。黄丹、入〔五〕少輕粉，唾和塗。○同東壁土、銅緑〔六〕末，以古錢磨瀉燈油調摻。胡粉、水銀，面脂研塗。○牛脂煎塗，不過三次。水銀、同胡粉摻上。粉霜、同水銀，面脂研塗。

〔一〕犬：原作「太」。今從江西本改。
〔二〕遇汗出：原作「汁」。今據卷三十一龍眼核「主治」改。
〔三〕將水：原闕二字。今據卷三十一枳椇「附方」補。
〔四〕夾：原作「塗」。今據卷八密陀僧「附方」改。
〔五〕入：原作「火」。今據卷八鉛丹「附方」改。
〔六〕緑：原闕一字。本書相關各條均未載此方。今姑從石本改。

石綠（同輕粉，醋調塗）石灰（無灰酒和膏，醋和搽）膽礬（入少輕粉，調搽熱瘡，少許）白礬（燒，入少輕粉○同蛤粉）

蜜陀僧（輕粉擦○同黃丹、虫蜆）（輕粉擦○同蛤粉擦，腦子擦，不愈）蜣螂（一枚，指塗）田螺（入巴豆一粒，待化水搽，喉下絕）

（後○入麝香埋地七七日，取出入腦子，麝香擦）（服○水五更下，待白門擦，喉下，待大便行，是其證，不盡再作，後以）

（杏仁研，蛤粉擦○一蓮黃，泄入赤石脂，包懸研入輕粉少許，服）（蛤粉之，斷根）蜘蛛（時醋調，一字酒服，下次日瀉下黑汁，惡之）

（蜜陀僧○諸門，螺水調，塗蝸）蝸牛（服下，隨服下藥，人）雞子（煮熟去殼，熱夾，路口勿頭）夜明沙（和塗）自

已小便（熱洗數次）自己口唾（頻搽）

丹毒（火盛生風，赤腫，胸背氣燄者）

外解（部）連翹 防風 薄荷 荊芥 大青 黃連 升麻

甘草 知母 防已 牛蒡子 赤芍藥 金銀花 生地

黃（苓）牡丹皮 麻黃 射干 大黃 漏盧 紅內消 扁蓄

（汁服）積雪草（擣汁服）水甘草（同甘草煎服）攀倒甑（同甘草煎服）旋花根（汁服）丹參

（桑木）馬齒莧（汁服）蕓薹（汁服並傅）青布汁 卮子 黃蘗 青木香

石緑、同輕粉，醋調塗。石灰、有汗乾摻，無汗醋和。膽礬、入少輕粉，薑汁調搽，熱痛乃止。白礬、常〔一〕粉之。○同蜜陀僧、輕粉擦。○同黄丹、輕粉擦。○同蛤粉、樟腦擦。【蟲介】蜣蜋、揩塗一夜。田螺、入巴豆一粒在内，待化水，擦腋下，絶根。○入麝香，埋露地七七日，點患孔，神妙。○入巴豆、麝香、膽礬，待成水，五更不住自擦腋下，待大便行，是其證，不盡再作。後以枯礬、蛤粉、樟腦粉之，斷根。蜘蛛、一箇，黄泥入赤石脂包，煅，研，入輕粉少許，卧時醋調一字傅腋下，次日瀉下黑汁，埋之。蝙蝠、煅，研，田螺水調塗腋下，隨服下藥。【禽人】雞子、煮熟去殼，熱夾之，棄路口勿顧。夜明沙、豉汁和塗。自己小便、熱洗，日數次。自己口唾。頻擦〔二〕。

丹毒 火盛生風，亦有兼脾胃氣鬱者。

【外〔三〕解】【草部】連翹、防風、薄荷、荆芥、大青、黄連、升麻、甘草、知母、防己、牛蒡子、赤芍藥、金銀花、生地黄、牡丹皮、麻黄、射干、大黄、漏蘆、紅内消、萹蓄、汁服。積雪草、擣汁服。水甘草、同甘草，煎服。攀倒甑、同甘草，煎服。旋花根、汁服。丹參、【菜木】馬齒莧、汁服。蕓薹汁、服，並傅。青布汁、巵子、黄蘗、青木香、

〔一〕常：此後原有一字闕。今據卷十一礬石「附方」删。
〔二〕擦：原作「摻」。今據卷五十二人津唾「附方」改。
〔三〕外：此節均爲内服藥，故錢本作「内」。然云毒從外解亦通。

雞舌香 桂心 枳殼 伏苓 竹瀝 金石 生鐵燒焠水服 生銀磨水服 土朱蜜調服○同青黛滑石荊芥末並傅之 介 牡蠣肉 禽 鶩肉 白雄雞並食 犀角 羚羊角 豬屎汁 黃龍湯五色丹毒飲二合并塗

外塗 草部 黃芩 苦芙 馬蘭 白芷葱汁調亦煎浴 水荇 水蘋 浮萍并服 景天 蒴藋 蛇銜 生芐 水藻 牛膝同甘草伏龍肝 蓖麻子 大黃磨水 藍葉 澱汁 芭蕉根汁 蓼葉灰 栝樓醋調 老鴉眼睛草搗蒴同 仙人草 五葉藤 赤薜荔 排風藤 木鱉仁醋苦 蘿摩草 虎刺根葉汁 青黛同土朱 五味子 荏子 紅花苗并塗傅 芋根 赤地利 白及 白斂同赤小豆傅之浴 及 綠豆大同黃 豆葉 大麻子 大豆汁 麻油 蕎麥醋和 黃米粉雞子白和 豉焙 糯米粉鹽和 菘菜 蕓薹 大蒜 胡荽 乾薑蜜和 雞腸草 葱白汁 馬齒莧杵 栗 李根研油田中流水調 桃仁 慈姑葉塗 檳榔醋調 棗根

雞舌香、桂心、枳殼、伏苓、竹瀝、【金石】生鐵、燒，焠水服。生銀、磨水服。土朱、蜜調服。○同青黛、滑石、荊芥，末，並傅之。【介】牡蠣肉、【禽〔一〕】鷰肉、白雄雞、並食。犀角、羚羊角、猪屎汁、黄龍湯。五色丹毒，飲二合，并塗。

【外塗】【草部】黄芩、苦芙、馬蘭、白芷、葱汁調，亦煎浴。水苔、水蘋、浮萍、并塗〔二〕。景天、蒴藋、蛇銜、生芐、水藻、牛膝、同甘草、伏龍肝。蓖麻子、大黄、磨水。藍葉、澱汁、芭蕉根、汁。蓼葉灰、栝樓、醋調。老鴉眼睛草、醋同擣。仙人草、五葉藤、赤薜荔、排風藤、木鼈仁、磨〔三〕醋。蘿摩草、虎刺根葉、汁。青黛、同土朱。五味子、荏子、紅花苗、并塗傅。苧根、赤地利、白及、白斂、【穀菜】赤小豆、洗浴及傅之。緑豆、同大黄。豆葉、大麻子、大豆、煮汁。麻油、蕎麪、醋和。黄米粉、雞子和。豉、炒焦。糯米粉、鹽和。菘菜、蕓薹、大蒜、胡荽、乾薑、蜜和。雞腸草、葱白、汁。馬齒莧、【果木】李根、研油，田中流水調。桃仁、慈姑葉、塗。檳榔、醋調。棗根、

〔一〕禽：張本此後有「獸」字，義長。
〔二〕塗：原作「服」。今據卷十九莕菜、蘋、水萍改。
〔三〕磨：原字缺損。今從錢本補正。

栗樹皮及梂浴 荷葉塗 卮子木水和 榆白皮雞子白和塗煎汁 棘根洗

五加皮洗和鐵漿水塗 柳木洗傅 柳葉洗 乳香羊脂調 桐樹皮 楸木皮嚼服

草鞋灰和人乳髮灰調 蒲席灰 甑帶灰水土磨刀水 白堊土同寒水石塗

燕窠土 蜂窠土 蚯蚓泥 豬槽下泥 簷溜下泥 釜下

土和犀角水 伏龍肝 白瓷末豬脂和 屋塵豬脂和 瓷甌中白灰醋金磨石鍛

鐵精豬脂和塗 鐵鏽磨水 胡粉唾和 銀朱雞子白和 無名異蔥汁調 石灰醋調 陽起

石煅研水調 土朱同青黛滑石 寒水石同白土傅 芒消和水 白礬油蟲和蠟 蜜和乾薑末 螻

蛄同生薑傅塗 露蜂房煎汁調芒消 白僵蠶和慎火草傅 爛死蠶傅 蠐螬末傅 水

蛭研 黃蜂子 鯽魚合小豆燒塗 鯉魚血 海蛇 鱓魚 螺螄

鰕焦燒 雞血 雉尾灰 豬肉貼 青羊脂熨擊即消 緜羊腦同朴消塗 酪

羚羊角灰雞子白調 鹿角末豬脂調 牛屎塗乾即易 豬屎燒塗 髮灰和伏龍肝豬膏

入鹽和之

洗。栗樹皮及梂、浴。荷葉、塗。巵子、擣〔一〕，水和。榆白皮、雞子白和塗，煎沐。棘根、洗。五加皮、洗。和鐵槽水塗。柳木、洗傅。柳葉、洗。乳香、羊脂調。桐樹皮、楸木皮、【服器】草鞋灰、和人乳、髮灰，調。蒲席灰、甑帶灰、【水土】磨刀水、白堊土、同寒水石塗。燕窠土、蜂窠土、蚯蚓泥、猪槽下泥、簷溜下泥、釜下土、和屋漏水。伏龍肝、白瓷末、猪脂和。屋塵、猪脂和。瓷甌中白灰、醋磨。【金石】鍛鐵精、猪脂和塗。鐵鏽、磨水。胡粉、唾和。銀朱、雞子白和。無名異、葱汁調。石灰、醋調。陽起石、煅研，水調。土朱、同青黛、滑石。寒水石、同白土傅。芒消、水和。白礬、油和。【蟲鱗】蜜、和乾薑末。蚓螻〔二〕、同生薑擣塗。露蜂房、煎汁，調芒消。白僵蠶、和慎火草傅。爛死蠶、傅。蠐螬、末傅。水蛭、咂。黄蜂子、鯽魚、合小豆擣塗。鯉魚血、海蛇、鱓魚、螺螄、鰕、【禽獸】雞血、雉尾灰、猪肉、貼。青羊脂、頻摩即消。綿羊腦、同朴消塗。酪、入鹽。羖羊角灰、雞子白調。鹿角末、猪脂調。牛屎、塗，乾即易。猪屎、燒塗。髮灰。和伏龍肝，猪膏和之。

〔一〕擣：原作大字「木」。今據卷三十六巵子改。
〔二〕蚓螻：原作「螻蚓」。今據卷七蚯蚓泥「釋名」乙正。

風瘙疹痱

內治 同丹毒 蒼耳花葉子 各等分為末，以炒黑豆浸酒服二錢，治風熱癮疹搔癢不止 苦參 肺風皮膚瘙癢，或生癮疹疥癬，為末，以皂角汁熬膏丸服 枸橘核 為末酒服，治風瘙痒 赤土 風瘙痒甚，酒服一錢 雲母粉 水服二錢 蜜 酒服 黃蜂子 露蜂房 同蟬蛻末服 白殭蠶 酒服 全蠍

外治 白芷 浮萍 槐枝 鹽湯 呉茱萸 酒煎 楮枝葉 蠶沙 並洗浴 景天汁 石南汁 枳實汁 芒硝湯 礬湯 並拭摩 枳殼 灸熨風疹肌中如麻豆 燕窠土 塗 鐵鏽 磨水摩 石灰 醋和塗，隨手即消 爛死蠶 塗赤白疹 吊脂 塗 鰕 搗塗 海鰕鮓 貼 鱓魚血 塗赤疹風 鯉魚皮 貼

痱疹 升麻 洗 兔絲汁 抹 綠豆粉 同滑石撲 棗葉 和葛粉撲 慈姑葉汁 調蚌粉搽 楝花 末撲 冬霜 和蚌粉摻 臘雪 抹 屋上舊赤白堊 摻 壁土 不灰木 滑石 井泉石 同寒水石 石灰 同蛤粉，井泉塗 蚌粉

癧瘍癜風 癧瘍是汗斑，癜風是白斑片，赤者名赤疵

風瘙疹疿

【内治】同丹毒。蒼耳花葉子、各等分，爲末，以炒焦黑豆浸酒服二錢，治風熱癮疹，搔痒不止。苦參、肺風，皮膚瘙痒，或生癮疹疥癬，爲末，以皂角汁熬膏，丸服。枸橘核、爲末，酒服，治風瘙痒。赤土、風瘙痒甚，酒服一錢。雲母粉、水服二錢[一]。蜜、酒服。黄蜂子、蜂房、同蟬蛻，末服。白僵蠶、酒服。全蠍。

【外治】白芷、浮萍、槐枝、鹽湯、吴茱萸、煎酒。楮枝葉、蠶沙、並洗浴。景天汁、石南汁、枳實汁、芒硝湯、礬湯、並拭磨。枳殻、炙，熨風疹，肌中如麻豆。燕窠土、塗。鐵鏽、磨水摩。石灰、醋和塗，隨手即消。爛死蠶、塗赤白遊疹。吊脂、塗。鰕、擣塗。海鰕鮓、貼。鱓血、塗赤遊風。鯉魚皮。貼。

【疿疹】升麻、洗。菟絲汁、抹。緑豆粉、同滑石撲。棗葉、和葛粉撲。慈姑葉汁、調蚌粉摻。楝花、末撲。冬霜、加蚌粉摻。臘雪、抹。屋上舊赤白堊、摻。壁土、不灰木、滑石、井泉石、同寒水石。石灰、同蛤粉、甘草塗。蚌粉。

癧瘍癜風

癧瘍是汗班。○癜風是白班片。○赤者名赤疵。

[一] 錢：原作「蜜」。今據卷八雲母「附方」改。

内治草穀蒺藜白癜風，每酒服二三錢。女萎 何首烏白癜，同苦參等分，皂角汁煎膏丸服。白花
胡麻油和酒服。鮮木 桑枝同益母草熬膏服。枳殼紫癜風。牙皂白癜風，燒灰酒服。
蛇白癜、瀝瘍、斑點，酒浸，同蝎稍、防風末服。烏蛇同天麻諸藥浸酒服。白鴿炒熟，酒服。猪胰酒浸，蒸食。
不過十具。猪肚白煮食。
外治草穀附子紫白癜風，同硫黄，以薑汁調，茄蒂蘸擦。白附子同上。貝母紫白癜斑，同南星、薑汁擦。
○同百部、薑汁擦。○同乾薑，浴後擦之取汗。知母醋磨塗。茵陳洗癧瘍。防已同浮萍煎汁擦。羊蹄
根同獨頭蒜擦，礬分生齊擦，服汁。蒼耳草 酸草同水萍。紫背萍並洗擦。菰弄 木
蓮藤汁並擦。蓖麻汁 續隨子汁 灰藋灰並擦白癜風、癧瘍。蒺藜 小
麥麩油塗。醬醋菜果胡桃青皮並同硫黄擦。○或入硇砂、醬汁少許。杏仁每夜擦。薰陸香
同白錢諸。桑柴灰蒸汁熱洗。猫兒刺葉燒存熬膏，塗白癜。服器故帛灰 麻鞋底灰
甑帶 蒸籠片 弊帚 炊帚水石半天河水 樹孔中蚛汁
韭上露 車轍牛蹄涔中水 水銀並拭癧瘍癜風。輕粉同水銀、薑汁擦。雄

【内治】【草穀】蒺藜、白癜風，每酒服二三錢。女萎、何首烏、白癜，同蒼朮、荆芥等分，皂角汁煎膏，丸服。胡麻油、和酒服。【木鱗】桑枝、同益母草熬膏服。枳殼、紫癜風。牙皂、白癜風，燒灰酒服。白花蛇、白癜癧瘍班點，酒浸，同蠍稍、防風，末服。烏蛇、同天麻諸藥，浸酒服。【禽獸】白鴿、炒熟，酒服。猪胰、酒浸蒸食，不過十具。猪肚。白煮食。

【外治】【草穀】附子、紫白癜風，同硫黄，以薑汁調，茄蒂蘸擦。白附子、同上。貝母、紫白癜班，同南星、薑汁擦。○同百部、薑汁擦。○同乾薑，浴後擦之，取汗。知母、醋磨塗。茵陳、洗癧瘍。防己、同浮萍煎，浴擦。羊蹄根、同獨科掃帚〔一〕頭、枯礬、輕粉、生薑擦，取汗。蒼耳草、酸草、同水萍。紫背萍、並洗擦。菰筍〔二〕、木蓮藤汁、並擦。蓖麻汁、續隨子汁、灰藋灰、並剥白癜風、癧瘍。蒺藜、小麥、燒，油塗。醬、醋、【果木】胡桃青皮、並同硫黄擦。○或入硇砂、醬汁少許。杏仁、每夜擦。薰〔三〕陸香、同白斂揩。桑柴灰、蒸汁熱洗。猫兒刺葉、燒淋熬膏，塗白癜。【服器】故帛灰、麻鞋底灰、甑帶、蒸籠片、弊帚、炊帚、【水石】半天河水、樹孔中蚛汁、韭上露、車轍牛蹄涔中水、水銀、並拭癧瘍癜風。輕粉、同水銀、薑汁擦。雄

〔一〕科掃帚：三字原脱。今據卷十九羊蹄「附方」補。
〔二〕筍：原作「笄」，乃「筭」之形訛。今據卷十九菰「主治」改。
〔三〕薰：原作「董」。今據卷三十四薰陸香「附方」改。

黃丹身面赤斑　密陀僧同蛇黃硫黃白礬醋調搽○或加雄黃白礬硫黃　膽礬同牡蠣粉醋搽赤白癜　人言入醋中煨

搽或塗上搽　硫黃同附子雄黃醋薑汁搽癜風○同密陀僧○同輕粉杏仁○同雞子白　自然灰塗　汁　石灰

砒石　銀身面赤斑日指之久久自消　蜣螂一搗塗白駁一爛研蘸　鱓魚同蒜汁墨汁頻擦赤

斑○小兒赤斑刺之　蛇皮熟摩數百遍棄之　鰻鱺魚膏塗白駁風即時轉色二斤七度乃

足心血貼之即落

鮧魚鮓白駁熱搽令汗出　烏賊魚骨磨醋塗○同硫黃薑汁擦癜　丹雞冠血塗赤白癜　

驢尿和薑汁塗　諸朽骨磨醋塗之　馬尿洗赤白癜四五度　白馬汗水調青黛末塗

血塗之

瘿瘤疣痣

內治　杜衡破留血痰飲消項下瘿瘤　貝母同連翹服七項下瘿瘤　黃藥子消瘿氣煮酒服傳信

方甚　海藻消瘿瘤結氣散項下硬核痛　海帶　昆布　海苔

神效○浸酒日飲滓塗之

白頭翁消浸　牛蒡根　連翹　丹參　桔梗　夏枯草　木通

玄參　當歸　常山　蘼蕪　貫衆　天門冬　麥門冬　三稜

黃、身面白駁。蜜陀僧、同雄黃，擦汗班。○或加雌黃、白礬、硫黃。膽礬、同牡蠣、醋，擦赤白癜。人言、入茄中煨，擦。或塗薑上擦。硫黃、同附子、醋，擦癧瘍風。○同蜜陀僧。○同輕粉、杏仁。○同雞子白。自然灰、淋汁塗。石灰、砒石、銀、身面赤疵，日揩令熱，久久自消。【蟲鱗】蜣蜋、擣塗白駁，一宿即瘥。鱓魚、同蒜汁、墨汁，頻塗赤疵。○小兒赤疵，刺父足心血貼之，即落。蛇皮、熱摩數百遍，棄之。鰻鱺魚膏、塗白駁風，即時轉色，五七度乃愈。臭魚鮓、拭白駁，熱擦令汗出。烏賊魚骨、磨醋塗。○同硫黃、薑汁擦。【禽獸】丹雞冠血、翅下血、塗。驢尿、和薑汁洗。諸朽骨、磨醋塗之。馬尿、洗赤疵，日四五度。白馬汗。雕青，調水蛭末，塗之。

癭瘤疣痣

【内治】【草部】杜衡、破留血痰飲，消項下癭瘤。貝母、同連翹服，主項下癭瘤。黃藥子、消癭氣，煮酒服。傳信方甚神之。海藻、消癭瘤結氣，散項下硬核痛。○初起，浸酒日飲，滓塗之。海帶、昆布、蜜丸。海苔、白頭翁、浸酒。牛蒡根、蜜丸。連翹、丹參、桔梗、夏枯草、木通、玄參、當歸、常山、吐。蘺鬲草、吐。天門冬、瞿麥、三稜、

射干　土瓜根　香附　漏蘆 菜穀 紫菜　龍鬚菜　舵菜 並主

瘿瘤結氣 小麥 消瘿，醋浸，同海藻末酒服 山藥 同蓖麻生塗項核 敗壺盧 燒搽腋瘤 赤小豆 一果木

[illegible] 荔枝 並消瘿 八蒂　松蘿 並消 柳根 煮汁釀酒，消瘿氣 白楊皮 同上 問荊

結氣上瘤角石 螲蟷 蝕瘤，焙研末，消脂知傅 蜣蜋丸 燒酒服，治瘿 土黃 枯瘤贅，丹乳 鹹汁

自然銅 並浸水飲，消瘿 月鈆　浮石 鎮介 牡蠣　馬刀　海蛤　蛤蜊

淡菜　海螵蛸 獸人 鹿靨 並消瘿氣結核 羊靨　牛靨 並酒浸炙含嚥 豬靨

焙末酒服，或酒浸炙食 旄牛靨 燒服消瘿 獐肉 炙熱搨瘤，瘤血出，易出膿血愈 豬屎 血塗之 人精

粉瘤入竹筒內，洗淨頻塗

疣痣 草穀 地膚子 同礬洗 艾葉 同桑灰淋汁點疣痣瘡，疣瘤○灸痣三壯即去 狗尾草 穿疣

[illegible]麻 煎水入塗試 芫花 同大戟甘遂末生瘤瘿，有法○根煮線繫瘤痣 蒴藋子 塗 續隨子 塗

天南星 醋調 剪刀草 塗 博落迴 塗 藜蘆灰　青蒿灰　麻楷灰

麥稈灰　蕎麥稭灰　豆稭灰　茄梗灰　藜灰　灰藋灰

射干、土瓜根、香附、漏蘆、【菜穀】紫菜、龍鬚菜、舵〔一〕菜、並主癭瘤結氣。小麥、消癭。醋浸，同海藻，末，酒服。山藥、同蓖麻，生塗項核。敗壺盧、燒搽腋瘤。赤小豆、【果木】橙、荔枝、並消癭。瓜蒂、松蘿、並吐。柳根、煮汁釀酒，消癭氣。白楊皮、同上。問荆、結氣瘤痛。【土石】螲蟷、蝕瘤，熬燒，末，猪脂和傅。蜣蜋丸、燒酒服，治癭。土黄、枯瘤贅痔乳。鍼沙、自然銅、並浸水日飲，消癭。鈆、浮石、【介鱗】牡蠣、馬刀、海蛤、蛤蜊、淡菜、海螵蛸。【獸人】鹿靨、並消癭氣結核。羊靨、牛靨、並酒浸炙香，含嚥。猪靨、焙，末，酒服。或酒浸炙食。旄牛靨、燒服，消癭。獐肉、炙熱搨瘤，頻易，出膿血愈。猪屎、血瘤出血，塗之。人精。粉瘤，入竹筒內燒瀝，頻塗。

【疣痣】【草穀】地膚子、同礬，洗疣目。艾葉、同桑灰淋汁，點疣痣瘤靨。○灸痣，三壯即去。狗尾草、穿疣。升麻、煎水，入蜜拭。芫花、同大戟、甘遂，末，焦瘤癭有法。○根煮線，繫瘤痣。蒴藋子、塗。續隨子、塗。天南星、醋塗。剪刀草、塗。博洛迴、塗。藜蘆灰、青蒿灰、麻稭〔二〕灰、麥稈灰、蕎麥稭灰、豆稭灰、茄梗灰、藜灰、灰藋灰、

〔一〕舵：原作「舵」。今據卷二十八舵菜改。
〔二〕稭：原作「楷」。今據卷二十二胡麻麻稭改。

冬瓜藤灰並淋汁點疣痣蝕腐瘡瘤去痣印 大豆 米醋並去疣 白粱米炒熱研入唾和塗 馬齒莧灰塗瘤 苦苣汁點疣 白梅並點疣痣 杏仁 李仁並同雞子白研塗疣

狗脂塗疣同松脂 死人梳篦拭疣自爛 禿帚每月望子掃帚之 櫟木灰 桑柴灰

冰石冬灰 石灰並蝕黑子疣贅瘤痣 屋漏水塗疣 硫黃紙卷作炷焠疣 砒石同巴豆糯米點疣

鹽塗疣頻擦 白礬 銅綠 硇砂並塗疣痣蝕惡肉疣贅 斑蝥米炒黃去米同人言糯米點疣痣

蒜擣塗 螳螂食疣 蜘蛛網纏疣 鯽魚食之鮓人疣 雞內金擦疣 雞子白浸醋

軟塗疣 豬脂 牛涎 人瘡膿 人唾並塗疣 髮纏疣

瘰癧附結核

內治 草菜 夏枯草煎服或熬膏服并貼入厥陰血分乃瘰癧聖藥也 連翹入少陽乃瘰癧必用之藥同脂麻末時食之馬刀挾癭同瞿麥大黃甘草煎服 海藻消瘰癧浸酒日飲○蛇盤瘰癧同僵蠶丸服 昆布 玄參散瘰癧結核○久者生膿傅之 何首烏日生服并莖葉塗之 土伏苓 白斂生搗塗之 苦參丸服 野菊根擂酒服滓塗

冬瓜藤灰、並淋汁，點疣痣，腐癰瘤，去點印。大豆、米醋、並厭禳去疣。白粱米、炒赤[一]研，入唾和塗。馬齒莧灰、塗瘤。苦苣汁、【果木】白梅、並點疣痣。杏仁、李仁、並同雞子白研，塗疣。柏脂、同松脂，塗疣。死人枕席、拭疣自爛。禿帚、每月望子時掃之。櫟木灰、桑柴灰、【水石】冬灰、石灰、並蝕黑子疣贅瘤痣。屋漏水、塗疣。硫黃、紙卷焠疣。砒石、同巴豆、糯米，點疣。鹽、塗疣，頻舐[二]。白礬、銅緑、硇砂、並塗痣黶疣贅。【蟲鱗】斑蝥、點疣痣，同人言、糯米炒黃，去米，同大蒜擣塗。螳螂、食疣。蜘蛛網、纏瘤疣。鱅魚、食之已疣。【禽人】雞内金、擦疣。雞子白、醋浸軟，塗疣。猪脂、牛涎、人瘡膿、人唾、並塗疣。髮。纏疣。

瘰癧附結核。

【内治】【菜草】夏枯草、煎服，或熬膏服，并貼。入厥陰血分，乃瘰癧聖藥也。連翹、入少陽，乃瘰癧必用之藥。○同脂麻，末，時食。○馬刀挾癭，同瞿麥、大黃、甘草，煎服。海藻、消瘰癧，浸酒日飲，滓爲末服。○蛇盤癧，同僵蠶，丸服。昆布、爲末，浸酒，時時含嚥，或同海藻。玄參、散瘰癧結核。○久者，生擣傅之。何首烏、日日生服，并嚼葉塗之。土伏苓、久潰者，水煎服。白斂、酒調多服，并生擣塗之。苦參、牛膝汁，丸服。野菊根、擂酒服，渣塗，甚效。薄

〔一〕赤：原作「热」。今據卷二十三粱白粱米「附方」改。

〔二〕舐：原作「砥」。今據卷十一食鹽「附方」改。

荷（取汁同皂莢汁熬膏丸藥服）木鼈子（雞子白蒸食）白鮮皮（煮食）水紅子（末服）大黃（炒）
瘰癧起同黃連煎服取利　蚤休（吐酒瘰癧）蓖麻子（每夜吞二三枚○同白膠香熬膏服○同松脂研貼）芫花
根（初起擣水服吐利之）月季花（同芫花釀鯽魚煮食）荊芥（洗）牛蒡子　防風　蒼耳
子　續斷　積雪草　白芷　芎藭　當歸　白頭翁　黃耆
淫羊藿　柴胡　桔梗　黃芩　海藴　海帶　胡麻　水
苦蕒（頭上風癧酒磨服）橙（炙瘰燒癧）槲皮（煎瘰癧汁洗之）皂莢子（瘰癧初起照數吞之○連翹玄參
煮過醋之）胡桐淚（瘰癧非此不除）桑椹汁（熬膏內服）巴豆（一孔瘰癧入鯽魚內草卵裂研粥丸服取利）
黃藥（[illegible]）氈屜灰（酒服可瘰癧）黃蠟（同白礬丸服）全蠍　白僵蠶（水服一五分日服一月）
愈　蜘蛛（五枚乾末酥調塗）斑蝥（粟米炒研雞子清丸服○入雞子內煮熟去蝥食入藥甚多）紅娘子
芫青　葛上亭長　地膽（綠介）白花蛇（同犀角牽牛青皮膩粉服）壁虎（初起焙研
每日吞服）黿甲（酒浸炙研服）牡蠣粉（同玄參丸服○同甘草末服）蝸牛殼（小兒瘰癧牛乳炒研入大
黃末服取利）鼈甲（炒為）左蟠龍（飯丸服）夜明砂（炒服）貍頭（炙研服）猯貍（蒸食如常）

荷、取汁，同皂莢汁熬膏，丸藥服。木鼈子、雞子白蒸食。白鮮皮、煮食。水荭子、末服。大黃、乳中瘰癧起，同黃連，煎服，取利。蚤休、吐瀉瘰癧。蓖麻子、每夜吞二三枚。○同白膠香，熬膏服。○同松脂，研貼。芫花根、初起，擂水服，吐利之。月季花、同芫花，釀鯽魚，煮食。荊芥、洗。牛蒡子、防風、蒼耳子、續斷、積雪草、白芷、芎藭、當歸、白頭翁、黃芪、淫羊藿、柴胡、桔梗、黃芩、海藴、海帶、胡麻、水苦買、項上風癧，酒磨服。橙、發瘰癧。槲皮、吐瘰癧。并洗之。皂莢子、醋、硇煮過，照瘡數吞之。○連翹、玄參煮過，嚼之。胡桐淚、瘰癧，非此不除。桑椹汁、熬膏内服。巴豆、小兒瘰癧，入鯽魚内，草包煨，研，粥丸服，取利。黃蘗、【器蟲】氈屜灰、酒服，吐瘰癧。黃蠟、同白礬，丸服。全蠍、白僵蠶、水服五分，日服，一月愈。蜘蛛、五枚，日乾[一]，末，酥調塗。斑蝥、粟米炒，研，雞子清丸服。入雞子内蒸熟，去蝥食，入藥甚多。紅娘子、芫青、葛上亭長、地膽、【鱗介】白花蛇、同犀角、牽牛、青皮、膩粉，服。壁虎、初起，焙研，每日酒服。黿甲、酒浸，炙，研服。牡蠣粉、同玄參，丸服。○同甘草末服。蝸牛殼、小兒瘰癧，牛乳炒，研，入大黃，末服，取利。鼉甲、【禽獸】左蟠龍、飯丸服。夜明砂、炒服。狸頭、炙，研服。猫狸。鼠癧[二]，如常

[一] 日乾：原作「五」。今據卷四十蜘蛛改。

[二] 癧：卷五十一貍肉「主治」作「瘻」。

作羹食

外治〔草菜〕山慈姑（磨酒塗）莽草（雞子白調塗）地菘（生塗）半夏（同南星雞子白塗）草烏頭（同木鱉子塗）貓兒眼草（熬膏塗）商陸（切片灸）車前草（同鹽搗塗）紫花地丁（同蒺藜塗）青黛（同馬齒莧塗）毛蓼（納入膿血）芋艿（貼灸）白及（同貝母輕粉傅）白蘞

上瓜根　半夏　水堇　藜蘆　通草花上粉（和漿）大麻（同艾灸）蒜（同吳茱萸塗懸核腫結）芥子（和醋塗）乾薑（作挺納入膿血）山藥（生同蓖麻子搗貼）

葉菜（熬膏瘰癧結核鼠瘻）桑葉（同蒼耳）馬齒莧　鹿藿（木果）胡桃（和松脂塗）桃白皮（貼）杏仁（炒研塗）李（瘰癧熱瘡）楓香（同蓖麻）楸葉（煎膏）柏葉　櫟木皮（煮汁）油鞋　鞋底灰　多年茅廁中土（同輕粉）

黑鉛灰（和醋塗瘰癧結核）鐵漿　砒霜（燒作丸）磨刀泥　食鹽（和麪）硝石　芒硝　雄黃（同水銀輕粉）輕粉　鹽藥

蟾蜍（同木鱉）蠑螈（同麝香）礬石　硇砂　紅娘子（瘰癧結核）蚯蚓（同）

作羹食。

【外治】【草菜】山慈姑、磨酒塗。莽草、雞子白調塗。地菘、生塗。半夏、同南星、雞子白塗。草烏頭、同木鼈子塗。猫兒眼草、熬膏塗。商陸、切片，艾灸。車前草、同烏雞屎塗。紫花地丁、同蒺藜塗。青黛、同馬齒莧塗。毛蓼、納入，引膿血。葶藶、已潰，作餅灸。白及、同貝母、輕粉傅。白斂、土瓜根、半夏、水堇、藜蘆、通草花上粉、【穀菜】大麻、同艾灸。蒜、同茱萸，塗惡核腫結。芥子、和醋塗。乾薑、作挺納入，蝕膿。山藥、少陽經分疙瘩，不問淺深，同蓖麻子擣貼。堇菜、寒熱瘰癧，結核鼠漏，爲末，煎膏，日摩之。桑菰、同百草霜塗。馬齒莧、鹿藿、【果木】胡桃、和松脂塗。桃白皮、貼。杏仁、炒，榨油塗。鼠李、寒熱瘰癧，擣傅。楓香、同蓖麻子貼。楸葉、煎膏。柏葉、櫟木皮、【器土】油鞋、鞋底灰、多年茅厠中土、同輕粉，傅年久者。【金石】黑鉛灰、和醋，塗瘰癧結核，能内消爲水。鐵藶、塗。砒霜、蝕瘰癧敗肉，作丸用。磨刀埿、塗瘰癧結核。食鹽、和麪燒。硝石、芒硝、並下。雄黄、同水銀、黄蠟、韶腦，作膏貼。輕粉、鹽藥、【蟲】蜈蚣、炙，同茶，末塗。螻蛄、同丁香燒貼。礬石、硇砂[一]、紅娘子、瘰癧結核。蚯蚓、同乳、

〔一〕礬石硇砂：二藥當前移至「金石」藥類。

諸瘍藥塗。蝸牛燒，同輕粉塗。蝦蟇。燒塗。蜂房燒，和猪脂塗瘰癧漏。蜘蛛研醋調塗。介　黄頷

魚潰爛，同苧麻子，假塗。穿山甲潰爛，燒傅。〇一切瘡蚰。田螺燒塗。鬼眼睛研塗。〇破。馬刀主

禽　伏翼年久者，同猪頭燒塗之。鴨脂同半夏傅。雞肶胵燒傅。雄雞屎燒，羊

獸　屎同杏仁燒傅。狼屎燒塗。猫頭骨及皮毛燒傅。〇延塗之。〇又鼠燒傅。〇狸頭

骨　狐頭骨燒傅，同雞調。羊脰胵。猬心肝傅。花燒。猪膏淹生山茨煎，沸食瘰癧。

虎骨　羚羊角　女人精汁塗。亂髮灰溲，同鼠骨入臘猪脂煎消半，澀半塗，從瘡

中

末

結核　草　天南星消瘀瘤結核，大者如拳，小者如栗，生研塗之。甘遂同大戟、白芥子為丸，治痰核。金

星草末服。桔梗　玄參　大黄酒蒸。白斂　連翹　射干　三稜

莪蒁　黄芩　海藻　昆布　海帶　蒲公英並散頸下結核。蒜同

貢壽含二葉。瓜蔞結核瘰癧，同白合研塗。　府　詹糖香　石上土墼痰核紅腫

核瘰結。末油煎醋磨。被牛腦漿揉核燒。石灰假結核紅腫狀如瘰癧，研，同白果擣貼。

金部　末和　浮石研入輕粉油調塗。

没諸藥塗。蝸牛、燒，同輕粉塗。蝦蟇、燒塗。蜂房、燒，和猪脂塗瘰癧漏。蜘蛛、晒研，酥調塗。【鱗介】黄顙魚、潰爛，同蓖麻子煅塗。穿山甲、潰爛，燒傅。○一加班蝥、艾。田螺、燒塗。鬼眼精、已破，研塗。馬刀、主肌中寫鼷。【禽獸】伏翼、年久者，同猫頭、黑豆燒塗之。鴨脂、同半夏傅。雞膍胵、燒傅。雄雞屎、燒傅。羊屎、同杏仁燒傅。狼屎、燒塗。猫頭骨及皮毛、燒傅。○舌，生研塗。○涎，塗之。○屎，燒傅。狸頭骨、狐頭骨、同狸頭燒傅。羊膍胵、猬心肝、並燒傅。猪膏、淹生地黄，煎沸，塗瘰癧瘻。虎腎、羚羊角、女人精汁、頻塗。亂髮灰。鼠瘻，同鼠骨，入臘猪脂煎消，半酒服〔一〕，半塗，鼠從瘡中出。

【結核】【草菜】天南星、治痰瘤結核，大者如拳，小者如粟，生研塗之。甘遂、同大戟、白芥子爲丸，治痰核。金星草、末服。桔梗、玄參、大黄、酒蒸。白頭翁、連翹、射干、三稜、莪蒁、黄芩、海藻、昆布、海帶、蒲公英、並散頸下結核。蒜、同茱萸擣，塗惡核腫結。堇菜、結核聚氣，爲末，油煎日摩。百合、同蓖麻研塗。詹糖香、【土石】土墼、痰核紅腫，菜子油和塗，即消。浮石、枕後生腦痺痰核，燒研，入輕粉，油調塗。石灰、結核紅腫，狀如瘰癧，煅研，同白果擣貼。

〔一〕服：原脱。今據卷五十一鼠「附方」補。

慈石（□藥宜核性膏）白僵蚕　蜘蛛（頸下結核，酒服；研爛去滓服）鯽魚（生擣塗惡核）牡蠣（以茶引之消頸下結核，以柴胡引之去脇下堅）

九漏（瘻有九名，皆取象形，但分部位可也）

瘻治（草部）苦參（浸酒，根）忍冬（浸）牽牛（煨猪腎）黄芪　何首烏　土伏苓

萆薢　栝樓根　白及　牛蒡葉　地榆　虎薊根　積雪草　白歛　土瓜根　通草　黄藥子　剪草　茜根灰　漏籃子　側子　馬兜鈴　半夏　荆芥穗　薺薴　香白芷

蛇含草　蘪銜　蓖麻子　狼毒　芫花根　附子　天南星

諸蒿灰　藜灰（穀菜）麥麪（和鹽炒塗）苦瓠（瓤）蕎麥灰（果木）桃花　大腹皮　楸葉（熬膏外傅）柳枝（燒熏）柳根鬚（酒煎，炒）乳香　榆白皮　蘆薈　石南葉　柞木枝（燒灰）燭燼　土蜂窠（鍮石）胡粉　鐵華粉　朱砂

爐甘石　孔公孽　殷孽　古冢灰　石灰　赤石脂　水

慈石、鼠瘻項核喉痛。白僵蠶、蜘蛛、項下結核，酒浸，研爛，去滓服。鯽魚、生擣，塗惡核。牡蠣。以茶引之，消項下結核。以柴胡引之，去脇下堅。

九[一]漏雖有九名，皆取象耳，但分部位可也。

【雙治】【草部】苦參、浸酒服。忍冬、浸。牽牛、煨猪腎。黄芪、何首烏、土伏苓、萆薢、栝樓根、白及、牛蒡葉、地榆、虎薊根、積雪草、白斂、土瓜根、通草、黄藥子、剪草、茜根灰、漏藍子、側子、馬兜鈴、半夏、荆芥穗、薺薴、香白芷、蛇含草、麋銜、蓖麻子、狼毒、芫花根、附子、天南星、諸蒿灰、藜灰、【穀菜】麥麫、和鹽炒塗。苦瓠、蕎麥灰、【果木】桃花、大腹皮、楸葉、熬膏，神方。柳枝、燒熏。柳根鬚、煎洗。乳香、榆白皮、盧會、石南葉、柞木枝、【火土】燭燼、土蜂窠、【金石】胡粉、鐵華粉、朱砂、爐甘石、孔公孽、殷孽、古冢灰、石灰、赤石脂、水

〔一〕九：原作「几」。今從江西本改。

銀　水銀粉　特生礜　礜石　北亭砂　砒石　代赭石

石膽　禹餘粮　慈石毛　黄礬　白礬石　消石　瓷瓦

僧　食盐　石硫黄　石流赤　戎盐　雄雌黄　虫　斑蝥　芫青　地膽

蜀上亭長同　蜘蛛　胡蜣蜋　蟾蜍頭　蜈蚣　露蜂房　犢雞

鯪鯉甲　蜥蜴　白花蛇　自死蛇并骨　蛇蛻　蝮蛇膽并蚺　烏蛇

蛇吞蛙　鼉甲　蚺蛇膽　鯉腸鱗　鮆鮓　鱧肝腸鱗

魚并血　鰻鱺魚　鰾膠　海豚魚　海鰻鱺　黿甲　秦龜甲

文蛤　牡蠣粉　甲香　大田螺殼　啄木鳥　鴛鴦　烏

鴉頭　青鵲　子規肉　鶴腦　鷹頭燒灰酒服　鴟鳥梟[illegible]炙食　豬膏

假豬屎　羊屎　牡狗莖　狗肉灼　狗骨燒灰　馬通汁　牛

膽并脾　烏牛耳垢　尾垢出水　野豬皮　牛屎　猯頭骨并髓肉舌及眼睛皮毛　鹿

皮并蹄　狸頭骨并肉　狐屎并足　兔皮毛　鼺鼠　牡鼠屎　土撥鼠

銀、水銀粉、特生礜、礜石、北亭砂、砒石、代[一]赭石、石膽、禹餘粮、慈石毛、黄礬、白礬石、消石、蜜陀僧、食鹽、石硫黄、石流赤、戎鹽、雄雌黄、【蟲】斑蝥、芫青、地膽、葛上亭長同。蜘蛛、胡蜣蜋、蟾蜍頭、蜈蚣、露蜂房、樗雞、鮻鯉甲、蜥蜴、白花蛇、自死蛇、并骨。蛇蜕、蝮蛇膽、并屎。烏蛇、蛇吞蛙、鼉甲、蚺蛇膽、鯉腸鱗、鮝鮓、鱧肝腸、鱗魚、并血。鰻鱺魚、鰾膠、海豚魚、海鰻鱺、黿甲、秦龜甲、文蛤、牡蠣粉、甲香、大田螺、【禽獸】啄木鳥、鴛鴦、烏鴉頭、青鵲、子規肉、鸛腦、鷹頭、燒，塗痔漏。鵰鳥、鼠漏，炙食。豬膏、猳豬屎、羊屎、牡狗莖、狗肉、引蟲。狗骨、并頭骨。馬通汁、牛膽、并脾。烏牛耳垢、脇漏出水。野豬皮、牛屎、猫頭骨、并腦及眼睛、肉、舌、皮、毛。鹿皮、并齒。狸頭骨、并肉。狐屎、并足。兔皮毛、鼹鼠、牡鼠屎、土撥鼠、

〔一〕代：原作「伐」。今據卷十代赭石改。

猬心肝

癰疽　深爲疽淺爲癰大爲癰小爲癤

腫瘍　草部　甘草　行汚濁之血消五發之疽消腫導毒○一切發背癰疽用末和大麥粉湯和拔傳未成者內消已成者即潰仍以水炙一兩水浸一夜服之○或以黑鉛汁淬忍冬酒服○取汁熬膏○陰囊癰水炙煎服二十日即消

癰疽不問發背發頤發眉發腦發乳諸處擣葉入少酒塗四圍內以五兩同甘草節一兩水煎入酒再煎分三服重者一二服大腸通利即效功勝紅內消共浮亦可丸服○或擣汁同酒煎服

遠志　一切癰疽發背癤毒惡候死血陰毒在中不痛者即痛或憂怒等氣在中作痛不可忍者即止熱者即涼潰者即斂爲末每服三錢溫酒浸取清服其滓塗之

紅內消　癰疽毒腫水熬入酒時飲痊爲丸服

連翹　消腫止痛十二經瘡藥不可無此○癰腫初起煮服取汁

木蓮　一切癰疽初起四十九箇研細絞汁服功同忍冬○背癰取末服下利即愈

常春藤　一切腫毒研汁入酒服利惡物去其根本

絡石　同上

秦艽　發背初起同牛乳煎服取利

山慈姑　同蒼耳擂酒服取汗

豨薟　同乳香研枯礬酒服

擘發背貼一切癰疽發背惡瘡丁腫喉痺

地菘　擣汁日服

蒼耳　擂酒取汗

紫花地丁　同蒼耳擣酒取汁杏

同翹

烏蘞莓　擂酒熱服取汁塗[illegible]

迎春花　酒服取汁末

馬蘭花葉　同松毛牛膝煎服

出

猬心肝。

癰疽 深爲疽，淺爲癰。大爲癰，小爲癤。

【腫瘍】【草部】甘草、行污濁之血，消五發之疽，消腫導毒。○一切發背癰疽，用末，和大麥粉，湯和熱傅，未成者内消，已成者即潰。仍以水炙一兩，水浸一夜，服之。○或以黑鉛汁淬酒服。○或〔一〕取汁熬膏。○陰囊癰，水炙煎服，二十日即消。忍冬、癰疽，不問發背、發頤、發眉、發腦、發乳諸處，擣葉，入少酒塗四圍，内以五兩，同甘草節一兩，水煎，入酒再煎，分三服。重者一二服，大腸通利即效，功勝紅内消，其滓亦可丸服。○或擣汁，同酒煎服。遠志、一切癰疽、發背、癤毒惡候，死血陰毒在中不痛者，即痛，或憂怒等氣在中作痛不可忍者，即止。熱者即凉，潰者即斂。爲末，每服三錢，温酒浸，取清服，其滓塗之。紅内消、癰疽毒瘡，水熬，入酒時飲，滓爲丸服。連翹、消腫止痛，十二經瘡藥，不可無此。○癰腫初起，煮服取汗。木蓮、一切癰疽初起，四十九箇，研細，絞汁服，功同忍冬。○背癰，取末服，下利即愈。常春藤、一切腫痛，研汁，入酒服，利惡物，去其根本。絡石、同上。秦艽、發背初起，同牛乳，煎服，取利。山慈姑、同蒼耳擂酒服，取汗。豨薟、同乳香，研枯礬，酒服，取汗。熬膏，貼一切癰疽，發背惡瘡，丁腫喉痺。地菘、擣汁，日服。蒼耳、擂酒，取汗。紫花地丁、同蒼耳擂酒，取汗，渣同麪塗。烏斂苺、擂酒熱服，取汗，渣塗。迎春花、酒服末，取汗。馬蘭花葉、同松毛、牛膝，煎服。曲

〔一〕或：原作「成」。今從錢本改。

節蕈同甘草煎服　香附子汁炒研日服　草烏頭陰疽不起同南星醋汁熬膏

破內消久潰能去黑爛　牽牛諸毒初起氣壯者煎酒服利膿血妙　決明同甘草煎服并塗　石膏發背冷酒

服　石胡荽同穿山甲當歸尾擂酒服并塗之　地錦草同乳沒等擂酒服并塗　積雪草　野

菊　栝樓　天門冬並擂酒服并塗　升麻除風熱行瘀血為瘡家聖藥○腫毒辛起磨醋塗之　羌

活散癰腫敗血入太陽經　地榆諸瘡痛加之　黃芩瘍首加之　黃連諸痛瘡癢皆屬心火　龍膽癰腫

口乾　紫草活血利腸　當歸　芍藥　芎藭和血止痛　三稜消堅破　黃葵花傅癰久潰

瘡膿水為瘡家聖藥收經年不斂者妙　胡黃連同穿山甲貼　芭蕉同生當貼　生地黃杵塗木香之

龍葵搗塗或入同醫藥　大黃醋調貼○同九倍醋藥貼　烏頭同黃藥貼　商陸搗石癰○鹽搗傅一

切毒　莨菪子貼石癰堅硬　天麻　都管草消腫　箬葉　紅藍花　苧根

益母草　金絲草　大戟　水仙根　飛廉　馬鞭草　漏

蘆　蘘荷根　鴨跖草　續斷　大薊根　薇銜　火炊母

澤蘭　地楊梅　地蜈蚣　黃芪　蒲公英　蓼實　紫河

節草、同甘草，煎服。香附子、已潰未潰，以薑汁炒，研，日服。草烏頭、陰疽不起，同南星、桂心，薑汁熱服〔一〕，未破内消，久潰能去黑爛。牽牛、諸毒初起，氣壯者，煎醋服，利膿血妙。決明、同甘草煮服，并塗。石韋、發背，冷酒服。石胡荽、同穿山甲、當歸尾，擂酒服，并塗之。地錦草、同乳、没等，擂酒服，并塗。積雪草、野菊、栝樓、天門冬、並擂酒服，滓塗。升麻、除風腫，行瘀血，爲瘡家聖藥。○腫毒卒起，磨醋塗之。羌活、散癰腫敗血，入太陽經。地榆、諸瘡痛加之。黄芩、痒者加之。黄連、諸瘡痛痒，皆屬心火。龍膽、癰腫口乾。紫草、活血利腸。當歸、芍藥、芎藭、和血止痛。三稜、消堅硬。黄葵花、腫痛及惡瘡膿水，爲瘡家聖藥。鹽收經年用，尤妙。胡黄連、同穿山甲貼。芭蕉、同生薑貼。生地黄、杵塗，木香蓋之。龍葵、擣塗。或入麝，或同蝦蟆。大黄、醋調貼。○同五倍、黄檗貼。烏頭、同黄檗貼。商陸、擦石癰。○鹽擣，傅一切毒。莨菪子、貼石癰堅硬。天麻、都管草、醋調。箬葉、紅藍花、苧根、益母草、金絲草、大戟、水仙根、飛廉、馬鞭草、漏蘆、蘘荷根、鴨跖草、續斷、大薊根、薇銜、火炭母、澤蘭、地楊梅、地蜈蚣、薑黄、蒲公英、蓼實、紫河

〔一〕服：疑爲「塗」之誤。卷十七烏頭引楊清叟語：「薑汁熱酒調塗。」

車　半夏　天南星　王不留行洗　白芍　栝樓根研　三七　蒺
藜　蕳茹敷　苦參　土瓜根　獨用將軍　石蒜　牡丹皮　大青
草烏頭　小青　鬼臼根　蘿摩葉　射干醋磨　羊蹄根醋磨　蒟
蒻　石菖蒲　芫花醋膠　金星草　半夏雞子白調　莽草　螺黶草
水堇　水苔草　毛茛　水蕁葉　海芋根　蒲黃　海藻
葉　海根　水猶草　防已　穀黑大豆　研生豌豆癰疽　綠豆
粉一應癰疽初起惡心同乳香甘草服以護心　胡麻油大毒發背以一斤煎滾入醋二碗分五次服毒不內攻
入蔥煎黑熱搽自消　翻白草酒煎服　茄子消不收成膏瀉膿治發背惡瘡〇磨醋塗腫毒〇生合疔毒　豆
豉作餅灸　大蒜灸一切腫毒　苦瓠切片炙熏癰　蔥白米粉炒黑蜜調塗　赤小豆同雞
子白塗一切癰疽　粱米粉炒黑雞子白塗　麥粉一切癰疽發背炒黑醋調貼痛即止久則漸消　蕎麥
粉癰疽發背同硫黃末傅〇疽頭黑陷煮食即起　山藥同蓖麻子糯米為末傅　蔓菁同鹽搗傅　或紫芥
子同柏末塗　麥麪　米醋　冬瓜　苦茄　龍葵草　百合　土墼

車〔一〕、天南星、王不留、洗。白芍、栝樓根、醋調。三七、蒺藜苗、熬膏。苦參、土瓜根、獨用將軍〔二〕、石蒜、牡丹皮、大青、草烏頭、小青、鬼臼根、蘿摩葉、射干、醋磨。羊蹄根、醋磨。蒟蒻、石菖蒲、芫花、膠和。金星草、半夏、雞子白調。莽草、螺黶草、水堇、水苔草、毛茛、水蕁葉、海芋根、蒲黄、海藻葉、海根、水蕕草、防己、【穀菜】黑大豆、生研。豌豆、並主一應癰腫初起。綠豆粉、一應癰疽初起，惡心，同乳香、甘草服，以護心。胡麻油、大毒發背，以一斤煎沸，入醋二盌，分五次服，毒不内攻。○入葱煎黑，熱塗，自消。翻白草、擂酒服。茄子、消石收成膏，酒服，治發背惡瘡。○磨醋，塗腫毒。○生合熱毒。豆豉、作餅，灸。大蒜、灸一切腫毒陰毒。苦瓠、切片，灸囊癰。葱白、米粉炒黑，醋調塗。赤小豆、同雞子白，塗一切癰疽。粢米粉、炒黑，鷄子白塗。麥粉、一切癰疽發背熱痛，炒黑，醋調貼，痛即止，久則腫消。蕎麥粉、癰疽發背，同硫黄末傅。○疽頭凹黑，煮食即起。山藥、生塗，或同蓖麻、糯米。蔓菁、同鹽塗，或同蕓薹。紫芥子、同柏葉塗，無不愈者。麥麪、米醋、冬瓜、合〔三〕之。苦茄、醋磨。蕺菜〔四〕、百合、生。乾

〔一〕車：此下原有，「半夏」。乃重出藥名，今刪。
〔二〕軍：原脱。今據卷十六獨用將軍補。
〔三〕合：原作「盒」。今據卷二十八冬瓜「附方」改。
〔四〕菜：原作「草」。今據卷二十七蕺改。

薑擣貼 生薑同蔥擣 白芥子醋調 萊菔子醋 馬齒莧 秦狄黎醋研 昇堂

皂角刺醋煎 桑黃 楝實 葡桃根末酒研 茱萸醋和並塗一切癰腫 橡子醋磨塗石

癰 胡桃背癰骨疽未成者同槐花末熱酒服之○油者塗諸腫 烏藥行氣止痛○孕中有癰同牛皮膠煎服

槐花癰疽發背初起炒研酒服取汗即愈 黃蘗諸瘡痛不可忍者加之和雞子作白塗○同川烏頭末傳之

木葉同荷葉牛蒡節甘草節地榆煎服癰疽即消膿血自乾 紫荊皮活血行氣消腫解毒同獨活白芷為末木蠟為

末蔥湯調塗○發背消癰疽初起酒調塗之內同白芷酒服 皂子六月六日吞七枚可免瘡節 木芙蓉花葉

散熱解毒○一切癰疽發背惡瘡蜜調塗之已成即潰已潰排膿○或同蒼耳燒用○或同菊花葉煎湯 扶桑花

葉同芙蓉牛蒡搗塗 巴豆樹根末一切癰疽不發背大患 松脂同銅青蓖

麻搗貼○入膏藥用 佩木皮癰疽已成酒服并傳 樓杏調塗七日頭痛腫毒麻痺 黃楊子搗塗

諸實 桑白皮並塗石癰 桑葉毒塗穿掌即愈 紫檀醋磨 皂莢煎膏 榆白皮醋調塗癰

腫 水楊 挪湯 熱湯並沃洗腫毒即消 新汲水射腫令散毒 桑柴火炙腫不破潰瘍

癰不斂 不斂者 上 紙錢燒筒中吸腫毒 火鍼 墨醋磨 倒掛塵同蔥 伏龍肝

毒上痛生肌

薑、醋調。生薑、猪膽調。白芥子、醋調。萊菔子、醋研〔一〕。馬齒莧、秦狄藜、醋杵。旱堇、皂角、蕈、醋磨。桑黄、【果木】野葡桃根、晒研，水調。茱萸、醋和。並塗一切癰腫。橡子、醋磨，塗石癰。胡桃、背癰骨疽未成者，同槐花，末，熱酒服之。○油者，塗諸腫。烏藥、行氣止痛。○孕中有癰，同牛皮膠，煎服。槐花、癰疽發背初起，炒，衝酒服，取汗即愈。黄蘗、諸瘡痛不可忍者，加之，和雞子白塗。○同川烏頭，末傅之。柞木葉、同荷蒂、甘草節、萱草、地榆，煎服，癰疽即消，膿血自乾。紫荆皮、活血行氣，消腫解毒，同獨活、白芷、芍藥、木蠟，爲末，葱湯調塗。○發背癰疽初起，酒調塗之，内同白芷，酒服。皂子、六月六日，吞七枚，可免瘡癤。木芙蓉花葉、散熱解毒。○一切癰疽發背惡瘡，蜜調塗之。已成即潰，已潰排膿。○或同蒼耳葉燒用。○或同菊花葉煎洗。扶桑花葉、同芙蓉、牛蒡葉，蜜擣塗。巴豆樹根、一切癰疽發背大患，末塗之，妙不可言。松脂、一切癰疽，同銅青、蓖麻擣貼。○入膏藥用。楓木皮、癰疽已成，擂酒服，并傅。懷香、頭癤腫毒，麻脂〔二〕調塗，七日腐落〔三〕。黄楊、擣塗癤子。楮實、桑白皮、並塗石癰。桑葉、塗穿掌毒，即愈。紫檀、磨醋。皂莢、煎膏。榆白皮、醋調，塗癰腫。水楊柳湯、熱湯、並沃洗腫毒，即消。新汲水、射腫毒令散。桑柴火、灸腫瘍不破，潰瘍不腐不斂，拔毒止痛生肌。【器土】紙錢、燒筒中，吸腫毒。火鍼、墨、磨醋。倒掛塵、同葱。伏龍肝、

〔一〕研：原脱。今據卷二十六萊菔子「主治」补。
〔二〕脂：原爲一字闕。今據卷三十四懷香「主治」補。
〔三〕落：原作「肉」。今據改同上。

同醋釜下土同敷鼠壤土同醋土蜂窠同醋蚯蚓泥同鹽糞坑土井底泥

簷溜下泥無名異醋磨並塗瘡腫〔金石〕黑鉛消癰腫發背諸瘡井草煮酒溶鉛投入九次飲

之醉取鐵漿發背初起飲二升取利菩薩石解金石毒作癰疽胡粉黃丹蜜陀

僧并入膏用硝石發背初起泡湯淋數次即散水中白石背腫如盤燒赤焠水洗數次即消紫石

英煅研醋調慈石石青石蟹醋磨虵黃鹽藥〔虫〕土蜂子醋調赤翅

蜂獨脚蜂並塗瘡腫露蜂房惡疽附骨疽根在臟腑○燒灰同巴豆煎油塗軟癤五倍子炒茶

同蜜塗○或加黃蘗大黃水蛭咂血蜜蠟溶〔介〕玳瑁牡蠣雞子白調蛤粉並消癰腫車螯

殼消腫燒赤醋淬同甘草酒服并塗○不問大小淺深村夫病根則潰傅後散研生入輕粉少許用栝樓甘草節酒煎入蜜

調服龜板炒焦燒研酒服穿山甲炮研酒服蛇蛻燒醋和塗○石瘡貼之一夜愈蛇頭灰醋調蛇

角蚌粉鯽魚鱠歛白鵝膏雁肪天鵝油鶩肪並塗鵜鶘

油能透入病所雞冠血頻滴不已即散雞內金發背初起潤濕貼之不過三五個即消猳雞子

癰疽發背白禿不沙同胸豚莢療白鴨通午膽豬膽猪腦並塗豬腎同飛麪擣

同蒜。**釜下土**、同椒。**鼠壤土**、同醋。**土蜂窠**、同醋。**蚯蚓泥**、同鹽。**糞坑土**、**井底泥**、**簷溜下泥**、**無名異**、醋磨。並塗癰腫。【金石】**黑鉛**、消癰腫發背諸瘡，甘草煮酒，溶鉛投入九次，飲之取醉。**鐵漿**、發背初起，飲二升，取利。**菩薩石**、主金石毒作癰疽。**胡粉**、**黄丹**、**蜜陀僧**、并入膏用。**硝石**、發背初起，泡湯搨，數次即散。**水中白石**、背腫如盤，燒赤，焠水洗，數次即消。**紫石英**、煅研，醋調。**慈石**、**石青**、**石蟹**、磨醋。**蛇黄**、**鹽藥**。【蟲】**土蜂子**、醋調。**赤翅蜂**、**獨脚蜂**、並塗癰腫。**露蜂房**、惡疽、附骨疽，根在臟腑。○燒灰，同巴豆煎油，塗軟癤。**五倍子**、炒紫，同蜜塗。○或加黄蘗、大黄。**水蛭**、咂血。**蜜蠟**、【介鱗】**玳瑁**、**牡蠣**、雞子白調。**蛤粉**、並消癰腫。**車螯殼**、消腫，燒赤醋淬，同甘草，酒服，并塗。○不問大小淺深，利去病根，則免傳變。煅研，生〔一〕入輕粉少許，用栝樓、甘草節，酒煎，入蜜調服。**龜板**、初起，燒，研酒服。**穿山甲**、炮，研酒服。**蛇蜕**、燒，醋和塗。○石癰，貼之，一夜愈。**蛇頭灰**、醋調。**蛇角**、**蚌粉**、**鯽魚**、【禽獸】**白鵝膏**、**雁肪**、**天鵝油**、**鴇肪**、並塗。**鵜鶘油**、能透入病所。**雞冠血**、頻滴不已，即散。**雞内金**、發背初起，潤温〔二〕貼之，不過三五個即消。**鍛雞子**、癰疽發背，百藥不效，同狗屎熬貼。**白鴨通**、**牛膽**、**豬膽**、**豬腦**、並塗。**豬腎**、同飛麪擣

〔一〕生：疑衍。卷四十六車螯「附方」「生」字置「甘草」前。

〔二〕潤温：卷四十八雞膍胵裏黄皮「附方」作「温水潤開」，義長。

臘羊脂一切腫毒初起抹擦即消神驗 豬膏 牛脂並冷水浸貼頻易 黃明膠一切癰疽
消血止痛水炙貼之化酒飲之不內攻不傳惡證○同穿山甲燒研酒服極妙○又破者化調黃丹 犬屎絞汁服并塗
狗寶癰疽諸毒同蟾研諸藥爲丸 狗齒燒研醋塗發背及馬鞍瘡 鹿角○癰疽留血在陰中發背初起燒灰
醋塗○五ヽ上 鹿脂 麋脂 麞膽 羚羊角磨水 貘膏 阿膠人部 人唾
並塗肺 人屎一切癰腫未潰研末入麝調貼頭ヽ○背發欲死燒灰醋塗之 人乳癰膿不出和麪
人牙陰疽頭凹沉黯不痛不熱服內補藥不發以用人牙煆穿山甲炙各二錢半分作二服當歸麻黃煎湯服外以薑汁
和麪塗之○又方人牙煅川烏頭硫黃末等分酒服 人髭鬚燒傅 月經衣洗水調藥
代鍼 茅鍼酒煮服一瘍一孔 冬葵子水吞百粒 蜀葵子 惡實 瞿麥并傅
商實 薏苡仁吞一枚 苦蕒汁滴之 百合同鹽擣塗 皂角刺燒灰酒服三錢○發背不
潰同甘草黃芪末服 白棘刺燒灰一錢水服之 巴豆點頭 箔經繩燒傅 白瓷器末傅 石膽
同雀屎點 硇砂點 雀屎點 白雞翅下第一毛燒灰水服 人齒垢點
潰瘍草部 黃芪癰疽久敗排膿止痛生肌內補瘍家聖藥 人參蘩膏 术 蒼术 遠志

貼。臘羊脂、一切腫毒初起，抹擦即消，神驗。猪膏、牛脂、並冷水浸貼，頻易。黃明膠、一切癰疽，活血止痛。水浸貼之，化酒飲之，不内攻〔一〕，不傳惡證。○同穿山甲燒研，酒服，極妙。○已破者，化調黃丹。犬屎、絞汁服，并塗。狗寶、癰疽諸毒，同蟾酥諸藥爲丸。狗齒、燒研，醋塗發背及馬鞍瘡。鹿角、癰腫留血在陰中。○發背初起，燒灰醋塗，日五六上。鹿脂、麋脂、鹿膽、羚羊角、磨水。貘膏、阿膠、【人部】人唾、並塗腫。人屎、一切癰腫未潰，研末，入麝，調貼頭上。○背發欲死，燒，和醋塗。人乳、癰膿不出，和麪傅之，即日即出。人牙、陰疽頭凹沉黯，不痛不熱，服内補藥不發，必用。人牙煆，穿山甲炙，各二錢半，分作二服，當歸、麻黄煎湯服。外以薑汁和麪塗之。○又方：人牙煆，川烏頭、硫黄，末，等分，酒服。人髭鬚、燒傅。月經衣。洗水調藥。

【代鍼】茅鍼、酒煮服，一鍼一孔。冬葵子、水吞百粒。蜀葵子、惡實、瞿麥、并傅之。苘實、薏苡仁、并吞一枚。苦買汁、滴之。百合、同鹽擣塗。皂角刺、燒灰，酒服三錢。○發背不潰，同甘草、黄芪，末服。白棘刺、燒灰，一錢，水服之。巴豆、點頭。箔經繩、燒傅。白瓷器、末傅。石膽、同雀屎點。硇砂、點。雀屎、點。白雞翅下第一毛、燒灰，水服。人齒垽。點。

【潰瘍】【草部】黄芪、癰疽久敗，排膿止痛，生肌内補，爲瘡家聖藥。人參、熬膏。朮、蒼朮、遠志、

〔一〕攻：原作「改」。今據卷五十黄明膠「附方」改。

當歸 黃芩 藁本 芎藭並排膿止痛生肌 白芷蝕膿 牛膝挿瘡口去惡血
地黃熬膏貼瘡瘀惡血 地榆 蘆葉灰 蒴藋灰 蒿灰 蔄茹並蝕惡血
死肌 木香癰疽不斂臭敗同黃連檳榔傅 芭蕉油抹瘡口不合 附子癰疽弩肉濃醋煎洗○瘡口久冷不
作餅灸之數日即生肉隔蒜灸亦可 薔薇根 白歛 白及 丹參 紫參
木通 毛蓼 赤地利 石斛 何首烏穀菜 胡麻炒黑 青大麥
炒 絲瓜汁抹并飲瘡口 爛船酒服〔果木〕烏梅蝕惡瘡弩肉燒去點甚良 荷蒂洗 槲白皮
洗敗瘡○燒服治附骨疽 櫟木灰淋汁熬膏蝕瘡瘻 巴豆炒焦塗腫瘍解毒拳蝕肉自化作撚導膿 松脂
楓香 蘇方木排膿止痛生肌 沒藥 血竭 乳香並消腫止痛主肌○癰疽頗類
熱水研服 番降眞同楓乳香熏癰疽惡氣 丁香傅惡肉 地骨皮洗爛瘡 合歡皮煎膏 柳
枝煎濃○灸洗膿血 槐白皮煎膏止痛長肉 楸葉蝕膿血○白皮煎膏貼 桐葉醋蒸貼疽退熱止痛
秋夕 梧桐葉灸研貼發背 桐子油傅○然燈熏瘡毒初起 白楊皮傅骨疽 山白竹灰
性肉 故甑蔽燒傅骨疽 黃蘗 桑柴 蒲蓆灰[illegible] 松木皮燒傅 木蘭皮

當歸、黄芩、藁本、芎藭、並排膿止痛生肌。白芷、蝕膿。牛膝、插瘡口，去惡血。地黄、熬膏，貼癰瘡惡血。地榆、蘆葉灰、蒴藋灰、蒿灰、藺茹、並蝕惡血死肌。木香、癰疽不斂，臭敗，同黄連、檳榔傅。芭蕉油、抹瘡口不合。附子、癰疽努肉，濃醋煎洗。○瘡口久冷不合[一]，作餅灸之，數日即生肉。隔蒜灸亦可。薔薇根、白斂、白及、丹參、紫參、木通、毛蓼、赤地利、石斛、何首烏、【穀菜】胡麻、炒黑。青大麥、炒。絲瓜汁、抹。並斂瘡口。爛茄、酒服。【果木】烏梅、蝕惡瘡努肉，燒點，甚良。荷蒂、洗。槲白皮、洗敗瘡。○燒服，治附骨疽。櫟木灰、淋汁熬膏，蝕癰腫。巴豆、炒焦。塗腫瘍，解毒；塗瘀肉，自化；作撚，導膿。松脂、楓香、蘇方木、排膿止痛生肌。没藥、血竭、乳香、並消腫止痛生肌。○癰疽頭顫，熟水研服。番降真、同楓、乳香，熏癰疽惡氣。丁香、傅惡肉。地骨皮、洗爛癰。合歡皮、煎膏。柳枝、煎膏。實，逐膿血。槐白皮、煎膏，止痛長肉。楸葉、蝕膿血。○白皮，煎膏貼。桐葉、醋蒸，貼疽，退熱止痛秘方。梧桐葉、炙研，貼發背。桐子油、傅。燃燈，熏腫毒初起。白楊皮、傅骨疽。山白竹灰、蝕肉。故甑蔽、燒，傅骨疽。黄蘗、桑柴、蒲席灰、並斂瘡口。松木皮、燒傅。木蘭皮、

〔一〕合：原脱。今從江西本補。

金石礬石蝕惡肉生好肉○凡癰疽發背人以黃蠟丸服能防毒護膜托裏化膿止痛生肌麥飯石癰疽

發背火煅醋淬同燒過鹿角末生斂末醋熬膏圍貼未成即消已成即潰排膿生肌石硫黃諸瘡弩肉出數寸塗之即消○

不合粉之即合慈石同忍冬黃丹熬膏貼潰毒銀朱疽瘡發背同礬湯洗以桑柴火炙之食鹽潰瘍作痒摩其

四圍蜜陀僧熬膏用○骨疽出骨同桐油調貼砒石蝕敗肉石灰同蕎麥稭灰煎霜上弩肉及潰腫瘍

寒水石同黃丹敷瘡口五色石脂〔虫〕蜜蠟蟲白蠟紫鉚並生肌止痛斂口

桑螵蛸燒塗散癤全蠍諸癰同巵子煎油入蠟貼之原蠶蛾主抽生瘡或後如前頭同石膏末貼斑

猫癰疽不破或破而死膿同蒜搗豆許貼之少頃膿出去藥地膽蝕惡肉蠐螬燒傅蕉肉壁錢窠

貼五倍子鱗介龍骨並斂瘡口守宮癰腫大痛焙研油調塗水蛇灰傅骨疽鯉魚一切

腫毒已潰未潰燒塗○作骨疽切片搨之引蟲積鯽魚諸毒包柏葉燒入輕粉油搽○骨疽膿出包鹽炙焦搽鱉

甲煅惡肉斂末摻白螺殼灰同倒掛塵傅軟癤蟹膏石蟹並塗久疽〔獸禽〕黑雌雞

排膿生新血雞屎同艾熏骨疽夜明砂排膿同乳香桂心塗猪蹄煮汁洗瘡疽潰熱毒去惡肉○瘻疽

發乳同通草煮羹食狗頭骨癰疽癤毒同蕓薹子末傅兔頭發背發腦搗貼熱痛即如水也鹿角膠

【金石】礬石、蝕惡肉，生好肉。○凡癰疽發背人，以黃蠟丸服，能防毒護膜，托裏化膿，止痛生肌。麥飯石、一切癰疽發背，火煅醋淬，同燒過鹿角末、生白〔一〕斂末、醋熬膏，圍貼。未成即消，已成即潰，排膿生肌。硫黃、諸瘡胬肉出數寸，塗之即消。○不合，粉之即合。慈石、同忍冬、黃丹熬膏，貼潰瘍。銀朱、疽瘡發背，同礬湯洗，以桑柴火炙之。食鹽、潰瘍作痒，摩其四圍。蜜陀僧、熬膏用。○骨疽出骨，同桐油調貼。砒石、蝕敗肉。石灰、同蕎麥稭灰煎霜，點腐肉及潰腫瘍。寒水石、同黃丹，斂瘡口。五色石脂。【蟲】蜜蠟、蟲白蠟、紫鉚、並生肌止痛斂口。桑螵蛸、燒，塗軟癤。全蠍、諸腫，同巵子煎油，入蠟貼之。原蠶蛾、玉枕生癰，破後如筋頭，同石韋，末，貼。斑猫、癰疽不破，或破而無膿，同蒜，擣豆許貼之，少頃膿出，去藥。地膽、蝕惡肉。螲蟷、燒，傅惡肉。壁錢窠、貼。五倍子、【鱗介】龍骨、並斂瘡口。守宮、癰腫大痛，焙研，油調塗。水蛇灰、傅骨疽。鯉魚、一切腫毒，已潰未潰，燒塗。○積年骨疽，切片搨之，引蟲。鯽魚、諸毒，包柏葉燒，入輕粉，油搽。○骨疽膿出，包鹽，炙焦搽。鼈甲、蝕惡肉，斂口，燒摻。白螺殼灰、同倒掛塵，傅軟癤。蟹膏、石蟹、並塗久疽。【禽獸】黑雌雞、排膿，生新血。雞屎、同艾，熏骨疽。夜明砂、排膿，同乳香、桂心塗。猪蹄、煮汁，洗癰疽，潰熱毒，去惡肉。○癰疽發乳，同通草煮羹食。狗頭骨、癰疽癤毒，同蕓薹子，末傅。兔頭、發背發腦，擣貼，熱痛即如水也。鹿角膠、

〔一〕白：原脱。今據卷十麥飯石「發明」補。

鹿茸　麝香蝕一切惡痔膿木　猪屎蝕惡肉同雄黃續搗傅　黃鼠煎油入黃解毒止痛

丹黃蠟膏　鼠骨消瘡不合燒塗即出○皮生封附瘻口　猫頭灰塗○和雞子白　頸毛鼠屎

燒傅　象皮口飲　鼴鼠　猪懸蹄　馬牙灰　朱屎灰　髮灰飲

瘡口○又同蜂房蛇蛻灰酒服

乳癰草　天花粉輕則妬乳重則乳癰酒服末二錢　白芷同貝母末酒服　半夏吹鼻研酒服

紫蘇　栝樓　忍冬煎酒服　王瓜根　萱根　馬鞭草同木通酒服搗

汁塗之　何首烏　香蒲　鼠粘子　冬葵子　櫻桃灰　莨菪子

葛蔓灰研末酒服　貝母　丹參同白芷芍藥　大黃同甘草末

傅　射干同萱根擣　龍舌草同忍冬塗　燕脂乳頭裂　水苔同蕓薹　水萍

黃芩　山慈姑　益母草　大薊　莽草　木鼈子醋磨　蒲黃

末敷　百合妬乳　麥麪醋熬塗　赤小豆酒服米醋

久不瘥　石投　蔓菁同鹽　老茄　蒲公英　橘葉　銀杏

鹿茸〔一〕、麝香、蝕一切癰疽膿水。豭猪屎、蝕惡肉，同雄黄、檳榔傅。黄鼠、解毒止痛，煎油，入黄丹、黄蠟熬膏。鼠、潰癰不合，燒塗。○皮，生封附骨疽，即追膿出。○燒，傅瘡口。猫頭、收瘡口，煅，和雞子白塗。○頸毛、鼠屎，燒，傅鬢癤。象皮、斂瘡口。鼹鼠、豬懸蹄、馬牙灰、猪〔二〕屎灰、髮灰。並斂瘡口。○又同蜂房、蛇蜕灰，酒服。

【乳癰】【草部】天花粉、輕則妬乳，重則乳癰，酒服末二錢。白芷、同貝母，末，酒服。半夏、煨研，酒服及吹鼻。紫蘇、栝樓、忍冬、並煎酒服。玉簪根、萱根、馬鞭、同薑。木蓮〔三〕、並擂酒服，渣塗之。何首烏、煮酒。香蒲、擣汁。鼠粘子、冬葵子、稯箬灰、莨菪子、葛蔓灰、並研末，酒服。貝母、丹參、同白芷、芍藥、豬脂、醋，熬膏塗。大黄、同甘草熬膏貼，亦末傅。射干、同萱根塗。龍舌草、同忍冬塗。燕脂、乳頭裂，同蛤粉塗。水荇、同苧根塗。蕁、水萍、黄芩、山慈姑、益母草、大薊、莽草、和醋。木鼈子、磨醋。蒲黄、【穀菜】百合、并塗吹乳妬。麥麪、水煮糊，投酒熱飲。仍炒黄，醋煮糊塗之，即散。赤小豆、酒服，并塗。米醋、燒石投之，温漬。蔓菁、同鹽塗。老茄、燒，傅乳裂。蒲公英、【果】橘葉、酒服，未成即消，已成即潰。銀杏、

〔一〕茸：原作「茸」。今據卷五十一鹿鹿茸改。
〔二〕猪：原作「朱」。今據卷五十豕屎「附方」改。
〔三〕蓮：原作「運」。今據卷十八木蓮改。

乳癰一夜消外服并塗白梅 水柳根並搗斷佳心同生草烏頭末酒塗上膿化為水楓香

乳癰丁香奶頭花裂傅之研末乳匕痛水服○牙皂莢蛀炙研酒服或麝同蛤粉服皂莢刺燒和

燒研酒服柳根皮搗炙熨之一夜即消樺皮燒研酒下一服即消腐爛者亦可服蔓荆子炒末酒服汁塗

榆白皮搗豬木芙蓉石器車脂熱酒服燈盞油調炒脂餅塗研硃石鎚煮熱熨

石膏煆研酒三錢服汗杓上砂吹乳酒服七枚礬石蚯蚓泥介虫露蜂房燒灰服半

塗百藥煎煎酒蜘蛛龜版並燒研酒服穿山甲乳癰乳岩炮研酒服○吹乳炙同木通自

然銅炙酒服自死蛇燒塗蛇皮灰鱓頭灰為敷雞屎白灰並酒服白丁香

吹一乳酒服一錢母豬蹄同通草煮羹食○乳癰煎洗水膠燒酒煮塗鹿角磨塗鼠屎吹奶同紅

蘽燒入麝酒服○乳癰初起酒服匕效取汗○貓皮毛乳癰潰爛燒灰服汁

已成同黃連大黃末黍米粥塗七日即消

輕粉油塗猪脂浸冷水貼白狗骨灰牛屎馬尿人屎灰人牙灰

並塗

便毒草部貝母末酒服同白芷煎酒服渣傅栝樓同黃連煎服鼠粘子炒末同朴消酒服忍冬

乳癰潰爛，研服，并塗。白梅、水楊柳〔一〕根、並擣貼。桂心、同甘草、烏頭，末，酒塗，膿化爲水。楓香、貼小〔二〕兒奶〔三〕疽。丁香、奶頭花裂，傅之。○妬乳乳痛，水服。牙皂莢、蜜炙，研，酒服。或燒研，同蛤粉服。皂莢刺、燒，和蚌粉酒服。柳根皮、擣，炙熨之，一夜即消。樺皮、燒研，酒下，一服即消，腐爛者亦可服。蔓荆子、炒，末，酒服，并塗。榆白皮、醋擣。木芙蓉、【器石】車脂、熱酒服。燈盞油、調炒脂麻塗。研硃石鎚、煮熱熨。石膏、煅研，酒服三錢，取汗。杓上砂、吹乳，酒服七枚。薑石、蚯蚓泥、【蟲介】露蜂房、燒灰服，并塗。百藥煎、煎酒。蜘蛛、龜版、並燒研，酒服。穿山甲、乳癰、乳嵓，炮研，酒服。○吹乳，炙，同木通、自然銅，末，酒服。自死蛇、燒塗。蛇皮灰、鱓頭灰、【禽獸】雞屎白灰、並酒服。白丁香、吹乳，酒服一錢。母猪蹄、同通草煮羹食。○已破，煎洗。水膠、臘酒煮塗。鹿角、磨塗。鼠屎、吹奶，同紅棗燒，入麝，酒服。○乳癰初起，酒服七枚，取汗。○已成，同黄連、大黄，末，黍米粥和〔四〕，塗四邊，即消。貓皮毛、乳癰潰爛，煅，入〔五〕輕粉，油塗。豬脂、冷水浸貼。白狗骨灰、牛屎、馬屎、人屎灰、人牙灰。並塗。

【便毒】【草部】貝母、初起，同白芷，煎酒服，渣傅。栝樓、同黄連，煎服。鼠粘子、炒，末，同朴消，酒服。忍冬、

〔一〕楊柳：原作「柳□」。今據卷三十五水楊補改。
〔二〕貼小：底本兩字缺損。據其他金陵本補正。
〔三〕奶：原作「劍」。今據卷三十四楓香脂「附方」改。
〔四〕和：原作「塗」。今據卷五十一鼠糞「附方」改。
〔五〕入：原作「汁」。今據卷五十一貓皮毛「附方」改。

酒煎八蓮擂酒芫花根擂水服渣傅黃葵子同皂莢石灰醋塗山慈姑塗芭蕉葉
燒和粉塗鯉石龍芮擣傅草烏頭磨水塗菖蒲生擣塗山藥同炒糖塗冬葵子貫
衆末水服胡桃燒研酒服皂莢燒研酒服○醋和塗子研水服肥皂擣塗楓香入膏紡車
絃燒丁步峰燒醋薑並塗銅錢同胡桃嚼食鐵秤錘初起壓一夜枯礬同寒食麪
樹塗蜘蛛炒起研酒熱服取利斑蝥同滑石服毒從小便出即消紅娘子入雞子內煨食小便去膿
白五倍子炒黃醋塗一夜即消穿山甲同猪苓醋炙研酒服外同整粉麻油塗之鯽魚同山
藥擣貼鰾膠煮軟研貼亦燒灰酒服水膠化塗即消
升解毒草部敗醬除癰腫破多年凝血化膿為水○腹癰有膿薏苡仁附子為末水服小便當下出愈大薊葉
腸癰瘀血人參酒毒腸生疽瘡同酒炒黃耆當歸湯服得汁即愈大黃除腸胃間惡血薏苡仁冬
瓜仁甜瓜仁腸癰已成小腹腫痛小便似淋或大便下膿同當歸蛇蛻末煎服利下惡物大棗
腸癰連核燒同百藥煎末服烏藥孕中有癰牛皮膠煎服皂角刺腹內生瘡在腸臟不可藥治酒煎服膿血
從小便出膿總擔尖腸癰已成燒灰酒服土小腹當作孔出膿斷死人塚上土水龍骨腸癰

酒煎。木蓮、擂酒。芫花根、擂水服，渣傅。黄葵子、同皂莢、石灰，醋塗。山慈姑、塗。芭蕉葉、燒，和輕粉塗。石龍芮、挼揉。草烏頭、磨水塗。菖蒲、生塗。山藥、同沙〔一〕糖塗。冬葵子、貫衆、【果木】胡桃、燒。並酒服。皂莢、煨研，酒服。○醋和塗。子、研，水服。肥皂、擣塗。楓香、入麝。紡車絃、燒。千步峰、磨醋、薑。並塗。銅錢、同胡桃嚼食。鐵秤錘、初起，壓一夜。枯礬、同寒〔二〕食麪糊塗。蜘蛛、初起，研酒熱服，取利。斑蝥、同滑石服，毒從小便出，即消。紅娘子、入雞子内煨食，小便去膿血。五倍子、炒黄，醋塗，一日夜即消。穿山甲、同猪苓，醋炙，研，酒服。外同輕粉、麻油塗之。鯽魚、同山藥擣貼。鰾膠、煮軟，研貼。亦燒末，酒服。水膠。化塗，即消。

【解毒】【草部】敗醬、除癰腫，破多年凝血，化膿爲水。○腹癰有膿，薏苡仁、附子，爲末，水服，小便當下，即〔三〕愈。大薊葉、腸癰瘀血。人參、酒毒，胸生疽瘡，同酒炒大黄，末，薑湯服，得汗即愈。黄芪、除腸胃間惡血。薏苡仁、冬瓜仁、甜瓜仁、腸癰已成，小腹腫痛，小便似淋，或大便下膿，同當歸、蛇蜕，水煎服，利下惡物。大棗、腸癰，連核燒，同百藥煎，末服。烏藥、孕中有癰，同牛皮膠，煎服。皂角刺、腹内生瘡，在腸臟，不可藥治，酒煎服，膿悉從小便出，極效。楤擔尖、腸癰已成，燒灰，酒服少許，當作孔出膿。【土鱗】死人塚上土、外塗〔四〕。龍骨、腸癰

〔一〕沙：原作「炒」。今據卷二十七薯蕷「附方」改。
〔二〕寒：原作「塞」。今據卷十一礬石「附方」改。
〔三〕即：原作「出」。今據卷十六敗醬「附方」改。
〔四〕塗：原脱。今據卷七塚上土「附方」補。

內鯽魚煮爛煎服 雄雞頂毛浸尿浸空心酒服 犬膽去煬中膿血 馬牙揚瘡末收燒灰
和雞子白塗 馬懸蹄陰瘡下疾血 豬懸蹄甲伏熱在腹腸癰內蝕

諸瘡上

丁瘡 惡瘡 楊梅瘡 風癘 疥癬 熱瘡 瘑瘡 手瘡 足瘡 胻瘡

疔瘡 草部 蒼耳根汁和童尿服或燒灰酒服取汁○灰同醋塗拔根 山慈姑同蒼耳擣酒服取汗 石蒜
煎服取汁 豨薟酒服取汗極效 大薊同乳香枯礬末酒服取汗 白芷同薑擂酒服取汗 王不留行
同蟾酥服取汗 草烏頭同蔥白丸服取汗○同巴豆貼拔根○同川烏頭杏仁白麪塗 菊花葉丁腫垂死擣汁
服八日即活神驗方也冬用根 蕁擂酒服 常春藤和蜜服 薺苨汁服 金沸草 益母
草擣汁服滓塗○燒灰納入拔根 荊芥煮服以醋擣塗 紫花地丁擣水服同蔥蜜塗 艾灰汁和石
灰點之三遍拔根 地菘和糟 附子和醋 蒺藜和醋 馬兜鈴同蛛網擣 龍葵 地黃
旱蓮 水楊梅 木鼈子敷醋 麥麪和豬脂 胡麻灰和針砂 小豆花
寒食餳丁腫塗 白米粉熬黑蜜塗 米醋以麪圍四熬沸之澆 白草煎酒服取汗 蒲公
英擂酒服取汗 絲瓜葉同蔥白韭菜研汁和酒服滓傅 獨蒜醮熟門上灰擦之即散○又同小薊豨薟五葉草

内疽。**鯽魚**、豬脂煎服。**雄雞頂毛**、并屎，燒，空心酒服。**犬膽**、去腸中膿血。**馬牙**、腸癰未成，燒灰，和雞子白塗。**馬**〔一〕**懸蹄**、腸癰，下瘀血。**豬懸蹄甲**、伏熱在腹，腸癰内蝕。

諸瘡上 丁瘡，惡瘡，楊梅瘡，風癘，疥癬，熱瘡，癌瘡，手瘡，足瘡，胻瘡。

【疔瘡】【草部】**蒼耳根**、汁，和童尿服，或葱酒服，取汗。○灰，同醋塗，拔根。**山慈姑**、同蒼耳擂酒服，取汗。**石蒜**、煎服，取汗。**豨薟**、酒服，取汗，極效。**大薊**、同乳香、枯礬末，酒服，取汗。**白芷**、同薑擂酒服，取汗。**王不留行**、同蟾酥服，取汗。**草烏頭**、同葱白，丸服，取汗。○同巴豆貼，拔根。○同川烏頭、杏仁、白麪塗。**菊花葉**、丁腫垂死，擣汁服，入口即活，神驗方也。冬用根。**蕁**、擂酒服。**常春藤**、和蜜服。**薺苨汁**、服。**金沸草**、**益母草**、擣汁服，渣塗。○燒灰紉入，拔根。**荊芥**、煮服及醋擣塗。**紫花地丁**、擂水服。同葱、蜜塗。**艾灰汁**、和石灰點之，三遍拔根。**地菘**、和糟。**附子**、和醋。**蒺藜**、和醋。**馬兜鈴**、同蛛網擣。**龍葵**、**地黃**、**旱蓮**、**水楊梅**、**木鱉子**、【穀菜】**麥麪**、和豬脂。**胡麻灰**、和針砂。**小豆花**、**寒食餳**、並塗丁。**白米粉**、熬黑，蜜塗。**米醋**、以麪圍，熱淋之。**翻白草**、煎酒服，取汗。**蒲公英**、擂酒服，取汗。**絲瓜葉**、同葱白、韭菜，研汁，和酒服，渣傅。**獨蒜**、蘸門臼灰擦之，即散。○又同小薊、豨薟、五葉草，

〔一〕馬：原作小字。今據卷五十馬懸蹄「療腸癰下瘀血」改。

擂酒服　馬齒莧和梳垢封○燒和醋封之○和石灰封　白苣汁滴孔中　土菌同猪脂塗　蕪菁同鐵衣塗　蕺菜　灰藋灰　山丹　百合　生薑采木　野葡萄根先刺丁上塗以蟾酥乃擂汁入酒調綠豆粉飲醉而愈　銀杏油浸研傅水疔　荔枝同白梅　胡桃嚼罨　榴皮灸丁　槐花四兩煎酒服○葉皮莖同　柳葉煎汁服　枸杞治十三種丁四時采根莖同諸藥服　棘鉤同橙蒂皮煎服○同丁香燒傅　烏桕葉食六畜牛馬肉生丁欲死擣汁一二盌服取下利○根亦可又上貼丁昏死　皂莢灸研同蟾塗○子傅　巴豆點　木芙蓉塗　緋帛同蜂房諸藥燒服亦入膏貼　舊油傘繖灰同古石灰服取汗　箭笴茹作炷灸丁　涼水挑破去血含水頻咂　燭燼同胡麻針砂塗　土蜂窠同蛇皮煆酒服一錢　鐵漿日飲一升　鏽釘調螢水冷服○煆同人乳傅　浮石同沒藥等醋丸服　銀朱水和丸服　礬石煨葱擣丸酒服二錢○同寒食麪塗　鼠壤土道尿調塗　糞下土同全蝎蟬蛻塗　鐵粉同蔓菁根擣塗　鐵精同輕粉麝香點傅　雄黃同蟾酥葱蜜擣之　石灰同半夏傅　硇砂同雄黃貼　薑石雞子白和塗　慈石醋和　銅礦石

蟲部

斑蝥塗丁　蟾酥同雄黃乳香丸服三丸外以白麪黃和葱擣敷之　露蜂房洗　人虱十枚着瘡中荻箔繩灸之　蟬蛻丁瘡不破毒入腸同蜜水服

擂酒服。馬齒莧、和梳垢封。○燒，和醋封之。○和石灰封。白苣汁、滴孔中。土菌、同豨〔一〕莶塗。蕪菁、同鐵衣塗。蕺菜、灰藋灰、山丹、百合、生薑、【果木】野葡萄根、先刺丁上，塗以蟾酥，乃擂汁，入酒，調緑豆粉，飲醉而愈。銀杏、油浸研，含水疔。荔枝、同白梅。胡桃、嚼含。榴皮、灸丁。槐花、四兩，煎酒服。○葉、皮、莖同。柳葉、煮汁服。枸杞、治十三種丁，四時采根莖，同諸藥服。棘鉤、同陳〔二〕橘皮，煎服。○同丁香，燒傅。烏桕葉、食六畜牛馬肉，生丁欲死，擣汁一二盌，取下利。○根亦可。又主暗丁昏狂。皂莢、灸研，同麝塗。○子，傅。巴豆、點。木芙蓉、塗。緋帛、同蜂房諸藥燒服，并入膏貼。舊油紙繖灰、同古石灰服，取汗。箭笴茹、作炷〔三〕灸丁。凉水、挑破去血，噙水頻咂。燭燼、同胡麻、針砂塗。土蜂窠、同蛇皮煅，酒服一錢。鐵漿、日飲一升。鏽釘、調薑水，冷服。○煅，同人乳傅。浮石、同没藥，醋糊丸服。銀朱、水和丸服。礬石、煨葱擣丸，酒服二錢。○同寒食麪塗。鼠壤土、童尿調塗。糞下土、同全蠍、蟬蜕塗。鐵粉、同蔓菁根擣塗。鐵精、同輕粉、麝香點傅。雄黄、同蟾酥、葱、蜜，插之。石灰、同半夏傅。硇砂、同雄黄貼。薑石、雞子白和塗。慈石、醋和。銅礦石、【蟲部】斑蝥、並塗。蟾酥、同雄黄、乳香，丸，服三丸。外以白麪、雄黄和，納一粒，立效。露蜂房、洗。人虱、十枚，着瘡中，箔繩灸之。蟬蜕、丁瘡不破，毒入腸胃，和蜜水服，并

〔一〕豨：原作「猪」。今據卷二十八土菌「附方」改。
〔二〕陳：原作「橙」。今據卷三十六白棘「附方」改。
〔三〕炷：原作「柱」。今據卷三十八箭笴及鏃「主治」改。

錢同蠶繭塗四圍拔根　蜜和蔥　獨脚蜂燒　赤翅蜂燒　獨脚蟻　蜘蛛帶

蜘蛛　螳蟷[illegible]介　腹蛇皮灰並傅之　蛇蛻丁腫魚臍水煎服燒和雞子塗　鮑魚頭

同髮灰燒　穿山甲燒研同貝母末傅馬丁　海馬同雄黃諸藥塗　田螺入片腦取水點　蜆汁洗　海

螵蛸蝕人　臘猪頭灰並摻之　狗寶同蟾酥諸藥服治赤丁　牝猪屎丁毒入腹絞汁服

牡狗屎絞汁服並塗　青羊屎煮服　馬屎　驢屎並炒熨丁瘡中風　獺屎水和付即

膿出痛止　鼠屎頭髮灰燒粉之　豬膽和蔥塗　白犬血　馬齒燒　黑牛耳垢　人

耳塞同鹽蒲公英塗　髮灰

惡瘡草部　牛膝卒得惡瘡不識者搗傅　貝母燒灰油調傅人畜惡瘡斂口　藿香冷瘡敗爛同茶研傅　黃

芩惡瘡蝕上　秦艽陰[illegible]口[illegible]　蒼耳惡瘡擣汁服并傅　芎藭同輕粉塗　菖蒲濕瘡遍身為末

[illegible]　忍冬同雄黃熏惡瘡　無心草傅多年惡瘡　草頭烏　地榆　沙參　黃芩

花並塗惡瘡膿水　何首烏　燕蓐草　瞿麥　扁竹並傅浸淫惡瘡　藜蘆　鼠

尾草並傅灰花惡瘡　青蒿灰　馬矢蒿　䕡茹　角蒿　骨碎補並蝕惡瘡

塗。○同僵蠶、醋塗四圍，拔根。蜜、和葱。獨脚蜂、燒。赤翅蜂、燒。獨脚蟻、蜘蛛、和醋。草蜘蛛、螲蟷、【鱗介】蝮〔一〕蛇皮灰、並傅之。蛇蜕、丁腫魚臍，水煎服。○燒，和雞子塗。鮑魚頭、同髮灰燒。穿山甲、燒研，同貝母，末，傅馬丁。海馬、同雄黄諸藥塗。田螺、入片腦，取水點。蜆汁、洗。海螵蛸、【獸人】臘豬頭灰、並摻之。狗寶、同蟾酥諸藥服，治赤丁。牡〔二〕豬屎、丁毒入腹，絞汁服。牡狗屎、絞汁服，並塗。青羊屎、煮服。馬屎、驢屎、並炒，熨丁瘡中風。獺屎、水和封，即膿出痛止。鼠屎、頭髮灰燒，納之。豬膽、和葱塗。白犬血、馬齒、燒。黑牛耳垢、人耳塞、同鹽、蒲公英貼。髮灰。

【惡瘡】【草部】牛膝、卒得惡瘡不識，擣塗。貝母、燒灰，油調，傅人畜惡瘡，斂口。藿香、冷瘡敗爛，同茶燒傅。黄芩、惡瘡疽〔三〕蝕。秦艽、摻諸瘡口不合。蒼耳、惡瘡，擣汁服，并傅。芎藭、同輕粉塗。菖蒲、濕瘡遍身，爲末，卧之。忍冬、同雄黄，熏惡瘡。無心草、傅多年惡瘡。草烏頭、地榆、沙參、黄芩花、並塗惡瘡膿水。何首烏、燕蓐草、瞿麥、扁竹、並傅浸淫惡瘡。藜蘆、鼠尾草、並傅反花惡瘡。青蒿灰、馬矢蒿、蕳茹、角蒿、骨碎補、並蝕惡瘡

〔一〕蝮：原作「腹」。今據卷四十三蝮蛇改。
〔二〕牡：原作「牝」。今據卷五十豕「附方」改。
〔三〕疽：原字缺損。今據卷十三黄芩「主治」補正。

蝟肉　莽草　雚菌　青葙子　苦參　鶴虱　鉤吻並殺瘡蟲　惡蛇牀

子　薑茁　漏籃子　杜衡　牛蒡根　狼牙洗　大薊根　野

蒟根　蛇銜　積雪草　商陸　狼跋子　及已　香附子

馬鞭草　狼毒　艾納香　漏蘆　藁本香　黃連　虎杖

根　地膚子洗　歛　石長生　紫草　芫花根　紫參　赤

芍藥　山慈姑　白及　石蒜　牡丹皮　蜀羊泉　天麻

紫花地丁　紫金藤　天蓼　薔薇根　當歸　赤薜荔　丹

參　兎葵葉　紫葛藤　羊桃洗　冬葵根　馬勃　蘄艾葉

剪草　昨荷葉　通草及花上粉　羊蹄草　昆布　胡麻

油　扁豆　大麻仁炒　陳倉米和醋　豆豉　寒食飯灰並傳一切惡瘡　蕓薹

菜煨擣熨異疽○油塗風瘡　繁縷汁塗惡瘡有神効之功　雞腸草灰和鹽主一切惡瘡灰莜瘡　馬

齒莧封積年瘡○燒傳反花瘡　蒲公英　冬瓜葉并花傳多年惡瘡　苦苣封口惡瘡同莖擣酒服所

爛肉。莽草、雈菌、青葙子、苦參、鶴虱、鉤吻、並殺惡瘡蟲。蛇牀子、藎草、漏籃子、杜衡、牛蒡根、狼牙、洗。大薊根、野菊根、蛇銜、積雪草、商陸、狼跋子、及己、香附子、馬鞭草、狼毒、艾納香、漏蘆、藁本香、黄連、虎杖根、地膚子、洗。白[一]歛、石長生、紫草、芫花根、紫參、赤芍藥、山慈姑、白及、石蒜、牡丹皮、蜀羊泉、天麻、紫花地丁[二]、紫金藤、天蓼、薔薇根、當歸、赤薜荔、丹參、兔葵葉、紫葛藤、羊桃、洗。冬葵根、馬勃、蘄艾葉、剪草、昨葉何草[三]、通草及花上粉、羊蹄草、昆布、胡麻油、扁豆、大麻仁、炒。陳倉米、和酢。豆豉、寒食飯、並傅一切惡瘡。蕓薹菜、煨擣，熨異疽。○油塗風瘡。繁縷汁、塗惡瘡，有神效之功。雞腸草、灰，和鹽，主一切惡瘡、反花瘡。馬齒莧、封積年瘡。○燒，傅反花瘡。蒲公英、冬瓜葉、並傅多年惡瘡。苦苣、對口惡瘡，同薑擂酒服，并

〔一〕白：原脱。今據卷十二白歛「主治」補。
〔二〕丁：原作小字。今據卷十六紫花地丁改。
〔三〕昨葉何草：原作「昨荷葉」。今據卷二十一昨葉何草改補。

傅 絲瓜根 諸瘡久潰熬水掃之大凉 蕺菜 竹筒煨搗封惡瘡 醬瓣 同人尿塗浸淫瘡爛 苦瓠汁

灰藋 邪蒿 木果 慈姑葉 並塗惡瘡 桃白皮 紉惡瘡 杏仁 入輕粉塗諸瘡腫痛 馬

檳榔 惡瘡腫痛內食一枚外磨塗之 柏瀝 塗惡瘡有蟲 巴豆 煎油調硫黃輕粉搽一切惡瘡 苦竹葉

燒和雞子白塗一切惡瘡 桺葉及枝葉 煎膏塗反花惡瘡 桑葉 肺風毒瘡如癩蒸一夜曬研水服二錢

楓香 松脂 騏驎竭 乳香 沒藥 詹糖香 並入惡瘡膏 槐皮

楊櫨葉 胡頹子根 並洗 冬青葉 醋煮 楸葉 桐葉及木皮 櫸

葉 同鹽 皂莢刺 傅 楮葉 占斯 大風子 木鱉子油 桐子油

青布灰 並傅多年惡瘡 敗蒲席灰 筋溢惡瘡 三家洗盌水 入鹽 半天河水

並洗惡瘡 東壁土 諸般惡瘡同大黃末傅 蚯蚓泥 傅燕窩瘡及蚓行腿腫 白鱓泥 傅火帶瘡 鬼

屎 傅人馬惡瘡 塩車脂角上 胡燕窠土 屋內壖下蟲塵土

白蟻泥 同黃丹 糞坑泥 合石 雲母粉 並塗一切浸蛋惡瘡 胡粉 反花惡瘡同燕脂塗〇蜂

窠 惡瘡同朱砂窠塗 水銀 一切惡瘡同黃連胡粉傅〇尸惡肉毒瘡狀如石半在裏包擦之或同大風子 鐵漿 蛇皮

傳。絲瓜根、諸瘡久潰，熬水掃之，大凉。蕺菜、竹筒煨，擣，封惡瘡。醬瓣、同人尿，塗浸淫瘡癬。苦瓠汁、灰藋、邪蒿、【果木】慈姑葉、並塗惡瘡。桃白皮、紉惡瘡。杏仁、入輕粉，塗諸瘡腫痛。馬檳榔、惡瘡腫痛，内食一枚，外嚼塗之。柏瀝、塗惡瘡有蟲。巴豆、煎油，調硫黄、輕粉，搽一切惡瘡。苦竹葉、燒，和雞子白，塗一切惡瘡。柳華〔一〕及枝葉、煎膏，塗反花惡瘡。桑葉、肺風，毒瘡如癩，蒸一夜，晒研，水服二錢。楓香、松脂、騏驎竭、乳香、没藥、詹糖香、並入惡瘡膏。槐皮、楊櫨葉、胡頹子根、並洗。冬青葉、醋煮。楸葉、桐葉及木皮、櫸葉、同鹽。皂莢刺、燒。楮葉、占斯、大風子、木綿子油、桐子油、青布灰、並傅多年惡瘡。敗蒲席灰、筋溢惡瘡。三家洗盌水、入鹽。半天河水、並洗惡瘡。東壁土、諸般惡瘡，同大黄，末傅。蚯蚓泥、傅燕窩瘡及時行腮腫。白鱔泥、傅火帶瘡。鬼屎、傅人馬惡瘡。鹽車脂角土、胡燕窠土、屋内壖下蟲塵土、白蟻泥、同黄丹。糞坑泥、【金石】雲母粉、並塗一切浸淫惡瘡。胡粉、反花惡瘡，同燕脂塗。○蜂窠惡瘡，同朱砂、蜜塗。水銀、一切惡瘡，同黄連、胡粉傅。○惡肉毒瘡，狀如豆，半在裏，包擦之。或同大楓子。鐵漿、蛇皮

〔一〕華：原作「葉」，與下重複。今據卷三十五柳柳華「主治」改。

惡瘡頻塗雄黃蛇瘻及一切惡瘡醋調塗浮石諸般惡瘡同浸藥丸服蓬砂一切惡瘡同甘草浸麻油每飲
一小合石硫黃一切惡瘡同蕎麪作餅貼銀朱頭瘡月久同古石灰松香油熬貼之石灰多年惡瘡同雞
子白塗硇砂石膽並去惡瘡敗肉雌黃熏黃孔公孽黃礬綠
礬白礬銅青錫鉛鐵落鐵鏽鐵漿蟲部烏爛死
蠶塗一切惡瘡地膽傅惡瘡○嵒瘡如舌令人昏迷速用此同桑白皮滑石木通諸藥服以宣其毒青腰蟲
蝕惡瘡息肉剝人肌皮蜘蛛晒研傅一切惡瘡○膜貼積年諸瘡及反花瘡蜂房洗傅斑蝥介鱗文蛤
並傅惡瘡瘍爛黿脂摩黿甲惡瘡瘻灸炙研服鼉甲同鼉脂摩穿山甲蛇蛻
自死蛇蝮蛇皮並燒傅蚺蛇鱗蛇白花蛇烏蛇並釀酒作
凡治惡瘡蛇婆炙食鯽魚燒灰同醬汁塗諸瘡十年不瘥者○浸淫毒瘡生切和蜜搗塗海螵蛸止瘡多膿
水不瘥黃顙魚燒鰻鱺膏海豚魚肪魚睛食飲孔雀屎並傅惡瘡雀
屎傅浸淫惡瘡雞冠血浸淫瘡不治殺人日發四五次雞肉蝕精瘡有光無膿血痛痒不常飲食疲乏名曰
寒瘡但食雞皆愈止自愈白鴿肉解惡瘡毒鴿屎反花瘡初生惡肉如米粒破之血出惡肉反出于外如蛛[illegible]

惡瘡，頻塗。雄黄、蛇纏及一切惡瘡，醋調塗。浮石、諸般惡瘡，同没藥，丸服。蓬砂、一切惡瘡，同甘草〔一〕，浸麻油，每飲一小合。石硫黄、一切惡瘡，同蕎麪作餅貼。銀朱、頑瘡日久，同古石灰、松香，油熬貼上。石灰、多年惡瘡，同雞子白塗。硇砂、石膽、並去惡瘡敗肉。雌黄、熏黄、孔公孽、黄礬、緑礬、白礬、銅青、錫、鉛、鐵落、鐵鏽、鐵熱、【蟲部】烏爛死蠶、塗一切惡瘡。地膽、傅惡瘡。○嵒瘡如舌，令人昏迷，速用此同桑白皮、滑石、木通諸藥服，以宣其毒。青腰蟲、蝕惡瘡息肉，剥人肌皮。蜘蛛、晒研，傅一切惡瘡。○膜，貼積年諸瘡及反花瘡。蜂房、洗傅。斑蝥、【介鱗】文蛤、並傅惡瘡漏爛。黿脂、摩。黿甲、惡瘡，酒浸炙，研服。鼉甲、同。鼉脂、摩。穿山甲、蛇蜕、自死蛇、蝮蛇皮、並燒傅。蚺蛇、鱗蛇、白花蛇、烏蛇、並釀酒、作丸，治惡瘡。蛇婆、炙食。鯽魚、燒灰，同醬汁，塗諸瘡十年不愈者。○浸淫毒瘡，生切，和鹽擣塗。海螵蛸、止瘡多膿水不燥。黄顙魚、燒。鰻鱺膏、海豚魚肪、魚脂、【禽獸】孔雀屎、並傅惡瘡。雀屎、傅浸淫惡瘡。雞冠血、浸淫瘡，不治殺人，日塗四五次。雞肉、猫睛瘡，有光無膿血，痛痒不常，飲食減少，名曰寒瘡。但食雞、魚〔二〕、葱、韭，自愈。白鴿肉、解惡瘡毒。鴿屎、反花瘡初生，惡肉如米粒，破之血出，惡肉反出于外，炒研傅。

〔一〕草：原脱。今據卷十一蓬砂補。
〔二〕魚：原字缺損。今據卷四十八雞烏雄雞肉「附方」補正。

耆儒 騾驢屎 豬脂 豬髓並主惡瘡 羊屎及花惡瘡鯽魚燒傅 豬頰骨

炙沸塗惡瘡○懸蹄燒傅十年惡瘡 驢懸蹄大柱毒瘡生大椎上出水同胡粉麝香傅 馬屎塗多年惡瘡痛癢不

過敷吹 犬膽傅痂瘍惡瘡 燖豬湯洗 驢脂 野駝脂 麋脂 狼膏

猬脂及心肝 隱鼠膏 黃鼠煎膏 象膽 熊脂 鹿角 羚羊角

及肉 狗頭骨灰 虎骨及屎 貓頭骨灰 鼠頭灰 象皮灰 鼬鼠灰及骨

馬騌灰 野豬皮灰 牛屎 雙頭鹿胎中屎 （人部）人中白 虎 人

唾並主一切惡瘡 人牙惡瘡同雞內金等燒傅 髮灰瘰癧惡瘡米湯服二錢外同白及皂莢刺灰傅 小兒

胎屎蝕惡瘡瘡例

楊梅瘡（草部） 土伏苓治楊梅瘡及楊梅風并服輕粉成筋骨疼痛癱瘓瘡爲必用之藥每用四兩入皂角子七粒煎水代茶○或加牽牛○或加苦參五加皮或加防風薏苡仁木通木瓜白鮮皮金銀花皂莢子煎服○筋骨疼痛人同人參丸服 天花粉同川芎槐花丸服 括樓皮末酒服先服敗毒散 薔薇根年久筋骨痛煎酒飲或加木瓜五加皮茯苓當歸 大黃初起者同皂莢刺鬱金白牽牛末酒服○又方同白僵蠶全蠍末蜜湯服並取下惡物○

青鴿、鸏⿰鳥童屎、豬脂、豬髓、並主惡瘡。羊屎、反花惡瘡，鯽魚釀，燒傅。豬頰骨、炙油，塗惡瘡。○懸蹄，燒，傅十年惡瘡。驢懸蹄、天柱毒瘡，生大椎〔一〕上，出水，同胡粉、麝香傅。馬屎、塗多年惡瘡疼痒，不過數次。犬膽、傅痂瘍惡瘡。燖豬湯、洗。驢脂、野駝脂、麋脂、狼膏、猬脂、及心肝。隱鼠膏、黄鼠、煎膏。象膽、熊脂、鹿角、羚羊角、及肉。狗頭骨、灰。虎骨、及屎。猫頭骨、灰。鼠頭灰、象皮灰、鼬鼠灰、及骨。馬騌灰、野猪皮灰、牛屎、雙頭鹿胎中屎、

【人部】人中白、燒。人唾、並主一切惡瘡。人牙、惡瘡，同雞内金等，燒傅。髮灰、瘭疽惡瘡，米湯服二錢。外同白及、皂莢刺灰傅。小兒胎屎。蝕惡瘡瘜肉。

【楊梅瘡】【草部】土伏苓、治楊梅瘡及楊梅風，並服輕粉，成筋骨疼，癱瘓癰疽，爲必用之藥。每用四兩，入皂角子七粒，煎水代茶。○或加牽牛。○或加苦參、五加皮。或加防風、薏苡仁、木通、木瓜、白鮮皮、金銀花、皂莢子，煎服。○筋骨疼虚人，同人參，丸服。天花粉、同川芎、槐花，丸服。栝樓皮、末，酒服，先服敗毒散。薔薇根、年久筋骨痛，煮酒飲。或加木瓜、五加皮、伏苓、當歸。大黄、初起者，同皂莢刺、鬱〔二〕金、白牽牛，末，酒服。○又方：同白僵蠶、全蠍，末，蜜湯服。並取下惡物。○

〔一〕椎：原作「推」。今據卷五十驢懸蹄「附方」改。
〔二〕鬱：原作「爵」。今從江西本改。

同皂角刺輕粉末服取下惡物并齒出毒血愈綠香熏痔烟浮萍洗野菊同莖根煎洗金銀花

苦參　龍膽　木通　澤瀉　柴胡　荊芥　防風　薄荷

威靈仙　蓖麻子　黃芩　黃連　白鮮皮　連翹　胡麻

果木胡桃同槐花紅棗研輕粉丸服　椰子殼筋骨痛研匕熱酒服取汗　烏梅炒焦油調搽　葡萄汁

洞藥杏仁　細茶　木瓜　槐花四兩炒煎酒熱服　黃蘗去濕熱○同乳香末槐花水和

土大風子和輕粉塗　五加皮　槐角　皂莢子　巵子　血竭　乳

香　沒藥　盧會　金石銅青醋煮酒調塗極痛出水愈○或入輕粉水片少許　綠礬煅研香油

搽　汞粉或服或熏搽瘡效最速但用失法者有筋骨癰痛之害○摻豬腎油煎食○入雞子蒸熟食○同丹砂雄黃末

酒服或加黃丹孩兒茶或加槐花龜板或加槐花天花粉孩兒茶爲丸服○一方同耳草百芷痛丸服○楊梅癬同大風子末

塗○同否亦搽　水銀同鉛結砂入乳沒黃丹作神灯照之熏之　黑鉛同錫結砂入蜈蚣末作燃照之○煮酒服解輕

粉毒　銀朱年久頑瘡同朱砂枯礬全蝎丸服○同宮香作燃被中熏鼻或加孩兒茶皂礬丁○或同雄黃枯礬作丸熏之

○同鉛汞白花蛇作燃照○同輕粉入黃蠟麻油作膏貼○筋骨痛同[illegible]作燃熏瘡取汗　粉霜塗　雄黃[illegible]縮

同皂角刺、輕粉，末服，取下惡物，并齒出毒血愈。線香、燒烟熏。浮萍、洗。野菊、同棗根煎洗。金銀花、苦參、龍膽、木通、澤瀉、柴胡、荆芥、防風、薄荷、威靈仙、蓖麻子、黄芩、黄連、白鮮皮、連翹、胡麻、【果木】胡桃、同槐花、紅棗、輕粉，丸服。椰子殻、筋骨痛，燒研〔一〕，熱酒服，取汗。烏梅、炒焦，油調搽。葡萄汁、調藥。杏仁、細茶、木瓜、槐花、四兩，炒，煎酒熱服。黄蘗、去濕熱。○同乳香末、槐花，水和塗。大風子、和輕粉塗。五加皮、槐角、皂莢子、巵子、血竭、乳香、没藥、盧會、【金石】銅青、醋煮，酒調塗，極痛，出水愈。○或入輕粉、冰片少許。緑礬、煅研，香油搽。汞粉、或服或熏，劫瘡，效最速。但用失法者，有筋骨癱疽之害。○摻猪腎，油煎食。○入雞子，蒸熟食。○同丹砂、雄黄，末，酒服。或加黄丹、孩兒茶，或加槐花、龜板，或加槐花、天花粉、孩兒茶，爲丸服。○一方：同甘草、百草霜，丸服。○楊梅癬，同大風子，末塗。○同杏仁塗。水銀、同鉛結砂，入乳、没、黄丹，作神燈照之，熏之。黑鉛、同錫結砂，入蜈蚣末，作撚照之。○煮酒服，解輕粉毒。銀朱、年久頑瘡，同朱砂、枯礬、全蠍，丸服。○同宫香作捻，被中熏鼻。或加孩兒茶、皂角子。○或同雄黄、枯礬作丸，熏之。○同鉛、汞、白花蛇作撚，照。○同輕粉，入黄蠟、麻油，作膏貼。○筋骨痛，同枯礬作撚，熏臍取汗。粉霜、塗。雄黄、猪髓

〔一〕燒研：原作「研匕」。卷三十一椰子殻「附方」作「燒存性臨時炒熱」，因據改。

用搽。○同杏仁、輕粉、豬脂搽。○塗粉、黃丹、孩兒茶末、砂丸服。白砒同硼砂、牛黃，化蠟丸服。○同石黃點之。○同輕粉、銀

朱搽。丹砂同雄黃、百草霜丸，作燃被中熏之。石膏煅搽。○酒服，發汗，解輕粉毒。鐵漿　鹽水並漱

輕粉毒。孩兒茶　百草霜　蓬砂　胡粉　枯礬　黃丹　虫鱗　蟬蛻

金蠍　白僵蠶　露蜂房　蜈蚣同全蠍、香油、水粉、柏油，熬膏貼。白花蛇同穿

山甲諸藥丸服。○亦入熏照藥。穿山甲頑瘡成風，陳菜子油作膏貼。龜甲　鬼眼睛同辰砂、片腦塗。

猬皮楊梅瘡漏，同鼈甲、象牙丸服。麝香

風癩　草部　苦參熱毒風，大風痲風，腎風生瘡，遍身痂癢，皂角膏丸服。○同荊芥丸。○浸酒飲。○煮豬肚食，取蟲數万

下。何首烏大風，同胡麻九蒸九晒服。長松同甘草煎服，旬日即愈。黃精蒸食。草烏頭油鹽炒爲

丸服。馬矢蒿末服。馬鞭草末服。浮萍煎疏末服並洗。凌霄花同地龍、蚕、蠍末服。栝樓浸酒。

白蒿釀酒。艾汁釀酒。狼毒同秦艽服。大黃同皂角刺服。牛膝骨疽癩病，酒服。白鮮皮一切

熱毒風瘡赤爛，眉髮脫，痂皮急。羌活　防風　巴戟天　黃芪　牡丹　天雄

並主癩風。蓖麻子黃連水浸吞。莨菪子惡瘡似癩，燒傅。地黃葉惡瘡似癩十年者，擣傅。百靈

調搽。○同杏仁、輕粉、豬膽，搽。○輕粉、黄丹、孩兒茶、朱砂，丸服。白砒、同雄黄、牛黄，化蠟丸服。○同石黄點之。○同輕粉、銀朱搽。丹砂、同雄黄、百草霜丸作撚，被中熏之。石膏、煅搽。○酒服，發汗，解輕粉毒。鐵漿、鹽水、並漱輕粉毒。孩兒茶、百草霜、蓬砂、胡粉、枯礬、黄丹、【蟲鱗】蟬蜕、全蠍、白僵蠶、露蜂房、蜈蚣、同全蠍、香油、水粉、柏油，熬膏貼。白花蛇、同穿山甲諸藥丸服。○亦入熏照藥。穿山甲、頑瘡成風，陳菜子油，作膏貼。龜甲、鬼眼睛、同辰砂〔一〕、片腦塗。猬皮、楊梅疳瀉，同鼈甲、象牙，丸服。麝香。

【風癩】【草部】苦參、熱毒風、大風、肺風、腎風生瘡，遍身痺痒，皂角膏丸服。○同荆芥，丸。○浸酒飲。○煮豬肚食，取蟲數萬下。何首烏、大風，同胡麻九蒸九晒服。長松、同甘草，煎服，旬日即愈。黄精、蒸食。草烏頭、油、鹽炒，爲丸服。馬矢蒿、末服。馬鞭草、末服。浮萍、煎服，末服，并洗。凌霄花、同地龍、蠶、蠍，末服。栝樓、浸酒。白蒿、釀酒。艾汁、釀酒。狼毒、同秦艽服。大黄、同皂角刺服。牛膝、骨疽癩病，酒服。白鮮皮、一切熱毒風瘡赤爛，眉髮脱脆皮急。羌活、防風、巴戟天、黄芪、牡丹、天雄、並主癩風。蓖麻子、黄連水浸吞。莨菪子、惡瘡似癩，燒傅。地黄葉、惡瘡似癩十年者，擣傅。百靈

〔一〕砂：原作「炒」。今據卷四十六蝸螺「附方」改。

藤浴汁并熬膏酒服　青藤酒　律草　陸英　蒴藋　苦瓠藤並浴癩○十年不瘥
者汁穀塗之果　胡麻油浸之　大麻仁浸酒　亞麻　荷葉同石灰木汁清器　大腹子傳
松脂煉服　松葉浸酒　天蓼釀酒　預知子同雄黃熬膏服　皂莢煎膏丸服刺燒灰服最驗○根皮主
肺風惡瘡　樺皮肺風毒瘡如同枳殼荊芥諸藥服　桑葉肺風如癩蒸夜晒研水服　乳香同牛乳耳草蒸
服　楊花同花蛇等丸服　大風子油同苦參丸服○和輕粉搽　桑柴灰洗　巵子赤癩白癩　皮
巾子　皮腰袋燒灰入水癩瘡石　碧海水　古塚中水　石灰並洗　禹
餘糧癩風髮落同白礬青鹽煅丸服　金星石大風瘡同諸石末丸服　石流黃癘風有虫酒服少許頻和
大風子法塗　玄精石　雄黃　雌黃　握雪礜石　石油虫搽　葛上亭
長並塗藥入　蜂蜜同蒜汁煉服　蜜蜂子同諸蛇丸服　五倍子　蛇蛻惡瘡似癩十年不瘥
燒灰酒服和猪服之　白花蛇　烏蛇　蚺蛇　蝮蛇並釀酒服　烏蛇膽入冬瓜化水服
蚺蛇膽及膏塗　自死蛇惡瘡似癩漬汁塗　鱧魚頑癬疥癩蒼耳煮食　釀　鯽魚惡瘡似癩
一年不瘥燒灰和塗　鱧魚膽同諸藥末服[illegible]　蠍虎同[illegible][illegible]小[illegible]末服　鯪鯉甲　蚖傷斷

藤、浴汗，并熬膏酒服。青藤、酒。葎草、陸英、蒴藋、苦瓠藤、並浴癩。○十年不瘥者，汁塗之。【穀果】胡麻油、浸之。大麻仁、浸酒。亞麻、荷葉、同石灰汁漬。【木器】大腹子、傅。松脂、鍊服。松葉、浸酒。天蓼、釀酒。預知子、同雄黄，熬膏服。皂莢、煎膏丸服。刺，燒灰服，最驗。○根皮，主肺風惡瘡。樺皮、肺風毒瘡如癩，同枳殼、荆芥諸藥服。桑葉、肺風如癩，蒸一[一]夜，晒研，水服。乳香、同牛乳、甘草，蒸服。楊花、同花蛇等，丸服。大風子油、同苦參，丸服。○調輕粉搽。桑柴灰、洗。巵子、赤癩、白癩。皮巾子、皮腰袋、燒灰，入癩藥。【水石】碧海水、古塚中水、石灰、並洗。禹餘粮、癩風髮落[二]，同白礬、青鹽煅，丸服。金星石、大風蟲瘡，同諸石，末，丸服。石流黄、癘風有蟲，酒服少許。兼和大風子油塗。玄精石、雄黄、雌黄、握雪礜石、石油、【蟲鱗】葛上亭長、並入塗藥。蜂蜜、同薑汁鍊服。蜜蜂子、同諸蛇，丸服。五倍子、蛇蜕、惡瘡似癩，十年不瘥，燒灰，酒服，和猪脂塗。白花蛇、烏蛇、蚺蛇、蝮蛇、並釀酒服。烏蛇膽、入冬瓜，化水服。蚺蛇膽及膏、塗。自死蛇、惡瘡似癩，漬汁塗。鱧魚、頑瘡疥癩，釀蒼耳，煮食。鯽魚、惡瘡似癩，十年不瘥，燒灰和醬塗。鱟魚膽、同諸礬，末服，殺蟲。鰍虎、同蠶沙、小麥麫，末服。鯪鯉甲、蚖、【禽獸】

〔一〕一：原闕一字。今據卷三十六桑葉「附方」補。
〔二〕落：原作「洛」。今據卷十禹餘糧「附方」改。

五靈脂油調塗 驢蹄灰 頭髮同大豆出入竹筒內燒汁塗
疥癬草部 苦參 菖蒲 剪草 百部並浸酒服 艾葉燒烟熏煎醋浴塗燒灰搽
羊藿 青蒿 山茵蔯 烏頭 馬鞭草並洗 杜衡 白鮮皮
蒼耳子 黃連 大薊汁 白及 青葙葉 紫參 積雪
草 蛇牀子 丹參 天南星 紫草 木藜蘆 地榆 莨
菪根 狼牙草 沙參 穀精草 薄荷 三白草 線香
狼把草 狗舌草 薑黃 冬葵子 芍藥 酢漿草 芎
藭 石長生 白菖蒲 鉤吻 羊蹄根 酸模 木蓮藤
莽草 山豆根 何首烏 藜蘆 天門冬 蔄茹 狼跋
子酒磨 狼毒 薔薇根 白蒺藜 蓋草 地錦草 敗醬 防
已 葎草 猫兒眼睛草澤漆 大豆瀝 黃豆油 秫米炒黑 小麥
燒 胡麻油 蔓菁子油已上或塗或洗或服 胡麻生嚼塗坐板瘡 絲瓜皮焙研燒酒塗坐

五靈脂、油調塗。驢蹄灰、頭髮。同大豆，入竹筒內，燒汁塗。

【疥癬】【草部】苦參、菖蒲、剪草、百部、並浸酒服。艾葉、燒烟熏，煎醋塗，燒灰搽。淫羊藿、青蒿、山茵蔯、烏頭、馬鞭草、並洗。杜衡、白鮮皮、蒼耳子、黄連、大薊汁、白及、青葙葉、紫參、積雪草、蛇牀子、丹參、天南星、紫草、木藜蘆、地榆、莨菪根、狼牙草、沙參、穀精草、薄荷、三白草、綫香、狼把草、狗舌草、薑黄、冬葵子、芍藥、酢漿草、芎藭、石長生、白菖蒲、鈎吻、羊蹄根、酸模、木蓮藤、莽草、山豆根、何首烏、藜蘆、天門冬、蔄茹、狼跋子、酒磨。狼毒、薔薇根、白蒺藜、藎草、地錦草、敗醬、防己、葎草、猫兒眼睛草、【穀菜】大豆瀝、黄豆油、秫米、炒黑。小麥、燒。胡麻油、蕓薹子油、已上或塗，或洗，或服。胡麻、生嚼，塗坐板瘡。絲瓜皮、焙，研燒酒，塗坐

板瘡粟米泔　灰藋　藜葉　冬瓜藤並洗疥癬　韭根炒黑　莚葉煮汁

馬齒莧　絲瓜葉擦　土菌灰　杏仁　桃葉　桃仁　鹿梨根

榅桲木皮　銀杏嚼爛塗疥癬　胡桃同雄黃熟艾擣裹陰囊　山查　楊梅樹

皮　樟材　釣樟　柳華及葉並洗疥癬　楓香同黃蘗輕粉塗　松脂同輕粉擦乳

香　沒藥　血竭　皂莢煮豬肚食　樟腦　蘆會　黃蘗　樗根白

皮及葉　楸樹皮葉　海桐皮　楝實及根　蕪荑　大風子並殺疥癬

虫　榆白擣涎塗疥癬虫瘡　柏油塗小兒衣引瘡虫○亦同水銀擦　樺皮醋煨擦癬或浸汁磨雄黃　巴

豆擦癬○同膩粉点疥　楮葉擦癬　烏藥　㯳木　槐葉　檀皮　桑瀝　荆

瀝　松渚　桕油　胡頹根　欒荆　鼠李子　木縣子油並塗

疥癬【水土】秋露渴桑　半天河水　梅雨水　溫泉　碧海水　鹽膽水

並洗疥癬頭瘡　燕窠土　烟膠擦牛皮塗風癬石　輕粉牛皮癬酒服半錢○小兒癬同猪脂塗　雄

黃同輕粉豬脂塗牛皮癬　明礬榴皮蘸摻牛皮癬　胡粉摻疥癬○黃膿瘡同松香黃丹柒槃漿膏調　水

板瘡。粟米泔、灰藋、藜葉、冬瓜藤、並洗疥癬。韭根、炒黑。薤葉、煮。蒜、馬齒莧、絲瓜葉、擦。土菌灰、杏仁、桃葉、桃仁、鹿梨根、榅桲木皮、銀杏、嚼。并塗疥癬。胡桃、同雄黄、熟艾擣，裹陰囊。山査、楊梅樹皮、樟材、釣樟、柳華及葉、並洗疥癬。楓香、同黄蘗、輕粉塗。松脂、同輕粉擦。乳香、没藥、血竭、皂莢、煮猪肚食。樟腦、盧會、黄蘗、樗根白皮、及葉。楸樹皮葉、海桐皮、楝實及根、蕪荑、大風子、並殺疥癬蟲。榆白、擣涎，塗疥癬蟲瘡。柏油、塗小兒衣，引瘡蟲。○亦同水銀擦。槿皮、醋調搽癬，或浸汁磨雄黄。巴豆、擦癬。○同膩粉點疥。楮葉、擦癬。烏藥、椶木、槐葉、檀皮、桑瀝、荆瀝、松淄〔一〕、柏油、胡頹根、欒荆、鼠李子、木綿子油、並塗疥癬。【水土】秋露、調藥。半天河水、梅雨水、温泉、碧海水、鹽膽水、並洗疥癬頑瘡。燕窠土、烟膠、搽牛皮風癬。【金石】輕粉、牛皮癬，酒服半錢。○小兒癬，同猪脂塗。雌黄、同輕粉、豬脂，塗牛皮頑癬。明礬、榴皮蘸，摻牛皮癬。胡粉、摻疥癬。○黄膿瘡，同松香、黄丹、飛礬，熬膏貼。水

〔一〕淄：原作「渚」。今據卷三十四松松淄「主治」改。

銀同胡粉塗惡瘡疥蟲癬○同鹹燕窠塗○同大風子塗 銀朱同牛髓桐油殺疥癬蟲 艌舩灰同[illegible]
癬 礬紅同螺螄槿皮塗疥癬 硫黃熟子油搽疥癬○煨過摻頑瘡 鐵落 鐵鏽 青琅玕
朱砂 雄黃 熏黃 石油 黃礬 綠礬 砒霜 鹽藥
戎鹽並入塗摻藥 石灰 鹽鹵汁並洗疥癬殺蟲 斑蝥同巵或浸醋塗 五倍子一切
癬瘡同枯礬塗 青腰蟲殺蟲 紫礦介癬 蚌粉並塗疥癬濕瘡 鱧魚嘹蒼耳淡煮食 鱝魚肝炙食
河豚子肝同蜈蚣燒摻疥癬 鼉甲疥癬丸肌炙浸酒服 魚鮓塗瘡蟲 海蝦 鱓魚
鰻鱺並塗 白花蛇入丸散 烏蛇入丸散 蚺蛇食 自死蛇燒 蝮蛇燒 鮫
鯉甲 黿甲 蟹膏 田螺 螺螄獸禽 雞冠血 抱出雞子殼
灰並塗疥癬 鸕鶿炙貼 鴿 豬肚皂莢同煮食 狐肉及五臟作臛食 鼴鼠炙食 豬
脂煎芫花殺疥蟲 牛蹄甲同驢屎燒傅牛皮風癬 驢屎燒傅濕癬 驢脂 羊脂 牛脂
野豬脂 猬脂 狨脂並塗 羚羊角 虎骨 兕骨 諸朽骨
並洗塗 鼬鼠煎膏 狒肉炙貼並主疥癬 舊靴鞋底灰同輕粉皂礬搽癬

銀、同胡粉，塗瘑〔一〕疥蟲癬。○同蕪荑塗。○同大風子塗。銀朱、同牛髓、桐油，殺疥癬蟲。艌船灰、同牛屎，熏下身癬。礬紅、同螺螄、槿皮，塗癬。硫黄、雞子油，搽疥癬。○煅過，摻頭瘡。鐵落、鐵鏽、青琅玕、朱砂、雄黄、熏黄、石油、黄礬、緑礬、砒霜、鹽藥、戎鹽、並入塗摻藥。石灰、蓾鹵汁、並洗疥癬，殺蟲。斑蝥、同蜜，或浸醋塗。五倍子、一切癬瘡，同枯礬塗。青腰蟲、殺蟲。紫礦、【介鱗】蚌粉、並塗疥癬濕瘡。鱧魚、釀蒼耳，淡煮食。鱣魚肝、炙食。河豚子肝、同蜈蚣燒，摻疥癬。鼉甲、疥癬死肌，炙，浸酒服。魚鮓、塗蟲瘡。海鰕、鱓魚、鰻鱺、並塗。白花蛇、入丸、散。烏蛇、入丸、散。蚺蛇、食。自死蛇、燒。蝮蛇、燒。鯪鯉甲、黿甲、蟹膏、田螺、螺螄、【禽獸】雞冠血、抱出雞子殼灰、並塗疥癬。鴛鴦、炙貼。鴿、猪肚、皂莢同煮食。狐肉及五臟、作臛食。鼹鼠、煮食。猪脂、煎芫花，殺疥蟲。牛蹄甲、同驢屎燒，傅牛皮風癬。驢屎、燒，傅濕癬。驢脂、羊脂、牛脂、野猪脂、猬脂、狨脂、並塗。羚羊角、虎骨、兔骨、諸朽骨、並洗、塗。鼬鼠、煎膏。狒肉、炙貼。並主疥癬。舊靴鞋底灰。同輕粉、皂礬，搽癬。

〔一〕瘑：原作「窩」。今據卷九水銀「主治」改。

熱瘡 草部 敗醬暴熱火瘡赤氣 葛根傅小兒熱瘡 葵花小兒蔫瘡 剪春羅傅火帶瘡 積雪草惡瘡赤熛 仙人草 産死婦人塚上草並治小兒頭面爛瘡 青黛 藍葉 酸漿子 龍葵 野菊根 天花粉同滑石 黃藥子 萊穀 絲瓜汁 胃底沙 生百合並塗天泡熱瘡○花同 麥麩塗熱瘡 芋苗灰擦黃水瘡 赤小豆洗

羅勒灰 果木 桃仁並傅爛瘡 黃茱萸煎酒拭火爛瘡 蓮房灰和井泥 荷花並貼天泡瘡 枸杞葉塗火赫毒瘡 梓白皮小兒熱瘡○葉傅手足火爛瘡 荊芥灼瘡發熱燎瘡有效 黃蘗入 蕪荑 金石 滑石並塗熱瘡 鐵漿時氣生瘡內熱者飲之 生鐵小兒熛瘡燒淬水浴 蚯蚓泥炒 無名異並塗天泡濕瘡 銀朱和鹽塗 鱗介 青魚膽 田螺並塗熱瘡黃水 禽獸 蜆肉蒸小熱瘡年久不愈多食之 鴨糞同雞子白塗熱瘡 羚羊角灰身面卒得赤斑或瘭子不治殺人雞子白和塗 羊膽時行熱熛瘡和醋服 酪塗身面熱瘡肌瘡 牛屎燒傅小兒爛瘡 亂髮孩兒熱瘡以雞子黃同熬乾待有液出取塗瘡粉以苦參

瘑瘡 瘑瘡生手足間相對生如茱萸子疼痒浸淫久則生蟲有乾濕二種狀如蝸牛 桃花同鹽搗傅 桃葉同

【熱瘡】【草部】敗醬、暴熱火瘡赤氣。葛根、傅小兒熱瘡。葵花、小兒蕁瘡。剪春羅、傅火帶瘡。積雪草、惡瘡赤熛。仙人草、産死婦人塚上草、並治小兒酢瘡，頭小面硬者。青黛、藍葉、酸漿子、龍葵、野菊根、天花粉、同滑石。黄藥子、【菜穀】絲瓜汁、調辰沙。生百合、並塗天泡熱瘡。○花同。麥麩、塗熱瘡。芋苗灰、擦黄水瘡。赤小豆、洗。羅勒灰、【果木】桃仁、並傅黄爛瘡。茱萸、煎酒，拭火爛瘡。蓮房灰、和井泥。荷花、並貼天泡瘡。枸杞葉、塗火赫毒瘡。梓白皮、小兒熱瘡。○葉，傅手足火爛瘡。荆莖、灼瘡發熱，焮瘡有效。黄蘗、入礬。蕪荑、【金石】滑石、並塗熱瘡。鐵漿、時氣生瘡内熱者，飲之。生鐵、小兒熛瘡，燒，淬水浴。蚯蚓泥、炒。無名異、並塗天泡濕瘡。銀朱、和鹽梅塗。【鱗介】青魚膽、田螺、並塗熱瘡黄水。【禽獸】蜆肉、諸小熱瘡，年久不愈，多食之。鴨糞、同雞子白，塗熱瘡。羚羊角灰、身面卒得赤斑或熛子，不治殺人，雞子白和塗。羊膽、時行熱熛瘡，和酢服。酪、塗身面熱瘡肌瘡。牛屎、燒，傅小兒爛瘡。亂髮。孩兒熱瘡，以雞子黄同熬乾，待有液出，取塗瘡，粉以苦參。

【瘑瘡】桃花、瘑瘡生手足間，相對生，如茱萸子，疼痒浸淫，久則生蟲，有乾濕二種，狀如蝸牛，同鹽擣傅。桃葉、同醋。

臘餳 鯽魚生擣蘸蝻 海豚魚 白犬血 豬髓 牛屎

荆瀝 雄黃 流黃 水銀同胡粉 燕窠土和塗瘡療及癬

千瘡熱湯代指生指中勞結膿或爪初時刺湯中浸之或刺熱湯一度冷湯七度或刺熱汁中二七度皆良

甘草 地榆 蜀椒 葱 鹽 芒消並煎湯漬代指 硇砂呼熟和成 蜜

蠟 梅核仁和醋 人屎和醋 魚鮓和烏梅作 豬膏和白堊上 羊膽並塗代指 藍汁

服之十瘭疽喜著十指狀如代指根深至肌腫痛應心非爛筋骨毒散入臟能殺人宜灸百壯或烙之焦俗名天蛇毒

人多病之 葵根汁 升麻汁 蕓薹汁 竹瀝 犀角汁 青黛並溫服主瘭疽 鹽

湯 醋湯 臘餳並浸瘭疽 大麻仁炒 麻油滓 黑大豆 生蔓菁

子 酸模 無心草 車脂同梁上塵 竈突土同綠七蟹 土蜂窠同乳香醋

燕窠土同治兒屎 白狗屎灰 虎屎灰 馬骨灰 豬膽 牛耳垢 蜈

蚣焙研豬膽調 皁莢灰 田螺 鯽魚同亂髮灰豬脂熬骨□並傳瘭疽 水蛇皮燒灰天蛇毒

救日當有虫出如蛇狀 海苔 麥醋糟炒末蛇導手小指腫痛 韭苦酒煮熱塗手指赤色隨月生死

臘錫、鯽魚、生擣。鼉蛹、海豚魚、白犬血、猪髓、牛屎、荆瀝、雄黄、流黄、水銀、同胡粉。燕窠土。並塗瘑瘡及癬。

【手瘡】熱湯、代指，生指甲旁，結膿脱爪。初時，刺湯中浸之，或刺熱湯七度，冷湯七度，或刺熱飯中二七度，皆良。甘草、地榆、蜀椒、葱、鹽、芒消、並煎湯，漬代指。硇砂、唾、麪和成。蜜蠟、梅核仁、和醋。人尿、和醋。魚鮓、和烏梅杵。猪膏、和白堊土。羊膽、並塗代指。藍汁、服之，主瘭疽喜著十指，狀如代指，根深至肌，腫痛應心，能爛筋骨，毒散入臟，能殺人。宜灸百壯，或烙令焦。俗名天蛇毒，南人多病之。葵根、汁。升麻、汁。蕓薹、汁。竹瀝、犀角、汁。青黛、並温服，主瘭疽。鹽湯、醋湯、臘錫、並浸瘭疽。大麻仁、炒。麻油滓、黑大豆、生。蔓菁子、酸模、無心草、車脂、同梁上塵。竈突土、同梁上塵。土蜂窠、同乳香、醋。燕窠土、同胎兒屎。白狗屎、灰。虎屎、灰。馬骨、灰。猪膽、牛耳垢、蜈蚣、焙研，猪膽調。皂莢、灰。田螺、鯽魚、同亂髮、猪脂，熬膏。〇並傅瘭疽。水蛇皮、裹天蛇毒，數日當有蟲出如蛇狀。海苔、麥醋糟、炒末，並傅手背腫痛。生薤、苦酒煮，塗手指赤色，隨月生死。

羊脂塗皸爪裂 猪脂 青琅玕 真珠並塗手足趾皸 艾葉 牛屎並熏
鵝掌風 椒根 燒酒 灰湯並洗鵝掌風 油胡桃擦鵝掌風 鼈甲燒傅人交指爛
足瘡 綠礬甲疽因甲長侵肉或割甲傷湯水時漬出水甚則及溼趾趺經年不愈鹽湯洗淨煅研厚傅之即但
汁止十日茄蔘口女人卩疳肉突煎湯泄之亦同雄黃赤黃乳香沒藥摻之 石膽煅 硇砂同丸乳香
同石膏 血竭 重黃同虵支灰 牡蠣生研服亦傅 虎骨橘皮湯洗后冲和傅 蛇皮燒同
雄黃傅 黃蘗同藺茹猪脂治肉熱瘡塗 知母 麋銜 烏頭 鬼針 胡桃
樹皮灰 馬齒莧並傅甲疽 黑木耳貼肉刺自爛 莨菪子根汁 血見愁
紅花同沐當皮 沒石子同兔茂灰醋和 皂礬煅 白礬同黃丹朴消 羊腦同蒲酒糟 人
乳黑白各少並塗肉 枚燖雞湯洗 茶末 荊芥葉擣或燒灰 蚌粉 滑
石同石膏礬 花乳石同黃丹水粉 白礬同黃丹 鵞掌皮灰並傅足趾丫疼爛瘡 蕎稿
種灰傅脚縫瘡血出不止 生麪 半夏並塗遠行足趼一夜平 草烏頭遠行足腫研細末摻
風疹雞內 茄根洗良則止腫不能行 草鞋遠行足腫浸濕置燒熱磚上蹈之即消 黃牛屎足踝蟲瘡

羊脂、塗脾横爪赤。猪脂、青琅玕、真珠、並塗手足逆臚。艾葉、牛屎、並熏鵝掌風。椒根、燒酒、灰湯、並洗鵝掌風。

油胡桃、擦鵝掌瘡。鼈甲。燒，傅人咬指爛。

【足瘡】緑礬、甲疽，因甲長侵肉，或割甲傷湯水，腫潰出水，甚則浸淫趾趺，經年不愈。鹽湯洗淨，煅研，厚傅之，即日汁止，十日痂落。〇女人甲疽肉突，煎湯洗之，并同雄黄、流黄、乳香、没藥，摻之。石膽、煅。硇砂、同礬〔一〕。乳香、同石膽。血竭、熏黄、同蛇皮灰。牡蠣、生研服，并傅。虎骨、橘皮湯洗後，油和傅。蛇皮、燒，同雄黄傅。黄芪、同藺茹、猪脂、苦酒，熬膏塗。知母、麋銜、烏頭、鬼針、胡桃樹皮、灰。馬齒莧、並傅甲疽。黑木耳、貼肉刺，自腐。莨菪子根、汁。血見愁、紅花、同地骨皮。没石子、同皂莢灰，醋和。皂礬、煅。白礬、同黄丹、朴消。羊腦、同新酒糟。人虱、黑白各一枚。〇並塗肉刺。燖雞湯、洗雞眼。茶末、荆芥葉、擣，或燒灰。蚌粉、滑石、同石膏、礬。花乳石、同黄丹、水粉。白礬、同黄丹〔二〕。鵝掌皮灰、並傅足趾丫濕爛瘡。糞桶箍灰、傅脚縫瘡血出不止。生麪、半夏、並塗遠行足趼，一夜平。草烏頭、遠行足腫，同細辛、防風，摻鞋内。茄根、洗夏月趾腫不能行。草鞋、遠行足腫，尿浸濕，置燒熱磚上踏之，即消。黄牛屎、足跟腫痛，

〔一〕礬：原作「凡」。今據卷十一硇砂改。

〔二〕白礬同黄丹：五字疑衍，与上「白礬同黄丹朴消」方重複。

入鹽漱牛皮膠足底木硬同葱汁南星末調塗烘之朴消女人紫足同杏仁桑白皮乳香煎湯浸之訶[illegible]黃

蘗術膽浸酒研末白附子末煙膠油調輕粉並傅銀朱同黃蠟作隔紙膏蚯蚓糞同[illegible]

消傅皂莢燒烏桕根末傅○鹽土足上風瘡溼瘡男子頭垢女人足上[illegible]風瘡和桐油作隔紙膏

塗木鼈子溼瘡足腫同甘遂入豬腎煮食下之食鹽手足心毒同椒末醋塗

胻瘡即臁瘡艾葉燒煙熏出惡水或同雄黃布燒○或同[illegible]流巾兜熏汗出翻白草煎洗菝

葜葉燒鹽火名豬脂野園荽同輕粉同油搽金星草刮星覆盆葉煎水汁傅馬勃葱湯洗傅

烏頭同黃藥末傅懸鉤子葉同地黃葉食鹽作貼桑耳同豬牛半果新髮灰傅櫧葉一月三貼

冬青葉醋煮新黃蘗同輕粉豬膽貼柿霜同柿蒂灰傅桐油門塗○或入鉛粉或入髮熬化○府

壯[illegible]瘡如癩同人乳搗之地骨皮同甘草節白蠟黃丹香油熬膏貼左脚草鞋燒灰同輕粉傅陳棗

核燒老杉節燒白棘葉末白膠血竭白堊土煅蚯蚓泥同輕

粉伏龍肝同黃蘗黃丹煙脂赤石脂貼胡粉炒同桐油黃丹同黃蠟香油熬膏密陀僧同香

油銀朱同黃蠟攤膏○同古石灰松香麻油化膏貼古石灰雞子清和曬過桐油調作夾紙膏貼無名

入鹽炒罨。牛皮膠、足底木硬，同薑汁、南星末，調塗，烘之。朴消、女人紮足，同杏仁、桑白皮、乳香，煎湯浸之，即耎。黄蘗、猪膽浸晒，研末。白附子、末。煙膠、油調。輕粉、並傅。銀朱、同黄蠟作隔紙膏。蚯蚓糞、同芒消傅。皂莢、熔。烏柏根、末傅。○並主足上風瘡濕痒[一]。男子頭垢、女人足上裙風瘡，和桐油，作隔紙膏貼[二]。木鼈子、濕瘡足腫，同甘遂，入猪腎煮食，下之。食鹽。手足心毒，同椒末、醋塗。

【胻瘡】即臁瘡。艾葉、燒烟，熏出惡水。○或同雄黄、布燒。○或同荆葉、雞屎，坑中燒熏，引蟲出。翻白草、煎洗。菝葜葉、椒、鹽水煮貼。野園荽、同輕粉、桐[三]油貼。金星草、刮星傅[四]。覆盆葉、漿水洗，傅。馬勃、葱湯洗，傅。烏頭、同黄蘗，末傅。懸鉤子葉、同地蕉葉、食鹽杵貼。桑耳、同楮耳、牛屎菰、髮灰，傅。櫧葉、一日三貼。冬青葉、醋煮貼。黄蘗、同輕粉、猪膽貼。柿霜、同柿蒂灰傅。桐油、日塗。○或入輕粉，或入髮熬化。○脚肚風瘡如癩，同人乳掃之。地骨皮、同甘草節、白蠟、黄丹、香油，熬膏貼。左脚草鞋、燒灰，同輕粉傅。陳棗核、燒。老杉節、燒。白棘葉、末。白膠、血竭、白堊土、煅。蚯蚓泥、同輕粉。伏龍肝、同黄蘗、黄丹、輕粉、赤石脂，貼。胡粉、炒，同桐油。黄丹、同黄蠟、香油，熬膏。密陀僧、同香油。銀朱、同黄蠟攤膏。○同古石灰、松香、麻油，化膏貼。古石灰、雞子油和煅過，桐油調，作夾紙膏貼。無名

〔一〕痒：原作「庠」。今據卷三十五烏柏木「附方」改。
〔二〕貼：原作「塗」。今據卷五十二頭垢「附方」改。
〔三〕桐：原作「同」。今據卷二十石胡荽「附方」改。
〔四〕傅：原脱。今據卷二十金星草「附方」補。

巽同黄丹 鹽中黑泥敷 銅綠青蠟化瓶 艌船灰粉末 同輕 蜜蠟五倍湯洗後攤
貼千瘡 生龜殼燒入麝香塗 雞子黄同黄連煎 雞內金貼十日愈 羊屎燒同輕粉末
牛包衣燒 虎骨汁先洗 馬頰骨燒 鹿角燒 人骨燒 人項骨同龍骨流
黄作臍貼或入輕粉○ 亂髮同雞子黄炙乾同桐油和 水牛蹄甲灰麻油令攤
頭垢又同枯礬豬膽塗
口深同髮灰輕粉 百草霜熱小兒膿口作油厚同輕粉 隔紙膏貼 猳豬屎百藥酒不深效貼
黄攤京墨作膏貼
蝕去惡肉燒 白藺茹同雄黄硫黄末傳蝕惡肉 蟲乃用上方 酸榴皮洗 百藥煎細末瘡肚
末傳攻之乘效
久則包腳山 馬齒莧同膽礬生蟲 窗調傳一夜蟲出○ 泥蠍同羊肚
水唾塗四圍 同蔥白石灰搗團陰乾研傳
傳 生鯉魚 鱧魚腸 鯽魚同皂莢牙山甲末 鱓魚 鰕同糯 鱉甲同亂
髮豬脂煎化入鹽 烏雞骨同三家梧木三家飯罩 牛膝炙或漏
塗○ 盐出蟲出 燒導瘡中碎骨自出 月瘡洒服
諸瘡下 頭瘡 軟癤 禿瘡 煉眉 月蝕
府瘡 耍瘡 陰瘡 吟瘡
頭瘡 菖蒲生塗 艾灰 蓼子同雞子白蜜 鏡面草同輕粉麻油 雞腸草同鹽 研灰
蒺藜 苦參 木耳蜜和 小麥燒傳 紅麴燒塗 胡麻塗嚼 糯飯入輕粉 油

巽、同黃丹。鹽中黑泥、煅。銅緑、黃蠟化拖隔紙。艌船灰、煅，同輕粉末。蜜蠟、五枝湯洗後，攤貼十〔一〕層。生龜殼、燒灰，入輕粉、射香塗。雞子黃、同黃蠟煎。雞内金、貼，十日愈。羊屎、燒，同輕粉，末。牛包衣、燒。虎骨、末傅，虀汁先洗。馬頰骨、燒。鹿角、燒。人骨、燒。人頂骨、同龍骨、流黃。頭垢、作餅貼，或入輕粉。○又同枯礬、猪膽塗。亂髮、桐油炙乾，同水龍骨煅，桐油和。牛蹄甲灰、冷臁口深，同髮灰、輕粉、黃蠟、京墨，作膏貼。百草霜、熱臁口厚，同輕粉、麻油，作隔紙膏貼。猳猪屎、胻疽深敗，百方不效，蝕去惡肉，燒末，填之取效。白蔄茹、同雄、硫、礬，末傅。蝕惡肉盡，乃用上方。酸榴皮、煎洗。百藥煎、脚肚細瘡，久則包脚出水，唾塗四圍。馬齒莧、臁瘡生蟲，蜜調傅，一夜蟲出。○同葱白、石灰，擣團陰乾，研傅。泥礬、同牛羊肚傅。生鯉魚、鱧魚腸、鯽魚、同皂莢、穿山甲，末。鱓魚、鰕、同糯飯。蝦蟇、同亂髮、猪脂煎化，入鹽塗。○並引蟲出。烏雞骨、同三家棓木，三家甑單，燒，導瘡中碎骨自出。牛膝。久成漏瘡，酒服。

諸瘡下

頭瘡，軟癤，禿瘡，煉眉，月蝕，疳瘡，蠶瘡，陰疳，陰瘡。

【頭瘡】菖蒲、生塗。艾灰、蓼子、同雞子白、蜜。鏡面草、同輕粉、麻油。雞腸草、燒灰，同鹽。蒺藜、苦參、木耳、蜜和。小麥、燒傅。紅麴、嚼塗。胡麻、嚼塗。糯飯、入輕粉。豆油、

〔一〕十：原作「千」。今據卷三十九蜜蠟「附方」改。

豆豉薄汁和泥包煨研塗烏梅燒杏仁燒桃梟燒入輕粉檳榔磨黃檗枳
實燒研同豬脂肥皂燒同輕粉麻油木芙蓉油和烏桕根同雄黃鬼齒燒同輕粉百草霜
同輕粉竈下土同十字道上土等分燕窠土同麝香輕粉葱汁調白礬半生半枯酒調雄
黃皮鞋底煮爛塗或燒灰入輕粉草鞋鼻灰尿桶上垢炒蜂房灰油和
蠶退紙灰入輕粉蛇退灰同上象肉灰牛屎灰五倍子同白芷桑蠹屑
同輕粉麻油地龍同輕粉蜜蜂研塗鯽魚釀附子炙研或釀髮炙研鹹魚油煎海螵
蛸同輕粉白礬香鼈甲燒甲香甲煎豬腎摻輕粉五倍子燒研豬骨髓同道粉入都
熊脂並塗香調塗古松薄皮小兒胎風頭瘡入頭少許燒同輕粉油塗榆白皮細研醋和塗上貼頭
所瘡引也兔絲苗何首烏馬齒莧湯洗桃花頭上肥瘡為末水服
禿瘡耳葉同生薑杵胡麻燒焦熱嚼雲臺子同狗頭骨灰醋和白梅燒同輕粉松香
同蓖麻銅青白膠香同蓖麻入少油煎膏竹灰雞子白調茄半個合少五倍子熬香蜂房
燒同巴豆熱香油桑螵蛸炙研油和剝子殼燒入輕粉豬鬃同猫頭毛燒入鼠屎一粒研線香

豆豉、薄汁，和泥包燒，研塗。烏梅、燒。杏仁、燒。桃梟、燒，入輕粉。檳榔、磨粉。黄檗、枳實、燒研，同醋。肥皂、燒，同輕粉、麻油。木芙蓉、油和。烏桕根、同雄黄。鬼齒、燒，同輕粉。百草霜、同輕粉。竈下土、同十字道上土，等分。燕窠土、同射香。輕粉、葱汁調。白礬、半生半枯，酒調。雄黄、皮鞋底、煮爛塗。或燒灰，入輕粉。草鞋鼻灰、尿桶上垢、炒。蜂房灰、脂和。蠶退紙灰、入輕粉。蛇退灰、同上。象肉、灰。牛屎、灰。五倍子、同白芷。桑蛀屑、同輕粉、麻油。地龍、同輕粉。蜜蜂、研塗。鯽魚、釀附子，炙，和蒜研。或釀髮炙。鹹魚、油煎取滓。海螵蛸、同輕粉、白膠香。鼈甲、燒。甲香、甲煎、猪脬、摻輕粉、五倍子，燒研。猪胴髓、入輕粉。熊脂、並塗肥瘡、爛瘡。古松薄皮、小兒胎風頭瘡，入豉少許，燒，同輕粉，油調〔一〕塗。榆白皮、晒研，醋和綿上，貼頭面瘡，引蟲。兔絲苗、何首烏、馬齒、並煎湯洗。桃花。頭上肥瘡，爲末，水服。

【軟癤】蒼耳葉、同生薑杵。胡麻、燒焦，熱嚼。蕓薹子、同狗頭骨灰，醋和。白梅、燒，同輕粉。松香、同蓖麻、銅青。白膠香、同蓖麻，入少油，煎膏。石灰、和〔二〕雞子白煅傅〔三〕。茄、半個，合之。五倍子、熬香油。蜂房、燒，同巴豆，熬香油。桑螵蛸、炙研，油和。雞子殼、燒，入輕粉。猪髮、同猫頸毛燒，入鼠屎一粒，研。線香、

〔一〕調：原脱。今據卷三十四松木皮「附方」補。
〔二〕和：原脱。今據卷九石灰「附方」補。
〔三〕煅傅：原作「服」。今據卷九石灰「附方」改補。

益母草末 葛蔓灰 大作研 鼠粘葉貼 天仙蓮葉杵 赤小豆末
糯飯燒 桃奴燒 肥皂研 山黃楊子研 枯礬油和 木芙蓉末 白瓷末
水龍骨燒 蚯蚓泥油和 蘩蔞灰 鯖魚尾貼 雀屎水和 男子屎臘豬脂和

禿瘡

皂莢 藍 苦瓠藤 鹽並煎湯洗 火炭齊水 酸泔 馬肉煮汁 馬
屎燒灰 馬屎並洗 羊屎煎水洗燒灰塗 羊蹄根擦 蒜揩 桃皮汁口服仍塗 桑椹
汁口服治赤禿以桑灰汁洗 香薷汁和胡粉 貫衆燒研或入白芷 黃葵花同黃丹大黃末 雞窠
草同白頭翁花豬脂和 麥麪同豆豉蝸 豆豉同黃蠟入輕粉 煅 桃花末或同椹 桃奴同黑豆末 杏
仁七個燒研 青錢一个灯油調塗 甘蕉燒同汁油 茱萸炒焦入輕粉 同 楸葉搗或入桃葉傅 樟腦同花椒
椒脂麻塗先以退猪湯洗 松脂同黃蠟猪油石綠礬青黛 燕窠上同蠟蜂窠 百草霜入輕粉 煙膠
同包 膽礬同朱砂猪脂入硇砂少許 輕粉同黃蠟膠油調塗同蔥汁 綠礬同苦楝子燒傅同
輕粉淡豉傅 慈竹虫同研塗 小 鯽魚灰醬汁和或入雄黃末 雄雞屎和醋 羊骨髓入輕粉
粉 人髑髏灰同研大豆 人屎灰 赤馬皮灰 馬蹄灰 馬骨灰 牛角灰 牛

益母草、末。葛蔓、灰。大芋、研。鼠粘葉、貼。天仙蓮葉、杵。赤小豆、末。糯飯、燒。桃奴、燒。肥皂、研。山黄楊子、研。枯礬、油和。木芙蓉、末。白瓷、末。水龍骨、燒。蚯蚓泥、油和。蝦蟆、灰。鱖〔一〕魚尾、貼。雀屎、水和。男子屎。臘猪脂和。

【秃瘡】皂莢、藍、苦瓠藤、鹽、並煎湯洗。火炭、淬水。酸泔、馬肉、煎汁。馬屎、絞汁。馬尿、並洗頭。羊屎、煎水洗，仍末塗。羊蹄根、擦。蒜、擦。桃皮汁、日服，并塗。桑椹汁、日服，治赤秃，先以桑灰汁洗。香薷、汁，和胡粉。貫衆、燒研，或入白芷。黄葵花、同黄芩、大黄，末。雞窠草、同白頭翁花、猪〔二〕脂和。麥麪、同豆豉、醋。豆豉、同屋塵煆，入輕粉。桃花、末，或同椹。桃奴、同黑豆，末。杏仁、七個，青錢一個，擣爛，燈油調塗。甘蔗、燒，同柏油。茱萸、炒焦，同輕粉。楸葉、擣，或入椿、桃葉。樟腦、同花椒、脂麻塗，先以退猪湯洗。松脂、同黄蠟、麻油、石緑，熬膏貼。燕窠土、同蠮螉窠。百草霜、入輕粉。煙膠、同礬〔三〕。膽礬、同朱砂、猪脂，入硇砂少許。輕粉、同黄蠟，鵝油塗。○同煙膠，油調。○同葱汁。緑礬、同苦楝子燒傅。○同輕粉、淡豉傅。慈竹蟲、同水泉〔四〕研塗。鯽魚灰、醬汁和，或入雄黄末。雄雞屎、和醬汁、醋。羊髓、入輕粉。人髑髏、同大豆炒研。人屎、灰。赤馬皮、灰。馬蹄、灰。馬骨、灰。牛角、灰。牛

〔一〕鱖：原作「鱝」。今據卷四十四鱖魚尾「主治」改。
〔二〕猪：原作「楮」。今據卷四十八雞窠中草「主治」改。
〔三〕礬：原作「凡」。今從江西本改。
〔四〕水泉：卷四十一竹蠹蟲「主治」作「牛溺」。

屎灰　猪屎灰　猪懸蹄灰　鼠屎灰　虎骨末　葶藶末　藜蘆末　蒼耳

芫花末　葦灰　大豆炒焦　大麻子炒焦　蕪菁葉灰　皂莢灰　慈竹籜

灰　苦竹葉灰　苦參末　蛇銜末　藎草末　蜀羊泉　銀朱　雄黃

雌黃　鵝掌皮灰　鴿屎並用香油調塗或用豬脂　胡荽子　土細辛　梁上

塵並用油調塗　山豆根水研　馬齒莧灰或熬膏　瓜蒂熬膏　蔥實　紫草煎汁　陳油

瘡　雞子黃熬油　榆白皮醋和小虫　蕺菜竹筒煨搗　木綿子燒油　豬膽竹筒盛油煨沸

釘瘡　猪肘　猪脬　羊脬　羊脯　熊膽　猬脂　牛脂　羊

脂　白馬脂　小兒胎屎並搗汁塗　猫屎燒灰傅　鬼紙頭　絲瓜葉汁塗頭杏仁生細

鍊眉即錄部蘚　黃連研末油調塗並入白礬一粒輕粉少許盆內艾烟熏之　兔絲子炒研　小麥燒黑

疕子炒秈　百藥煎同生礬末　穿山甲炙焦研入輕粉　猪骱髓入輕粉　白膠香　黑驢屎灰

坩鍋末同輕粉並油調塗　麥麩炒黑酒調

月蝕生于耳鼻面及下部竅側隨月盈虧久則成疳小兒多在兩耳　黃連末或加輕粉蛇牀子　青黛末或加黃

屎、灰。猪屎、灰。猪懸蹄、灰。鼠屎、灰。虎骨、末。葶藶、末。藜蘆、末。莽草、芫花、末。葦灰、大豆、炒焦。大麻子、炒焦。蕪菁葉、灰。皂莢灰、慈竹籜、灰。苦竹葉、灰。苦參、末。蛇銜、末。藎草、末。蜀羊泉、銀朱、雄黄、雌黄、鵜掌皮、灰。鴿屎、並用猪脂或香油調塗。胡荽子、土細辛、梁上塵、並用香油調塗。山豆根、水調。馬齒莧、灰，或熬膏。瓜蒂、熬膏。葱、蜜、紫草、煎汁。陳油滓、雞子黄、熬油。榆白皮、醋和，引蟲。蕺菜、竹筒煨，擣。木綿子、燒油。猪膽、筒盛香油煨沸，下膽塗。猪肚、猪脬、羊脬、羊脯、熊腦、猬脂、牛脂、羊脂、白馬脂、小兒胎屎、並揭禿，引蟲。猫屎、燒灰，傅鬼舐頭。絲瓜葉。汁，塗頭瘡生蛆。

【鍊眉】即鍊銀癬。黄連、研末，油調塗。盌內艾烟熏過，入皂礬一粒，輕粉少許，塗之。兔絲子、炒研。小麥、燒黑。巵子、炒研。百藥煎、同生礬，末。穿山甲、炙焦，研，入輕粉。猪骱髓、入輕粉，白膠香。黑驢屎、灰。坩鍋末、同輕粉。○並油調塗。麥麩。炒黑，酒調。

【月蝕】生于耳、鼻、面及下部竅側，隨月盛衰，久則成疳。小兒多在兩耳。黄連、末，或加輕粉、蛇牀子。青黛、末，或加黄

薔薇根同地榆擣粉　土馬鬃同井苔　馬齒莧同黃檗　肥皂莢燒灰同枯礬　苦竹
葉燒灰同豬脂　綠豆粉同枯礬黃丹　東壁土同胡粉　輕粉棗包煨　白礬同黃丹　曾青
同雄黃黃芩　流黃同斑蝥蕳茹　蠶繭灰同豬骨○同流黃豬髓　兔屎入蝦蟆腹中煅研　虎骨研末
同豬脂　蛇蛻灰　鰾膠灰　龜甲灰　甲煎　雞屎白炒　馬骨灰　敗鼓皮
灰　角蒿灰　救月杖灰　救月鼓椎灰　月桂子　寡婦牀頭上塵
蚓泥　胡粉　屠几垢　寒食泔淀　生白米嚼　雄雞冠血　雞子黃炒油
天鵝油調草烏龍腦　醍醐　羊脂　熊膽　豬膽　雞膽並塗耳面月蝕瘡
醋同油煎沸傅之二日一易　羚羊鬚小兒耳面香瓣瘡同白礬荊芥小棗燒輕粉傅之　茱萸根同薔薇根
地榆煎水洗　地骨皮洗并摻　蠟燭照之使熱瘋狗炙
胡黃連○同蘆薈蟾灰款冬花　桔梗燒灰同茴香　黃礬同白礬青黛燒　馬懸蹄灰同麝香入
藍澱並塗口鼻急疳　甘松同輕粉蘆薈摻豬腎貼急疳　雄黃同銅綠○天南星○同葶藶○同棗燒○並同
走馬急疳　銅青同滑石○同麝香　人中白傅走馬疳○同枯礬　砒霜同石綠　綠礬煅麝香

檗。薔薇根、同地榆、輕粉。土馬騣、同井苔。馬齒莧、同黄檗。肥皂莢、灰，同枯礬。苦竹葉、灰，同猪脂。緑豆粉、同枯礬、黄丹。東壁土、同胡粉。輕粉、棗包，煅。白礬、同黄丹。曾青、同雄黄、黄芩。流黄、同斑蝥，䕡茹。蝦蟆、灰，同猪膏。○同流黄、枯礬。兔屎、入蝦蟆腹中，煅研。虎骨、生研，同猪脂。蛇蜕、灰。鰾膠、灰。龜甲、灰。甲煎、雞屎白、炒。馬骨、灰。敗鼓皮、灰。角蒿、灰。救月杖、灰。救月鼓椎、灰。月桂子、寡婦牀頭土、蚯蚓泥、胡粉、屠几垢、寒食泔、淀。生白米、嚼。薤、醋煮。雞子黄、炒油。天鵝油、調草烏、龍腦。醍醐、羊脂、熊膽、猪膽、雞膽、並塗耳面月蝕疳瘡。醋、同油煎沸，傅之，一日一易。羚羊鬚、小兒耳面香瓣瘡，同白礬、荆芥、小棗，入輕粉傅之。茱萸根、同薔薇根、地榆，煎水洗。地骨皮、洗并摻。蠟燭。照之，使熱氣相及。

【疳瘡】黄連、同盧會、蟾灰。○同款冬花。桔梗、同茴香燒灰。黄礬、同白礬、青黛燒。馬懸蹄、灰，入射香。藍澱、並塗口鼻急疳。甘松、同輕粉、盧會，摻猪腎，貼急疳。雄黄、同銅緑。○同葶藶。○同天南星。○同棗燒。○並塗走馬急疳。銅青、同人中白，傅走馬疳。○同枯礬。○同蜘蛛、射香。並傅牙疳。砒霜、同銅緑〔一〕。緑礬、煅，入射香。

〔一〕銅緑：原作「石碌」。今據卷十砒石「附方」改。

五倍子〔燒研，同枯礬、青黛〕百藥煎〔同上，數入麝香〕人中白〔數入銅青，麝香少許〕

〔同蝦蟆燒灰。並塗走馬疳〕鯽魚〔蟾蜍燒傅急疳口，蟾蜍燒摻。牙疳，口膽滴。小兒鼻疳，治疳〕雞內金〔燒〕

魁蛤〔灰〕貝子　海螺蛸　豬骨髓　海桐皮　熊膽　牛骨

〔灰〕牛耳垢　輕粉　白礬　石鹼〔並主口鼻疳瘡〕人屎〔疳蝕口鼻，鶉卵灰，貼引出〕

羅勒〔同輕粉、銅青塗鼻疳赤爛。口同輕粉、密陀僧、土朱，疳〕黃檗〔同銅青，口，大棗殼研同〕柳華〔燒入麝〕

橄欖〔燒入麝〕橡斗〔燒入鹽〕大麻仁〔嚼〕蒲公英　雞腸草　蘩蔞

薔薇根　胡桐淚　梓根皮　青黛　杏仁油〔並塗口鼻疳瘡〕飛廉

〔燒傅口疳，下疳〕角蒿〔灰塗口齒，絕勝〕鼠李根皮〔同薔薇根熬膏，日含，治口疳，一切疳瘡，蝕口鼻〕

〔及鶉骨煮汁，灌之〕烏疊泥〔同雄黃、麝香，每少許〕鉛白霜〔同銅綠少許〕蓬砂　蠡蠶

〔同白礬，同礬，入金鍋，共燒，治〕蚺蛇膽〔入麝香，並塗口齒疳〕蠶退紙〔灰同麝香傅〕

〔一切疳瘡，同輕粉傅〕紫荊皮〔疳，塗鼻疳〕鹽〔同麩〕蘆薈〔並吹鼻疳〕丁香〔吹鼻救腦疳，含汁治齒疳〕

馬屎〔汁〕驢屎〔汁〕馬尿　驢尿〔並救鼻疳、駭死〕銀屑　生地黃〔並煎水，入鹽漱〕

五倍子、燒研。○同枯礬、青黛。百藥煎、同五倍、青黛煅，入銅青。人中白、煅，入射。○同銅青、枯礬。○同壁錢燒。○並塗走馬疳。鯽魚、釀砒燒，傅急疳。○釀當歸燒，摻牙疳。○膽，滴小兒鼻，治腦疳。雞内金、燒〔一〕。魁蛤、灰。貝子、海螵蛸、猪䯨髓、海桐皮、熊膽、牛骨、灰。牛耳垢、輕粉、白礬、石鹼、並主口鼻疳瘡。人屎、疳蝕口鼻，綿裹末貼，引蟲。羅勒、同輕粉、銅青，塗鼻䘌赤爛。○同輕粉、密陀僧，主牙疳。黄檗、同銅青。○同大棗煅研。柳華、燒，入射。橄欖、燒，入射。橡斗、入鹽燒。大麻仁、嚼。蒲公英、雞腸草、繁縷、薔薇根、胡桐淚、樗根皮、青黛、杏仁油、並塗口鼻疳䘌。飛廉、燒，傅口疳、下疳。角蒿、灰，塗口齒疳，絶勝。鼠李根皮、同薔薇根熬膏，日含，治口疳，萬不失一。○疳蝕口鼻及脊骨，煮汁灌之。烏叠泥、同雄黄、貝母。○同蓬砂。鉛白霜、同銅青，入少礬。蓬砂、蠶繭、同白礬。○同礬、雞内金、鍋蓋垢。蚺蛇膽、入射。鼉甲、灰。並塗口齒疳。蠶退紙、灰，同射香，傅牙疳。○同乳香、輕粉，傅一切疳瘡。紫荆皮、塗鼻疳。鹽、同麪煅。盧會、並吹鼻疳。丁香、吹鼻，殺腦疳。含汁，治齒疳。馬屎、汁。驢屎、汁。馬尿、驢尿、並漱口鼻疳蝕。銀屑、生地黄、並煎水，入鹽，洗

〔一〕燒：原作「澆」。今據卷四十八鷄肶胵裹黄皮改。

口鼻疳蝕胡粉　葵根灰　蒸糯米氣水並塗身面瘡　白殭蠶炒研和蜜　晚蠶

蛾入射並燒蛋瘡　地骨皮作撚每年久疳瘻白漿生肉　羊羔骨灰同雄黃射香與疳瘡成漏敷

羊脂同莨菪子燒煙熏瘡孔　馬夜眼末納孔中水斷亦燒研裴　羊膽小兒疳瘡和醬汁灌入肛內

沒食子末吹肛內主口鼻疳　猪肝牙疳危急煮蘸赤芍藥任意食之后服平胃散　羯羊肝同赤石脂

煮食　猫頭灰酒服　升麻煎汁　艾葉煎汁　浮石火煅醋淬同金銀花末服　鰻鱺魚煮食並主疳蟲

蘆薈甘草狐惑食肛熬以汗出同黃連犀角煎服　赤小豆生芽為末　萹蓄煮汁　蛇莓汁

烏梅炒丸　桃仁鹽醋煎汲　升麻　雲實末　馬鞭草汁　蒜並主下部䘌瘡　牡丹

下部生瘡已洞決者研末湯服　生漆一合入雞子連白吞之少下蟲出　猪膽醋熬飲一口出死使盡亦並孔

內利出蟲物已蜃淤猧作挺紙入　同茱萸下部等蟨掘坑燒赤以酒沃之內萸于中坐熏不過三次　桃葉同梅

葉蒸熏　艾葉燒煙熏　食鹽炒熨　槲皮同欅皮熬膏　桃白皮煎膏　木鼈子燒　大

棗和水銀研　荇葉杵　楝皮　苦參　豨薟　青葙葉　樗白皮

牡荊子　旱蓮灰　飛廉灰　角蒿灰　青蛙同雞骨燒灰　蝮蛇灰　馬絲

口鼻疳蝕。胡粉、葵根、灰。蒸糯米氣水、並塗身面疳瘡。白殭蠶、炒研，和蜜。晚蠶蛾、入射。並傅風疳。地骨皮、作撚，紝年久疳瘻，自然生肉。羊羔骨、灰，同雄黃、射香，填疳瘡成漏。羖羊脂、同莨菪子燒煙，熏疳孔。馬夜眼、末，納孔中，永斷。亦燒研，塞。羊膽、小兒疳瘡，和醬汁灌入肛內。没食子、末，吹肛内，主口鼻疳。猪肝、牙疳危急，煮，蘸赤芍藥，任意食之。後服平胃藥。羯羊肝、赤石脂煮食。猫頭灰、酒服。升麻、煎汁。艾葉、煎汁。浮石、火煅醋淬，同金銀花，末服。鰻鱺。煮食。並主疳䘌。

【䘌瘡】蕙草、狐惑食肛，默卧汗出，同黄連、酸漿，煎服。赤小豆、生芽，爲末。萹蓄、煮汁。蛇莓、汁。烏梅、炒，丸。桃仁、鹽、醋煎服。升麻、雲實、末。馬鞭草、汁。蒜、並主下部䘌瘡。牡丹、下部生瘡已洞决者，研末，湯服。生漆、一合，入雞子連白吞之，吐下蟲出。猪膽、醋熬，飲三〔一〕口，蟲死便愈。亦灌肛内，利出蟲物。○同蜜熬稠，作挺納入。茱萸、下部痔䘌，掘坑燒赤，以酒沃之，内萸于中，坐熏，不過三次。桃葉、同梅葉蒸熏。艾葉、燒煙熏。食鹽、炒熨。槲皮、同櫸皮熬膏。桃白皮、煎膏。木鼈子、磨水。大棗、和水銀研。荇葉、杵。楝皮、苦參、豨薟、青葙葉、樗白皮、牡荊子、皂莢、灰。飛廉、灰。角蒿、灰。青蛙、同雞骨燒灰。蝮蛇、灰。馬懸

〔一〕三：底本「三」字缺損似「一」。今據上圖本補正。

跡灰 豬脂 犬脂 犬心 並導下部 納 蟯蜋 同牛膝作羊肉納引蟲 雞肉

鯽魚骨 雄黃 雌黃 流黃 並傅 肥豬腸 溝中

陰瘡 甘草 同槲枝、赤皮葱、大豆煎汁，日洗三次 槐皮 煎汁 漿水

惡水 並洗後傅藥 黃連 同黃檗傅，浴湯欲斷 黃檗 豬膽汁炙，研入輕粉 苦參 同蠟茶、粉、密陀僧

下疳 蒲黃 同水銀 燈草 灰同輕粉、麝香 胡黃連 同孩兒茶 綠豆粉 同蠟燕脂灰 棗

核 同髮燒 橄欖 燒 銀杏 嚼 胡麻 嚼 杏仁 油 訶子 同麝 故網巾 灰同孩兒茶

荼 荳蔻 薔薇根 飛廉 末 地骨皮 末 桐油 繳紙 灰 蚯蚓泥 同新汲水作

繁縷灰 作餅貼 烏疊泥 同輕粉、片腦，或加真珠 輕粉 末 爐甘石 煆，同孩兒茶；同黃連、輕粉

礬石 同麻仁末 黃丹 同枯礬 密陀僧 同青黛、海螵蛸 五倍子 同枯礬、花椒末 同

鏡鏽 田螺 燒，同輕粉、麝香 雞內金 燒，或同黃丹、白礬，調茶油 抱出雞子殼 燒，或入輕粉

小兒疳瘡 同 蠶蛻 灰同 駝絨 灰，同黃丹 人中白 同枯礬、銅青、輕粉

黃連、輕粉 天靈蓋 灰，或入紅粉 頭垢 蠶繭 鬼眼睛 燒 爛蜆殼 燒 貝子 燒

本草綱目主治第四卷 百病主治藥

並傳。

蹄、灰。猪脂、犬脂、犬心、並導納下部。蜣蜋、同牛屎、羊肉，杵納，引蟲。雞内金、鯽魚骨、雄黄、雌黄、流黄。

【陰疳】甘草、同槐枝、赤皮葱、大豆，煎汁，日洗三次。槐皮、煎汁。漿水、肥猪腸、溝中惡水、並洗後傅藥。黄連、同黄檗，傅陰瘡欲斷。黄檗、猪膽汁炙，研，入輕粉。苦參、同蠟茶、蛤粉、密陀僧、猪脂，塗。蒲黄、同水銀。燈草、灰，同輕粉、射香。胡黄連、同孩兒茶。緑豆粉、同蟾灰、燕脂。棗核、同髮燒。橄欖、燒。銀杏、嚼。胡麻、嚼。杏仁、油。訶子、同射。故網巾、灰，同孩兒茶。黄薔薇、葉，焙。飛廉、末。地骨皮、末。桐油繖紙、灰。蚯蚓泥、同豉，作餅。○同繁縷灰，作餅貼。烏疊泥、同輕粉、片腦。○或加真珠。輕粉、末。爐甘石、煅，同孩兒茶。○同黄丹、輕粉。礬石、同麻仁，末。黄丹、同枯礬。密陀僧、同青黛、海粉、黄連。五倍子、同枯礬。○同花椒、茶。○同鏡鏽。田螺、燒，同輕粉、腦、射。雞内金、燒。○或同蠶繭、白礬、鍋蓋垢，燒。抱出雞子殼、燒，或入輕粉。○外腎癰瘡，同黄連、輕粉。蝦蟆、灰，同兔屎。駝絨、灰，同黄丹。人中白、同枯礬、銅青，煅研，入蜜炙黄蘗、冰片。天靈蓋、煅。○或入紅棗、紅褐同燒。頭垢、蠶繭内燒。鬼眼睛、燒。爛蜆殼、燒。貝子、燒。

海螵蛸 龍骨 百藥煎 鯽魚膽 象皮灰 貓骨灰 虎牙
生猬皮灰 鼬鼠灰 髮灰 流黃 赤石脂 銅青並塗下疳 鼠
李根皮同蔷薇根煮汁熬膏塗 母猪屎燒傅男女下疳 室女血衲燒傅男子陰瘡潰爛
陰瘡甘草蜜煎塗陰頭 青黛地骨湯洗同欵冬射香末塗 胡粉杏仁或白果炒過研塗
陰瘡浸淫同枯礬 白礬同麻仁猪脂 黄礬同麝香 没石子燒 荷葉灰同 田螺同灰
輕粉 鼈甲灰 油髮灰塗亦可米湯服 爛蜆殼燒 蚌粉燒 鯉魚骨燒 鰾膠
燒海螵蛸 鯉魚膽 鯽魚膽並塗陰頭清瘡 蚯蚓泥同敲口外腎生瘡同緑豆粉塗
蜂蜜先以黄蘗水洗乃塗 猪脬燒入黄丹 牛蹄甲灰 馬骨灰並傅下疳 木香同黄連蜜
雞腸草燒研同蚯蚓泥塗陰瘡壞爛 黄蘗同黄連煎水洗研末同猪膽搽 松香同根燒油
五倍子同蠟茶輕粉 紫梢花 孔公孽 蒲黄並塗陰囊濕瘡 黄連同
粉 大豆皮 狗骨灰 狗屎灰 人屎灰小兒陰瘡 青鉛 皂莢燒
麥麪小兒陰腫 蛇牀子同浮萍 狼牙草 越瓜 蜀椒

海螵蛸、龍骨、百藥煎、鯽魚膽、象皮、灰。猫骨、灰。虎牙、生。猬皮、灰。鼬鼠、灰。髮灰、流黄、赤石脂、銅青、並塗下疳陰瘡。鼠李根皮、同薔薇根煮汁，熬膏塗。母猪屎、燒，傅男女下疳。室女血衲。燒，傅男子陰瘡潰爛。

【陰瘡】甘草、煎蜜，塗陰頭粟瘡，神妙。青黛、地骨湯洗，同款冬、射，末塗。胡粉、杏仁或白果炒過，研塗。○陰瘡浸淫，同枯礬。白礬、同麻仁、猪脂。黄礬、同射。没石子、燒。荷葉、灰，同茶。田螺、灰，同輕粉。鼈甲、灰。油髮、灰塗。亦可米湯服。爛蜆殼、燒。蚌粉、燒。鯉魚骨、燒。鰾膠、燒。海螵蛸、鯉膽、鯽膽、並塗陰頭妬精瘡。蚯蚓泥、同豉。○外腎生瘡，同緑豆粉塗。蜂蜜、先以黄檗水洗，乃塗。猪脬、煅，入黄丹。牛蹄甲、灰。馬骨、灰。並傅玉莖瘡。木香、同黄連、密陀僧。雞腸草、燒，同蚯蚓泥。○並塗陰瘡壞爛。黄檗、同黄連煎水洗。仍研末，同猪膽搽。松香、同椒，燒油。五倍子、同蠟茶、輕粉。紫梢花、孔公孽[一]、蒲黄、並塗陰囊瘡濕痒。黄連、同胡粉。大豆皮、狗骨、灰、狗屎、灰、人屎、灰。○並傅小兒陰瘡。青紙、貼。皂莢、燒熏。麥麪、小兒歧股生瘡，連囊濕痒。蛇牀子、同浮萍、荷葉，煎汁洗。狼牙草、越瓜、蜀椒、

〔一〕孽：原作「孼」。今據卷九孔公孽改。

茱萸　五加皮　槐枝並煎水洗

外傷諸瘡　漆瘡　凍瘡　皴裂　灸瘡　湯火瘡

〔漆瘡〕蜀椒洗之塗鼻孔近漆亦不生瘡　芥　莧　薄荷　山查　茱萸　荷葉　杉材　黃櫨　柳葉　鐵漿　新汲水並洗　韭汁　白菘汁　雞腸草汁　蜀羊泉汁　井中苔萍　藍汁　貫衆末　苦芙末　秫米末　無名異末　白礬化湯　石蟹磨汁　芒消化　蟹黃化　猪脂　羊乳並塗　猪肉內食肉外嚼糯米塗

〔灸瘡〕甘草煎水洗塗炙三黃末　麥苗煎汁　茄根　李葉煎汁　馬屎

〔湯火〕酒糟浸　米醋　熱湯並洗　浸韲汁熬清　桐油熬髮　鼠熬猪脂　附子熬調　大黃水調　黃蘗乳調或炒白斂　麴蒸炒　柏葉炙研　松葉炙研　橄欖燒　老絲瓜灰　蟹殼灰　鵝掌黃皮灰　原蠶蛾　密蠟化　鴨腦　雞腦　雀腦　蒿雀腦　豚腦並塗

〔皴裂〕臘酒糟同猪脂薑汁鹽炒熱摻之　五倍子同牛髓塗或同牛[illegible]繩灰填之　銀杏嚼　白及嚼　鐵熱　獺足灰　白鵝膏　猪膏

茱萸、五加皮、槐枝。並煎水洗。

外傷諸瘡 漆瘡，凍瘡，皴裂，灸瘡，湯火瘡。

【漆瘡】蜀椒、洗。○塗鼻孔，近漆亦不生瘡。芥、莧、薄荷、山查、茱萸、荷葉、杉材、黄櫨、柳葉、鐵漿、新汲水、並洗。韭、汁。白菘、汁。雞腸草、汁。蜀羊泉、汁。井中苔、萍、藍、汁。貫衆、末。苦芙、末。秫米、末。無名異、末。白礬、化湯。石蟹、磨汁。芒消、化。蟹黄、化。猪脂、羊乳、並塗。猪肉。内食肉，外嚼穄米塗。【凍瘡】甘草、煎水洗，塗以三黄末。麥苗、煮汁。茄根莖葉、煮汁。馬屎、煮汁。酒糟、浸水。米醋、熱湯、並浸洗。薑汁、熬膏。桐油、熬髮。鼠、熬猪脂。附子、麪調。大黄、水調。黄檗、乳調，或加白斂。藕、蒸杵。柏葉、炙研。松葉、炙研。橄欖、燒。老絲瓜、灰。蟹殼、灰。鵝掌黄皮、灰。原蠶蛾、蜜蠟、化。鴨腦、雞腦、雀腦、蒿雀腦、豚腦。並塗抹。【皴裂】臘酒糟、同猪脂、薑汁、鹽，炒熱搽之。五倍子、同牛髓塗，或同牛鼻繩灰填之。銀杏、嚼。白及、嚼。鐵爇、獺足、灰。白鵝膏、猪膏、

汁脫 馬鬐膏 狼膏 鵜鴣膏並塗 牛皮膠塗尸脚裂 雞屎煮汁浸尸

肉裂浸 蜀椒煮汁洗 合水藤汁洗 酒化作膽或膏先

灸瘡 黃芩灸瘡血出不止酒服二錢即止 白魚灸瘡不發作膾食 青布灰 鱧腸並貼灸瘡

薤白煎豬脂塗 桑葉 茅花 瓦松 木芙蓉 楸根皮葉 車

脂 海螵蛸 牛屎灰 兔皮及毛並塗灸瘡不瘥 鷹屎白灸瘡腫痛和人精傅

竈中黃土煮汁淋洗 湯火瘡 柳葉湯火毒入腹熱悶煎服皮燒傅 人屎火燒不識人絞汁頓熱

飲一二升 生蘿蔔煙熏欲死嚼汁又搗塗火瘡 當歸煎麻油 丹參同羊脂 地黃同白

蜜熬膏 甘草蜜煎 大黃蜜調 胡麻仁同蛤粉 苦參油調 白及油調 黃葵花油浸

赤地利湯火瘡 蛇莓止痛 大麥炒黑 小麥炒黑 麥麪同梔子研 蕎麥炒研 胡麻生研

綠豆粉 黍米炒 粟米炒 蒸餅燒 白餳燒 胡桃燒 楊梅樹皮

燒油 烏桕木皮灰 榆白皮嚼 黃櫨木燒 杉皮燒 松皮燒 柏根

白皮煎豬脂 柏葉止痛滅瘢 梔子雞子白調 木芙蓉油 山茶花油調 經霜桑

牛腦、馬鬐膏、狼膏、鶻鵃膏、並塗。牛皮膠、塗尸脚裂。雞屎、煮汁，浸尸脚裂。蜀椒、煮洗。含水藤、汁洗。酒。化猪腦，或膏洗。

【灸瘡】黄芩、灸瘡血出不止，酒服二錢，即止。白魚、灸瘡不發，作膾食。青布、灰。鱧腸、並貼灸瘡。薤白、煎猪脂塗。菾菜、茅花、瓦松、木芙蓉、楸根皮葉、車脂、海螵蛸、牛屎、灰。兔皮及毛、並塗灸瘡不瘥。鷹屎白、灸瘡腫痛，和人精傅。竈中黄土。煮汁淋洗。【湯火傷瘡】柳葉、湯火毒入腹，熱悶，煎服。皮，燒傅。人尿、火燒，不識人，發熱，頓飲一二升。生蘿蔔、烟熏欲死，嚼汁咽。又嚼，塗火瘡。當歸、煎麻油、黄蠟。丹參、同羊脂。地黄、同油、蠟熬膏。甘草、蜜煎。大黄、蜜調。蓖麻仁、同蛤粉。苦參、油調。白及、油調。黄葵花、浸油。赤地利、滅痕。蛇莓、止痛。大麥、炒黑。小麥、炒黑。麥麪、同巵子研。蕎麥、炒研。胡麻、生研。緑豆粉、黍米、炒。粟米、炒。蒸餅、燒。白餳、燒。胡桃、燒。楊梅樹皮、燒，和油。烏柹木皮、灰。榆白皮、嚼。黄櫨木、燒。杉皮、燒。松皮、燒。柏根白皮、煎猪脂。柏葉、止痛，滅痕。巵子、雞子白調。木芙蓉、油調。山茶花、油調。經霜桑

漿燒木炭磨汁甘鍋入脂粉餅鑪灰油調鐵鏽竹油調銀朱菜油調赤石
脂同寒水石大黃水調雲母石同羊髓金剛石磨水赤土磨水蚯蚓泥菜油調井
底泥 烏古瓦 胡粉 青琅玕 胡粉 寒水石燒 石膏
古石灰炒 甘蕉油 劉寄奴 蜀葵花 葵菜 白斂
浮萍 景天 龍舌草 佛甲草 垣衣灰 石苔灰 井中苔
藍 菰根 稻草灰 生薑 敗瓢灰 黃瓜化水 絲瓜葉
汁 櫸葉 槐實 荊莖灰 桐油 雞子黃熬油 鰣魚蒸油埋土中七月收
蜂蜜同薤白搗 豬膽調黃蘗末 牡鼠煎油 虎骨炙研敷中骨同 豬毛尾同燒灰和膠 鹿
角膠化 黃明膠 牛屎煖塗 烏氈灰 蜀水花 蠶蛾 海螵蛸
鯉魚 爛螺殼燒 蛤粉 人精和鷹屎白女人精塗或 人中白並塗 食鹽
凡湯火傷未以鹽摻護肉乃用塗藥 海蛇貼 梨貼之免爛 皂礬化水洗疼即止 醬汁 米醋
並洗以藥傅 薄荷汁 黃蘗末並塗灸丹向火內服生漆逕痱

葉、燒。木炭、磨汁。甘鍋、入輕粉。餅鑪灰、油調。鐵鏽、竹油調。銀朱、菜油調。赤石脂、同寒水石、大黄，水調。雲母石、同羊髓。金剛石、磨水。赤土、磨水。蚯蚓泥、菜油調。井底泥、烏古瓦、胡粉、青琅玕[一]、寒水石、燒。石膏、古石灰、炒。甘蕉油、劉寄奴、蜀葵花、葵菜、白斂、浮萍、景天、龍舌草、佛甲草、垣衣、灰。石苔、灰。井中苔、藍、菰根、稻草、灰。生薑、敗瓢、灰。黄瓜、化水。茄花[二]、絲瓜葉、汁。櫸葉、槐實、荊莖、灰。桐油、雞子黄、熬油。鰣魚、蒸油，埋土中七日收。蜂蜜、同薤白杵。猪膽、調黄檗。牡鼠、煎油。虎骨、炙研。○屎中骨同。猪毛、尾，同燒灰，和膠。鹿角膠、化。黄明膠、牛屎、濕塗。烏氈、灰。蜀水花、蠶蛾、海螵蛸、鯉魚、爛螺殼、燒。蛤粉、人精、和鷹屎白，或女人精，塗。人中白、並塗。食鹽、但湯火傷，先以鹽摻護肉，乃用塗藥。海蛇、貼。梨、貼之，免爛。皂礬、化水洗，疼即止。醬汁、米醋、並洗，以滓傅。薄荷、汁。黄檗、末。並塗冬月向火，兩股生瘡濕痒。

〔一〕青琅玕：此下原有「胡粉」二字，與上重複。今從江西本刪。

〔二〕化水茄花：底本四字缺損，今據其他金陵本補正。

金鏃竹木傷
內治　大黄金瘡煩痛，同黄芩丸服　甘草　三七　當歸　芎藭　藁本
白芍藥　羌活　紅藍花　牛膝　續斷並酒服，活血止痛　木通煮汁
釀酒　烏韭　垣衣並漬酒服　紫葛　每始王木　桑寄生　故綿
黑大豆並煎水服　赤小豆醋漬炒研　炒鹽酒服，主血出多　童尿熱服止血　所出血和水
服　沒藥末酒服，煮同乳香、童尿、酒煎服　牡丹皮末服，立尿出血　葱汁同麻子煮服，吐敗血　雞肉
生肌　蕉子生食合口　五子實宜食　檳榔金瘡惡心，同橘皮末服　薔薇根為末日服，生肌止痛
金瘡小草搗服，破血生肌　楊白皮水煎服，塗止痛　棘刺花金瘡內漏　雄黄金瘡內漏，同童
尿服五錢，血化為水也　花蕊石童尿酒服，并摻之，血化為水，不作膿　杏仁金瘡中風，蒸熨；汁服，并塗之
大蒜金瘡中風者，煮酒服取汗　米醋金瘡昏運　琥珀金瘡悶絕，尿服一錢　蝙蝠燒末水服，當下血水
女人中衣帶金瘡犯內，血出不止，亏小燒灰水服　人勢下蠶室人瘡口不合，取本勢燒存性研末水服
玳瑁生煎汁，或刺血熱飲　龜筒燒汁　貝子燒研水服　白鴨通汁　人尿汁　月經衣

金鏃竹木傷

【内治】大黄、金瘡煩痛，同黄芩，丸服。甘草、三七、當歸、芎藭、藁本、白芍藥、羌活、紅藍花、牛膝、鬱金、並酒服，活血止痛。木通、煮汁釀酒。烏韭、垣衣、並漬酒服。紫葛、每始王木、桑寄生、故綿、黑大豆、並煎水服。赤小豆、醋漬炒，研。炒鹽、酒服，主血出多。童尿、熱服，止血。所出血、和水服。没藥、未透膜者，同乳香、童尿、酒，煎服。牡丹皮、末服，立尿出血。葱汁、同麻子煮服，吐敗血。薤白、生肌。蕉子、生食，合口。五子實、宜食。檳榔、金瘡惡心，同橘皮，末服。薔薇根、爲末，日服，生肌止痛。金瘡小草、擣服，破血生肌。楊白皮、水服，并塗，止痛。棘刺花、金瘡内漏。雄黄、金瘡内漏，同童尿服五錢，血化爲水也。花蕊石、童尿、酒服，并摻之，血化爲水，不作膿。杏仁、金瘡中風，蒸，絞汁服，并塗之。大蒜、金瘡中風，煮酒服，取汗。米醋、金瘡昏運。琥珀、金瘡悶絶，尿服一錢。蝙蝠、燒，末，水服，當下血水。女人中衣帶、金瘡犯内，血出不止，五寸，燒灰，水服。人勢、下蠶室人，瘡口不合，取本勢燒存性，研末，水服。玳瑁、甲，煎汁。或刺血熱飲。龜筒、煎汁。貝子、燒研，水服。白鴨通、汁。人屎、汁。月經衣、

燒灰酒服　褌襠汁（血雜藥箭毒）　牡鼠肉（箭鏃入肉炙研酒服瘡痒即出）　生地黃（毒箭入小先服百日
白出）　豬腰子（毒箭傷臥酒服并塗）　半夏（金刃箭鏃入骨肉同白斂末服）　王不留行　瞿麥（並并
竹木入肉所末水服斤傅）　酸棗（一刺入肉中燒仁末水服立出）
外治　石灰（傅金瘡止血定痛神品或同大黃末或同棉花末或同苧麻葉擣收或同麻葉青蒿擣收或同韭汁收或同
蚌蛤燒擣收或同牡丹擣收）　松煙墨　釜底墨　百草霜　石炭　門臼灰
寒水石（同煆青）　雲母粉　香爐灰　無名異　石蘊　蜜栗子
烏疊泥　靑丹（或入白蠟）　銅屑（或入松脂）　銅青　石青　石膽　慈石
硇砂　白礬　皁礬　蜜蠟　壁錢窠（貼）　五倍子　紫鉚
白殭蠶　牡蠣（粉）　蜘蛛（網）　雞血（被生斷之）　牛血（傷重者破牛腹納入食久即甦也）
象皮（灰合創口）　大膽　狗頭骨　白馬通　馬屎中粟　天鵝絨（灰）
人精　人屎灰（傅金瘡腸出）　三七（內服外傅）　白芨（同石膏）　苧葉　金星草（淋擣）
紫參　白頭翁　地榆　白芷　白薇　劉寄奴　馬蘭子

燒灰，酒服。褌襠汁、並解藥箭毒。牡鼠肉、箭鏃入肉，燒研，酒服，瘡痒即出。生地黄、毒箭入肉，丸服，百日自出。猪腰子、毒箭傷，磨酒服，并塗。半夏、金刃箭鏃入骨肉，同白斂，末服。王不留行、瞿麥、並主竹木入肉，研末，水服，并傅。酸棗仁。刺入肉中，燒末，水服，立出。

【外治】石灰、傅金瘡吐血，定痛神品。○或同大黄末，或同槐花末，或同苧麻葉擣收，或同麻葉、青蒿擣收，或同韭汁收，或同晚蠶蛾擣收，或同牡鼠擣收。松煙墨、釜底墨、百草霜、石炭、門臼灰、寒水石、同瀝青。雲母粉、香爐灰、無名異、石蠶、蜜栗子、烏疊泥、黄丹、或入白礬。銅屑、或入松脂。銅青、石青、石膽、慈石、硇砂、白礬、皂礬、蜜蠟、壁錢窠、貼。五倍子、紫鉚、白殭蠶、牡蠣、粉。蜘蛛、網。雞血、破生雞，搨之。牛血、傷重者，破牛腹納入，良〔一〕久即甦也。象皮、灰，合創口。犬膽、狗頭骨、白馬通、馬屎中粟、天鵝絨、灰。人精、人屎灰、傅金瘡腸出。三七、内服外傅。白及、同石膏。苧葉、金星草、消腫。紫參、白頭翁、地榆、白芷、白微、劉寄奴、馬藺子、

〔一〕良：原作「食」。今據卷五十牛血「發明」改。

馬蘭　莔䕎　夏枯草　澤蘭　大小薊　苦芙　狼牙草

芰菜　續斷　天南星　地菘　馬鞭草　漏盧　車前草

青黛　天雄　鹿蹄草　鈎吻　野葛葉　蛇銜　蜀葵花

白斂　石韋　白藥子　地錦　蘿藦子　冬葵　王不留行

金瘡小草　葱白（炒封，或同蜜搗封，或煨汁洗之）　糯米（浸七七日，炒研）　稗根　生麪

胡麻　乾梅（燒）　檳榔（同黃連末）　獨栗（嚼）　烏柿　荷葉　藕節　乳香

沒藥　血竭　元慈勒　降真香（或入五倍子）　桱乳　質汗　琥珀

紫檀香　地骨皮（止血神妙）　刺桐花　桑白皮（灰和馬糞塗，亦煮汁服，以縫金瘡腸出）

桑葉（同苧葉、金櫻葉，端午合一搽金）　桑皮汁　桑柴（灰）　杉皮（灰）　櫻皮（灰）　柳花

楮實　釣樟　緋帛（灰）　綿絮（灰）　撥火杖（灰）　敗船茹（灰）　餼帶（灰）

燈花（止血定痛）　○楓香（傅金瘡筋斷）　旋花根（金瘡筋斷，搗汁滴入，并貼，日三易，半月愈）　蘇方

木（刀斧傷指或斷者，末傅，蠶繭包縛，數日如故）　雞子白皮（誤割舌斷，先以套之）　牛蒡根葉（傅之，永不畏風）

馬蘭、貫衆、夏枯草、澤蘭、大小薊、苦芙、狼牙草、艾葉、續斷、天南星、地菘、馬鞭草、漏蘆、車前草、青黛、天雄、鹿蹄草、鉤吻、野葛葉、蛇銜、蜀葵花、白斂、石韋、白藥子、地錦、蘿藦子、冬葵、王不留行、金瘡小草、葱白、炒封。或同蜜擣封，或煎汁洗之。糯米、浸七七日，炒研。稗根、生麪、胡麻、乾梅、燒。檳榔、同黃連，末。獨栗〔一〕、嚼。烏桕、荷葉、藕節、乳香、没藥、血竭、元慈勒、降真香、或入五倍子。檉乳、質汗、琥珀、紫檀香、地骨皮、云止血，神妙。刺桐花、桑白皮、灰，和馬屎塗。亦煮汁服。〇縫金瘡腸出。桑葉、同苧葉、金櫻葉，軍中名一捻金。桑皮汁、桑柴、灰。杉皮、灰。椶皮、灰。柳花、楮實、釣樟、緋帛、灰。綿紙、灰。撥火杖、灰。敗船茹、灰。甑帶、灰。燈花。並止血定痛。〇楓香、傅金瘡筋斷。旋花根、金瘡筋斷，杵汁滴入，并貼。日三易，半月愈。蘇方木、刀斧傷指，或斷者，末傅，繭裹，數日如故。雞子白皮、誤割舌斷，先以套之。牛蒡根葉、傅之，永不畏風。

〔一〕栗：原作「粟」。今據卷二十九栗「附方」改。

鐵熱（塗金瘡，風水不入） 朱鼈（佩之，刃劍不能傷） 女人褌襠（灸熨止血） 熱湯（以帛染搨） 冷水（浸之，並止血） 人氣（吹之斷血）○括樓根（箭鏃針刺入肉，擣塗，日三易之） 莨菪根（箭頭不出，為末貼臍。惡刺傷人，煮汁漬之） 巴豆（箭鏃入肉，同蜣螂塗之，癢出） 雄黃 鹽藥 山獺屎（並傅藥箭毒） 薔薇根 蓖麻子 雙杏仁 獨栗子 黑豆（並嚼塗鐵刃針刺入肉不出） 桑灰汁 鱔蛇膽 羊屎（同豬脂） 車脂 石油（並塗針箭竹刺入肉） 松脂（針入肉中，傅裹五日，根出不痛不痒） 鼠腦（針刺竹木入肉，擣塗即出。箭鏑針刀在咽喉、胸膈諸處，同肝擣塗之） 象牙（諸鐵及雜骨魚刺入肉，刮末厚傅，其刺自軟，箭物自出也） 人爪（針折及竹木刺入肉，並刮末，同嚼栗仁塗之，次日出也） 齒垢（塗竹木入肉，令不爛，或加黑虱，拔） 牛膝 白茅根 白梅（並嚼） 鐵華粉 晚蠶蛾 蠮螉 馬肉蛆 魚鰾（並塗） 鴉（灸研，醋調） 雞毛（灰） 烏雄雞肉（擣） 陳熏肉（切片） 鹿角 鹿腦 狐唇 狐屎（並塗竹木刺入肉） 人屎（刺入肉，溫漬之）

跌仆折傷（腸出　杖瘡）

內治活血　大黃（同當歸煎服，或同桃仁） 玄胡索（豆淋酒服） 劉寄奴（同玄胡索、骨碎補水煎服） 土當鐵爇、塗金瘡，風水不入。朱鼈、佩之，刀劍不能傷。女人褌襠、炙熨，止血。熱湯、故帛染搨。冷水、浸之。並止血。人氣。吹之，斷血。○栝樓根、箭鏃針刺入肉，擣塗，日三易之。莨菪根、箭頭不出，爲丸貼臍。惡刺傷人，煮汁滴之。巴豆、箭鏃入肉，同蜣蜋塗之，拔出。雄黄、鹽藥、山獺屎、並傅藥箭毒。薔薇根、蓖麻子、雙杏仁、獨栗子、黑豆、並嚼塗鏃刃針刺入肉不出。桑灰汁、鱗蛇膽、羊屎、同猪脂。車脂、石油、並塗針箭竹刺入肉。松脂、針入肉中，傅裹，五日根出，不痛不痒。鼠腦、針刺竹木入肉，擣塗即出。箭鏑針刀在咽喉胸膈諸處，同肝擣塗之。象牙、諸鐵及雜骨魚刺入肉，刮末厚傅，其刺自軟，箭物自出也。人爪、針折及竹木刺入肉，並刮末，同酸棗仁塗之，次日出也。齒垢、塗竹木入肉，令不爛。或加黑虱一枚。牛膝、白茅根、白梅、並嚼。鐵華粉、晚蠶蛾、蠮螉、馬肉蛆、魚鰾、並擣。鴉、炙研，醋調。雞毛、灰。烏雄雞肉、擣。陳熏肉、切片。鹿角、鹿腦、狐脣、狐屎、並塗竹木刺入肉。人尿。刺入肉，温漬之。

跌仆折傷腸出，杖瘡。

【内治活血】大黄、同當歸，煎服。或同桃仁。玄胡索、豆淋酒服。劉寄奴、同玄胡索、骨碎補，水煎服。土當

歸煎酒服或同葱白荆芥水煎服 三七酒服 虎杖酒煎 蒲黃酒服 黃葵子酒服 五爪龍汁和

童尿酒服 婆婆針袋兒擂水服并傅即蘇 何首烏同黑豆皂角等丸服治撲損瘀 黑大豆煮汁

頻飲 豆豉水煎 寒食蒸餅酒服 紅麴酒服 生薑汁同香油入酒 補骨脂同茴香辣桂末酒服

乾藕同茴香末日服 荷葉燒研童尿服利血甚效 白萵苣子同乳香烏梅白术服止痛 胡桃擂酒

杏枝 松節 白楊皮並煎酒服 甜瓜葉 琥珀 沒藥 桂並調酒服

扶移木皮浸酒 夜合樹皮擂酒服并擂之和血消腫 松楊破惡血養好血 當歸 蓬莪

茂 三棱 赤芍藥 牡丹皮 蘇方木 馬蘭 澤蘭 敗

蒲灰 童尿酒服不拘有無瘀血推陳致新勝于他藥 白馬蹄燒研酒服化血為水 羊角沙餹水炒焦酒

服止痛 鹿角惡血骨痛酒服日三 黃明膠同冬瓜皮炒焦酒服取汗亦治多年損痛 雄雞血和酒熱飲

至醉痛立止也 鴉右翅瘀血攻心面青氣短七枚燒研酒服當吐血愈 鮑魚煎服主損傷瘀血在四肢不收者

水蛭溫服行血或加大黃牽牛取利 麻油入酒服[illegible]氣止痛之發即瘥三劑俱消 黃茄種消青腫焙末酒服二

錢一夜平○重陽收乳為末水服取惡血 猪肉傷損血在胸膈不食者生[illegible]

歸、煎酒服。或同葱白、荆芥，水煎服。三七、磨酒。虎杖、煎酒。蒲黄、酒服。黄葵子、酒服。五爪龍、汁，和童尿、酒服。婆婆針袋兒、擂水服，并傅。即蘿藦。何首烏、同黑豆、皂角等，丸服，治損寬筋。黑大豆、煮汁頻飲。豆豉、水煎。寒食蒸餅、酒服。紅麴、酒服。生薑、汁，同香油，入酒。補骨脂、同茴香、辣桂，末，酒服。乾藕、同茴香，末，日服。荷葉、燒研，童尿服，利血甚效。白萵苣子、同乳香、烏梅、白术，服，止痛。胡桃、擂酒。杏枝、松節、白楊皮、並煎酒服。甜瓜葉、琥珀、没藥、桂、並調酒服。扶移木皮、浸酒。夜合樹皮、擂酒服，并封之，和血消腫。松楊、破惡血，養好血。當歸、蓬莪茂、三棱、赤芍藥、牡丹皮、蘇方木、馬蘭、澤蘭、敗蒲、灰。童尿、酒服，不拘有無瘀血，推陳致新，勝于他藥。白馬蹄、燒研，酒服，化血爲水。羊角、沙餹水炒焦，酒服，止痛。鹿角、惡血骨痛，酒服，日三。黄明膠、同冬瓜皮炒焦，酒服，取汗。亦治多年損痛。雄雞血、和酒熱飲至醉，痛立止也。鴉右翅、瘀血攻心，面青氣短。七枚，燒研，酒服，當吐血愈。鮑魚、煎服，主損傷，瘀血在四肢不散〔一〕者。水蛭、酒服，行血。或加大黄、牽牛，取利。麻油、入酒服。燒熱地卧之，覺即疼腫俱消。黄茄種、消青腫，焙，末，酒服二錢，一夜平。○重陽收，化爲水服，散惡血。猪肉。傷損血在胸膈不食者，生剁，温水送下一錢，即思食。

〔一〕散：原作「收」。今據卷四十四鮑魚「主治」改。

內出接骨 **骨碎補**（研汁和酒服，以滓傅之。或研入黃米粥裹之）**地黃**（折骨斷筋損骨，研汁和酒服，一月即連）

仍炒熱貼 **白及**（酒服二錢，不減自然銅）**黃麻灰**（同髮灰、乳香，酒服）**接骨木**（煎服）**賣子木**（[illegible]）

中出飲續絕補髓 **自然銅**（散血止痛，接骨要藥）**銅屑**（酒服）**古文錢**（同真珠、胡瓜子末，酒服）**銅**

鈷鉧（水飛，酒服二錢，不過再服）**生鐵**（煎酒散血）**鐵漿粉**（炒納沉同香末蔥白，少焦酒服，仍水黏調傅）**無**

名異（酒服散血，入乳沒，接骨）**烏古瓦**（煅研酒服，接骨神方）**胡粉**（同當歸、莪朮末，蘇木湯服）**䗪蟲**（接骨）

（神效。擂酒服，或焙存性，酒服三錢，或入自然銅末一二用乳沒。能骨自然銅辛分射香少許，每服三分，入乾蠶末一匙酒服。又

可芃扶衣方二，又上鼈少乾巴豆桁半夏。寺分研末，每貴酒服一二分，接骨如神）**[illegible]血**（酒服，內封之）**蟹**（搗酒連飲）

（故出次亭封之，半日骨肉有聲即接，乾者燒研酒服）**鷓骨**（燒研同古錢等分，每酒服一錢，接骨極效）**鶻骨**（水燒）

（酒服二錢，隨病上下）**鸛骨**（同上）**人骨**（同乳香紅，燒灰酒服）**少婦髮**（一團包乳香一塊，燒過酒服一字妙）

外治散瘀接骨 **大黃**（薑汁調塗，一夜變色）**鳳仙花葉**（搗塗頻上，一夜即平）**半夏**（水調塗，一夜即消）**附**

子（煎豬脂，醋塗）**糯米**（寒食浸至小滿，曬研，如用水調塗之）**白楊皮**（血瘀在骨內作痛不可忍，雜五木煎湯浸

之）**黃土**（瘀血凝痛欲死，蒸熱布裹，更互熨之，死者亦活也）**白礬**（泡湯熨之，止痛。口閉出骨竅，同綠豆粉少炒傅）

本草綱目卷之四　六十一

【内治接骨】骨碎補、研汁和酒服，以滓傅之。或研入黄米粥裹之。地黄、折臂斷筋損骨，研汁，和酒服，一月即連續。仍炒熱貼。白及、酒服二錢，不減自然銅也。黄麻灰、同髮灰、乳香，酒服。接骨木、煎服。賣子木、去血中留飲，續絶補髓。自然銅、散血止痛，乃接骨要藥。銅屑、酒服。古文錢、同真珠、甜瓜子，末，酒服。銅鈷鉧、水飛，酒服二錢，不過再服。生鐵、煎酒，散血。鐵漿粉、閃肭脱臼，同黍米、葱白，炒焦，酒服。仍水、醋調傅。無名異、酒服，散血。入乳、没接骨。烏古瓦、煅研，酒服，接骨神方。胡粉、同當歸、莪茂，末，蘇木湯服。䗪蟲、接骨神藥，擂酒服。或焙存性，酒服三錢。或入自然銅，末。○一用乳、没、龍骨、自然銅等分，射香少許，每服三分，入乾䗪末一個，酒服。又可代杖，秘方。○又土鼈炒乾，巴豆霜、半夏等分，研末，每黄酒服一二分，接骨如神。黿血、酒服，擣肉封之。蟹、擂酒，連飲數盌，以滓封之。半日，骨内有聲，即接。乾者，燒研，酒服。鶚骨、燒研，同煅過古錢等分，每酒服一錢，接骨極效。鵰骨、燒末，酒服二錢，隨病上下。鷹骨、同上。人骨、同乳香、紅絹灰，酒服。少婦髮。一團，包乳香一塊，燒過，酒服一字，妙。

【外治散瘀接骨】大黄、薑汁調塗，一夜變色。鳳仙花葉、擣塗，頻上，一夜即平。半夏、水調塗，一夜即消。附子、煎猪脂、醋塗。糯米、寒食浸至小滿，酒研。如用，水調塗之。白楊皮、血瀝在骨肉間，痛不可忍，雜五木煎湯，浸之。黄土、瘀血凝痛欲死，蒸熱布裹，更互熨之，死者亦活也。白礬、泡湯熨之，止痛。○閃出骨竅，同緑豆、蠶沙，炒傅。

烏雞一切折傷獸觸胸腹者，連毛擣爛醋和，隔布搨之，待振寒欲吐，徐取下再上　牛馬血折傷垂死，剝牛或馬腹納入，浸熱血中，即甦　苧葉和石灰擣收　地黃炒熱杵泥　燈心嚼　牛膝　旋花根

紫蘇　三七　莨菪子　蛇牀　栝樓根　白歛　土瓜根

茜根　地錦　骨碎補　水萍　威靈仙　何首烏　稻穰

黍米燒　麥麩醋炒　麥麪水和服　稗草　綠豆粉炒紫　豆黃　豆腐貼頻易

酒糟　葱白煨　蒔蘿　生薑同葱白麪炒敷，汁同酒調麪　桃仁　李核仁

肥皂醋調　鹽　楊梅和核研　桑白皮煎膏　降真香　麒麟竭　水桐皮

乳香　沒藥　落雁木　質汗　桑葉　巵子同麪擣　蜜栗子

石青　故緋　炊單布　蛤蚧　弔脂　海螵蛸　鰾膠水煮

鱉肉生擣　龜肉　攝龜並生擣　熊肉貼　犀脂　野駝脂　犛牛酥

牛髓　豬髓並炊　黃牛屎炒署　白馬屎炒署　諸朽骨唾磨塗　豬肉貼　炙牛肉炙貼

烏氈燒灰酒服，消瘀血青腫　紫荊皮傷眼青腫，童尿浸研，和薑苄汁塗之　釜底墨塗瘡

烏雞、一切折傷，獸觸胸腹者，連毛擣爛，醋和，隔布搨之，待振寒欲吐，徐取下。再上。牛馬血、折傷垂死，破牛或馬腹，納入，浸熱血中，即甦。苧葉、和石灰擣收。地黃、炒熱杵泥。燈心、嚼。牛膝、旋花根、紫蘇、三七、莨菪子、蛇牀、栝樓根、白斂、土瓜根、茜根、地錦、骨碎補、水萍、威靈仙、何首烏、稻穰、黍米、燒。麥麸、醋炒。麥麪、水和，並服。稗草、綠豆粉、炒紫。豆黄、豆腐、貼，頻易。酒糟、葱白、煨。蘿蔔、生薑、同葱白、麪炒。○汁，同酒調麪。桃仁、李核仁、肥皂、醋調。鹽楊梅、和核研。桑白皮、煎膏。降真香、麒麟竭、水桐皮、乳香、没藥、落雁木、質汗、桑葉、巵子、同麪擣。蜜栗子、石青、故緋、炊單布、蛤蚧、弔脂、海螵蛸、鰾膠、水煮。鼈肉、生擣。龜肉、攝龜、並生擣。熊肉、貼。羊脂、野駝脂、犛牛酥、牛髓、猪髓、並摩。黄牛屎、炒署。白馬屎、炒署。諸朽骨、唾磨塗。猪肉、炙貼。牛肉、炙貼。烏氈、鹽、醋煮熱裹。並消瘀血青腫。紫荆皮、傷眼青腫，童尿浸研，和薑、苄汁，塗之。釜底墨、塗手搔瘡

腫　母豬蹄煮汁洗傷撻　栗子筋骨斷碎瘀血腫痛生嚼塗之有效　蟹肉筋骨折傷斷絕連黃搗泥
微納署筋即連也　五靈脂骨折腫痛同白及乳沒油調塗○接骨同茴香先傅乳香次塗小米粥乃上藥帛裹木夾
三五日　狗頭骨接骨燒研熱醋調塗　牛蹄甲接骨同乳沒燒研黃米糊和傅　蕓薹子同黃米龍骨接
骨　鞋底灰同醋和
腸出　熱雞血金瘡腸出乾人屎末抹之桑白皮線縫合以血塗之　慈石金瘡腸出納入同滑石末米飲日服二錢
人參腸破腸出急抹油內入人參枸杞汁淋之與羊腎粥十日愈　小麥金瘡腸出煮汁噀面　大麥煮汁洗腸
推入但飲米糜　冷水墜損腸出噴其身面則入
杖瘡　童尿杖畢即和酒服免血攻心　三七酒服三錢血不冲心仍嚼塗之　紅麴擂酒服　大黃
乘熱服下去瘀血外以薑汁或童尿調塗一夜黑者紫二夜紫者白　無名異臨時服之杖不甚傷　䗪蟲方見折傷
白蠟酒服一兩　人骨燒末酒服並杖不痛　外治　半夏末破者不調塗一夜血散　鳳仙花葉已破者頻
塗一夜血散冬用乾　葱白炒署　酒糟痛處署之　豆腐熱貼色紅淡易之　蘿蔔搗貼　羊肉熱貼　猪肉
熱貼　芙蓉同皂角雞子白　綠豆粉同雞子白　黃土同雞子童尿不住上　石灰油調或和猪血燒三次研

本草綱目主治　卷四　六十二

腫。母猪蹄、煮，洗傷撻諸敗瘡。栗子、筋骨斷碎，瘀血腫痛，生嚼塗之，有效。蟹肉、筋骨折傷斷絶，連黄擣泥，微納罯，筋即連也。五靈脂、骨折腫痛，同白及、乳、没，油調塗。○接骨，同茴香。先傅乳香，次塗小米粥，乃上藥，帛裹木夾，三五日效〔一〕。狗頭骨、接骨，燒研，熱醋調塗。牛蹄甲、接骨，同乳、没燒研，黄米糊和傅。蕓薹子、同黄米、龍骨，接骨。鞋底灰。同麪和。

【腸出】熱雞血、金瘡腸出，乾人屎末抹之，桑白皮縫合，以血塗之。慈石、金瘡腸出，納入。同滑石，末，米飲日服二錢。人參、脇腹腸出，急抹油，内入。人參、枸杞汁淋之，喫羊腎粥，十日愈。小麥、金瘡腸出，煮汁噀面。大麥、煮汁，洗腸〔二〕推入，但飲米糜。冷水。墜損腸出，噴其身面則入。

【杖瘡】【内治】童尿、杖畢，即和酒服，免血攻心。三七、酒服三錢，血不冲心，仍嚼塗之。紅麴、擂酒服。大黄、煎酒服，下去瘀血。外以薑汁或童尿調塗，一夜黑者紫，二夜紫者白。無名異、臨時服之，杖不甚傷。䗪蟲、方見折傷。白蠟、酒服一兩。人骨。燒末，酒服。並杖不痛。【外治】半夏、未破者，水調塗，一夜血散。鳳仙花葉、已破者，頻塗，一夜血散。冬用乾。葱白、炒罯。酒糟、隔紙罯之。豆腐、熱貼，色淡爲度。蘿蔔、擣貼。羊肉、熱貼。猪肉、熱貼。芙蓉、同皂角、雞子白。緑豆粉、同雞子白。黄土、同雞子、童尿，不住上。石灰、油調，或和猪血，燒三次，研。

〔一〕效：原脱。今據卷四十八寒號蟲五靈脂「附方」補。
〔二〕腸：原作「貼」。今據卷二十二大麥「附方」改。

滑石同大黄、赤石脂　水粉同水銀、赤石脂　雄黄同密陀僧或無名異　乳香煎油，或入没藥、朱砂當

蒴根葉塗之，亦不畏風　大豆黄末　黍米少熬焦　馬齒莧杵　赤龍皮燒　五倍子醋炒　血竭　密陀僧香油熬膏　松香　黄蠟並熬膏　雞子黄熬油　豬膽汁掃　末

毛鼠同桑椹浸油掃之　黄瓜大月六月鉼收，浸水掃之　豬蹄湯洗　羊皮貼之，消青腫

五絕

縊死　溺死　壓死　凍死　驚死

縊死　半夏五絕死，但心頭溫者，以末吹鼻中可活　皂莢末五絕死，若吹其耳鼻　梁上塵五絕死，吹耳鼻　葱心五絕死，刺其耳鼻出血即愈　藍汁縊死，灌之　雞冠血縊死者，徐徐抱住解繩，不得割斷，安被卧之，緊挽其髮，一人摩其胸腸，一人屈其臂足，縣待其氣回，刺血滴入口中即活，或桂湯亦可　雞屎白縊死心下尚溫者，酒服棗許

溺死　皂莢吹其耳鼻，及綿包納入下部，出水即活，同梁塵亦可　食鹽溺死，放大凳上，高其後脚，以鹽擦臍中，待水流出，但心頭溫者皆活　石灰裹納下部出水　竈灰埋之，露其七孔，白沙亦可　老薑溺死人，橫安牛背上扶定，牽牛行，出水後，以薑擦牙　塗

壓死　麻油當壁物卒墊死，心頭溫者，將身盤坐，緊提其髮，用半夏吹鼻取嚏，以油同薑汁灌之，餘同跌傷　豆豉跌死，煎服　亦　男尿熱灌

凍死　竈灰冬月凍死身有氣者，以灰包熨

滑石、同大黄、赤石脂。水粉、同水銀、赤石脂。雄黄、同密陀僧，或同無名異。乳香、煎油。或入没藥、米粉。牛蒡根葉、塗之，永不畏風。大豆黄、末。黍米、炒焦。馬齒莧、杵。赤龍皮、燒。五倍子、醋炒。血竭、密陀僧、香油熬膏。松香、黄蠟、並熬膏。雞子黄、熬油。猪膽、汁掃。末毛鼠、同桑椹浸油，掃之。黄瓜、六月六日瓶收，浸水掃之。猪蹄湯、洗。羊皮。卧之，消青腫。

五絶
縊死，溺死，壓死，凍死，驚死。

【縊死】半夏、五絶死，但心頭温者，以末吹鼻，皆可活。皂莢末、五絶死者，吹其耳鼻。梁上塵、五絶死，吹耳鼻。葱心、五絶死，刺其耳鼻出血，即愈。藍汁、縊死，灌之。雞冠血、縊死者，徐徐抱住，解繩，不得割斷。安脚卧之，緊挽其髮，一人摩其胸脇，一人屈其臂及足脛。待其氣回，刺血滴入口中，即活。或桂湯亦可。雞屎白。縊死，心下猶温者，酒服棗許。【溺死】皂莢、吹其耳鼻及綿包納入下部，出水即活。○梁塵亦可。食鹽、溺死，放大凳上，高其後脚，鹽擦臍中，待水流出，但心頭温者皆活。石灰、裹納下部，出水。竈灰、埋之，露其七孔。白沙亦可。老薑。溺死人横安牛背上，扶定，牽牛徐行。出水後，以薑擦牙。【壓死】麻油、墻壁物卒壓死，心頭温者，將身盤坐，緊提其髮，用半夏吹鼻取嚔，以油和薑汁灌之。餘同折傷。豆豉、跌死，煎服。童尿。熱灌。【凍死】竈灰。冬月凍死，略有氣者，炒灰，包熨心頭，少許即換，待氣回，少與酒，斷不可近火，即死。

驚死

醇酒（驚怖死，俗名嚇死，灌之）

諸蟲傷（蛇虺、蜈蚣、蜂蠆、蜘蛛、蠼螋、蠶咬、蚯蚓、蝸牛、射工、沙虱、蚰蜒、蟻蛭、諸蟲）

蛇虺傷

內治

貝母（酒服至醉，毒水自出） 絲瓜根（擂生酒飲醉，立愈） 白芷（水服半兩，扎定兩頭，水出即消。或同雄黃、麝香、細辛，酒服） 甘草（毒蛇傷人，目黑口噤，毒氣入腹，同白礬末，冷水服二錢） 蒜（一升，乳二升，煮食，仍煮童尿，熱漬之） 麻油 米醋（並煮飲二碗，毒即散） 兔葵 薺苨 長松 惡實

辟虺雷 草犀 白兔藿 黃藥子 蘘荷 地榆 鬼臼

決明葉 蛇莓 冬葵根葉 海根 莧菜（並主蛇虺蝮傷，搗汁或為末服）

五葉藤 茴香 半邊蓮 櫻桃葉 小青 大青 水蘋（並搗汁服，滓傅） 絡石（服汁，并洗） 紫荊皮（煎服，并洗） 木香 青黛（同雄黃） 鬼針 茱萸（並水服，外塗之） 水蘇 小薊 苧根葉 金鳳花葉 蒼耳（並酒服，外塗之） 重臺（酒服，外同續隨子塗） 磨刀水 鐵漿 雄黃 犀角（並服之，令毒不攻內） 五靈脂（同雄黃，酒服，外塗之）

外治

艾葉（隔蒜灸之） 蜀椒（塗之。蛇入人口，破尾納椒末，入內自出） 刀 猪尾血 入蛇

本草綱目主治第四卷

心上，冷即換。待氣回，少與酒、粥。不可近火，即死。【驚死】醇酒。驚怖死，俗名嚇死，灌之。

諸蟲傷 蛇虺，蜈蚣，蜂蠆，蜘蛛，蠼螋，蠶蛓，蚯蚓蝸牛，射工沙虱，蛭螻蟻蠅，蚰蜒〔一〕，辟除〔二〕諸蟲。

【蛇虺傷】【内治】貝母、酒服至醉，毒水自出。絲瓜根、擂生酒飲醉，立愈。白芷、水服半兩，札定兩頭，水出即消。或同雄黄、射香、細辛，酒服。甘草、毒蛇傷人，目黑口噤，毒氣入腹，同白礬，末，冷水服二錢。蒜、一升，乳二升，煮食。仍煮童尿熱漬之。麻油、米醋、並急飲二盌，毒即散。兔葵、薺苨、長松、惡實、辟虺雷、草犀、白兔藿、黄藥子、蘘荷、地榆、鬼臼、决明葉、蛇莓、冬葵根葉、海根、莧菜、並主蛇蟲虺蝮傷，擣汁，或爲末服。五葉藤、茴香、半邊蓮、櫻桃葉、小青、大青、水蘋、並擣汁服，滓傅。絡石、服汁，并洗。紫荆皮、煎服，并洗。木香、青黛、同雄黄。鬼針、茱萸、並水服，外塗之。水蘇、小薊、苧根葉、金鳳花葉、蒼耳、並酒服，外塗之。重臺、酒服。外同續隨子塗。磨刀水、鐵漿、雄黄、犀角、並服之，令毒不攻内。五靈脂、同雄黄、酒，灌之〔三〕。外塗之。【外治】艾葉、隔蒜灸之。蜀椒、塗之。〇蛇入人口，破尾，納椒末入内，自出。母猪尾血、蛇入

〔一〕蚰蜒：原脱。今據本篇中小標題補。
〔二〕除：原脱。今據本篇中標題補。
〔三〕之：原作「鼻」。今據卷四十八寒號蟲「發明」改。

（人七孔割血滴之）蛇含草　蛇繭草　馬蘭草　天名精　續隨子
蜈蚣草　鹿蹄草　益母草　菩薩草　天南星　預知子
魚腥草　扁豆葉　慈姑葉　山慈姑　山豆根　獨行根
赤薜荔　千里及　蔓菁菜　烏桕皮　櫸木皮　旱蓳汁
水芹　馬蘭　狼牙　蕁麻　山漆　薄荷　紫蘇　葛根
通草　葎草　蚤休　地松　豨薟　海芋　荏葉　水萍（極効）
酸漿　醋草　芋葉　藜葉　甜藤　蕨根　白芷　萵苣
菰根　乾薑　薑汁　韭根（汁）　獨蒜　薤白　酒糟　巴豆
榧子　桑汁　楮汁　楮葉（同熨）麻　桂心（同蓖麻末）　白礬（或入雄黃）　丹砂
胡粉　食鹽　鹽藥　織精粉　蚯蚓泥　簷溜下泥　竇
蜘蛛　甲煎　牛酥（熱入）　生蘊蛾（搗）　壁蟢（搗）　五靈脂　猪齒灰
猪耳垢　牛耳垢　人耳塞（同頭垢井泥蚯蚓泥）　人齒垢　梳垢　鼠[illegible]

人七孔，割血滴之。蛇含草、蛇𦽏草、馬藺草、天名精、續隨子、蜈蚣草、鹿蹄草、益母草、菩薩草、天南星、預知子、魚腥草、扁豆葉、慈姑葉、山慈姑、山豆根、獨行根、赤薜荔、千里及、灰藋葉、烏桕皮、楤木皮、旱堇汁、水芹、馬蘭、狼牙、蕁麻、山漆、薄荷、紫蘇、葛根、通草、葎草、蚤休、地菘、豨薟、海芋、荏葉、水荅、極效。酸漿、醋草、芋葉、藜葉、甜藤、蕨根、白苣、萵苣、菰根、乾薑、薑汁、韭根、汁。獨蒜、薤白、酒糟、巴豆、榧子、桑汁、楮汁、楮葉、同麻葉。桂心、同栝樓，末。白礬、或入雄黃。丹砂、胡粉、食鹽、鹽藥、鐵精粉、蚯蚓泥、簷溜下泥、蜜、蜘蛛、甲煎、牛酥、入鹽。生蠶蛾、擣。蝦蟆、擣。五靈脂、豬齒灰、豬耳垢、牛耳垢、人耳塞、同頭垢、井泥、蚯蚓泥。人齒垢、梳垢、鼠屎、

鼷鼠屎　食蛇鼠屎　雄人頭垢　腹中屎切並塗　秦皮蝮傷洗並服　人尿
洗之抹以口津蛇蠍傷　人尿尿之或洗以溫湯　男子陰毛含之咽汁蛇傷以口　雞子合蛇傷處　□□豕末
傅之□風之脾蛇傷　麝香傳蜈蚣蛟傷　蜈蚣咬傷　雄黃同乾薑傅並末之塗並噬處
蜈蚣傷　蝸牛　蛞蝓　烏雞屎　五靈脂　獨蒜　蕓薹子也
蛇含　香附蜀　莧菜　馬齒莧　菩薩草　人參　蚯蚓泥
胡椒　茱萸　楝葉汁　生薑蝸蚓調　桑根汁　雄黃　井底泥
食鹽　生鐵磨醋　苴菜　頭垢同苦參　地上土　尿坑泥　城東腐
木漬汁並塗之　雞冠血塗口中蜈蚣毒含蒲頭汁　雞子合之　蜘蛛咂咬處　麻鞋
底炙熨　亂髮燒灰　燈火熱燃　牛血　豬血並主蜈蚣入腹飲之至醉當吐出也
蜂蠆傷內納　貝母酒服醋塗　雄黃醋調　菩薩石　梳垢　麝香　牛酥
牛角灰　牛屎灰　蟹殼泥　中煎　猪汁　莧汁　茱萸　蛇含
葵花灰　薤　人參嚼　白兔藿　五葉藤　尿坑泥　簷溜下

鼹鼠屎、食蛇鼠屎、雙頭鹿腹中屎、並塗一切蛇傷。秦皮、洗，並傅。人屎、洗之，抹以口津。○蛇纏人足，尿之，或沃以溫湯。男子陰毛、蛇傷，以口含之，咽汁。雞子、合蛇傷處。鴆喙、刮末，傅之。○佩之，辟蛇虺。麝香、傅。蜈蚣、燒傅。雄黃。同乾薑傅。並佩之，辟蛇虺。

【蜈蚣傷】蝸牛、蛞蝓、烏雞屎、五靈脂、獨蒜、蕓薹子、油。蛇含、香附、嚼。莧菜、馬齒莧、菩薩草、人參、蚯蚓泥、胡椒、茱萸、楝葉、汁。生薑、汁調蚌粉。桑根汁、雄黃、井底泥、食鹽、生鐵、磨醋。耳塞、頭垢、同苦參。地上土、尿坑泥、城東腐木、漬汁。○並塗之。雞冠血、塗。○中蜈蚣毒，舌脹出口者，含滿咽汁。雞子、合之。蜘蛛、咂咬處。麻鞋底、炙熨。亂髮、燒熏。燈火、照熏。牛血、猪血。並主誤吞蜈蚣，飲之至飽，當吐出也。

【蜂蠆傷】【內治】貝母。酒服。【外治】雄黃、磨醋。菩薩石、梳垢、麝香、牛酥、牛角、灰。牛屎、灰。蟹殼、燒。甲煎、楮汁、莧汁、茱萸、蛇含、葵花、灰藋、人參、嚼。白兔藿、五葉藤、尿坑泥、簷溜下

泥（塗之，蜂傷）小薊 惡實 葵葉 鬼針（並塗，蠍傷仍取汁服）芋葉 苦苣
冬瓜葉 馬齒莧 胡麻油 韭汁 乾薑 薄荷 青蒿
大麻葉 苦李仁 楝葉汁 藍汁 酒糟 蒜葉 蜀椒
食茱萸 木槿葉 齒中殘飯 半夏 附子（醋調）黃丹 硇砂
土檳榔 地上土 白礬（同南星）丹砂 食鹽 蝸牛 蚯蚓
五靈脂 海螵蛸 驢耳垢 守宮（塗蝎驗）蜘蛛（蜒蝸傷）熱酒洗
赤龍浴水 冷水 溫湯（並浸）葱白（隔灸）榧枝（炮熨）皂莢（炙熨）油梳（炙熨）
雞子 木鹽（並合之）撥火杖（蝎傷取撥橫上自安）
〔蜘蛛傷〕（內治）醇酒（山中草蜘蛛毒人一身生絲，飲醉并洗之）貝母（酒服）蒼耳葉（煎酒）小薊（煎糖熬）
（飲并傅之）秦皮（煎服）鬼針（汁）藍青（汁）羊乳 牛乳（並飲，又傅治）芋葉 葱
胡麻油 山豆根 通草 稀薟 藜葉 灰藋 合歡皮
舊篦灰 蔓菁汁 桑汁 雄黃 鼠負 蚯蚓 土蜂窠

泥、並塗蜂傷。小薊、惡實、葵葉、鬼針、並塗蠍傷。仍取汁服。芋葉、苦苣、冬瓜葉、馬齒莧、胡麻油、韭汁、乾薑、薄荷、青蒿、大麻葉、苦李仁、楝葉汁、藍汁、酒糟、藜葉、蜀椒、食茱萸、木槿葉、齒中殘飯〔一〕、半夏、附子、磨醋。黄丹、硇砂、土檳榔、地上土、白礬、同南星。丹砂、食鹽、蝸牛、蛞蝓、五靈脂、海螵蛸、驢耳垢、守宫、塗蝎傷。蜘蛛、咂蝎傷。熱酒、洗。赤龍浴水、冷水、温湯、並浸洗。葱白、隔灸。槐枝、炮熨。皂莢、炙熨。油梳、炙熨。雞子、木盌、並合之。撥火杖。蝎傷，取横井上，自安。

【蜘蛛傷】【内治】醇酒、山中草蜘蛛毒人，一身生絲，飲醉并洗之。貝母、酒服。蒼耳葉、煎酒。小薊、煎糖飲，并傅之。秦皮、煎服。鬼針、汁。藍青、汁。羊乳、牛乳、並飲及傅。【外治】芋葉、葱、胡麻油、山豆根、通草、豨薟、藜葉、灰藋、合歡皮、舊簟灰、蔓菁汁、桑汁、雄黄、鼠負、蚯蚓、土蜂窠、

〔一〕飯：原作小字。據卷二十五飯改。

赤翅蜂　驢尿泥　雞冠血　麝香　猴屎　頭垢[illegible]

汁入果汁並灰洗　白礬並傅蛇毒

蠼螋傷內台　醇酒蠼螋狀如小蚰蜒攢入影有二鬚能尿人或瘡又能尿人影成瘡如累黍繞腰匝人甚者且熱[illegible]

飲酒至醉良　鹽　米醋　豆豉　茶葉　梨葉　雞腸草　魚腥草

馬鞭草　大黃　豨薟　蒺藜　巴豆　敗醬草　故蓑衣灰

舊簟灰　鹿角汁　犀角汁　羊鬚灰　麝香　烏雞翅灰　燕窠土

地上土　食鹽　胡粉　雄黃　丹砂並塗　槐白皮浸醋洗　雞子合之

蠶齧傷　苦苣　萵苣　赤薜荔　苧根　預知子　榔桐皮

百部　灰藋　田父　麝香並塗蠶咬　紫荆皮塗之　去毒蘘荷　蘭草諸毒知蠶咬主毒

入腹者飲　草犀服汁解蠶毒　豉　茖葱　馬齒莧　食茱萸　松脂　青

黛　韭汁　燕窠土　雄黃　牛耳垢　狐屎並傅惡蟲傷　丁香傅條

蝎傷　麻油燈熏蟲傷　蛇退洗惡蟲傷　蒜同蛇咬　胡瓜根　灰藋葉　馬鞭草

赤翅蜂、驢尿泥、雞冠血、麝香、猴屎、頭垢、並塗之。驢屎〔一〕、汁。人屎、汁。並浸洗。白礬。傅壁鏡毒。

【蠼螋傷】【内治】醇酒、蠼螋，狀如小蜈蚣、蚰蜒，八足，觜有二鬚〔二〕，能夾人成瘡，又能尿人影，成瘡纍纍螫人，惡寒且熱，但飲酒至醉，良。【外治】米醋、豆豉、茶葉、梨葉、雞腸草、魚腥草、馬鞭草、大黄、豨薟、蒺藜、巴豆、敗醬草、故蓑衣、灰。舊簟灰、鹿角、汁。犀角、汁。羊鬚、灰。麝香、烏雞翅、灰。燕窠土、地上土、食鹽、胡粉、雄黄、丹砂、並塗。槐白皮、浸醋洗。雞子。合之。

【蠶載傷】苦苣、萵苣、赤薜荔、苧根、預知子、椰桐皮、百部、灰藋、田父、麝香、並塗蠶咬。紫荆皮、洗蠶咬。蠶繭草、諸蟲如蠶咬，毒入腹，煮飲。草犀、服汁，解惡載毒。豉、茖葱、馬齒莧、食茱萸、松脂、青黛、韭汁、燕窠土、雄黄、牛耳垢、狐屎、並傅惡載蟲傷。丁香、傅桑蝎傷。麻油燈、熏蝎蟲傷。蛇退、洗惡蟲傷。蒜、同麴。胡瓜根、灰藋葉、馬鞭草、

〔一〕並塗之驢屎：底本五字漫漶。今據其他金陵本補正。
〔二〕八足觜有二鬚：卷四十二山蛩蟲「附録」作「二鬚六足足在腹前尾有叉岐」。

乾薑　葱汁　韭汁　蒜葉　杏仁　巴豆　桑灰　雄黄
丹砂　蟻垤　蜜蠟　頭垢並傅狐尿刺瘡　烏雞搨狐尿瘡　髮烟熏狐尿瘡　人尿
驢尿　白馬尿並浸狐尿刺瘡
蚯蚓　蝸牛傷　石灰　鹽湯並主中蚯蚓咬毒形如大風泡湯浸之良　葱　蜀羊泉同黄
丹　百舌窠中土醋調　鴨通並傅並蚓交　吹火筒蚓呵小兒陰腫吹之即消　蓼子浸擣生吹
射工沙虱毒內治　山慈姑吐之　蒼耳葉煎酒　雄黄磨酒　牛膝煎水　草犀汁　莧汁
馬齒莧汁　梅葉汁　蘘荷汁　狼毒汁　鬼臼汁　懸鉤子汁　浮萍末　知
母末　射干末　白礬末同甘草　丹砂末　斑蝥燒　溪狗蟲燒　鸂鶒炙食　鵝血
鴨血並主射工沙虱溪毒中人身熱生瘡　外治　萵苣　蒜　白芥子　芥子　葱
茖葱　茱萸同蒜葱煮汁　雞腸草　梨葉　皂莢末醋和　白雞屎和餳　鸀
鳿毛屎　芫青　鼠負　熊膽　麝香　白礬並塗射工沙虱溪毒瘡　豉
母蟲含之療射工毒　溪鬼蟲喙　鵝毛並佩之辟射工毒

乾薑、葱汁、韭汁、茶葉、杏仁、巴豆、桑灰、雄黄、丹砂、蟻垤、蜜蠟、頭垢、並傅狐尿蛓瘡。烏雞、搨狐尿瘡。髮烟、熏狐尿瘡。人尿、驢尿、白馬尿。並浸狐尿刺瘡。

【蚯蚓蝸牛傷】石灰、鹽湯、並主中蚯蚓咬毒，形如大風，泡湯浸之，良。葱、蜀羊泉、同黄丹。百舌、窠中土、同醋。鴨通、並傅蚯蚓咬。吹火筒、蚓呵小兒陰腫，吹之即消。蓼子。浸蝸牛吹。

【射工沙虱毒】【内治】山慈姑、吐之。蒼耳葉、煎酒。雄黄、磨酒。牛膝、煎水。草犀、汁。莧、汁。馬齒莧、汁。梅葉、汁。蘘荷、汁。狼毒、汁。鬼臼、汁。懸鉤子、汁。浮萍、末。知母、末。射干、末。白礬、末，同甘草。丹砂、末。斑蝥、燒。溪狗蟲、燒。鸂鶒、炙食。鵝血、鴨血、並主射工、沙虱、溪毒中人，寒熱生瘡。【外治】萵苣、蒜、白芥子、芥子、葱、茖葱、茱萸、同蒜、葱煮汁。雞腸草、梨葉、皂莢、末，和醋。白雞屎、和餳。鸊鷉毛屎、芫青、鼠負、熊膽、麝香、白礬、並塗射工、沙虱、溪毒瘡。豉母蟲、含之，除射工毒。溪鬼蟲喙、鵝毛。並佩之，辟射工毒。

蚰蜒蟻蠅傷　黃泥水　浸汁　漿水　牛血　羊血（並同）　雞血　淘

涎（蒸餅汁作口涎，並上談；香水浸之，即下出）　朱砂（木香傳。傷太驚）　灰藋　槲葉　藜葉　鹽

藥　石灰（並塗蠼螋咬）　土檳榔　穿山甲　山豆根　簷霤下泥

地上土（並塗蟻咬）　百部（殺蠅蠓交毒）　鹽（擦黃蜂毒，細毒）　〔一酒〕白礬　胡麻（並塗蜘蛛交）

辟除諸蟲（辟蚊）　〔一紅〕酒（帖壁）　蝙蝠血（塗帳）　臘水（浸蠟心）　藿枝（作燈）　天仙藤

（辟蚊）同木　木鱉（同川芎、雄黃）　浮萍（燒熏，或加花石）　茅香（同木鱉、雄黃）　菖蒲（同川椒、荊花）　夜明

沙（單用，或同浮萍、苦楝花）　鱉甲（同夜明沙，並燒熏）　（辟壁虱、蚤蝨）樟腦　菖蒲　白菖

木瓜　蒴藋　龍葵　茯苓（末）　辣蓼　蕎麥稭（並鋪席下）　白膠香

百部　牛角　騾蹄　白馬蹄　蟹殼（並燒烟熏）　蟹黃（同松脂、安息香燒）

（辟蟻虱）虱建草　大空　藜蘆　百部　白礬　水銀　銀朱

輕粉　銅青　（辟蠅蟲）綠礬水　臘雪水　（辟蚰蜒）春牛泥

（辟蠹蟲）萵苣（端午日收）　芸香　角蒿葉（並安席中）　莽草（燒熏）

【蛭螻蟻蠅傷】黄泥水、浸藍水、牛血、羊血、同猪脂。雞血、狗涎、蒸餅染食。○並主誤吞水蛭，服之即下出。朱砂、傅水蛭傷人瘡。灰藋、槲葉、藜葉、鹽藥、石灰、並塗螻蛄咬。土檳榔、穿山甲、山豆根、簷溜下泥、地上土、並塗蟻咬。百部、殺蠅蠓咬毒。鹽、擦黄蠅毒。【蚰蜒】白礬、胡麻。並塗蚰蜒咬。

【辟除諸蟲】【辟蚊蚋】社酒、洒壁。蝙蝠血、塗帳。臘水、浸燈心。薺枝、作燈杖。天仙藤、同木屑。木鱉、同川芎、雄黄。浮萍、燒熏，或加羌活。茅香、同木鱉、雄黄。菖蒲、同楝花、柏子。夜明砂、單燒，或同浮萍、苦楝花。鱉甲、同夜明砂。○並燒熏。【辟壁虱蚤蟲】樟腦、菖蒲、白菖、木瓜、蒴藋、龍葵、茯苓、末。辣蓼、蕎麥稭、並鋪席下。白膠香、百部、牛角、騾蹄、白馬蹄、蟹殼、並燒烟熏。蟹黄、同安息香、松鼠燒。【辟蠛虱】虱建草、大空、藜蘆、百部、白礬、水銀、銀朱、輕粉、銅青、【辟蠅蛾】緑礬水、臘雪水、【辟蚰蜒】春牛泥、【辟蠹蟲】萵苣、端午日收。芸香、角蒿葉、並安箱中。莽草。燒熏。

諸獸傷　虎狼熊羆猪猫犬猘驢馬鼠咬人咬

虎狼傷內治　醇酒飲醉　芒莖擣汁或同葛根煎汁　葛根汁或研末　兔葵汁　地榆汁　草犀汁　胡麻油　生薑汁　沙糖　鐵漿並內飲外塗則毒不入腹　婦人月經服幷塗主虎狼傷

外治　山漆　豨薟　粟米　乾薑　薤白　獨栗　白礬

蠐螬　猬脂　菩薩石並塗虎咬爪傷　青布燒熏虎狼咬傷瘡

熊羆猪貓傷內治　蒴藋汁服　菾菜汁服並主熊羆傷仍外塗

外治　獨栗燒　粢米嚼並塗熊獸傷　松脂作餅　龜版灰　鼠屎灰　薄荷　簷溜泥並塗貓咬　射罔殺禽獸毒

犬猘傷內治　雄黃同麝香酒服同青黛水服　○蒼耳菜煎酒　桃白皮煎水　紫荊皮汁　地黃汁　白兎藿汁　蔓菁根汁　生薑汁　韭根汁並內飲外塗　百度故梳同韭根煎　百家筯煎汁　頭垢同猬皮灰水服　猬頭燒同髮灰水服　驢屎　狼牙草灰水服　芫青米炒酒服口並主猘犬惡犬傷　莨菪子狂犬傷日吞七粒又擣根塗　鐵漿狂犬傷飲之毒不入內　斑蝥風狗傷以三個研細酒煎服取下肉狗四十個乃止未盡再服口用七個糯米一撮炒黃去米入[illegible]之取下[illegible]

諸獸傷虎狼，熊羆豬猫，犬猘，驢馬，鼠咬，人咬。

【虎狼傷】【内治】醇酒、飲醉。芒莖、擣汁，或同葛根煎汁。葛根、汁，或研末。兔葵、汁。地榆、汁。草犀、汁。胡麻油、生薑、汁。沙糖、鐵漿、並内飲外塗，則毒不入腹。婦人月經衣〔一〕、燒服，主虎狼傷。【外治】山漆、豨薟、粟米、乾薑、薤白、獨栗、白礬、蠐螬、猬脂、菩薩石、並塗虎咬爪傷。青布。燒熏虎狼咬傷瘡。

【熊羆豬貓傷】【内治】蒴藋、汁服。萘菜、汁服，並主熊羆傷。仍外塗。【外治】獨栗、燒。粟米、嚼。並塗熊獸傷。松脂、作餅。龜版、灰。鼠屎、灰。薄荷、簷溜泥、並塗貓咬。射罔。殺禽獸毒。

【犬猘傷】【内治】雄黄、同麝香，酒服。○同青黛，水服。蒼耳葉、煎酒。桃白皮、煎水。紫荆皮、汁。地黄、汁。白兔藿、汁。蔓菁根、汁。生薑、汁。韭根、汁。並内飲、外塗百度。故梳、同韭根煎。百家筯、煎汁。頭垢、同猬皮灰，水服。猬頭、燒，同髮灰，水服。驢尿、狼牙草灰、水服。芫青、米炒，酒服。○並主猘犬、惡犬傷。莨菪子、狂犬傷，日吞七粒，及擣根塗。鐵漿、狂犬傷，飲之，毒不入内。斑蝥、風狗傷，以三個，研細，酒煎服，即下肉狗，四十個乃止，末盡再服。○用七個，糯米一撮，炒黄，去米，入百草霜一錢，米飲服之，取下

〔一〕衣：原脱。今據卷五十二婦人月水「附方」補。

肉狗糯米一勺斑蝥三七枚分作三次炒去蝥研末分作三服水調下取惡物蜸蚕脂　蚺蛇脯
並主狾犬傷含之不發【外治】艾葉狾犬傷灸七壯或咬出下士灸之　瓦松同雄黃貼狗咬永不發　色子
燒入瘡黃末　欒荊皮同沙飽　雄黃入麝香　山慈姑　蘇葉嚼　蓼葉　莽草
蓖麻子　韭汁　薤白　葱白　蟾蜍　蚯蚓泥　紅娘子
死蛇灰　犬屎　虎骨研同脂　人血並塗狾犬惡犬傷　人參狗咬破傷風燒紫黑存性
疹之屋遊　地榆　鹿蹄草　黃藥子　秫米　乾薑　烏桕
赤薜荔　杏仁　馬蘭根同杏仁　白果　白礬　菩薩石　竹籃
耳灰　冬灰　黃蠟　豬耳垢　鼠屎灰　牛屎　人屎並塗犬傷　人尿
冷水　屋漏水並洗犬傷

驢馬傷

馬齒莧馬咬毒入心煮服之　人屎馬汗馬血入瘡欲死服汁　馬屎中粟刺驢馬中
毒被汁服并塗之以尿洗　檉柳刺驢馬毒血入內浸汁服并取木片灸之　葶藶馬汗毒氣入腹浸湯飲取下惡
血醇酒馬毒氣入腹救人多飲令醉【外治】益母草和醋　鼠屎並塗馬咬　獨栗燒　白馬通

肉狗。糯米、一勺，斑蝥三七個，分作三次炒，去蝥研末，分作三服，冷水滴油下，取惡物。蝦蟆膾、蚺蛇脯、並主狂犬傷，食之不發。

【外治】艾葉、猘犬傷，灸七壯，或隔牀下土灸之。瓦松、同雄黃，貼風狗咬，永不發。巵子、燒，入流黃末。欒荆皮、同沙糖。雄黃、入麝香。山慈姑、蘇葉、嚼。蓼葉、莽草、萞麻子、韭汁、薤白、葱[一]白、膽礬、蚯蚓泥、紅娘子、死蛇灰、犬屎、虎骨、牙、脂同。人血、並塗狂犬、惡犬傷。人參、狗咬破傷風，桑柴燒存性，摻之。屋遊、地榆、鹿蹄草、黄藥子、秫米、乾薑、烏桕、赤薜荔、杏仁、馬藺根、同杏仁。白果、白礬、菩薩石、竹籃耳、灰。冬灰、黄蠟、猪耳垢、鼠屎、灰。牛屎、人屎、並塗犬傷。人尿、冷水、屋漏水。並洗犬傷。

【驢馬傷】【内治】馬齒莧、馬咬毒入心，煎服之。人屎、馬汗、馬血入瘡，欲死，服汁。馬屎中粟、剥驢馬中毒，絞汁服，并塗之。仍以尿洗。檉柳、剥驢馬毒血入内，浸汁服。并取木片炙之。葶藶、馬汗毒氣入腹，浸湯飲，取下惡血。醇酒、馬毒氣入腹，殺人，多飲令醉。【外治】益母草、和醋。鼠屎、並塗馬咬。獨栗、燒。白馬通、

〔一〕葱：底本艸頭缺損，今據其他金陵本補正。

雞冠血（塗馬咬及馬汗入瘡，剝驢馬骨刺傷人欲死） 月經水（塗馬血入瘡，剝馬骨傷人，神效） 馬頭灰

馬鞭灰 雞毛灰 烏梅（和醋） 雄黃 白礬 石灰（並傅馬汗或毛入瘡，腫痛入腹殺人）

水堇汁 冷水 熱湯（並洗馬汗馬毛入瘡）

鼠咬 貍肉（食） 貍肝 猫頭及毛（灰） 猫屎 麝香（並塗）

人咬 龜版（灰） 鱉甲（並灰，塗之） 人尿（浸）

諸毒 金石 草木 果菜 蟲魚 禽獸

金石毒 甘草（安和七十二種石，一千二百種草，辦百藥毒。○凡藥毒，用麻油浸甘草節，嚼之咽汁良） 大青

麥門冬 人參湯 薺苨汁 蓴心 冬葵子 瞿麥 藍汁

金星草 葳蕤汁 苧根汁 萱根 蕉根汁 綠豆 胡豆

白扁豆 黑大豆 餘甘子 冬瓜練 烏芋 水芹汁 蒸

水石 黑鉛（溶化淬酒） 魁蛤肉 牡蠣肉 蚌肉 蜆子肉 螺螄

石蟹汁 鰻鱺魚 田螺 雁肪肉 鴨肉 白鴨通 烏肉

雞冠血、並塗馬咬及馬汗入瘡，剥驢馬骨刺傷人欲死。月經水、塗馬血入瘡，剥馬骨傷人，神效。馬頭、灰。馬鞭、灰。雞毛、灰。烏梅、和醋。雄黄、白礬、石灰、並傅馬汗或毛入瘡腫痛，入腹殺人。水堇、汁。冷水、熱湯。並洗馬汗、馬毛入瘡。

【鼠咬】狸肉、食。狸肝、猫頭及毛、灰。猫屎、麝香。並塗。

【人咬】龜版、灰。攝龜甲、灰。並塗之。人尿。浸。

諸毒金石，草木，果菜，蟲魚，禽獸。

【金石毒】甘草、安和七十二種石，一千二百種草，解百藥毒。○凡藥毒，用麻油浸甘草節，嚼之咽汁，良。大青、麥門冬、人參湯、薺苨汁、蓴心、冬葵子、瞿麥、藍、汁。金星草、葳蕤汁、苧根汁、萱根、蕉根汁、緑豆、胡豆、白扁豆、黑大豆、餘甘子、冬瓜練、烏芋、水芹汁、寒水石、黑鉛、溶化淬酒。魁蛤肉、牡蠣肉、蚌肉、蜆子肉、蟶腸、石蟹汁、鰻鱺魚、田螺、雁肪肉、鴨肉、白鴨通、烏肉、

犀角汁　豬膏　豬肉　豬骨　豬血　羊血　兎血　諸血
牛脘　兎肉並解一切　〔砒石毒〕米醋吐　烏桕根下　白芷樹賁介
並井水服　胡粉地漿服　白扁豆水服　蚤休磨汁　黑鉛　鰲魚鮓並水磨　藍汁
薺苨汁　醬汁　綠豆汁　豆粉　大豆汁　楊梅樹皮汁
冬瓜藤汁　早稻稈灰汁　地漿　井泉水　白鴨通汁　緅
豬屎汁　人屎汁　鴨血　羊血　雄雞血　胡麻油
〔礜石毒〕黑大豆汁　白鵞膏
〔硇砂毒〕綠豆汁　浮萍研汁頂陰同豬薺煎汁煎洗
〔硫黃毒〕金星草　胡麻油　米醋　飛廉　細辛　餘甘子煎水
烏桕煎　黑鉛煎　鐵漿　朴消　豬血　羊血　冷豬肉　鴨肉
豬脂　〔雄黃毒〕防己煎汁　〔丹砂毒〕藍青汁　鹹水
〔水銀毒〕黑鉛　炭末煎汁　金器煎汁服口入耳熱之枕之引出　〔輕粉毒〕黃連

犀角汁、豬膏、豬肉、豬骨、豬血、羊血、兔血、諸血、牛脃、兔肉。並解一切丹石毒。【砒石毒】米醋、吐。烏桕根、下。白芷、鬱金、並井水服。胡粉、地漿服。白扁豆、水服。蚤休、磨汁。黑鉛、鯗魚魫、並磨汁。藍汁、薺苨汁、醬汁、緑豆汁、豆粉、大豆汁、楊梅樹皮汁、冬瓜藤汁、早稻稈灰汁、地漿、井泉水、白鴨通汁、豭豬屎汁、人屎汁、鴨血、羊血、雄雞血、胡麻油。

【礜石毒】黑大豆汁、白鵝膏。

【硇砂毒】緑豆汁、浮萍。硇砂損陰，同猪蹄煎汁漬洗。

【硫黃毒】金星草、胡麻油、米醋、飛廉、細辛、餘甘子、煎水。烏梅、煎。黑鉛、煎。鐵漿、朴消、豬血、羊血、冷豬肉、鴨肉、豬脂。【雄黃毒】防己。煎汁。【丹砂毒】藍青汁、鹹水。

【水銀毒】黑鉛、炭末、煎汁。金器、破口，煮汁服。○入耳，熨之、枕之引出。【輕粉毒】黃連、

貫衆　醬汁　黑鉛壺酒浸　斑蝥　猪肉〔石英毒〕麻鞋煮汁　石燕煮汁　醇酒服紫石英作寒熱者飲之良　雞子　猪肉〔鍾乳毒〕雞子清　猪肉〔石炭毒〕冷水中石炭毒昏者飲之卽解〔生金毒〕白藥子　餘甘子　翡翠石　鸕鷀肉　鴨血　白鴨通汁　雞屎淋汁　金蛇煮汁〔生銀毒〕葱汁　雞子汁　鴨血　鴨通汁　銀蛇煮汁　水銀服之卽解〔錫毒〕杏仁〔銅毒〕慈姑　胡桃　鴨通汁〔鐵毒〕慈石　皂莢　猪犬脂　乳香　貘屎〔土坑毒氣〕猪肉〔草木毒〕防風諸藥毒已死但心頭溫者擂水灌之　葛根諸藥毒吐下欲死煮汁服　甘草　薺苨　藍汁　藍實　承露仙　榼藤子　淡竹葉同甘草黑豆同煎服　粟米泔汁　土芋　蚯蚓　綠豆汁　黑豆汁　白扁豆汁　生薑　葱汁　芽茶同白礬　地漿　黃土煮汁　蠶故紙灰水服　鼈甲　玳瑁　車渠　龜筒　白鴨　白鴿血　鸕鷀　孔雀肺　牛脘　犀角汁　猪屎汁

貫衆、醬汁、黑鉛壺、浸酒。斑蝥、豬肉。【石英毒】麻鞋、煮汁。石燕、煮汁。醇酒、服紫石英乍寒乍熱者，飲之良。雞子、猪肉。【鍾乳毒】雞子清、豬肉。【石炭毒】冷水。中石炭毒，昏瞀，飲之即解。【生金毒】白藥子、餘甘子、翡翠石、鷓鴣肉、鴨血、白鴨通、汁。雞屎、淋汁。金蛇。煮汁。【生銀毒】葱汁、雞子汁、鴨血、鴨通汁、銀蛇、煮汁。水銀。服之即出。【錫毒】杏仁。【銅毒】慈姑、胡桃、鴨通汁。【鐵毒】慈石、皂莢、豬犬脂、乳香、貘屎。【土坑毒氣】豬肉。

【草木毒】防風、諸藥毒已死，只心頭温者，擂水，冷灌之。葛根、諸藥毒吐下欲死，煮汁服。甘草、薺苨、藍汁、藍實、承露仙、榼藤子、淡竹葉、同甘草、黑豆同煎服。粟米、絞汁。土芋、取吐。緑豆、汁。黑豆、汁。白扁豆、汁。生薑、葱汁。芽茶、同白礬。地漿、黄土、煮汁。蠶故紙灰、水服。黿甲、玳瑁、車渠、龜筒、白鵬、白鴿血、鷓鴣、孔雀脯、牛䏶、犀角汁、豬屎汁、

人尿汁（并解藥毒〇）鈎吻毒薺苨汁　蕹菜汁　葛根汁　葱汁
桂汁　白鴨血　白鵝血　羊血（並熱飲〇）雞子清　雞𦞦雛（同麻油研
爛泥取汁〇）之犀角汁　豬膏　人尿汁　射罔毒藍汁　葛根　大
麻子汁　大小豆汁　飴糖　藕汁　荸汁　竹瀝　冷水
蚯蚓糞　貝齒　六畜血　人尿汁　烏頭附子天雄毒防風
汁　遠志汁　甘草汁　人參汁　黃芪　烏韭　綠豆　黑豆
寒食餳　大棗肌　井華水　陳壁土（泡湯服〇）蒙汗毒冷水
鼠莽毒蚤休（水磨）鏡面草　缸豆汁　黑豆汁　烏桕根　明礬
（入少茶水服〇）雞血　鴨血　羊血（並熱飲〇）羊躑躅毒巵子汁　狼毒毒
藍汁　鹽汁　白歛　杏仁　木占斯　防葵毒葵根汁
莨菪毒薺苨　甘草　升麻汁　蟹汁　犀角汁　山芋毒地
漿　人尿汁　苦瓠毒粳米汁　黍穰汁　大戟毒菖蒲汁

人屎汁。並解百藥毒。○【鉤吻毒】薺苨汁、蕹菜汁、葛根汁、葱汁、桂汁、白鴨血、白鵝血、羊血、並熱飲。○雞子清、雞毈雛、同麻油研爛，灌之，取吐。○犀角汁、豬膏、人屎汁。【射罔毒】藍汁、葛根、大麻子汁、大小豆汁、飴糖、藕汁、芰汁、竹瀝、冷水、蚯蚓糞、貝齒、六畜血、人屎汁。【烏頭附子天雄毒】防風汁、遠志汁、甘草汁、人參汁、黄芪、烏韭、绿豆、黑豆、寒食餳、大棗肌〔一〕、井華水、陳壁土。泡湯服。○【蒙汗毒】冷水。【鼠莽毒】蚤休、磨水。鏡面草、豇豆汁、黑豆汁、烏桕根、明礬、入少茶，水服。○雞血、鴨血、羊血。並熱飲。【羊躑躅毒】卮子汁。【狼毒毒】藍汁、鹽汁、白斂、杏仁、木占斯。【防葵毒】葵根汁。【莨菪毒】薺苨、甘草、升麻汁、蟹汁、犀角汁。【山芋毒】地漿、人屎汁。【苦瓠毒】稷米汁、黍穰汁。【大戟毒】昌蒲汁。

〔一〕肌：張本作「肉」，義長。

甘遂毒，黑豆汁。芫花毒，防風汁、防己、甘草、桂汁。仙茅毒，大黄。〔藜蘆毒，葱汁、雄黄、温湯。〔瓜蒂毒，麝香。半夏、南星毒，生薑汁、乾薑（煮汁）、防風。〔桔梗毒，白粥。〔巴豆毒，黄連汁、昌蒲汁、甘草汁、葛根汁、白藥子、黑豆汁、生藿汁、蘆會、冷水、寒水石。〔硅毒，葱汁。〔漆毒，貫衆、紫蘇、蟹。〔桐油毒，熱酒、甘草、乾柿。〔果菜毒，麝香、猪骨灰（水服）、米醋、頭垢、童尿（並解諸果菜毒）、山鷓肉（解諸果毒）、甘草、醬汁、酒糟、葛汁、白兇藿、白花藤、雞屎灰（並解諸菜毒，同貝母胡粉爲末酒服）、杏根（煎）。蜀椒毒，葵子汁、豉汁、桂汁、蒜汁、大棗、冷水、地漿、蒜汁、雄雞毛灰（水服）、童尿。〔燒酒毒，冷水、緑豆粉、蠶豆苗。〔麪毒，蘿蔔、枸杞苗、貝子（燒）、胡桐淚。〔豆粉毒，杏仁、豆腐、蘿蔔。〔萵苣毒，薑汁。〔水芹毒，硬糖、杏仁（[illegible]）

【甘遂毒】黑豆汁。【芫花毒】防風汁、防己、甘草、桂汁。【仙茅毒】大黄。【藜蘆毒】葱汁、雄黄、温湯。【瓜蒂毒】麝香。【半夏南星毒】生薑汁、乾薑、煮汁。防風。【桔梗毒】白粥。【巴豆毒】黄連汁、昌蒲汁、甘草汁、葛根汁、白藥子、黑豆汁、生藿汁、盧會、冷水、寒水石。【桂毒】葱汁。【漆毒】貫衆、紫蘇、蟹。【桐油毒】熱酒、甘草、乾柿。

【果菜毒】麝香、豬骨灰、水服。米醋、頭垢、童尿、並解諸果菜毒。山鵲肉、解諸果毒。甘草、醬汁、酒糟、葛汁、白兔藿、白花藤、雞屎灰、並解諸菜毒。同貝齒、胡粉，爲末。酒服。杏根。煎汁。【蜀椒毒】葵子汁、豉汁、桂汁、蒜汁、大棗、冷水、地漿、黄土、雄雞毛灰、水服、童尿。【燒酒毒】冷水、緑豆粉、蠶豆苗。【麪毒】蘿蔔、枸杞苗、貝子、燒、胡桐淚。【豆粉毒】杏仁、豆腐、蘿蔔。【蒿苣毒】薑汁。【水芹毒】硬糖、杏仁。同乳

蟲鱗諸魚飲水莨菪毒甘草汁 蝦芋毒地漿 人尿汁 蜀椒毒

甘草煎麻油服 防風汁 忍冬汁 蠡實 醬汁 生薑 胡椒 綠豆

汁○梨葉汁 荷葉煎○阿魏 地漿 黃土○嘔鸕鶿 石首魚枕

童尿 人尿汁 蠡魚毒紫蘇 荏葉 水蘇 蘆根 蘆花

菩薩草酒服 大黃汁 馬鞭草汁 苦參煎醋 縮砂仁 草豆蔻 醬

汁 米醋 胡麻油 黑豆汁 冬瓜汁 橘皮煎 烏梅 橄

欖 蜀椒 胡椒 蒔蘿 茴香 胡葱 大蒜 朴硝 蓬

砂同甘草炭香油 魚皮燒 魚鱗燒 鮫魚皮燒 獺皮煮汁並解一切魚肉螺蟹毒

河豚毒荻芽 蘆花 蔞蒿 胡麻油 白扁豆 大豆汁

橄欖 五倍子同白礬末水服○槐花水服 橘皮煮 黑豆汁 紫蘇汁 青

黛汁 鹽汁 吳公解蟲毒蛇跡葉擣汁或煎解河豚毒蚯蚓魚毒鱧河豚鮭魚毒諸鮹魚毒

地漿黃鱔及無鱗諸魚又荊芥犯此解之 鱔魚毒蟹食之即解 蟹毒蘇汁 藕汁 冬

餅、粳米煮粥食。【水莨菪毒】甘草汁。【野芋毒】地漿、人屎汁。【野菌毒】甘草、煎麻油服。防風、汁。忍冬、汁。蠡實、醬汁、生薑、胡椒、緑豆、汁。○梨葉、汁。○荷葉、煎。○阿魏、地漿、黄土、煮。○鷓鴣、石首魚枕、童尿、人屎汁。

【蟲魚毒】紫蘇、荏葉、水蘇、蘆根、蘆花、菩薩草、酒服。大黄汁、馬鞭草、汁。苦參、煎醋。縮砂仁、草豆蔻、醬汁、米醋、胡麻油、黑豆汁、冬瓜汁、橘皮、煎。烏梅、橄欖、蜀椒、胡椒、蒔蘿、茴香、胡葱、大蒜、朴硝、蓬砂、同甘草，浸香油。魚皮、燒。魚鱗、燒。鮫魚皮、燒。獺皮。煮汁。並解一切魚肉、鰕、蟹毒。【河豚毒】荻芽、蘆花、蔞蒿、胡麻油、白扁豆、大豆汁、橄欖、五倍子、同白礬，水服。○槐花、水服。橘皮、煮。黑豆汁、紫蘇汁、青黛汁、藍汁、蜈蚣、解蟲魚毒。羊蹄葉。擣汁或煎，解胡夷魚、檀胡魚、鮭魚毒。【黄鱨魚毒】地漿。黄鱨及無鱗諸魚，反荊芥，服此解之。【鱓魚毒】蟹。食之即解。【蟹毒】蘇汁、藕汁、冬

瓜汁　乾蒜汁　蘆根汁（鱠荊相反令人吐血服此解）　橙皮　丁香　蟹毒

橄欖　胡椒　馬刀毒（新汲水）　鰕毒（鴨鵝涎）　斑蝥芫青地膽

樗雞毒（藍汁）　玉簪根　桂汁　黑豆汁　糯米　豬肉　豬

脂　蠶蠱毒（巵子）　藍蛇頭毒（藍蛇尾，醃之即解）　水蟲毒（禿鶖毛）

禽獸毒（白兔藿，諸肉菜犬毒不可入口者，飲汁即解）　白花藤　黃藤　黑豆汁

醬汁　米醋　山查　阿魏　草豆蔻　犀角汁（並解一切肉食魚菜果毒）

諸毒　諸鳥肉毒　生薑　白扁豆　狸頭骨灰（水服）　雉毒　薤汁

犀角汁　雞子毒（米醋）　鴨毒（葛粉，水服）　綠豆粉　六畜肉

毒　烏桕葉汁（食牛馬六畜肉生疔欲死，頓服一盞取利）　白扁豆　小豆汁　韭汁

菘子汁（煮）　豬屎灰（水服，并解六畜肉毒）　甘草汁　蘭草汁　阿魏　綠豆汁

[illegible]汁　麻鞋底（煮汁）　菹上（煮汁）　東壁土（水服）　地漿　頭垢（並解六畜牛馬諸肉）

[illegible]牛肉毒　狼牙（燒）　豬脂　獨肝牛毒　牛肚（[illegible]）

瓜汁、乾蒜汁、蘆根汁、蟹、柿相反，令人吐血，服此解。橙皮、丁香。【鼈毒】橄欖、胡椒。【馬刀毒】新汲水。【蝦毒】鵁鶄。炙食。【斑蝥芫青地膽樗雞毒】藍汁、玉簪根、桂汁、黑豆汁、糯米、豬肉、豬脂。【䗪蟲毒】巵子。【藍蛇頭毒】藍蛇尾。食之即解。【水蟲毒】禿鶖毛。

【禽獸毒】白兔藿、諸肉菜大毒不可入口者，飲汁即解。白花藤、黄藤、黑豆汁、醬汁、米醋、山查、阿魏、草豆蔻、犀角汁。並解一切肉食、魚菜、果蕈諸毒。【諸鳥肉毒】生薑、白扁豆、狸頭骨灰。水服。【雉毒】薑汁、犀角汁。【雞子毒】米醋。【鴆毒】葛粉、水服。緑豆粉。【六畜肉毒】烏桕葉汁、食牛馬六畜肉生疔欲死，頓服三盌取利。白扁豆、小豆汁、豉汁、葱子、煮汁。豬屎灰、水服。并解六畜肉毒。甘草汁、蘭草汁、阿魏、緑豆汁、黄蘗汁、麻鞋底、煮汁。黄土、煮汁。東壁土、水服。地漿、頭垢。並解六畜牛馬諸肉毒。【牛肉毒】狼牙、燒。聖虀。【獨肝牛毒】牛肚、噉蛇牛獨肝，毛髮向後，有毒，煮

汁飲 人乳汁和豉汁服 〔馬肝毒〕 猪骨灰水服 鼠屎末服 頭垢 〔猪肉毒〕 猪屎灰水服 〔狗毒〕 杏仁 蘆根 〔諸肝毒〕 猪脂頓服五升 頭垢 頭巾泡湯服 〔肉脯毒〕 韭汁 黃土煮服 地漿 貝子燒水服 猪骨灰水服 大屎灰酒服 人屎灰酒服 頭垢含咽

蠱毒

解毒草部 薺苨解蠱毒百藥毒歃其汁 蘘荷服汁蠱立出卧其葉即自呼蠱主姓名 山慈姑同大戟五倍子爲紫金丹服○ 徐長卿 天麻 釵子股 甘草吐 辟虺雷 升麻吐 錦地羅 吉利草 蘼蕪 紫金牛 木香 龍膽草 草犀 格注草吐 獨行根 紫菀 馬兜鈴 鬱金下 鬱金香 鉤吻 金絲草 合子草 芫花下 預知子 蕘花下 牽牛子下 鳶尾下 土瓜根下吐 山豆根 桔梗下 解毒子 鬼臼 白兔藿 連翹 千里及下吐 羊蹄根 澤漆吐 慎火草 常山吐 藜

汁飲。人乳汁。和豉汁服。【馬肝毒】豬骨灰、水服。鼠屎、末服。頭垢。【豬肉毒】豬屎灰。水服。【狗毒】杏仁、蘆根。【諸肝毒】豬脂、頓服五升。垢頭巾。泡湯服。【肉脯毒】韭汁、黄土、煮服。地漿、貝子、燒，水服。豬骨灰、水服。犬屎灰、酒服。人屎灰、酒服。頭垢。含咽。

蠱毒

【解毒】【草部〔一〕】薺苨、解蠱毒、百藥毒，飲其汁。蘘荷、服汁，蠱立出。卧其葉，即自呼蠱主姓名。山慈姑、同大戟、五倍子，爲紫金丹，服。○徐長卿、天麻、釵子股、甘草、吐。辟虺雷、升麻、吐。錦地羅、吉利草、蘼蕪、紫金牛、木香、龍膽草、草犀、格注草、吐。獨行根、紫菀、馬兜鈴、鬱金、下。鬱金香、鉤吻、金絲草、合子草、芫花、下。預知子、蕘花、下。牽牛子、下。鳶尾、下。土瓜根、吐、下。山豆根、桔梗、下。解毒子、鬼臼、白兔藿、連翹、千里及、吐、下。羊蹄根、澤漆、吐。慎火草、常山、吐。藜

〔一〕草部：此下所載諸藥不分部，疑衍。

蘆　蕈　赤車使者　茜根汁　胡麻油吐　糯穀穎煎汁　麥苗汁
小麥麪水服　豆豉　蒔葵根擂酒　馬齒莧汁　大蒜　苦瓠汁吐　鹿藿
白合根　檳榔　大腹皮　桃白皮下　榧子　棗木心吐　龍眼
食茱萸　蜀椒　鹽麩子　甜瓜蒂吐　地椒　榴根皮　鳧茈
楡樹皮　巴豆　樗根皮　蘇合香　生漆　相思子　雷丸
桃寄生　猪苓　石南實　桑木心　猪苓　鬼箭羽　琥珀
半天河　車脂　猪槽水　故錦汁　釜墨　伏龍肝　古鏡
朱砂銀　鐵精　菩薩石　金牙石　雄黃　方解石　長石
代赭石　石膽　黃礬石　白礬石　石蟹　諸鹽水　石鹼
霹靂碪　斑蝥　蠶退紙　王倍子　芫青　露蜂房　蜂子
鯪鯉甲　龍齒　蚺蛇膽及肉　自死蛇　蝮蛇　蛇蛻皮　蛇婆
鯇魚膽　魚枕　青魚枕　鯗魚枕　龜筒　鮫魚皮　玳瑁

蘆、蕁、赤車使者、茜根汁、胡麻油、吐。糯穀穎、煎汁。麥苗、汁。小麥麪、水服。豆豉、胡荽根、擂酒。馬齒莧、汁。大蒜、苦瓠汁、吐。鹿藿、百合根、檳榔、大腹皮、桃白皮、下。榧子、棗木心、吐。龍眼、食茱萸、蜀椒、鹽麩子、甜瓜蒂、吐。地椒、榴根皮、梟茈、槲樹皮、巴豆、樗根皮、蘇合香、生漆、相思子、雷丸、桃寄生、猪苓、石南實、桑木心〔一〕、鬼箭羽、琥珀、半天河、車脂、猪槽水、故錦汁、釜墨、伏龍肝、古鏡、朱砂銀、鐵精、菩薩石、金牙石、雄黃、方解石、長石、代赭石、石膽、黄礬石、白礬石、石蟹、諸鹽水、石鹼、霹靂碪、斑蝥、蠶退紙、五〔二〕倍子、芫青、露蜂房、蜂子、鯪鯉甲、龍齒、蚺蛇膽及肉、自死蛇、蝮蛇、蛇蜕皮、蛇婆、鯇魚膽、魚枕、青魚枕、鯗魚枕、龜筒、鮫魚皮、玳瑁、

〔一〕桑木心：下原衍「猪苓」。與前重複，今删。
〔二〕五：原作「王」。今從江西本改。

貝齒子　鵜骨　鶴肫中砂子磨水服　鶿血雞　白雞血　鳩血

鷃雞子　雞頭　雞屎白　白鴿血　鷓鴣　白鴨血　鳬血

孔雀血　白鷳　胡燕屎　鸛腦髓　猪肝　猪屎汁　豚卵

羊肝肺　羊膽　羖羊角　羖羊皮　犀角　鹿角　靈猫陰

麝香　猫頭骨及屎　狐五臟　獺肝　敗鼓皮　猬皮　貓骨腦

六畜毛蹄甲　人牙　頭垢　人屎

諸物哽咽

諸骨哽　縮砂蔤諸骨硬濃煎嚥　艾葉煎酒　地菘同白礬馬鞭草白梅丸噙　鳳仙子研水嚥根

葉煎醋　半夏同白芷水服取吐　雲實根研汁嚥　瞿麥水服　薔薇根水服　白斂同白芷水

服　白藥煎醋　威靈仙醋浸丸噙砂仁煎服同　雞蘇同朴消丸噙　絲瓜根燒服　栗荴燒灰

乳香水研　桑椹醋煎　金櫻根煎醋　漿水脚同慈石擣紅丸嚥　蚯蚓泥擦喉外　蓬砂

含嚥　桑螵蛸煎醋　蜂窠燒　鯇魚膽酒化取吐　鱖魚膽取吐　鯽魚膽點咽　鮎魚肝

貝齒子、鸛骨、鶴肫中砂子、磨水服。鶬雞、白雞血、鳩血、鰕雞子、雞頭、雞屎白、白鴿血、鶻鵃、白鴨血、鳧血、孔雀血、白鷳、胡燕屎、鵲腦髓、豬肝、豬屎汁、豚卵、羊肝肺、羊膽、羖羊角、羖羊皮、犀角、鹿角、靈猫陰、麝香、猫頭骨、及屎。狐五臟、獺肝、敗鼓皮、猬皮、貒膏腦、六畜毛蹄甲、人牙、頭垢、人屎。

諸物哽咽

【諸骨哽】縮砂蔤、諸骨哽〔一〕，濃煎嚥。艾葉、煎酒。地菘、同白礬、馬鞭草、白梅，丸噙。鳳仙子、研水嚥。根、葉煎醋。半夏、同白芷，水服，取吐。雲實根、研汁嚥。瞿麥、水服。薔薇根、水服。白斂、同白芷，水服。白藥、煎醋。威靈仙、醋浸丸噙。同砂仁，煎服。雞蘇、同朴消，丸噙。絲瓜根、燒服。栗荴、燒吹。乳香、水研。桑椹、嚼嚥。金櫻根、煎醋。漿水脚、同慈石、橘紅，丸嚥。蚯蚓泥、擦喉外。蓬砂、含嚥。桑螵蛸、煎醋。蜂蜜、噙。鯇魚膽、酒化，取吐。鱖魚膽、取吐。鯽魚膽、點咽。鮎魚肝、

〔一〕哽：原作「硬」。今據卷十四縮砂蔤「主治」改。

同栗子皮乳香丸線綿包吞鈎出烏賊骨同橘紅寒食麪丸吞鴨肫衣炙研水服鵰糞諸鳥獸骨哽燒
灰酒服豬膏含嚥羊骨脛灰飲服狗涎頻滴虎骨諸獸骨哽末水服虎屎燒酒服狼
屎獸骨哽燒服鹿角末嚥筋吞約出雞骨哽貫衆同縮砂甘草末包含白芷同半夏末服嘔
出縮砂苧根擣丸雞湯化下鳳仙根煎酒水仙根玉簪花根汁蓖麻
子同百藥煎研服鹽麩子根煎醋吐乳香水研金櫻根煎醋茯苓同楮實末乳香湯下五
棓子末摻之即下雞內金燒吹雞足距燒水服翮翎同魚骨哽貫衆同縮砂濃前縮砂煎
苧根擂泥湯下魚蓖麻子同百藥煎研嚥水仙根玉簪根並擂汁服醉魚草吐
白芍藥嚼馬勃蜜丸噙飴糖含嚥百合塗項外橘皮噙橄欖嚼嚥茱萸魚骨
入腹煎水服軟出白膠香木蘭皮皂莢吹鼻椿子擂吹之酒服楮葉汁嚥之
嫩皮擣丸水下二三十丸桑椹嚼金櫻根煎醋琥珀珠推之仙人杖煮汁兒齒煮汁或丸
含青魚膽吐鯇魚膽吐烏賊骨諸魚鱗灰水服魚笱鬚燒服魚網
燒服或煮汁鸕鷀頭及骨嗉喙翅屎並燒服魚狗燒服煮汁亦禿鶖喙燒服獺

同栗子皮、乳香，丸，線綿包吞，釣出。**烏賊骨**、同橘紅、寒食麪，丸吞。**鴨肫衣**、炙研，水服。**鵰糞**、諸鳥獸骨哽，燒灰，酒服。**豬膏**、含嚥。**羊脛骨**[一]**灰**、飲服。**狗涎**、頻滴。**虎骨**、諸獸骨哽，末，水服。**虎屎**、燒，酒服。**狼屎**、獸骨哽，燒服。**鹿角**。末嚥。筋，吞釣出。

【雞骨哽】貫衆、同縮砂、甘草，末，包含。**白芷**、同半夏，末服，嘔出。**縮砂**、**苧根**、擣丸，雞湯化下。**鳳仙根**、煎酒。**水仙根**、**玉簪花根**、汁。**蓖麻子**、同百藥煎，研服。**鹽麩子根**、煎醋，吐。**乳香**、水研。**金櫻根**、煎醋。**茯苓**、同楮實，末，乳香湯下。**五棓**[二]**子**、末，摻之，即下。**雞內金**、燒吹。**雞足距**。燒水服。翮翎同。

【魚骨哽】貫衆、同前。**縮砂**、濃煎。**苧根**、擂泥，魚湯下。**蓖麻子**、同百藥煎，研嚥。**水仙根**、**玉簪根**、並擂汁服。**醉魚草**、吐。**白芍藥**、嚼。**馬勃**、蜜丸噙。**飴糖**、含嚥。**百合**、塗項外。**橘皮**、噙。**橄欖**、嚼嚥。**茱萸**、魚骨入腹，煎水服，軟出。**白膠香**、**木蘭皮**、**皂莢**、吹鼻。**椿子**、擂酒服，吐之。**楮葉汁**、啜之。嫩皮擣丸，水下二三十丸。**桑椹**、嚼。**金櫻根**、煎醋。**琥珀珠**、推之。**仙人杖**、煮汁。**鬼齒**、煮汁，或丸含。**青魚膽**、吐。**鯇魚膽**、吐。**烏賊骨**、**諸魚鱗灰**、水服。**魚笱鬚**、燒服。**魚網**、燒服，或煮汁。**鸕鷀頭及骨嗉喙翅屎**、並燒服。**魚狗**、燒服。亦煮服。**禿鶖喙**、燒服。**獺**

〔一〕脛骨：原作「骨脛」。今據卷五十羊脛骨「附方」乙正。

〔二〕棓：卷三十九五倍子作「倍」。

爪及骨爪燒服　獺爪爪項下爬之　獺骨煮汁並金銀銅鐵哽　縮砂蜜濃煎服並嚥

加甘草　鳳仙子及根搗汁下嚥物哽　銅王不留行誤吞鐵石同黃藥末服　艾葉酒煎服

部酒浸　木賊為末並服誤吞銅錢　葵汁　薤白並誤吞錢物飲縷繫頭食下取出　飴糖　慈姑

汁　鳧茈　胡桃並主誤吞銅錢多食之　南燭根水服　白炭燒紅研末水服　石灰同硫

黃火許酒服　胡粉同豬脂調一兩並主誤吞金銀銅錢在腹　水銀誤吞金銀半兩服即出　銅弩牙

誤吞珠錢燒存性水飲　慈石誤吞鐵物線穿含之　古文錢誤吞鐵物用白梅淹爛搗服一丸即吐出　蜂窩誤吞銅

錢服之即出　鶩羽誤吞金銀燒服　豬羊脂誤吞銅鐵諸物多食之利出　駝鳥屎　貘屎誤吞

銅鐵砂石入咽水化服之即消　竹木哽　半夏生服　蓖麻子同凝水石嚼自不見也　秤錘

鐵鋸並燒淬酒飲　鯇魚膽酒服取吐　鱖魚膽一切骨哽竹木入咽日久不出痛刺黃瘦以皂子煎酒

服取出　鯽魚膽熬　象牙為末水服　芒刺穀賊蕎稈頭細糠含嚥　胡麻誤吞穀麥

芒刺石穀賊砂研白湯服　飴糖含嚥　鵞涎化下穀賊　象牙水消物刺咽　麄帶灰水服上

哽　桃李哽　狗骨頭灰煮汁摩　麝香酒服　髮哽　木梳燒灰酒服　自己髮灰

肝及骨爪、燒服。獺爪、項下爬之。海獺皮。煮汁。【金銀銅鐵哽】縮砂蔤、濃煎服。或加甘草。鳳仙子及根、擂汁，下銅鐵物哽。王不留行、誤吞鐵石，同黄蘗，丸服。艾葉、煎酒。百部、浸酒。木賊、爲末。並主誤吞銅錢。葵汁、薤白、並主誤吞錢物釵環，頻食取利。飴糖、慈姑汁、鳧茈、胡桃、並主誤吞銅錢，多食之。南燭根、水服。白炭、燒紅研末，水服。石灰、同流黄少許，酒服。胡粉、同猪脂服一兩。並主誤吞金銀銅錢在腹。水銀、誤吞金銀，服半兩即出。銅弩牙、誤吞珠錢，燒，淬水飲。慈石、誤吞鐵物，線穿拽之。古文錢、誤吞鐵物，用白梅淹爛，擣服一丸，即吐出。蜂蜜、吞銅錢，服之即出。鵝羽、誤吞金銀，燒服。猪羊脂、誤吞銅鐵諸物，多食之，利出。鴕鳥屎、貘屎。誤吞銅鐵砂石入腹，水化服之，即消。【竹木哽】半夏、服取吐。蓖麻子、同凝水石噙，自不見也。秤錘、鐵鋸、並燒，淬酒飲。鯇魚膽、酒服，取吐。鱖魚膽、一切骨哽、竹木入咽，日久不出，痛刺黄瘦，以一皂子煎酒服，取吐。鯽魚膽、點。象牙。爲末，水服。【芒刺穀賊】舂杵頭細糠、含嚥。胡麻、誤吞穀麥芒刺，名穀賊。炒研，白湯服。飴糖、含嚥。鵝涎、下穀賊。象牙、諸物刺咽，磨水服，即吐。甑帶灰。水服，主草哽。【桃李哽】狗骨、煮汁，摩頭上。麝香。酒服。【髮哽】木梳、燒灰酒服。自己髮灰。

水求一錢

[illegible]鷹屎 燒水服

婦人經水

經閉有血滯血枯○不調有血虛者過期血熱者先期血氣滯者作痛

活血流氣

香附 血中之氣藥生用上行熟用下行炒黑則止血童尿制入血分補虛鹽水制入血分潤燥酒炒行經絡醋炒消積聚薑汁炒化痰飲得參朮補氣得歸芐補血得蒼朮芎藭解諸鬱得梔子黃連降火得厚朴半夏消脹得神麯枳實化食得紫蘇葱白解表邪得三稜莪朮消積磨塊得茴香破故紙引氣歸元得艾葉治血氣暖子宮乃氣病之總司女科之仙藥

當歸 一切氣一切勞破惡血養新血補諸不足頭止血身養血尾破血○婦女百病同地黃丸服○月經逆行同紅花煎服○血氣脹痛同乾漆丸服○室女經閉同没藥末紅花酒調服○

丹參 破宿血生新血安生胎落死胎止血崩帶下調經脈或前或後或多或少兼治冷熱勞腰脊痛骨節煩疼並為末每服二錢溫酒調下

芎藭 一切氣一切血破宿血養新血搜肝氣補肝血潤肝燥女人血閉無子血中氣藥也

芍藥 女子寒血閉脹小腹痛諸老血留結月候不調

生地黃 涼血生血補真陰通月水

蘭草 生血和氣養營調經

澤蘭 養營氣破宿血主婦人勞瘦女科要藥也

茺蔚子 調經令人有子活血行氣有補陰之功

菴蕳子 同桃仁浸酒服月經

玄胡索 月經不調結塊淋露利氣止痛活血同當歸橘紅丸服

柴胡 婦人熱入血室寒熱經水不調

黃芩 下女子血閉淋漏

茅根 月水不勻利經

水服一錢。【食哽】**鷹屎**。燒，水服。

婦人經水

經閉，有血滯，血枯。○不調，有血虛者過期，血熱者先期，血氣滯者作痛。

【活血流氣】**香附**、血中之氣藥。生用上行，熟用下行，炒黑則止血。童尿制，入血分補虛；鹽水制，入血分潤燥。酒炒行經絡，醋炒消積聚，薑炒化痰飲。得參、术補氣，得歸、芐補血。得蒼术、芎藭解鬱，得〔一〕巵子、黄連降火，得厚朴、半夏消脹，得神麴、枳實化食，得紫蘇、葱白解表邪。得三棱、莪茂消積磨塊，得茴香、破故紙引氣歸元，得艾葉，治血氣，暖子宫。乃氣病之總司，爲女科之仙藥。**當歸**、一切氣，一切勞。破惡血，養新血，補諸不足。頭止血，身養血，尾破血。○婦女百病，同地黄，丸服。○月經逆行，同紅花，煎服。血氣脹痛，同乾漆，丸服。○室女經閉，同没藥，末，紅花酒調服。**丹參**、破宿血，生新血。安生胎，落死胎。止血崩帶下，調經脉或前或後，或多或少。兼治冷熱勞，腰脊痛，骨節煩疼。晒研，每服二錢，温酒調下。**芎藭**、一切氣，一切血。破宿血，養新血。搜肝氣，補肝血，潤肝燥。女人血閉無子，血中氣藥也。**芍藥**、女子寒血閉脹，小腹痛，諸老血留結，月候不調。**生地黄**、凉血生血，補真陰，通月水。**蘭草**、生血和氣，養營調經。**澤蘭**、養營氣，破宿血，主婦人勞瘦，女科要藥也。**茺蔚子**、調經，令人有子，活血行氣，有補陰之功。**菴藺子**、同桃仁浸酒，通月經。**玄胡索**、月經不調，結塊淋露，利氣止痛，破血，同當歸、橘紅，丸服。**柴胡**、婦人熱入血室，寒熱，經水不調。**黄芩**、下女子血閉淋漏。**茅根**、月水不匀，淋瀝，

〔一〕得：原脱。今據卷十四莎草香附子「發明」補。

療惡血 莽蓬根 通經脈宜婦人 醍醐菜 搗汁酒服通經 茶湯 入砂糖少許露一夜服即通不可輕視

積至久經閉熬牛比黃汁服 木香 乳香 烏藥 白芷 桑耳 血氣 荔枝

核 血氣痛同香附末服 莪茂 血氣痛經不調同蒲黃丸服 附子 通經同當歸煎服 芥子 酒服通月水

韭汁 治經脈逆行同童尿飲 絲瓜 為末酒服通月經 土瓜根 經水不利同芍藥桂枝䗪蟲為末酒服

薏苡根 煎服通經 牛膝 血結經病不調同乾漆地黃汁丸服 牛蒡根 月水不通積塊腹痛蒸三次浸酒日飲

飲 馬鞭草 通月經癥瘕熬膏服 虎杖 通經同沒藥凌霄花末服 凌霄 通經同當帶下酒服 木林

癥瘕久服令人有子 硇砂 月水不通積聚刺痛破結血暖子宮同皂莢陳橘皮丸服 白堊土 女子寒熱癥瘕月閉

無子子宮冷 銅鏡鼻 血閉癥瘕伏腸絕孕 烏金石 通月水煎湯服巴豆三粒 蠶沙 月經久閉炒煮酒飲

一盞即通 葛上亭長 血閉癥瘕米炒研服 烏鴉 經刺炙研同水蛭等分末服 獺膽 通經同硇砂等分丸服〇

不同 白狗屎 月水不通燒末酒服 鼠屎 通經酒服一錢 童男童女髮 通經同斑蝥麝香末服

人乳 日飲三合通經 水蛭 地膽 樗雞 五靈脂 鱉甲 納鼈

穿山甲 龍胎 蛤粉 菩薩石 銅弩牙 朴消 紫荊皮

除惡血。莙薘根、通經脉，宜婦人。醍醐菜、擂酒，通經。茶湯、入沙餹少許，露一夜，服，即通，不可輕視。鉛霜、室女經閉，煩〔一〕熱，生地黄汁服。木香、乳香、烏藥、白芷、桑耳、並主血氣。荔枝核、血氣痛，同香附，末服。蓽茇、血氣痛，經不調，同蒲黄，丸服。附子、通經，同當歸，煎服。芥子、酒服末，通月水。韭汁、治經脉逆行，入童尿飲。絲瓜、爲末，酒服，通月經。土瓜根、經水不利，同芍藥、桂枝、䗪蟲，爲末，酒服。薏苡根、煎服，通經。牛膝、血結，經病不調，同乾漆，地黄汁，丸服。牛蒡根、月水不通，積塊欲死，蒸三次，浸酒日飲。馬鞭草、通月經瘕塊，熬膏服。虎杖、通經，同没藥、凌霄花，末服。蒺藜、通經，同當歸，末，酒服。木麻、月閉癥瘕。久服，令人有子。硇砂、月水不通，積聚刺痛，破結血，暖子宫。同皂莢、陳橘皮，丸服。白堊土、女子寒熱癥瘕，月閉無子，子宫冷。銅鏡鼻、血閉癥瘕，伏腸絶孕。烏金石、通月水，煎湯，服巴豆三丸。蠶沙、月經久閉，炒，煮酒飲一盞，即通。葛上亭長、血閉癥塊，米炒，研服。烏鴉、經閉，炙研，同水蛭等藥服。獺膽、通經，同硇砂等藥，丸服。○爪同。白狗屎、月水乍多乍少，燒末，酒服。鼠屎、通經，酒服一錢。童男童女髮、通經，同斑蝥。麝香，末服。人乳、日飲三合，通經。水蛭、地膽、樗雞、五靈脂、鼈甲、納鼈、穿山甲、龍胎、蛤粉、菩薩石、銅弩牙、朴消、紫荆皮、

〔一〕煩：原脱。今據卷八鉛霜「附方」補。

木占斯 桂心 乾漆 厚朴（酒煎） 栝樓根 貫汁 甜瓜蔓

蓬莪茂 三稜 桼木 紫葳 菴羅果 桃仁 牡丹皮

劉寄奴 紫參 薑黃 鬱金 紅藍花 瞿麥 番紅花

續隨子 蚍蜉 瓦松 石帆 赤孫施 蒲黃（並通經破血） 大棗（婦人臟燥，悲哭如祟，同小麥、甘草煎服） 葶藶（納陰中，通月水）

益氣養血 人參（血虛者益氣，陽生則陰長也） 朮（利腰臍間血，開胃消食） 熟地黃（傷中胞漏，經候不調，衝任伏熱，久而無子，同當歸、黃連丸服） 石菖蒲（婦人血海冷敗） 補骨脂 澤瀉 陽起石 玄石 白玉 青玉

紫石英（並主子宮虛冷，月水不調，絕孕） 阿膠（女人血枯，經水不調，無子，炒研酒服） 雀卵 烏賊魚骨 鮑魚汁（並主女子血枯病傷肝，唾血下血，通經閉） 驢包衣（天癸不通，煅研入麝，新汲水下，不過三服）

帶下（是濕熱夾痰，有虛有實）

蒼朮（燥濕強脾，止制丸服） 艾葉（白帶，煮雞子食） 石菖蒲（赤白帶下，同破故紙末服） 白芷（漏下赤白，能蝕膿，帶冷痛腥穢，同蜀葵根、白礬丸服，石灰淘過，研末酒服） 白芍 草果（同乳香末服） 糯米（女人白淫，同花椒燒）

木占斯、桂心、乾漆、厚朴、煎酒。栝樓根、質汗、甜瓜蔓、蓬莪茂、三棱、棗木、紫葳、菴羅果、桃仁、牡丹皮、劉寄奴、紫參、䔅黄、鬱金、紅藍花、瞿麥、番紅花、續隨子、蛇莓、瓦松、石帆、赤孫施、蒲黄、並破血通經。大棗、婦人臟燥，悲哭如祟，同小麥、甘草，水煎服。葶藶。納陰中，通月水。【益氣養血】人參、血虚者益氣，陽生則陰長也。朮、利腰臍間血，開胃消食。熟地黄、傷中胞縮，經候不調，衝任伏熱，久而無子，同當歸、黄連，丸服。石菖蒲、女人血海冷敗。補骨脂、澤瀉、陽起石、玄石、白玉、青玉、紫石英、並主子宫虚冷，月水不調，絶孕。阿膠、女人血枯，經水不調，無子，炒研，酒服。雀卵、烏賊魚骨、鮑魚汁、並主女子血枯病，傷肝，唾血下血，通經閉。驢包衣。天癸不通，煅研，入麝，新汲水下，不過三服。

帶下

是濕熱夾痰，有虚有實。

蒼朮、燥濕强脾，四制，丸服。艾葉、白帶，煮雞子食。石菖蒲、赤白帶下，同破故紙，末服。白芷、漏下赤白，能蝕膿。白帶冷痛腥穢，同蜀葵根、白芍、枯礬，丸服。○石灰淹過，研末，酒服。草果、同乳香，末服。糯米、女人白淫，同花椒燒

研酒丸服。蓮米〔赤白帶，同江米、胡椒末，入烏骨雞煮食。〕白扁豆〔炒研，米飲日服。花同。〕苦參

韭子〔白帶白濁，醋煮丸服。〕芍藥〔同香附末，煎服。同乾薑末服。〕沙參〔七情內傷或虛冷，皆為末，米飲日服。〕

狗脊〔室女白帶，衝任虛損，關節重，同鹿茸丸服，治婦人。〕枸杞根〔帶下脈數，同地黃煮酒飲。〕椿根白皮

〔同滑石丸服。同乾薑、芍藥、黃蘗丸服。〕木槿皮〔煎酒，止帶下；治赤白用。〕榆莢仁〔和牛肉作羹食，止帶下。〕

茯苓〔丸服。〕松香〔酒煮丸服。〕槐花〔同牡蠣末，酒服。〕冬瓜仁〔炒研，湯服。〕牡荊子〔炒焦，飲服。〕益母

草〔為末，湯服。〕夏枯草〔為末，飲服。〕雞冠花〔浸酒飲，或末服。〕馬齒莧〔絞汁和雞子白服。〕大薊根

〔浸酒飲。〕酢漿草〔陰乾，酒服。〕椒目〔炒研，水服。〕橡子〔同石菖蒲末服。〕韭汁〔同童尿露一夜，溫服。〕葵葉

葵花〔治帶下目中溜火，和血潤燥，為末酒服，隨赤白用。〕蜀葵根〔散膿血惡汁，治帶下，同白芷、芍藥、枯礬，化蠟丸

服。〕敗醬〔治帶下，破多年凝血，化膿為水。〕漏蘆〔產後帶下，同艾葉丸服。〕甑帶〔五色帶下，煮汁服。〕澤蘭

子〔女人三十六疾。〕馬矢蒿　蠡實　紫葳　茜根　白斂　土瓜根

赤地利　鬼箭羽　水芹　蒲黃　景天　豬苓　李根白皮

金櫻根　酸榴皮　桃毛　白果　石蓮　芡實　城東腐木

研，醋糊丸服。蓮米、赤白帶，同江米、胡椒〔一〕，入烏骨雞煮食。白扁豆、炒研，米飲口服。○花同。蕎麥、炒焦，雞子白服。韭子、白帶白淫，醋煮丸服。芍藥、同香附，末，煎服。○同乾薑，末服。沙參、七情內作或虛冷者，爲末，米飲日服。狗脊、室女白帶，衝任虛損，關節重，同鹿茸，丸服。亦治婦人。枸杞根、帶下脉數，同地黃，煮酒飲。椿根白皮、同滑石，丸服。○同乾薑、芍藥、黃檗，丸服。木槿皮、煎酒，止帶下，隨赤白用。榆莢仁、和牛肉作羹食，止帶下。茯苓、丸服。松香、酒煮，丸服。槐花、同牡蠣，末，酒服。冬瓜仁、炒研，湯服。牡荆子、炒焦，飲服。益母草、爲末，湯服。夏枯草、爲末，飲服。雞冠花、浸酒飲，或末服。馬齒莧、絞汁，和雞子白服。大薊根、浸酒飲。酢漿草、陰乾，酒服。椒目、炒研，水服。欓子、同石菖蒲，末服。韭汁、同童尿，露一夜，温服。葵葉、葵花、治帶下，目中溜火，和血潤燥，爲末，酒服，隨赤白用。蜀葵根、散膿血惡汁，治帶下，同白芷、芍藥、枯礬〔二〕，化蠟丸服。敗醬、治帶下，破多年凝血，化膿爲水。漏盧、産後帶下，同艾葉，丸服。甑帶、五色帶下，煮汁服。澤蘭子、女人三十六疾。馬矢蒿、蠡實、紫葳、茜根、白斂、土瓜根、赤地利、鬼箭羽、水芹、蒲黃、景天、豬苓、李根白皮、金櫻根、酸榴皮、桃毛、白果、石蓮、芡實、城東腐木、

〔一〕椒：原作「粉」。今據卷四十八雞烏骨雞「附方」補。原方尚有「白果」一味。
〔二〕礬：原作「凡」。今從江西本改。

橡斗　秦皮　人參　黃芪　肉蓯蓉　何首烏　葳蕤
當歸　芎藭　升麻升提　柴胡升提　陽起石　白石脂　五色石脂
玉泉　石膽　代赭石　石流黃　石流赤　硇砂並主赤白帶下無子
石灰白帶白淫同茯苓丸服　雲母粉水服方寸匕立見效　禹餘粮赤白帶同乾薑丸服　石燕月水
湛濁赤帶多年煎飲或末日服　白礬白沃滿下經水不利子臟堅癖中有乾血燒研同杏仁丸納陰戶內　白瓷器
主白崩帶　伏龍肝炒煙盡同椶灰梁上塵服　秋石棗肉丸服　牛角䚡燒灰酒服　狗頭骨同上　兔
皮灰同上　豬腎宜多食　豬肝同金墨百草霜煨食　羊胰酢洗蒸食數次愈　羊肉產后帶下赤白
絕孕數蒜煮熟入酢食　山羊肉主赤白帶　狗陰莖女人帶下十二疾　鹿角白濁炒研酒服　鹿茸
赤白下炙末酒服室女白帶衝任虛寒同狗脊白歛丸服　白馬左蹄五色帶下燒灰酒服　駝毛　烏驢
皮　牛骨及蹄甲　陰莖　麋角　鹿血　阿膠　丹雄雞　烏
骨雞　雞內金　雀肉　雀卵　雀屎　伏翼　五靈脂　鰻
鱺魚　鯉魚鱗　龍骨　鼉甲　龜甲　鱉肉　鱟魚骨　海

橡斗、秦皮、人參、黄芪、肉蓯蓉、何首烏、葳蕤、當歸、芎藭、升麻、升提。柴胡、升提。陽起石、白石脂、五色石脂、玉泉、石膽、代赭石、石流黄、石流赤、硇砂、並主赤白帶下，無子。石灰、白帶白淫，同伏苓，丸服。雲母粉、水服方寸匕，立見效。禹餘粮、赤白帶，同乾薑，丸服。石燕、月水湛濁，赤帶多年，煎飲，或末，日服。白礬、白沃漏下，經水不利，子腸堅僻，中有乾血，燒研，同杏仁，丸，納陰户内。白瓷器、主白崩帶。伏龍肝、炒烟盡，同椶灰、梁上塵服。秋石、棗肉丸服。牛角䚡、燒灰，酒服。狗頭骨、同上。兔皮灰、同上。豬腎、宜多食。豬肝、同金墨、百草霜，煨食。羊胚、酢洗蒸食，數次愈。羊肉、産後帶下赤白，絶孕，豉、蒜煮熟，入酥食。山羊肉、主赤白帶。狗陰莖、女人帶下十二疾。鹿角、白濁，炒研，酒服。鹿茸、赤白帶下，炙，末，酒服。室女白帶，衝任虚寒，同狗脊、白斂〔一〕，丸服。白馬左蹄、五色帶下，燒灰，酒服。駝毛、烏驢皮、牛骨及蹄甲陰莖、麋角、鹿血、阿膠、丹雄雞、烏骨雞、雞内金、雀肉、雀卵、雀屎、伏翼、五靈脂、鰻鱺魚、鯉魚鱗、龍骨、鼉甲、龜甲、鼈肉、鯗魚骨、海

〔一〕斂：原字漫漶。今據卷五十一鹿鹿茸「附方」補正。

螵蛸　牡蠣粉　馬刀　海蛤　蛤粉　蚌粉　蜜蜂子　土

蜂子　蠶蛻紙灰　故綿灰　淡菜　海蛇　全蠍　丹參　三七

地榆血主赤白帶　貫衆醋炙末服止赤白帶　蛇牀子同枯礬內陰戶　古磚燒赤安熨布飾坐之

崩中漏下

月水不止五十行經

調營清熱　當歸酒下絕孕崩中諸不足　丹參功同當歸　芎藭煎酒　生地黃崩中久經不止擣汁酒服

芍藥崩中痛甚同柏葉煎服經水不止同艾葉煎服　肉蓯蓉血崩絕陰不產　人參血脫益陽陽生則陰長

升麻升陽明清氣　柴胡升少陽清氣　防風炙研麪糊煮酒服一錢經效　白芷主崩漏入陽明經

香附子炒焦酒服治血如山崩或五色漏帶宜常服之　黃芩主淋瀝下血養陰退陽去脾經濕熱○陽乘陰崩中下血研末霹靂酒服一錢四十九歲月水不止條芩醋浸七次炒研為丸日服　青蘘汁服半升立愈　雞冠

花及子為末酒服　大小薊汁煎服或浸酒飲　菖蒲產后崩中煎酒服　蒲黃止崩中消瘀血同五

靈脂末炒煎酒服　凌霄花為末酒服　茜根止血內崩及月經不止五十后行經作敗血論同阿膠柏葉黃芩地

黃髮灰煎服　三七酒服二錢　石韋研末酒服　水蘇煎服　柏葉月水不止同芍藥煎服○同木賊炒末服

螵蛸、牡蠣粉、馬刀、海蛤、蛤粉、蚌粉、蜜蜂子、土蜂子、蠶蛻紙、灰。故綿、灰。淡菜、海蛇、全蠍、丹參、三七、地榆、並主赤白帶。貫衆、醋炙，末服，止赤白帶。蛇牀子、同枯礬，内陰户。古磚。燒赤，安蒸餅坐之。

崩中漏下月水不止，五十行經。

【調營清熱】當歸、漏〔一〕下絶孕，崩中諸不足。丹參、功同當歸。芎藭、煎酒。生地黄、崩中及經不止，擂汁，酒服。芍藥、崩中痛甚，同柏葉，煎服。經水不止，同艾葉，煎服。肉蓯蓉、血崩，絶陰不産。人參、血脱益陽，陽生則陰長。升麻、升陽明清氣。柴胡、升少陽清氣。防風、炙，研，麪糊煮酒服一錢，經效。白芷、主崩漏，入陽明經。香附子、炒焦，酒服，治血如崩山，或五色漏帶，宜常服之。黄芩、主淋漏下血，養陰退陽，去脾經濕熱。○陽乘陰，崩中下血，研末，霹靂酒服一錢。四十九歲，月水不止，條芩醋浸七次，炒研爲丸，日服。青蘘、汁服半升，立愈。雞冠花及子、爲末，酒服。大小薊、汁煎服，或浸酒飲。菖蒲、産後崩中，煎酒服。蒲黄、止崩中，消瘀血，同五靈脂末炒，煎酒服。凌霄花、爲末，酒服。茜根、止血内崩及月經不止。五十後行經，作敗血論，同阿膠、柏葉、黄芩、地黄、髮灰，煎服。三七、酒服二錢。石韋、研末，酒服。水蘇、煎服。柏葉、月水不止，同芍藥，煎服。○同木賊炒，末服。

〔一〕漏：原作「酒」。今據卷十四當歸「主治」改。

槐花　漏血，燒研酒服。○血崩不止，同黃芩燒研，秤錘淬酒服。　淡竹茹　崩中，月水不止，微炒，水煎服。　黃麻根
水煎服。　甜瓜子　月經太過，研末水服。　黑大豆　月水不止，炒焦沖酒。　白扁豆花　血崩，焙研飲服。　蒸餅
燒研飲服。　玄胡索　因損血崩，煮酒服。　縮砂　炒研，熱湯服。　益智子　同上。　椒目　炒研，酒服。　胡椒　同諸
藥丸服。　艾葉　漏血崩中不止，同乾薑、阿膠煎服。　木莓根皮　煎酒，止崩。　續斷　石蓮子
蠡實　茅根　桃毛　小薊　冬瓜仁　松香　椿根白皮
鹿角　鹿茸　鹿血　豬腎　烏骨雞　丹雄雞　雞內金
雀肉　鼉　蚌殼　文蛤　海蛤　鮑魚　並主漏下，崩中。　毛蟹殼　燒
腹痛，燒研飲服。　牡蠣　崩中及月水不止，煅研，艾煎醋膏丸服。　鼈甲　漏下五色，醋炙研，酒服。○同乾薑、訶黎勒丸服。
紫鉚　經水不止，末服。　鰾膠　崩中赤白，焙研，雞子煎餅食，酒下。　阿膠　月水不止，炒焦酒服。和血滋陰。　羊肉
崩中垂死，煮歸、芎、乾薑服。

〔止澀〕椶灰　酒服。　蓮房　經不止，燒研酒服。○血崩，同荊芥燒服。○產後崩，同香附燒服。　敗瓢　同蓮房燒服。
絲瓜　同椶燒服。　木耳　炒黑，同髮灰服，取汗。　桑耳　炒黑，水服。　槐耳　燒服。　烏梅　燒服。　梅葉　□□

槐花、漏血，燒研，酒服。○血崩不止，同黄芩，燒秤錘酒服。淡竹茹、崩中，月水不止，微炒，水煎服。黄麻根、水煎。甜瓜子、月經太過，研末，水服。黑大豆、月水不止，炒焦，冲酒。白扁豆花、血崩，焙研，飲服。玄胡索、因損血崩，煮酒服。縮砂、焙研，湯服。益智子、同上。椒目、焙研，酒服。胡椒、同諸藥，丸服。艾葉、漏血崩中不止，同乾薑、阿膠，煎服。木莓根皮、煎酒，止崩。續斷、石蓮子、蠡實、茅根、桃毛、小檗、冬瓜仁、松香、椿根白皮、鹿角、鹿茸、鹿血、豬腎、烏骨雞、丹雄雞、雞内金、雀肉、鱟尾、蚌殼、文蛤、海蛤、鮑魚、並主漏下崩中。毛蟹殼、崩中腹痛，燒研，飲服。牡蠣、崩中及月水不止，煅研，艾煎醋膏，丸服。鼈甲、漏下五色，醋炙，研，酒服。○同乾薑、訶黎勒，丸服。紫鉚、經水不止，末服。鰾膠、崩中赤白，焙研，雞子煎餅食，酒下。阿膠、月水不止，炒焦，酒服，和血滋陰。羊肉。崩中垂死，煮歸、芐、乾薑服。

【止澀】椶灰、酒服。蓮房、經不止，燒研，酒服。○血崩，同荆芥燒服。○産後崩，同香附燒服。敗瓢、同蓮房燒服。絲瓜、同椶燒服。木耳、炒黑，同髮灰服，取汗。桑耳、燒黑，水服。槐耳、燒服。烏梅、燒服。梅葉、同椶灰服〔一〕。

〔一〕同椶灰服：四字漫漶。今據卷二十九梅葉「附方」補正。

荷葉燒研 桃核燒存性 胡桃十五枚，燒研，酒服。殼亦可 甜杏仁黃皮燒存性，研，酒服 漆器灰同髮灰服 故綿同髮灰服 敗蒲蓆灰酒服 木芙蓉花經血不止，同蓮房灰，飲服

棕櫚灰赤白崩，酒服 幞頭灰水服 白紙灰酒服 蠶蛻紙灰同槐子末服 百草霜狗膽汁服 松煙墨崩中，五色，水服 烏龍尾月水不止，炒，同荊芥末服 綿花子血崩如泉，燒存性，酒服三錢

貫衆煎酒 丁香煎酒 地榆月經不止，血崩痛，下赤白，煎醋服 三七酒服 地錦酒服 木賊崩中赤白，月水不斷，同當歸、芎藭服。○崩血不止，五錢煎水服。○血崩氣痛，同香附、朴消末服 石花同細茶末，酒服

葵花煎水 翎 白草酒調 醍醐 菜煎醋 夏枯草為末，飲服 桂心燒研，飲服一錢 何首烏同甘草煎酒服 枎楊皮同牡丹、牡蠣煎酒，止白崩 橡斗殼 金櫻根 櫧皮同根

鬼箭羽 城東腐木 石膽 代赭石 白堊土 玄精石

硇砂 五色石脂 太乙餘粮主赤沃，崩中漏下不止 赤石脂月水過多，同補骨脂末，米飲服二錢 禹餘粮崩中漏下，五色，同赤石脂、牡蠣、烏賊骨、伏龍肝、桂心末服 伏龍肝崩漏下，同阿膠、蠶沙末，酒服 五靈脂血崩不止，及經水過多，半生半炒，酒服，能行血止血。○為末，熬膏，入神麴丸服。○燒存性，鐵錘燒淬酒服

荷葉、燒服。桃核、燒服。胡桃、十五個，燒研，酒服。殼亦可。甜杏仁黄皮、燒服。凫茈、一歲一個，燒研[一]，酒服。漆器灰、同椶灰服。故綿、同髮，燒服。敗蒲席灰、酒服。木芙蓉花、經血不止，同蓮房灰，飲服。槐枝灰、赤白崩，酒服。幞頭灰、水服。白紙灰、酒服。蠶蛻紙灰、同槐子末服。百草霜、狗膽汁服。松烟墨、漏下五色，水服。烏龍尾、月水不止，炒，同荆芥，末服。綿花子、血崩如泉，燒存性，酒服三錢。貫衆、煎酒。丁香、煎酒。地榆、月經不止，血崩，漏下赤白，煎醋服。三七、酒服。地錦、酒服。木賊、崩中赤白，月水不斷，同當歸、芎藭服。○漏血不止，五錢，煎水服。○血崩氣痛，同香附、朴消，末服。石花、同細茶、漆器，末，酒服。桑花、煎水。翻白草、擂酒。醍醐菜、杵汁，煎酒。夏枯草、研末，飲服。桂心、煅研，飲服一錢。何首烏、同甘草，煮酒服。枎[二]楊皮、同牡丹、牡蠣，煎酒，止白崩。橡斗殼、金櫻根、榴皮、根同。鬼箭羽、城東腐木、石膽、代赭石、白堊土、玄精石、硇砂、五色石脂、太乙餘粮、並主赤沃崩中，漏下不止。赤石脂、月水過多，同補骨脂，末，米飲服二錢。禹餘粮、崩中漏下五色，同赤石脂、牡蠣、烏賊骨、伏龍肝、桂心，末服。伏龍肝、漏下，同阿膠、蠶沙，末，酒服。五靈脂、血崩不止及經水過多，半生半炒，酒服，能行血止血。○爲末熬膏，入神麴，丸服。○燒存性，鐵錘燒，淬酒服。

[一] 一歲一個燒研：底本六字漫漶。今據其他金陵本補正。

[二] 枎：底本缺損似「杕」。今據卷三十五枎栘補正。

鵲巢積年漏下，燒研酒服。牛角䚡燒研酒服。羊脛骨月水不止，煅入棕灰酒服。狗頭骨血崩，燒研，糊丸酒服。烏驢屎血崩及月水不止，燒研糊丸酒服。烏驢皮 羖羊角燒 馬懸蹄煅 馬鬐毛及尾燒 牛骨及蹄甲煅 孔雀屎煅 龍骨煅 鼉甲煅 海螵蛸 鯉魚鱗並主崩中下血，漏下五色。

胎前子煩 胎痛

安胎黄芩同白术爲安胎清熱聖藥。白术同枳殼丸服，束胎易生。續斷三月孕，防胎墮，同杜仲丸服。益母草子同胎前宜熬膏服。丹參安生胎，落死胎。青竹茹八九月傷動作痛，熬酒服。竹瀝因交接動胎，飲一升。白藥子胎熱不安，同白芷末服。黄連因驚胎動出血，酒服。知母月未足腹痛如欲産狀，丸服。枳殼腹痛，同黄芩煎服。○同甘草白术丸服，令胎瘦易生。大棗腹痛，燒研，小便服。縮砂仁行氣止痛，胎氣傷動痛不可忍，炒研酒服。○子癇昏冒，炒黑酒下。香附子安胎順氣，名鐵罩散，爲末紫蘇湯服。○惡阻同[illegible]甘草末入鹽湯服。檳榔胎動下血，葱湯服末。益智子漏胎下血，同縮砂末湯服。大腹皮[illegible]

嘔橘皮 藿香 木香 紫蘇並行氣安胎。芎藭[illegible]動胎氣酒[illegible]

鵲巢、積年漏下，燒研，酒服。牛角鰓、燒研，酒服。羊脛骨、月水不止，煅，入椶灰，酒服。狗頭骨、血崩，燒研，糊丸，酒服。烏驢屎、血崩及月水不止，燒研，糊丸，酒服。烏驢皮、羖羊角、燒。馬懸蹄、煅。馬鬐毛及尾、燒。牛骨及蹄甲、煅。孔雀屎、煅。龍骨、煅。鼉甲、煅。海螵蛸、鯉魚鱗。並主崩中下血，漏下五色。

胎前子煩，胎啼。

【安胎】黃芩、同白朮，爲安胎清熱聖藥。白朮、同枳殼，丸服，束胎易生。續斷、三月孕，防胎墮，同杜仲，丸服。益母草、子同。胎前宜熬膏服。丹參、安生胎，落死胎。青竹茹、八九月傷動作痛，煎酒服。竹瀝、因交接動胎，飲一升。白藥子、胎熱不安，同白芷，末服。黃連、因驚胎動出血，酒飲。知母、月未足，腹痛如欲產狀，丸服。枳殼、腹痛，同黃芩，煎服。○同甘草、白朮，丸服，令胎瘦易生也。大棗、腹痛，燒研，小便服。縮砂仁、行氣止痛。胎氣傷動，痛不可忍，炒研，酒服。○子癇昏瞀，炒黑，酒下。香附子、安胎順氣，爲末，紫蘇湯服，名鐵罩散。○惡阻，同藿香、甘草，末，入鹽湯服。檳榔、胎動下血，葱湯服末。益智子、漏胎下血，同縮砂，末，湯服。大腹皮、欅皮〔一〕、陳橘皮、藿香、木香、紫蘇、並行氣安胎。芎藭、損動胎氣，酒服二〔二〕錢。亦可驗胎有無。

〔一〕欅皮：原字缺損不全。今從江西本補正。

〔二〕服二：底本二字缺損。今據上圖本補正。

竹茹青竹茹傷動或子死腹中服此亦治倒產交已即下同葯末水煎服一隨治下血同葯白煎服 朱砂 上產月末

一錢雞子白三枚和 葱白 下血搶心困篤者煮服未死安已死出 雞白 煎服同當歸 艾

葉 妊娠下血半產下血仲景膠艾湯主之○胎動心痛腰痛或下血或干不痛中煮酒服○胎迫心煮醋服 阿膠 胎動

下血葱豉湯化服○葱艾同煎服○承血飲服○血刺大便血煮煎服 黃明膠 酒煮 秦艽 同甘草白膠糯米煎服○

同阿膠艾葉煎服 木賊 同川芎末煎服 生地黃 擣汁或末或酒或煮雞子 生 同阿膠艾葉煎

扁豆 酒炒服 赤小豆芽 酒服亦治漏胎月三 桃梟 焙研酒服 蓮房 燒研服 百草霜 同棕灰伏龍肝

葡萄酒服 雞子 二枚生和白粉食 鹿角 同當歸煎服○胎動腹痛燒灰酒服七次服 生銀 同葱白水或苧根煎酒同

服 代赭石 末 蜚蠊 蘗角 黑雌雞 歛汁 大薊 蒲黃

清翁 當歸木 止血安胎 菖蒲 止下血不搗汁服 荷鼻 胎動見黃水同糯米湯一

服 糯米 同黃芪芎藭煎服下黃水 秫米 粳米 上 蜜蠟 胎動酒半升服立止胎死一兩化

沉湯 黃芩 白术湯服○胎漏不止血盡刺胎死同生地黃末 苧根 同銀煎服 葵根 燒灰

酒服 五倍子 酒服 雞子黃 酒煮 雞肝 酒食 龍骨 鐵秤錘 燒淬下血不止

當歸、妊娠傷動，或子死腹中，服此，未損即安，已損即下，同芎藭，末，水煎服。○墮胎下血，同葱白，煎服。朱砂、上症，用末一錢，雞子白三枚，和服，未死安，已死出。葱白、下血搶心困篤，濃煎服，未死安，已死出。薤白、同當歸，煎服。艾葉、妊娠下血，半産下血，仲景膠艾湯主之。○胎動，心痛腰脹，或下血，或子死腹中，煮酒服。○胎迫心，煮醋服。阿膠、胎動下血，葱豉湯化服。○葱、艾，同煎服。○尿血，飲服。○血痢，大便血，煎服。黄明膠、酒服。秦艽、同甘草、白膠、糯米，煎服。○同阿膠、艾葉，煎服。木賊、同川芎，末，煎服。生地黄、擣汁，或末，或漬酒，或煮雞子。桑寄生、同阿膠、艾葉煎。醬豆、炒研，酒服。赤小豆芽、酒服，日三。亦治漏胎。桃梟、燒服。蓮房、燒服。百草霜、同椶灰、伏龍肝、童尿，酒服。雞子、二枚，生和白粉食。鹿角、同當歸，煎服。○腰痛，燒投酒中七次，飲。生銀、煎水，或同苧根煎酒服。代赭石、鹿茸、麋角、黑雌雞、豉汁、大薊、蒲黄、蒲蒻、賣子木、並止血安胎。菖蒲、半産下血不止，擣汁服。荷鼻、胎動見黄水，一個，燒研，糯米湯服。糯米、胎動下黄水，同黄芪、芎藭，煎服。秫米、同上。粳米、同上。蜜蠟、下血欲死，一兩，化，投酒半升服，立止。熟地黄、漏胎不止，血盡則胎死，同生地黄，末，白朮湯服。○胎痛脉虚，同當歸，丸服。苧根、同銀，煎服。葵根、燒灰，酒服。五倍子、酒服。雞卵黄、酒煮，日食。雞肝、切，和酒食。龍骨、鐵秤錘、並主漏胎，下血不止。

人參　黃芪（治胎動上逼心痛欲產或……諸藥不效……系腰立下）蛇蛻（燒灰酒服下）伏龍肝（……水）井底泥　犬尿泥（妊娠傷寒，塗腹護胎）嫩卷荷葉（孕婦傷寒，同蚌粉塗腹，亦服之）月

子煩　竹瀝（胎氣上沖煩悶，日頻飲之）葡萄（煎汁亦佳）黃連（酒服一錢）知母（棗肉丸服）生銀（同蔥白、阿膠煎服）蟹爪（煎服）

胎啼　黃連（腹中兒哭，煎汁常呷）

產難

催生　香附子（九月、十月服此，永無驚恐。同縮砂、甘草末服，名福胎飲）人參（催生倒產，同乳香、丹砂，以雞子……）白蜜（汁調服，子母保安）白芷（煎服，或同百草霜、童尿、醋湯服）益母草（難產及子死，搗汁服）蒺藜子（同貝……服米飲，催生下胞衣）貝母（末服）麻子仁（……二顆）黃麻根（煮服，催生，破血，下胞衣）鹽豉（……行，酒服）皂莢子（吞一枚）柞木皮（同甘草煎服）乳香（末服，或同丁香、兔膽丸服）龍腦（新汲水服少許，亦下）鳳仙子（吞）山查核（吞）桃仁（吞）牛乘中大豆（吞）槐實（內……難產，吞之）春杵糠（燒服）柑橘瓤（燒服）蓮花　胡麻　赤石脂　代赭石　禹餘糧　石蟹　蛇黃（煮）鯉鱗（燒）蛟髓　白雞距（燒，和酒服）白雄雞毛

人參、黃芪。胎前諸虛。【外治】弩弦、胎動上膈，系腰立下。蛇蜕、胎動欲産，袋盛系腰下。伏龍肝、研水服。井底泥、犬尿泥、並主妊娠傷寒，塗腹護胎。嫩卷荷葉。孕婦傷寒，同蚌粉塗腹，并服之。

【子煩】竹瀝、胎氣上沖，煩躁，日頻飲之。葡萄、煎服。藤汁亦佳。黃連、酒服一錢。知母、棗肉丸服。生銀、同葱白、阿膠，煎服。蟹爪。煎服。【胎啼】黃連。腹中兒哭，煎汁常呷。

産難

【催生】香附子、九月十月服此，永無驚恐。同縮砂、甘草，末服，名福胎飲。人參、横生倒産，同乳香、丹砂，以雞子白、薑汁調服，子母俱安。白芷、煎服。或同百草霜，童尿、醋湯服。益母草、難産及子死，擣汁服。蒺藜子、同貝母，末服，催生，墮胎，下胞衣。貝母、末服。麻子仁、倒産，吞二〔一〕枚。黃麻根、煮服，催生，破血，下胞衣。鹽豉、燒研，酒服。皂莢子、吞一枚。柞木皮、同甘草，煎服。乳香、丸服，末服。○同丁香、兔膽，丸服。龍腦、新汲〔二〕水服少許，立下。鳳仙子、水吞。山查核、吞。桃仁、吞。牛屎中大豆、吞。槐實、内熱難産，吞之。舂杵糠、燒服。柑橘穰、燒服。蓮花、胡麻、赤石脂、代赭石、禹餘粮、石蟹、蛇黄、煮。鰾膠、燒。蛟髓、白雞距、燒，和酒服。白雄雞毛、

〔一〕二：卷二十二大麻「主治」作「二七」，義長。
〔二〕汲：原脱。今據卷三十四龍腦香「主治」補。

（同上）雞子白（生吞一枚）烏雞冠血 兔血（同乳香末服）兔腦（同乳香丸 髓頭同）兔皮毛（血上攻心 燒末酒服）敗筆頭灰（藕汁服）鼠灰（酒服）騾馬蹄灰（入麝 酒服）麝香（水服一錢即下）羚羊角尖（刮末酒服）狗毛灰（酒服）白狗血（血上攻心 酒服）豬心血（和乳香朱砂丸服）白（末酒服一丁兩即下）鼈甲（燒末酒服）龜甲（燒末酒服 矮小女子交骨不開 同髮灰當歸酒服）生龜（臨月佩之 臨時燒服）海馬 文鰩魚（同上）本婦爪甲（燒末酒服）人尿（煎服）蠶蛻紙灰（同上燒灰酒服）土蜂窠（泡湯服）彈丸（酒服一錢）松煙墨（水服）芒消（童尿酒服）雲母粉（溫酒服半兩入口即產）諸鐵器（燒赤淬酒）布針（二七個燒淬酒）鐵鏵鏽（同白芷童尿入醋服）馬銜（煮汁服 并持之）銅弩牙 古文錢（並淬酒）鋎楔灰（酒服）箭幹（同弓弦燒酒服）弓弩弦（煮汁或燒灰服）鏊柄木灰（酒服）破草鞋灰（酒服）敝箕（水服）車脂（吞二豆許）夫褌帶（燒五寸酒服）鍾馗左脚（燒末水服〇逆生 橫生逆產胞衣不下炒焦酒服泡 鞋灰胞衣不下 蛇蛻湯吞產門〇同蟬蛻頭髮燒研酒服）鹿糞（經日不產乾濕各三錢薑豉湯下）豬膏（酒化多飲）五靈脂（半生半炒酒服）牛膝（酒煎）地黃（汁和酥服）先兒尿（飲）井底泥（水服）竈突後黑土（酒服〇並下胎衣）金薄（七片[illegible]湯服）

同上。雞子白、生吞一枚。烏雞冠血、兔血、同乳香，末服。兔腦、同乳香，丸服。頭同。兔皮毛、血上攻心，燒末，酒服。敗筆頭灰、藕汁服。鼠灰、酒服。騾蹄灰、入麝，酒服。麝香、水服一錢，即下。羚羊角尖、刮末，酒服。狗毛灰、酒服。白狗血、血上攻心，酒服。豬心血、和乳香、丹砂，丸服。真珠、酒服一兩，即下。鼈甲、燒末，酒服。龜甲、燒末，酒服。○矮小女子，交骨不開，同髮灰、當歸，酒服。生龜、臨月佩之，臨時燒服。海馬、文鰩魚、並同。本婦爪甲、燒末，酒服。人尿、煎服。蠶蛻紙灰、同蛇蛻灰，酒服。土蜂窠、泡湯服。彈丸、酒服一錢。松煙墨、水服。芒消、童尿、酒服。雲母粉、酒服半兩，入口即産。諸鐵器、燒赤，淬酒。布針、二七個，燒，淬酒。鐵鑊鏽、同白芷、童尿，入醋服。馬銜、煮汁服，并持之。銅弩牙[一]、古文錢、並淬酒。銃楔灰、酒服。箭幹、同弓弦燒，酒服。弓弩弦、煮汁，或燒灰服。鑿柄木灰、酒服。破草鞋灰、酒服。簸箕、淋水服。車脂、吞二豆許。夫褌帶、燒五寸，酒服。鍾馗左脚、燒末，水服。○並主産難及胞衣不下。蛇蛻、横生逆産，胎衣不下，炒焦酒服，泡湯浴産門。○同蟬蛻、頭髮，燒研，酒服。鹿糞、經日不産，乾濕各三錢，爲末，薑湯下。豬膏、酒化，多飲。五靈脂、半生半炒，酒服。牛膝、酒煎。地黄、汁，和酢服。洗兒湯、飲。井底泥、水服。竈突後黑土、酒服。○並下胎衣。金薄。七片，磨湯服。

[一] 牙：原脱。今據卷八銅弩牙「主治」補。

滑胎榆白皮末 牽牛子末服○並臨月服之滑胎易產 冬葵子末服○○同牛膝煎服○同[illegible]
葵花橫生倒產酒服 黃葵子酒服或同[illegible] 車前子炙絲子 蜀黍根酒服 赤小豆吞之
產前○生胎水 死胎並產後月閉 馬檳榔細嚼數枚井水下 當歸同芎末大豆童尿流水服 慈姑汁服
一作 瞿麥煮 酸漿子吞 木通 通草 澤瀉 預知子 水松
馬齒莧 黃楊葉 海帶 麥糵 滑石 漿水並主產難橫生逆生胞衣
不下 蠶蛻橫生難產同麻油滑石各半盞服立下 月月末足水服二錢○同地龍陳皮末服欲產及胞衣不下並
甚妙 外塗 蓖麻仁搗貼足心 本婦鞋炙熨胞衣下 蟻垤土炒搗心下 牛屎熱塗腹上○並主產
難 下生胎死胎胞衣 倉鹽塗兒足並母腹 釜下墨畫兒足並主逆生○ 磨刀水盤腸產摩腸上內 [illegible]
湯 赤馬皮臨產坐之 馬銜 郎君子 飛生 石燕並握之臨持 鷹糞燒
催生 女中衣覆井上衣不下以衣覆井口中 亂髮 市門土酒服一錢易產 海馬
文鰩魚 獺皮 生龜並燒臨月佩之
胎死 當歸同芎末童尿流水服 丹參末 黃葵子末 瞿麥煎 益母草汁 貝母

【滑胎】榆白皮、末。牽牛子、末服。○並臨月服之，滑胎易産。冬葵子、末服。○同牛膝，煎服。○根同。葵花、横生倒産，酒服。黄葵子、湯服。車前子、酒服。或同兔絲子。蜀黍根、酒服。赤小豆、吞之，或煮服。○生研水服，治産後月閉。馬檳榔、細嚼數枚，井水下。當歸、同芎，末，大豆、童尿、流水服。慈姑、汁，服一升。瞿麥、煮汁。酸漿子、吞。木通、通草、澤瀉、預知子、水松、馬齒莧、黄楊葉、海帶、麥蘖、滑石、漿水、並主産難，横生逆生，胎衣不下。蜂蜜、横生難産，同麻油，各半盌服，立下。蒲黄。日月未足欲産及胞衣不下，並水服二錢。○同地龍、橘皮，末服，甚妙。【外治】蓖麻仁、擣貼足心。本婦鞋、炙，熨腹下。蟻垤土、炒，搨心下。牛屎、熱塗腹上。○並主産難，下生胎、死胎、胞衣。食鹽、塗兒足，并母腹。釜下墨、畫兒足。○並主逆生。磨刀水、盤腸産，摩腸上。内服慈石湯。赤馬皮、臨産坐之。馬銜、郎君子、飛生、石燕、並臨時把之。厠籌、燒煙，催生。女中衣、覆井上，下胎衣。亂髮、胎衣不下，撩母口中。市門土、八月帶之，臨産酒服一錢，易産。海馬、文鰩魚、獺皮、生黿。並臨月佩之。

【胎死】當歸、同芎，末、童尿、流水煎〔一〕服。丹參、末。黄葵子、末。瞿麥、煎。益母草、汁。貝母、

〔一〕煎：原脱。今據卷十四當歸「附方」補。

末白服 鬼臼煮卜酒 紅花酒煮 大麥蘖煎水 麥麪煮水麥糜服 紫金藤 苦瓠灰塗

麥水煎 大豆醋煮 胡麻油和蜜 肉桂童尿酒服末 榆白皮卜 皁莢刺灰酒服 木

莓根皮炒欠血火 敝灰水服 松煙墨水服 蓖麻子四枚同巴豆三枚入麝香貼臍 伏龍肝

酒服仍貼臍下 水銀吞二兩即下 胡粉水服 硇砂同當歸酒服 丹砂少水浴湯研〔衣末再服攻殼

一个蛻末水服 蟹爪同甘草阿膠煎服 夜明砂灰酒服 烏雞冠汁塗仍屎塗臍下 雞卵黃和薑

汁服 雌雞屎三七枚煎水煮米粥食 鹿角屑蔥湯服 羊血熱飲 人尿煎服○亦下死胎及胞衣

墮生胎 附子墮胎為百藥長 天雄 烏喙 側子 半夏 天南星

玄胡索 補骨脂 莽草 商陸 瞿麥 牛膝 羊躑躅

土瓜根 薏苡根 茜根 蒺藜 紅花 茅根 鬼箭羽

牡丹皮 大麥蘖 麥麪 䕡茹 大戟 薇銜 黑牽牛

三稜 野葛 藜蘆 乾薑 桂心 皂莢 乾漆 槐實

巴豆 櫝根 衣魚 螻蛄 蝱蟲 水蛭 䗪蟲 蠐螬

末，酒服。鬼臼、煎酒。紅花、煎酒。大麥蘖、煎水。麥麴、煎水，糜胎。紫金藤、苦瓠、灰。雀麥、煎水。大豆、煎醋。胡麻油、和蜜。肉桂、童尿、酒服末。榆白皮、末。皂莢刺灰、酒服。木莓根皮、破血。炊蔽灰、水服。松煙墨、水服。蓖麻子、四枚，同巴豆三枚，入射香，貼臍。伏龍肝、酒服，仍貼臍下。水銀、吞二兩，即下。胡粉、水服。硇砂、同當歸，酒服。丹砂、水煮過，研末，酒服。斑蝥、一個，燒末，水服。蟹爪、同甘草、阿膠，煎服。夜明砂灰、酒服。烏雞、煮汁服，仍摩臍下。雞卵黃、和薑汁服。雌雞屎、三七枚，煎水煮米粥食。鹿角屑、葱湯服。羊血、熱飲。人尿。煎服。〇並下死胎及胎衣。

【墮生胎】附子、墮胎，爲百藥長。天雄、烏喙、側子、半夏、天南星、玄胡索、補骨脂、莽草、商陸、瞿麥、牛膝、羊躑躅、土瓜根、薏苡根、茜根、蒺藜、紅花、茅根、鬼箭羽、牡丹皮、大麥蘖、麥麴、蔄茹、大戟、薇銜、黑牽牛、三棱、野葛、藜蘆、乾薑、桂心、皂莢、乾漆、槐實、巴豆、欓根、衣魚、螻蛄、虻蟲、水蛭、䗪蟲、蠐螬、

蚱蟬　斑蝥　芫青　地膽　蜈蚣　蛇蛻　石蠶　馬刀

飛生　亭長　蜥蜴　蟹爪同桂心瞿麥牛膝為末煎酒服　雞卵白三家卵三家鹽三家水服

麝香同桂心　石蟹　硇砂　水銀　胡粉　琉璃鉼研末黃酒服

雌黃　雄黃　朴消　代赭　牛黃　茶湯入少醋少許露一夜臨產三日亦下

也　安息香下鬼胎　芫花根下鬼胎癥塊研末一錢桃仁湯下內產戶下胎　土牛膝根塗麝香內產戶下胎　苦實把豆兒同上

產後

補虛活血　人參血運同紫蘇童尿煎酒服○不語同石菖蒲煎服○發喘蘇木湯服末二錢○秘塞同麻仁枳殼丸服○諸虛同當歸豬腎煮食　當歸血痛同薑末服○自汗同黃芪白芍藥煎服　蒲黃血運血癥血塊血痛胞衣不下井水服二錢或煎服　蘇木血運血脹血噤及氣喘欲死並煎服　黃芪產后一切病　杜仲諸病棗肉丸米飲　澤蘭產后百病○根作菜食　益母草熬膏丸作煎產后諸病　茺蔚子[illegible]同地黃擣酒[illegible]生[illegible]酒[illegible]血　桃仁[illegible]　薤白　何首烏赤白痢后諸疾　麻子仁浸酒去瘀血產后秘結

蚱蟬、斑蝥、芫青、地膽、蜈蚣、蛇蜕、石蠶、馬刀、飛生、亭長、蜥蜴、蟹爪、同桂心、瞿麥、牛膝，爲末，煎酒服。雞卵白、三家卵，三家鹽，三家水，和服。麝香、同桂心。石蟹、硇砂、水銀、胡粉、琉璃瓶、研末，黄酒服。雄黄、雌黄、朴消、代赭、牛黄、茶湯、入沙餹少許，露一夜，胎至三月亦下也。安息香、下鬼胎。芫花根、下鬼胎癥塊，研末，一錢，桃仁湯下。内産户，下胎。土牛膝根、染[一]麝香，内産户，下胎。苦實把豆兒。同上。

産後

【補虚活血】人參、血運，同紫蘇、童尿，煎酒服。○不語，同石菖蒲，煎服。○發喘，蘇木湯服末二錢。○秘塞，同麻仁、枳殼，丸服。○諸虚，同當歸、猪腎，煮食。當歸、血痛，同乾薑，末服。○自汗，同黄芪、白芍藥，煎服。蒲黄、血運、血癥、血煩、血痛、胞衣不下，並水服二錢。或煎服。蘇木、血運、血脹、血噤及氣喘欲死，並煎服。黄芪、産後一切病。杜仲、諸病，棗肉丸服。澤蘭、産後百病。○根，作菜食。益母草、熬膏，主胎前産後諸病。茺蔚子、同上。地黄、釀酒，治産後百病。酒服，下惡血。桃仁、煮酒。薤白、何首烏、並主産後諸疾。麻子仁、浸酒，去瘀血，産後餘疾。

〔一〕塗：原作「染」。今據卷十六牛膝根「附方」改。

玄參 蜀椒 蚺蛇膏 鯉 淡菜 阿膠並十生乳餘疾 童尿和酒温服

産后惡血諸疾 羊肉利産婦字乳餘疾○腹痛虛弱腹痛厥逆同當歸甘草水煎服 羊脂上症同地黃薑汁煎食

黃雌雞産后宜食或同百合粳米煮食 黑雌雞同上 狗頭産后血奔入四肢煮食 繁縷破血産婦

宜食之或酒炒或絞汁或醋糊丸服 馬齒莧破血止産后搗汁及血痢 蕓薹子行滞血治産后一切心腹痛

[血運] 紅花煮酒服下惡血胎衣 茜根煎水 紅麴擂酒 神麴炒研湯服 虎杖煎水 夏枯草汁

松煙墨磨醋 白紙灰酒服 鰾膠燒末童尿酒服 雞子生吞一枚 産婦血一棗大和醋服之

接骨木血運煩熱煎服 續斷血運寒熱心下脹煎服 紅藥子血運腹脹厥逆同紅花煎服 百合

血運狂言 香附子血運狂言生研薑棗煎服 漆器燒煙熏 米醋煅炭淬熏心韭菜沃熏

[血氣痛] 丹參破宿血生新血 敗芒箔止好血去惡血煮酒服 三七酒服 芎藭 三棱

莪茂 甘蕉根 玄胡索酒服 雞冠花煎酒 大黃醋丸 虎杖水煎 蘄菜

蒴藋水煎 紅藍花酒煎 赤小豆 羊蹄實 敗醬 牛膝 紅麴擂酒

槐耳酒服 薑黃同桂酒服 鬱金燒研醋服 蓮薏生研飲服 生薑水煎 三歲陳棗核燒

玄參、蜀椒、蚺蛇膏、蟶、淡菜、阿膠、並主産乳餘疾。童尿、和酒，通治産後惡血諸疾。羊肉、利産婦字乳餘疾。○腹痛虚弱，腹痛厥逆，同歸、芍、甘草，水煎服。羊脂、上症，同地黄、薑汁，煎食。黄雌雞、産後宜食。或同百合、粳米，煮食。黑雌雞、同上。狗頭、産後血奔入四肢，煮食。繁縷、破血，産婦宜食之，或酒炒，或絞汁，或醋糊丸服。馬齒莧、破血，止産後虚汗及血痢。蕓薹子。行滯血，治産後一切心腹痛。

【血運】紅花、煮酒服，下惡血、胎衣。茜根、煎水。紅麴、擂酒。神麴、炒研，湯服。虎杖、煎水。夏枯草、汁。松煙墨、磨醋。白紙灰、酒服。鰾膠、燒末，童尿、酒服。雞子、生吞一枚。産婦血、一棗大，和醋服之。接骨木、血運煩熱，煎服。續斷、血運寒熱，心下硬，煎服。紅藥子、血運腹脹厥逆，同紅花，煎服。百合、血運狂言。香附子、血運狂言，生研，薑、棗煎服。漆器、燒烟熏。米醋。煅炭淬熏。○韭菜沃熏。

【血氣痛】丹參、破宿血，生新血。敗芒箔、止好血，去惡血，煮酒服。三七、酒服。芎藭、三棱、莪蒁、甘蕉根、玄胡索、酒服。雞冠花、煎酒。大黄、醋丸。虎杖、水煎。蘩菜、蒴藋、水煎。紅藍花、酒煎。赤小豆、羊蹄實、敗醬、牛膝、紅麴、擂酒。槐耳、酒服。薑黄、同桂，酒服。鬱金、燒研，醋服。蓮薏、生研，飲服。生薑、水煎。三歲陳棗核、燒。

山查水煎 秦椒 桂心酒服 天竺桂 梫木水煎 質汗 芫花同當歸末服
椆木水煎 菴䕡酒或子童 劉寄奴煎或末 天仙藤炒研童尿酒服 沒藥同血竭童
尿酒 慈姑汁服一升主血悶攻心欲死 荷葉炒香童尿服 枳實同酒炒為藥煎服 石刺木煎汁
紫荊皮醋糊丸服 鬼箭羽同當歸紅花煎○或同四物湯 琥珀入丸散 茱萸根白皮
升麻酒煎 麻黃酒煎 布包鹽煅服 釜下墨酒服 伏龍肝酒服立下 戶限下土酒服 自
然銅煅淬醋飲之 鐵斧燒淬酒飲 鐵秤錘同上 石琅玕水磨 烏金石燒赤淬酒同煅過寒
水石末服 薑石同代赭石丸服 蟹爪酒醋煎服○血不下煮蟹食之 雞子白醋吞一枚 羊血血悶欲絕
熱飲一升 鹿角燒末豆汁服 羚羊角燒末酒服 海馬 白殭蠶 五靈脂 伏
翼 龍胎 兔頭炙熱摩腹痛 乾漆產后青腫疼痛及血氣水疾同麥芽煅研酒服
下血過多 貫衆心腹痛醋炙研末服 艾葉血不止同老薑煎服立止○感寒腹痛焙熨臍上 紫菀水服 石
菖蒲煎酒 檞木皮煎水 椿白皮 桑白皮炙煎水 百草霜同白芷末服 烏氈
皮酒服○並止血 鯽魚宜食 凌霄花並主產後惡露淋瀝 旋覆花同忽煎服 紫背金盤酒服

山查、水煎。秦椒、桂心、酒服。天竺桂、梫木、水煎。質汗、芫花、同當歸，末服。檲木、水煎。菴蕳、苗或子，童尿、酒煎。劉寄奴、煎，或末。天仙藤、炒研，童尿、酒服。没藥、同血竭、童尿、酒。慈姑、汁，服一升，主血悶攻心欲死。荷葉、炒香，童尿服。枳實、同酒炒芍藥，煎服。石刺木、煎汁。紫荆皮、醋糊丸服。鬼箭羽、同當歸、紅花，煎。○或同四物湯。琥珀、入丸、散。茱萸根白皮、升麻、煎酒。麻黄、煎酒。布、包鹽煅服。釜下墨、酒服。伏龍肝、酒服立下。户限下土、酒服。自然銅、煅，淬醋飲之。鐵斧、燒，淬酒飲。鐵秤錘、同上。石琅玕、磨水。烏金〔一〕石、燒赤淬酒，同煅過寒水石，末服。薑石、同代赭石，丸服。蟹爪、酒、醋煎服。○血不下，煮蟹食之。雞子白、醋吞一枚。羊血、血悶欲絶，熱飲一升。鹿角、燒末，豆〔二〕汁服。羚羊角、燒末，酒服。海馬、白殭蠶、五靈脂、伏翼、龍胎、兔頭、炙熱，摩腹痛。

乾漆。產後青腫疼痛及血氣水疾，同麥芽煅研，酒服。

【下血過多】貫衆、心腹痛，醋炙，研末服。艾葉、血不止，同老薑，煎服，立止。○感寒腹痛，焙熨臍上。紫菀、水服。石菖蒲、煎酒。槲木皮、煎水。椿白皮、桑白皮、炙，煎水。百草霜、同白芷，末服。烏氊皮、酒服。○並止血。鱓魚、宜食。凌霄花、並主產後惡漏淋瀝。旋覆花、同葱，煎服。紫背金盤、酒服。

〔一〕金：原作「淦」。今據卷九石炭「釋名」改。
〔二〕豉：原作「豆」。據卷五十一鹿角「附方」改。

小薊同益母草煎服　代赭石地黄汁和服　松煙墨煅研酒服○並主墮胎下血不止

風痙　荊芥産后中風痙直口噤寒熱不識人水煎入童尿酒服或加當歸　白朮同澤瀉煮服　羌活研末水煎

黑大豆炒焦沖酒　穭豆同上　雞屎炒焦沖酒　白鮮皮餘痛中風水煎服　竹瀝　地榆

並主産乳痙疾　雞蘇産后中風惡血不止煎服　井泉石産后擗搐　鹿肉産后風虛邪僻

寒熱　柴胡　白馬通灰水服　羖羊角灰酒服○並主産后寒熱悶脹　苦參主産后煩熱

甘竹根煩熱煮汁　松花壯熱同芎歸蒲黄紅花石膏煎服　知母　豬腎煮食　狗腎煮食○並

主産后蓐勞寒熱

血渴　黄芩産后血渴同麥門冬煎服　紫葛煩渴煎呷　芋根産婦宜食之破血飲汁止渴

欬逆　石蓮子産后欬逆嘔吐心忡同黄芩末水煎服　壁錢窠産后欬逆三五日欲死煎汁呷之

下乳汁　母豬蹄同通草煮食飲汁　牛鼻作羹食不過二日乳大下　羊肉作臛食　鹿肉作臛

食　鼠肉作羹臛食　死鼠燒末酒服　鯉魚燒服二錢鱗灰亦可　鮑魚汁同麻仁葱豉煮羹食　鰕汁

煮汁或羹　胡麻炒研入塩食　麻子仁煮汁　赤小豆煮汁　豌豆煮汁　絲瓜燒存性研酒服取汗

小薊、同益母草，煎服。代赭石、地黄汁和服。松煙墨。煅研酒服。○並主墮胎下血不止。

【風痓】荆芥、産後中風，痓直口噤，寒熱不識人，水煎，入童尿、酒服。或加當歸。白术、同澤瀉煮服。羌活、研末，水煎。黑大豆、炒焦，冲酒。穭豆、同上。雞屎、炒焦，冲酒。白鮮皮、餘痛中風，水煎服。竹瀝、地榆、並主産乳痓疾。雞蘇、産後中風，惡血不止，煎服。井泉石、産後搦搐。鹿肉。産後風虚邪僻。

【寒熱】柴胡、白馬通灰、水服。羖羊角灰、酒服。○並主産後寒熱悶脹。苦參、主産後煩熱。甘竹根、煩熱，煮汁。松花、壯熱，同芎、歸、蒲黄、紅花、石膏，煎服。知母、豬腎、煮食。狗腎。煮食。○並主産後蓐勞寒熱。

【血渴】黄芩、産後血渴，同麥門冬，煎服。紫葛、煩渴，煎呷。芋根。産婦宜食之，破血。飲汁，止渴。

【欬逆】石蓮子、産後欬逆，嘔吐心忡，同黄芩，末，水煎服〔一〕。壁錢窠。産後欬逆三五日，欲死，煎汁呷之。

【下乳汁】母豬蹄、同通草煮食，飲汁。牛鼻、作羹食，不過三日，乳大下。羊肉、作臛食。鹿肉、作臛食。鼠肉、作羹臛食。死鼠、燒末，酒服。鯉魚、燒服二錢。鱗灰亦可。鮑魚汁、同麻仁、葱、豉，煮羹食。鰕汁、煮汁或羹。胡麻、炒研，入鹽食。麻子仁、煮汁。赤小豆、煮汁。豌豆、煮汁。絲瓜、燒存性，研，酒服，取汗。

〔一〕同黄芩末水煎服：卷三十三蓮藕蓮實「附方」作「白茯苓一兩丁香五錢爲末每米飲服」。

萵苣煎汁服。子研酒服。白苣同上。木饅頭同豬蹄煮食。通草同上。貝母同知母、牡蠣粉，以豬蹄湯日服。土瓜根研末，酒服，日二。栝樓根燒研，酒服，或酒水煎服。栝樓子炒研，酒服二錢。胡荽煮汁或酒。蘩蔞　澤瀉　細辛　殷孽並下乳汁。石鍾乳粉漏蘆湯調服一錢，乳下止。石膏煮汁服。王不留行通血脈，下乳汁，云神品也。穿山甲炮研，酒服二錢，名涌泉散。蜜蜂子炒治食。漏蘆　飛廉　京三棱並煎水洗乳。

回乳　神麴產後無子飲乳，欲回轉者，炒研，酒服二錢。此李瀕湖自制神方也。大麥糵炒研，白湯服二錢。繳腳布勒乳一夜即回。

斷產　零陵香酒服二錢，盡一兩絕孕。薇銜食之令人絕孕。鳳仙子產後吞之，即不受胎。玉簪花根產後同鳳仙子、紫葳、丹砂作丸服，不復孕。馬檳榔經水後常嚼二枚，井水下，久則子宮冷，不孕也。白麵每經行後，以一升浸酒，三日服盡。印紙灰產後以水服二錢，令人斷產。水銀　黑鉛並冷子宮。牛膝　麝香　凌霄花

陰病

萵苣、煎汁服。○子，研，酒服。白苣、同上。木饅頭、同豬蹄煮食。通草、同上。貝母、同知母、牡蠣粉，以豬蹄湯日服。土瓜根、研末，酒服，日二。栝樓根、燒研，酒服。或酒、水煎服。栝樓子、炒研，酒服二錢。胡荽、煮汁，或酒。繁縷、澤瀉、細辛、殷孽、並下乳汁。石鍾乳粉、漏蘆湯調服一錢，乳下，止。石膏、煮汁服。王不留行、通血脉、下乳汁云神品也。穿山甲、炮，研，酒服二錢，名涌泉散。蜜蜂子、炒，治食。漏蘆、飛廉、京三棱。並煎水洗乳。

【回乳】神麴、產後無子飲乳，欲回轉者，炒研，酒服二錢。此李瀕湖自制神方也。大麥蘖、炒研，白湯服二錢。繳脚布。勒乳一夜，即回。

【斷產】零陵香、酒服二錢，盡一兩，絶孕。薇銜、食之令人絶孕。鳳仙子、產後吞之，即不受胎。玉簪花根、產後同鳳仙子、紫葳、丹砂，作丸服，不復孕。馬檳榔、經水後常嚼二枚，井水下，久則子宮冷，不孕也。白麪、每經行後，以一升浸酒，三日服盡。印紙灰、產後以水服二錢，令人斷產。水銀、黑鉛、並冷子宮。牛膝、麝香、凌霄花。

陰病

陰冷 吳茱萸同椒 丁香 蛇床子並塞 硫黄煎洗

陰吹 亂髮婦人胃氣下泄，陰吹甚喧，宜豬膏煎亂髮化服，病從小便出

陰腫痛 白斂 白堊土並主女陰腫痛 肉蓯蓉 牛膝煮酒服 蛇床子洗 卷柏洗 枸杞根洗 訶黎勒和蠟燒熏 枳實炒煎 炒鹽熨○並主女人陰痛 黄芪主婦人子臟風邪氣 防風同當歸與茱陽起石，主婦人子臟風 黄連 莿苗 羌活 白芷 藁本 華茇 白鮮皮 地錦 乾漆 槐實 陽起石並主女人疝瘕痛 蜀羊泉女人陰中內傷皮間積實 澤蘭洗 大豆和飯搗納 桃仁燒傅○並主產后陰腫 青布灰同髮灰服 五倍子末傅○並主交接后血出不止

陰痒陰蝕 蛇床子 小薊 狼牙 瞿麥 荊芥同牙皂、墻頭爛草煎洗 五加皮 槐白皮 槐耳 桑耳 蕪荑 胡麻 枸杞根 椿白皮同落鴈木煎湯 城東腐木 豬膽並煎湯熏洗 鯉魚骨 桃仁並燒烟熏 桃葉附杏仁研 羊蹄根末和鯉魚腦 鰻鱺 雄雞肝 豬肝 羊肝

【陰寒】吴茱萸、同椒。丁香、蛇牀子、並塞。硫黄。煎洗。

【陰吹】亂髮。婦人胃氣下泄，陰吹甚喧，宜猪膏煎亂髮化服，病從小便出。

【陰腫痛】白斂、白堊土、並主女陰腫痛。肉蓯蓉、牛膝、煮酒服。蛇牀子、洗。卷柏、洗。枸杞根、洗。訶黎勒、和蠟燒熏。枳實、炒煎。炒鹽、熨。○並主女人陰痛。黄芪、主婦人子臟風邪氣。防風、得當歸、芍藥、陽起石，主婦人子臟風。黄連、菊苗、羌活、白芷、藁本、蓽茇、白鮮皮、地錦、乾漆、槐實、陽起石、並主女人疝瘕痛。蜀羊泉、女人陰中内傷，皮間積實。澤蘭、洗。大豆、和飯杵，納。桃仁、燒傅。○並主産後陰腫。青布灰、同髮灰服。五倍子。末傅。○並主交接後血出不止。

【陰痒陰蝕】蛇牀子、小薊、狼牙、瞿麥、荊芥、同牙皂、墻頭腐草，煎洗。五加皮、槐白皮、槐耳、桑耳、蕪荑、胡麻、枸杞根、椿白皮、同落雁木煎湯。城東腐木、豬膽、並煎湯熏洗。鯉魚骨、桃仁、並燒烟熏。桃葉、杵。杏仁、燒研。羊蹄根、末，和鯉魚腦。鰻鱺、雄雞肝、豬肝、羊肝、

狗陰莖　狐陰莖（並擣內陰中，主陰痒陰蝕有虫）　石膽　黑石脂　孔公孽
殷孽　白礬　流黃　龜甲（燒）　鯽膽（骨灰同）　鯉骨（灰）　雞子（同光粉炒）
烏鰂骨（並主女人陰痒陰蝕陰瘡）　箭笴　針線袋（並主產后腸痒，密安席下）
陰脫　土瓜根（婦人陰癩，同桂枝芍藥蟅虫為末，酒服）　慈石（子宮不收，名瘣疾，瘕酒淬丸服）　穿山甲
（婦人陰癩硬如卵狀，炙研酒服）　升麻　柴胡（並升提）　羌活（煎酒服）　枯礬（陰脫作痒，酒服日三）　車
脂（煮酒）　景天（酒服）　鼈頭灰（水服）　人屎（炒赤，酒服，日三）　狐陰莖（並主產后子腸脫下）　蓖麻子
（貼顖心及臍）　蠍（吹鼻）　半夏（生產子腸先下，產后不收，以末搐鼻則上）　白及（同烏頭末納之）　鐵爐中紫
塵（同羊脂熨納之）　茄根灰（納之）　鐵孕粉（同龍腦少許，研水刷之）　羊脂（煎熨）　鯽魚頭（燒傅）　兔
頭（燒傅）　五倍子（礬湯洗后傅之）　石灰（炒淬水洗）　皁莢根皮子（同楝皮石蓮子煎湯熏洗）　蛇牀
子　老鴉蒜　老鴉眼睛草　篁竹根（並煎水熏洗）　胡麻油（煎熱熏洗皁莢
末吹鼻）　枳殼（煎浴產后腸出）　鐵精（和羊脂炙熨）　五靈脂　白雞翎　鼠屎（並燒烟熏）
產門不合　石灰（炒熱淬水洗）
產門生合　鉛（作鈹日紝）　石灰（銅錢割開，傅之止血）

狗陰莖、狐陰莖、並擣，内陰中，主陰痒、陰蝕有蟲。石膽、黑石脂、孔公孽、土殷孽、白礬、流黄、龜甲、燒。鯽膽、骨灰同。鯉骨、灰。雞子、同光粉炒。烏鰂骨、並主女人陰痒、陰蝕、陰瘡。箭笴、針線袋。並主産後腸痒，密安席下。

【陰脱】土瓜根、婦人陰癩，同桂枝、芍藥、䗪蟲，爲末，酒服。慈石、子宫不收，名瘣疾。煅，酒淬。丸服。穿山甲、婦人陰癩，硬如卵狀，炙研，酒服。升麻、柴胡、並升提。羌活、煎酒服。枯礬、陰脱作痒，酒服，日三。車脂、煮酒。景天、酒服。鼈頭灰、水服。人屎、炒赤，酒服，日三。狐陰莖、並主産後子腸脱下。蓖麻子、貼頂心及臍。蠍、吹鼻。半夏、生産，子腸先下，産後不收，以末嗃鼻則上。白及、同烏頭，末，納之。鐵爐中紫塵、同羊脂熨，納之。茄根灰、納之。鐵胤〔一〕粉、同龍腦少許，研水刷之。羊脂、頻塗。鯽魚頭、燒傅。兔頭、燒傅。五倍子、礬湯洗後傅之。石灰、炒，淬水洗。皂莢根皮子、同楝皮、石蓮子，煎湯熏洗。蛇牀子、老鴉蒜、老鴉眼睛草、篁竹根、並煎水熏洗。胡麻油、煎熱熏洗，皂角末吹鼻。枳殻、煎，浴産後腸出。鐵精、和羊脂炙熨。五靈脂、白雞翎、鼠屎。並燒烟熏。

【産門不合】石灰。炒熱，淬水洗。【産門生合】鉛、作鋌日紝。石灰。銅錢割開，傅之止血。

〔一〕胤：原作「孕」。今據卷八鐵華粉「釋名」改。

【脬損】黃絹 女人交接及生產損脬，小便淋瀝不斷，以炭灰淋汁煮爛，入蜜蠟、茅根、馬勃，煎湯日服。○一同口牡丹皮白及末，水煎日服。

小兒初生諸病

沐浴　解毒　便閉　無皮　不啼
不乳　吐乳　目閉　血眼　腎縮
解顱　顖陷　顖腫　顖軟　龜背　語遲
行遲　流涎　夜啼　臍腫　臍風

【沐浴】猪膽　黃連　梅葉 同桃李葉　益母草　虎骨 並煎湯浴兒，不生瘡疥諸病　輕粉 浴訖以少許摩身，不畏風，又解諸氣

【解毒】甘草 汁　韭汁 並灌少許，吐出惡水惡血，永無諸疾　豆豉 濃煎喂三五口，胎毒自散　胡麻 生嚼，絹包與咂，其毒自下　粟米粥 日嚼少許，助穀神　朱砂 蜜和豆許　牛黃 蜜和豆許　黃連 灌一匙。○並解胎毒及痘毒　臍帶 初生十三日，以本身臍帶燒灰乳服，可免痘患

【便閉】胡麻油 初生大小便不通，入芒消少許，煎沸塗灌，即通　甘草 同枳殼煎水灌　葱白 乳不通，煎汁灌之　輕粉 先咂背手足心并臍上，如以蜜化三分與服即通

【無皮】白米粉　車輦土　密陀僧 初生無皮，並撲之，三日即生

【脬損】黃絹。女人交接及生產損脬，小便淋瀝不斷，以炭灰淋汁煮爛，入蜜蠟、茅根、馬勃，煎湯日服。○一同白牡丹皮、白及，末，水煎日服。

小兒初生諸病

沐浴，解毒，便閉，無皮，不啼，不乳，吐乳，目閉，血眼，腎縮，解顱，顖陷，顖腫，項軟，龜背，語遲，行遲，流涎，夜啼，臍腫，臍風。

【沐浴】豬膽、黃連、梅葉、同桃、李葉。益母草、虎骨、並煎湯浴兒，不生瘡疥諸病。輕粉。浴訖，以少許摩身，不畏風，又解諸氣。

【解毒】甘草、汁。韭汁、並灌少許，吐出惡水惡血，永無諸疾。豆豉、濃煎，喂三五口，胎毒自散。胡麻、生嚼，絹包與咂，其毒自下。粟米粥、日嚼少許，助穀神。朱砂、蜜和豆許。牛黃、蜜和豆許。黃連、灌一匙。○並解胎毒及痘毒。臍帶。初生十三日，以本帶燒灰乳服，可免痘患。

【便閉】胡麻油、初生大小便不通，入芒消少許，煎沸，徐灌即通。甘草、同枳殼，煎水灌。葱白、尿不通，煎乳灌之。輕粉。先咂胸、背、手足心並臍七處，以蜜化三分，與服即通。

【無皮】白米粉、車輦土、密陀僧。初生無皮，並撲之，三日即生。

不啼 冷水灌少許，外以葱撚之

不乳 水銀太米粒大，下咽即乳。兒咽中有物如麻子也 凌霄花白日兒忽不乳，同藍汁消黃丸服

吐乳 蓬莪茂同綠豆煎乳，調牛黃服 籧篨同牛黃、食鹽少許，煎人乳服

目閉 甘草月內目閉不開，或腫濇，或出血，名慢肝風。豬膽汁炙研末，灌之 蒼朮上症，用二錢入豬膽汁中煮熟，熏之，汁嗽之 芎藭小兒好開目，或赤腫膿熱也，同朴硝、薄荷末吹鼻中 熊膽蒸水洗點之，內服四物加天花粉、甘草

血眼 杏仁嚼乳汁點之

腎縮 吳茱萸同大蒜、流黃塗其腹，仍用蛇牀子燒烟熏之

解顱 防風同白及、柏子仁末，乳和 天南星醋和 漆花 榔榆皮 蟹螯灰同白及末 鼠腦 豬頰車髓 黃狗頭骨炙研，雞子白和 驢頭 馬頭骨及懸蹄灰油和◯並日塗 丹雄雞冠血滴上，以赤芍末粉之

顖陷 烏雞骨同地黃末服 烏頭同附子、雄黃末貼 半夏塗足心

顖腫 黃蘗水和，貼足心

【不啼】冷水。灌少許，外以葱鞭之。

【不乳】水銀、吞米粒大，下咽即乳，咽中有物如麻子也。凌霄花。百日兒忽不乳，同藍汁、消、黃，丸服。

【吐乳】蓬莪茂、同緑豆煎，乳調牛黃服。籧篨。同牛黃、食鹽少許，煎人乳服。

【目閉】甘草、月内目閉不開，或腫澀，或出血，名慢肝風，猪膽汁炙，研末，灌之。蒼术、上症，用二錢，入猪膽汁中，煮熟熏之，嚼汁哺之。芎藭、小兒好閉目，或赤腫，腦熱也，同朴硝、薄荷，末，吹鼻中。熊膽。蒸水頻點之。内服四物加天花粉、甘草。

【血眼】杏仁。嚼，乳汁點之。

【腎縮】吴茱萸。同大蒜、流黃塗其腹，仍用蛇牀子燒烟熏之。

【解顱】防風、同白及、柏子仁，末，乳和。天南星、醋和。漆花、槲榆皮、蟹螯灰、同白及，末。鼠腦、猪頰車髓、黃狗頭、炙研，雞子白和。驢頭骨及懸蹄灰、油和。○並日塗。丹雄雞冠血。滴上，以赤芍末粉之。

【顖陷】烏雞骨、同地黃，末服。烏頭、同附子、雄黃，末貼。半夏。塗足心。

【顖腫】黃蘗。水和，貼足心。

〔項軟〕附子（同南星貼）蓖麻子（新布天柱骨倒同木鼈子仁貼之）

〔龜背〕紅內消（龜尿調塗久久自愈）

〔語遲〕百舌鳥（炙食）伯勞踏枝（鞭之）

〔行遲〕五加皮（同木瓜末服）木占斯

〔流涎〕半夏（同皂莢子薑汁丸服）牛噍草（服）鹿角（末米飲服）白羊屎（頻納口中）東行

牛涎（塗）桑白皮汁（塗）天南星（水調貼足）

〔夜啼〕（內治）當歸（胎寒好啼日夜不止焙研乳和灌）前胡（蜜丸服）劉寄奴（同地龍為末服）伏龍

肝（丹砂射香丸服）燈花（抹乳頭吮）胡粉（水服三豆）流黃（同黃丹煅研過丸服）白花蛇睛（研竹瀝灌）

虎睛（研竹瀝灌）牛黃（乳汁化豆許灌）狼屎中骨（燒灰水服或加猪皮灰）縛猪繩灰（水服）巴

豆（時珍曰小兒夜啼多是停乳腹痛余以蠟匱巴豆藥一二丸服之甚效）〔外治〕牽牛子　五倍子

牛蹄甲　馬蹄　馬骨（並燒貼）狗毛（絳囊盛繫兒臂）雞屎（塗兒并服少許）猪窠草

雞窠草　井口邊草　白雄雞翎　牛屎（並寢安席下）土撥鼠頭

【項軟】附子、同南星貼。蓖麻子。病後天柱骨倒，同木鱉子仁，貼之。

【龜背】紅内消。龜尿調塗，久久自愈。

【語遲】百舌鳥、炙食。伯勞踏枝。鞭之。

【行遲】五加皮、同木瓜，末服。木占斯。

【流涎】半夏、同皂莢子仁，薑汁丸服。牛噍草、服。鹿角、末，米飲服。白羊屎、頻納口中。東行牛涎、塗。桑白皮汁、塗。天南星。水調貼足。

【夜啼】【内治】當歸、胎寒好啼，日夜不止，焙研，乳和灌。前胡、蜜丸服。劉寄奴、同地龍，爲末服。伏龍肝、丹砂、射香，丸服。燈花、抹乳頭吮。胡粉、水服三豆。流黄、同黄丹煅，埋[一]過，丸服。白花蛇睛、研，竹瀝灌。虎睛、研，竹瀝灌。牛黄、乳汁化豆許灌。狼屎中骨、燒灰，水服。或加豺皮灰。縛猪繩灰、水服。巴豆。時珍曰：小兒夜啼，多是停乳腹痛，余每以蠟匱巴豆藥一二丸服之，屢效。【外治】牽牛子、五倍子、牛蹄甲、馬蹄、馬骨、並貼臍。狗毛、絳袋盛，係兒臂。雞屎、浴兒，并服少許。豬窠草、雞窠草、井口邊草、白雄雞翎、牛屎、並密安席下。土撥鼠頭

〔一〕埋：原字缺損。今據卷十一石硫黄「附方」補。

骨　燒尸場土（並安臍傍）仙人杖（安身畔）樹孔中草（着戶中）古櫬板（點灯照之）

臍腫　荊芥（煎湯洗後煨葱貼之即消）桂心（炙熨）東壁土　伏龍肝　白石脂

枯礬　車脂　龍骨　海螵蛸　豬頰車髓（同杏仁擣）臍帶灰（同當歸麝）

油髮灰　當歸　甑帶灰　緋帛灰　錦灰　綿灰（並傅臍溼或腫）

臍風　獨蒜（安臍上灸至口出蒜氣仍以汁嗃鼻）鹽豉（貼臍灸之）乘豬（同諸藥貼灸）鯽魚（先以炙灸人中承漿燒研酒服）全蠍（酒炙研入麝服）白殭蠶（二枚炒研蜜服）守宮（以朱砂養赤為末薄荷湯服）猴屎（燒研蜜服）牛黃（竹瀝化服）白牛屎（塗口中）雞屎白（口噤面赤屬心白屬肺酒研或水煮汁服）豬脂（五日內噤風口中有物如蝸牛白蟲也擦之令消）驢毛（入麝炒焦乳汁和服）烏驢乳　豬乳

牛涎　牛齝草汁　大豆黃卷汁（並灌之）釣藤（同甘草煎服）夜合花枝（煮汁拭小兒撮口）葛蔓（燒灰點咽）天漿子（同僵蠶輕粉灌之以同蜈蚣燒服）甘草（濃煎）蛇莓汁（並灌入吐痰涎）

驚癇　有陰陽二症

骨、燒尸場土、並安枕旁。仙人杖、安身畔。樹孔中草、著户中。古櫬板。點燈照之。

【臍腫】荊芥、煎湯洗後，煨葱貼之，即消。桂心、炙熨。東壁土、伏龍肝、白石脂、枯礬、車脂、龍骨、海螵蛸、豬頰車髓、同杏仁擣。臍帶灰、同當歸、麝。油髮灰、當歸、甑帶灰、緋帛灰、錦灰、綿灰。並傅臍濕或腫。

【臍風】獨蒜、安臍上，灸至口出蒜氣，仍以汁嗃鼻。鹽豉、貼臍，灸之。棗猫、同諸藥貼灸。鯽魚、先以艾灸人中、承漿。燒研，酒服。全蠍、酒炙，研，入麝服。白殭蠶、二枚，炒研，蜜服。守宫、以丹砂養赤，爲末，薄荷湯服。猴屎、燒研，蜜服。牛黄、竹瀝化服。白牛屎、塗口中。雞屎白、口噤，面赤屬心，白屬肺，酒研，或水煮汁服。豬脂、百日内噤風，口中有物如蝸牛、白蟲者[一]，擦之令消。驢毛、入麝炒焦，乳汁和服。烏驢乳、猪乳、牛涎、牛齝草汁、大豆黄卷汁、並灌之。鈎藤、同甘草，煎服。夜合花枝、煮汁，拭小兒撮口。葛蔓、燒灰點咽。天漿子、同僵蠶、輕粉，灌之。○同蜈蚣，燒服。甘草、濃煎。蛇苺汁。並灌之，吐痰涎。

驚癇[二]有陰陽二症。

[一] 者：原作「也」。今據卷五十豖脂膏「附方」改。

[二] 驚癇：本卷末小兒驚癇，亦分陽證、陰證，用藥多同，藥品排列及内容多異。小兒驚癇陽證内容較本篇更詳，陰證「人參」以下内容均脱，故此二篇可相互參補。

陽症 黃連瀉肝膽心風熱 羌活 龍膽草 青黛 金銀薄 鐵粉
剪刀股 馬銜 鐵精 銅鏡鼻 雄黃 代赭石 鱉甲
鯪鯉甲 全蠍 守宮 龍骨齒角同 真珠 牡蠣粉 蛇蛻
白花蛇 烏蛇 伏翼 五靈脂 牛膽 牛黃竹瀝化服 駝黃
豬黃 熊膽 鮓荅 羚羊角 狐肝膽 蛇黃並止驚癇
甘草瀉心火補元氣煎汁服撮口風痰 釣藤同甘草煎服主小兒寒熱十二驚癇胎風 丹砂色赤入心安神
除熱入內驚發欲死塗五心○驚熱多啼同牛黃○客忤卒死同蒜服○驚忤不語血入心竅豬心血丸服○急驚搐搦同
天南星全蠍末服 盧會 龍腦引經 石菖蒲 柏子仁 伏神 伏苓
牡丹皮 琥珀 荆瀝 淡竹瀝 淡竹葉 竹茹 木通
天竹黃 鉛霜 黃丹 紫石英 菩薩石 玳瑁 象牙
犀角磨汁服 天漿子研汁服同丹砂丸 田螺並止心經痰熱驚搐 臘雪止兒熱啼 油髮
燒灰服止兒驚啼 髮髲合雞子黃煎消為水服治小兒驚熱百病 月經驚癇發熱和青黛水服二錢入口即定

【陽症】黄連、平肝膽心風熱。羌活、龍膽草、青黛、金銀薄、鐵粉、剪刀股、馬銜、鐵精、銅鏡鼻、雄黄、代赭石、鼉甲、鯪鯉甲、全蠍、守宮、龍骨、齒、腦、角同。真珠、牡蠣粉、蛇蜕、白花蛇、烏蛇、伏翼、五靈脂、牛膽、牛黄、竹瀝化服。駝黄、野豬黄、熊膽、鮓答、羚羊角、狐肝膽、蛇黄、並平肝風，定驚癇。甘草、泄心火，補元氣。煎汁，吐撮口風痰。釣藤、同甘草，煎服，主小兒寒熱，十二驚癇，胎風。丹砂、色赤入心，安神除熱。月内驚風欲死，塗五心。○驚熱多啼，同牛黄服。○客忤卒死，同蜜服。○驚忤不語，血入心竅，猪心血，丸服。○急驚搐搦，同天南星、全蝎，末服。盧會、龍腦、引經。石菖蒲、柏子仁、伏神、伏苓、牡丹皮、琥珀、荆瀝、淡竹瀝、淡竹葉、竹茹、木通、天竹黄、鉛霜、黄丹、紫石英、菩薩石、玳瑁、象牙、犀角、磨汁服。天漿子、研汁服。○同全蝎、丹砂，丸。田螺、並主心經痰熱驚癇。臘雪、止兒熱啼。油髮灰、乳服，止兒驚啼。髮髲、合雞子黄煎，消爲水服。主小兒驚熱百病。月經、驚癇發熱，和青黛水，服二錢，入口即定。

黄芩肺虛驚啼同人參末服 桔梗 薄荷 荆芥 防風 藁本 紫菀
款冬花並主驚癇上焦風熱 桑根白皮汁 細辛 驢乳 驢毛 牛鼻
津 白狗屎 馬屎中粟並主客忤驚熱 慈石煉汁 地黄 玄石並主養腎定驚
乳香同沒藥服 阿魏同砲蒜丸服○並主盤腸痛驚 半夏 天南星 枳殼 杏仁
神麴 爐甗 青礞石 金牙石 白礬 石緑 石油
水銀 粉霜 輕粉 銀朱 雷墨並主驚癇風痰熱痰 薇銜 女萎
女菀 莽草 蕪荑 白鮮皮 蜀羊泉 鯉魚脂 蜂房
鶻屎 鴨血 雞子 雄雞血 雞冠血 雞屎白 豬心
豬卵 猬皮灰 虎睛嬰兒爪並同 猴頭骨 狗屎屎中骨同 六畜毛蹄甲
牛桊木煎服 車脂納口中 胡燕窠土並主驚癇 蜥蜴同蜈蚣螳螂喑鼻定搐 藍葉同凝
水石傳顖上 厠籌燒貼顖治驚癇 白玉同寒水石塗心止驚啼 老鴉蒜同車前手足心主急驚 牡
鼠煎油摩驚癇 黄土卒驚風偏身冷號色 燈火焠 李葉 榆葉 馬絆繩並煎水浴

黄芩、肺虚驚啼，同人參，末服。桔梗、薄荷、荆芥、防風、藁本、紫苑、款冬花、並主驚癇，上焦風熱。桑根白皮、汁。細辛、驢乳、驢毛、牛鼻津、白狗屎、馬屎中粟、並主客忤驚熱。慈石、煉汁。地黄、玄石、並主養腎定驚。乳香、同没藥服。阿魏、同炮蒜丸服。○並主盤腸痛驚。半夏、天南星、枳殼、杏仁、神麴、殭蠶、青礞石、金牙石、白礬、石緑、石油、水銀、粉霜、輕粉、銀朱、雷墨、並主驚癇，風痰熱痰。薇銜、女萎、女菀、莽草、蕪荑、白鮮皮、蜀羊泉、鯉魚脂、蜂房、鸛屎、鴨血、雞子、雄雞血、雞冠血、雞屎白、豬心、豬卵、猬皮、灰。虎睛、魄、鼻、爪並同。猴頭骨、狗屎、屎中骨同。六畜毛蹄甲、牛拳木、煎服。車脂、納口中。胡燕窠土、並主驚癇。蜥蜴、同蜈蚣、螳螂，嗃鼻，定搐。藍葉、同凝水石傅頭上。厠籌、燒，貼顖，治驚竄。白玉、同寒水石塗足心，止驚啼。老鴉蒜、同車前子等分，爲末，水調貼〔一〕手足心，主急驚。牡鼠、煎油，摩驚癇。黄土、熨驚風，遍身烏色。燈火、焠。李葉、榆葉、馬絆繩、並煎水浴。

〔一〕子等分爲末水調貼：原脱。今據卷十三石蒜「附方」補。

安息香燒之辟驚 鵝毛 雁毛並佐小兒辟驚癇

【陰癇虛證】人參同黃芪甘草治小兒胃虛而成慢驚乃泄火補金益土平木之神品 天麻定風神藥

天南星慢驚同天麻射香服或丸服蠶交丿吾壽入心昏迷搐搦同白附子半夏生研清薑汁下 附子慢驚同全蝎煎服以吐風痰吹鼻治癇亟 烏頭同上 蜀椒同牡蠣醋煎服 胡椒慢脾風同丁香豆蔻末服 蚤休

驚癇搖頭弄舌熱在腹中慢驚帶陽症同栝樓根末服 烏藥磨湯服 開元錢慢脾驚風利痰奇效一个燒出洙子研末木香湯下 騏驎竭同乳香丸服 麻黃吐泄后慢驚脾風同白朮全蝎薄荷末服 桂心平肝

焰消 硫黃金液丹 升麻 遠志 蛇牀子 納砂 曼陀羅花並主慢驚痰癇 羊肉頭蹄頭骨並同 羊乳 鹿茸 馬陰莖及鬐毛並主陰癇 獨頭蒜灸臍及汁搐鼻 螳螂子同川烏末塗頂

【諸疳】虛熱有虫

黃連猪肚蒸丸治骨蒸疳出○兒食土以汁拌土晒乾之 胡黃連主骨蒸疳痢○潮熱同柴胡服○疳熱肚脹同五靈脂丸服○肥熱疳同黃連朱砂安猪膽內煮熟入盧會射香丸服 青黛水服主疳熱疳痢殺虫 使君子

安息香、燒之，辟驚。鵝毛、雁毛。並衣小兒，辟驚癇。

【陰症】黄芪、人參、同黄芪、甘草，治小兒胃虚而成慢驚，乃泄火補金、益土平木之神品。天麻、定風神藥。天南星、慢驚，同天麻、射香服，或丸服，墜痰。○暑毒入心，昏迷搐搦，同附子、半夏，生研，豬膽丸服。附子、慢驚，同全蠍，煎服。○尖，吐風痰。吹鼻，治臍風。烏頭、同上。蜀椒、同牡蠣，煎醋服。胡椒、慢脾風，同丁香、羊屎，末服。蚤休、驚癇，搖頭弄舌，熱在腹中，慢驚帶陽症，同栝樓根，末服。烏藥、磨湯服。開元錢、慢脾驚風，利痰奇妙。以一個，燒出珠子，研末，木香湯下。騏驎竭、同乳香，丸服。麻黄、吐泄後慢驚脾風，同白术、全蝎、薄荷，末服。桂心、平肝。焰消、硫黄、金液丹。升麻、遠志、蛇牀子、縮砂、曼陀羅花、並主慢驚陰癇。羊肉、頭、蹄，頭骨並同。羊乳、鹿茸、馬陰莖及鬐毛、並主陰癇。獨頭蒜、灸臍及汁嗃鼻。蕓薹子。同川烏，末，塗頂。

諸疳虚熱有蟲。

黄連、豬肚蒸丸，治疳殺蟲。○小兒食土，以汁拌土，晒，與之。胡黄連、主骨蒸疳痢。○潮熱，同柴胡服。○疳熱肚脹，同五靈脂，丸服。○肥熱疳，同黄連、朱砂，安豬膽内煮熟，入盧會、射香，丸服。青黛、水服，主疳熱疳痢，殺蟲。使君子、上五疳虛熱不止，健脾胃，治小兒百病。蘆薈上症，同使君子丸服。大黃蒸熟作丸服，主無辜肉痞疳疾。黑牽牛脾疳浮腫，同白牽牛半生半炒，陳皮、青皮等分，丸服。橘皮疳瘦，同黃連、麝香、猪膽丸服。楝實五疳，同川芎、猪膽丸服。輕粉疳熱肚大，沙糖丸服。綠礬疳氣，火煅醋淬，棗肉丸服。蠶蛹煮食，治疳，退熱殺蟲。白僵蠶久疳，天柱骨倒，炒研，薄荷湯每服半錢。蜚蚪主一切疳，研末，麝香湯服，或入甘草末，或炒焦伴食，治鼈瘕生蛆尤妙。蜘蛛燒啖，主大腹疳。夜明砂一切疳病，炒末，猪肉汁服，取下胎毒。無辜疳，作餅食之。鬾病，絳囊佩之。五靈脂五疳潮熱，肚脹髮焦，同胡黃連、猪膽丸服。野猪黃疳，水研日服。疳痢同。牡鼠炙食，主疳熱。諸疳作羹，療瘦人。口啣露人，髮炙食之。鼠屎疳病大腹，同炙研煎服。柴胡　前胡　甜瓜葉　阿勒勒並主疳熱。萹蓄疳痢。漏蘆末，猪肝煮食。苦耽　離鬲草　白礬並主無辜疳疾。益母草煮食。樗根皮疳痢，丸服。胡粉入雞子蒸，或炒。雞子入輕粉、巴豆蒸食。大棗　狼把草　鼈血　鱧魚　狸頭骨同猬骨　猬皮　兔屎　獺肉　鶉並主疳痢。蒿雀治疳病。烏鴉久疳，燒末水服。鵜鶘嘴燒末水服。薔薇根　地黃　羊蹄根　虎膽　熊膽　猪膽並吹鼻治疳。蚺蛇膽　蝟膽　鯽魚膽並吹鼻治疳。白棘針主五疳虚熱，殺蟲，健脾胃，治小兒百病。**盧會**、上疳，同使君子，丸服。**大黄**、熬膏丸服，主無辜閃癖瘰癧。**黑牽牛**、疳氣浮腫，同白牽牛半生半炒、陳皮、青皮，等分，丸服。**橘皮**、疳瘦，同黄連、射香、猪膽，丸服。**楝實**、五疳，同川芎、猪膽，丸服。**輕粉**、喫泥肚大，沙糖丸服。**緑礬**、疳氣，火煅醋淬，棗肉丸服。**蠶蛹**、煮食，治疳氣，退熱殺蟲。**白僵蠶**、久疳，天柱骨倒，炒研，薄荷湯每服半錢。**糞蛆**、主一切疳，研末，射香湯服。或入甘草，末。或燒灰拌食物。蝦蟆生蛆尤妙。**蜘蛛**、燒啖，主大腹疳。**夜明砂**、一切疳病，研末，猪肉汁服，取下胎毒。○無辜疳，末，拌飯食之。○魃病，絳袋佩之。**五靈脂**、五疳潮熱有蟲，同胡黄連、猪膽，丸服。**野猪黄**、水研日服。膽同。**牡鼠**、炙食，主寒熱諸疳，去骨[一]作羹。骨[二]甚瘦人。○哺露大腹，炙食之。**鼠屎**、疳病大腹，同葱、豉煎服。**柴胡**、**前胡**、**甜瓜葉**、**阿勒勃**[三]、並主疳熱。**萹蓄**、魃病。**漏蘆**、煮猪肝食。**苦耽**、**離鬲草**、**白礬**、並主無辜疳疾。**益母草**、煮粥。**樗根皮**、丸服。**胡粉**、同雞子蒸，或炒。**雞子**、入輕粉、巴豆，蒸食。**大棗**、**狼把草**、**鼉血**、**鰻鱺**、**狸頭骨**、猫骨同。**豺皮**、**兔屎**、**獾肉**、**鶉**、並主疳痢。**葛勒蔓**、疳痢，吹肛。**鵜鶘觜**、久痢成疳，燒末，水服。**薔薇根**、**菝葜**、**羊蹄根**、**虎膽**、**熊膽**、**豬膽**、並殺疳蟲。**蚺蛇膽**、灌鼻，治腦疳。灌肛，治疳痢。**鯽魚膽**、灌鼻，治腦疳。**白棘針**、

〔一〕去骨：原脱。今據卷五十一鼠鼠肉「主治」補。

〔二〕骨：原脱。今據補同上。

〔三〕勒勃：原作「勃勒」。今據證類卷十二阿勒勃乙正。

同瓜蔞□喉痺七諸瘡 菖蒲 冬瓜 柳枝及白皮 郁李根 楮葉湯浴
兒消勞 白馬眼並小兒魃病佩之

痘瘡

預解 黃連 臍帶並見初生下 葵根汁 黑大豆同綠豆赤小豆甘草煮食飲汁 胡麻
油煎濃食外同蔥涎摻周身 朱砂蜜調服 白水牛蝨焙研作餅食 生眠胃同上小日浴兒
兔肉臘月作醬食 兔血同朱砂或雄黃作丸服 白鴿作夕食之以毛煎水浴兒○卵入廁中半日取白和
辰砂丸服毒從二便出 雞卵入蚯蚓蒸熟去蚓食或廁坑中浸七日煮食○童溺鵝卵煮食 鶴卵
煮食 絲瓜蔓 癮窩須 兔頭 鱧魚除夕煮湯浴兒令出痘多者少少者無
內托 升麻參前煎 解痘毒 紫胡 牛蒡子利咽痘出不快便閉咽不利同荊芥甘草煎服 當歸
活血同牛煎 芍藥燒酒 老絲瓜燒研沙糖水服 山查水煎入酒○乾 荔枝煎湯 葡萄酒
橄欖研 胡桃燒研胡荽酒服 胡荽煎酒 泰和老雞煮食 五味 竹筍湯 鰕湯
魚湯 生蜆水並主痘出不快○黃芪主氣虛色白不起 人參同上 甘草初出乾淡不長

同瓜丁，研末〔一〕，嗃鼻，主諸疳。菖蒲、冬瓜、柳枝及白皮、郁李根、楮葉、並煎湯浴兒。伯勞、白馬眼。並小兒魃〔二〕病佩之。

痘瘡

【預解】黄連、臍帶、並見初生下。葵根、煮食。黑大豆、同緑豆、赤小豆、甘草，煮食飲汁。胡麻油、煎濃食，外同葱涎摻〔三〕周身。朱砂、蜜調服。白水牛蝨、焙研，作麪餅食。生玳瑁、同生犀，磨汁，日服。兔肉、臘月作醬食。兔血、同朱砂或雄黄作丸服。白鴿、除夕食之，以毛煎水浴兒。○卵，入厠中半日，取白和丹砂，丸服，毒從二便出。雞卵、入蚯蚓蒸熟，立春日食。○童尿，或厠坑中浸七日，洗淨煮食。鶴卵、煮食。鸛卵、煮食。絲瓜蔓、壺盧鬚、兔頭、鱧魚。並除夕煎湯浴兒，令出痘多者少，少者無。

【内托】升麻、解毒，散痘疹前熱。柴胡、退痘後熱。牛蒡子、痘出不快，便閉，咽不利，同荆芥、甘草，煎服。貫衆、同升麻、芍藥，煎。老絲瓜、燒研，沙糖水服。山查、水煎。○乾陷，酒煎。荔枝、浸酒。○殼，煎湯。葡萄、擂酒服。橄欖、研。胡桃、燒研，胡荽酒服。胡荽、浸酒服。泰和老雞、五味煮食。竹筍、湯。鰕湯、魚湯、生蜆水、並主痘出不快。○黄芪、主氣虛，色白不起。人參、同上。甘草、初出乾淡不長，

〔一〕同瓜丁研末：原作「研末同瓜丁」。今據卷三十六白棘「附方」乙正。

〔二〕魃：卷四十九伯勞毛「主治」作「繼」。

〔三〕摻：卷二十二胡麻胡麻油「附方」作「擦」，義長。

色白不行漿不光澤既痂而胃弱不食痂後生癰腫或潰後不
斂皆由元氣不足也並宜參芪甘草三味主之以固營衛生氣血
或加粳米助肺芎藭行氣芍藥止痛肉桂引血化膿 芎藭 芍藥 肉桂 糯米 肉荳
蔻止瀉 丁香 灰白不起溫胃虛弱 麻黃 倒陷蜜炒酒服 豬心血 痘瘡倒靨同片腦酒服引入心
燈心同乳香末服 豬齒 貓頭 貓牙 同人牙豬牙燒灰水服 貓屎 同人狗豬屎燒灰水服 狗
屎中粟 一歲末服 人牙 燒入麝香酒服 人中白 燒研湯服 天靈蓋 燒研酒服三分或加雄黃 白
丁香 研末入麝酒服 鴿頭 燒研水服 老鴉左翅 燒灰豬血丸服 大戟 象背研末
水服 威靈仙 上瘡同片腦服 紫草 血熱紫赤便閉者宜之同紅花蟬蛻煎服 紅花 和血 燕脂 乾紅
同胡桃服心熱點疔瘡不入目 犀角 磨汁 玳瑁 磨汁 樺皮 煮汁紫赤乳紅 抱雞
子殼 倒陷便血皆作發熱研湯服 豬膽 便閉 燈心草 同鱉甲煎服喘小便不利
牛黃 紫黑譫語發狂 丹砂 入心解毒同片腦水服 小豆根 水不利 白棘 痘
目 真珠 同丹砂末水服 桃膠 痘瘡發搐酒化服 象牙 痘不收水服 黃明膠 痘癰
豬尾 同乳香 稻草 豬爪 胡荽 煎酒

色白，不行漿，不光澤，既痂而胃弱不食，痘後生癰腫，或潰後不收，皆元氣不足也，並宜參、芪、甘草三味主之，以固營衛，生氣血。或加糯米助肺，芎藭行氣，芍藥止痛，肉桂引血化膿。芎藭、芍藥、肉桂、糯米、肉荳蔻、止瀉。丁香、灰白不起，脾胃虛弱。麻黄、風寒倒陷，蜜炒，酒服。豬心血、痘瘡倒靨，同片腦，酒服。引入心經，同乳香，丸服。豬齒、貓頭、貓牙、同人、猪、犬〔一〕牙燒灰，水服。貓屎、同人、狗、猪屎燒灰，水服。狗屎中粟、末服一錢。人牙、燒，入麝香，酒服。人中白、燒研，湯服。天靈蓋、燒研，酒服三分。或加雄黄。白丁香、研末，入麝，酒服。鴞頭、燒研，水服。老鴉左翅、燒灰，猪血丸服。○並主陷下。大戟、變黑歸腎，研末，水服。威靈仙、上症，同片腦服。紫草、血熱紫赤便閉者宜之。同紅花、蟬蜕，煎服。紅花、和血。燕脂、乾紅，同胡桃服。○點痘疔。○點目，令瘡不入目。犀角、磨汁。玳瑁、磨汁。樺皮、煮汁。○並主紫赤乾紅。抱過雞子殼、倒陷，便血昏睡，焙研，湯服五分。仍塗胸、背、風池。豬膘、便閉，煮食。燈心草、煩喘，小便不利，同鼈甲，煎服。牛黄、紫黑，譫語發狂，同丹砂，蜜服。丹砂、入心狂亂，同益元散、片腦，水服。山豆根、咽痛不利。白柹、痘入目，日食之。真珠、痘疔，研末，水服。桃膠、痘後發搐，酒化服。象牙、痘不收，磨水服。黄明膠。瘢痕，水化服。

【外治】沈香、同乳香、檀香，燒煙，辟惡氣，托痘。稻草、豬爪殼、並燒烟，辟惡氣。胡荽、煎酒噴兒，并洒牀帳

〔一〕犬：原作「猪」。今據卷五十一貓牙「主治」改。

虎縛下系豬[redacted]狗毛絳囊盛繫兒臂牛蹄甲燒末貼臍牛屎塗安臍下馬骨灰塗頭上
上貼之馬蹄灰同牛黃乳汁化服豆許○虎睛爲散竹瀝服狼屎中骨燒灰水服材
皮同狼屎骨燒灰水服土撥鼠頭骨置枕邊即安

小兒驚癇有陰陽二證

陽證甘草補元氣瀉心火小兒撮口發噤煎汁灌之吐去痰涎○黃連平肝膽心火胡黃連
黃芩小兒驚啼同人參末服防風治上焦風邪四肢攣急羌活諸風癇痓去腎間風搜肝風白鮮
皮小兒驚癇老鴉蒜主急驚同○車前貼手足龍膽骨間寒熱驚癇入心細辛小兒客忤心納口中桂
薇銜驚癇吐舌薄荷去風熱荊芥一百二十驚同白礬末服牡丹驚癇瘈瘲藁本癇疾脊厥而強
莽草摩風癇日數十發半夏吹鼻青黛水服藍葉同寒水石傅頭上女萎女菀
紫菀款冬花驚癇寒熱蜀羊泉小兒驚蛇莓孩子口噤以汁灌之凌霄花百日兒無
故口不乳同藍葉消黃丹服葛蔓小兒口噤病在咽中燒灰點之釣藤小兒寒熱十二驚癇瘈瘲客忤胎風同甘
煎服石菖蒲客忤驚癇麴食癇淡竹筍消痰熱小兒驚癇天弔李葉浴驚癇杏仁梢

席下〔一〕。縛豬繩灰、水服〔二〕。狗毛、絳囊盛，繫兒臂。牛蹄甲、燒末，貼臍。牛屎、密安席下。馬骨灰、塗乳上貼之〔三〕。馬蹄灰、同。牛黄、乳汁化服豆許。○虎睛、爲散，竹瀝服。狼屎中骨、燒灰，水服。犲皮、同狼屎骨，燒灰，水服。土撥鼠頭骨。置枕邊即安。

小兒驚癇〔四〕有陰陽二證。

【陽證】甘草、補元氣，瀉心火。小兒撮口發噤，煎汁灌之，吐去痰涎。○黄連、平肝膽心火。胡黄連、黄芩、小兒驚啼，同人參，末服。防風、治上焦風邪，四肢攣急。羌活、諸風癇痓，去腎間風，搜肝風。白鮮皮、小兒驚癇。老鴉蒜、主急驚，同車前子末〔五〕貼手足。龍膽、骨間寒熱，驚癇入心。細辛、小兒客忤，桂心納口中。薇銜、驚癇吐舌。薄荷、去風熱。荆芥、一百二十驚，同白礬，丸服。牡丹、驚癇瘈瘲。藁本、癇疾，脊厥而强。莽草、摩風癇日數十發。半夏、吹鼻。青黛、水服。藍葉、同凝水石，傅頭上。女萎、女菀、紫菀、款冬花、驚癇寒熱。蜀羊泉、小兒驚。蛇莓、孩子口噤，以汁灌之。凌霄花、百日兒無故口不乳，同藍葉、消、黄，丸服。葛蔓、小兒口噤，病在咽中，燒灰點之。鈎藤、小兒寒熱，十二驚癇瘈瘲，客忤胎風，同甘草〔六〕，煎服。石菖蒲、客忤驚癇。麴、食癇。淡竹筍、消痰熱，小兒驚癇天弔。李葉、浴驚癇。杏仁、柏

〔一〕席下：此下「縛豬繩灰……枕邊即安」係本卷夜啼之文錯簡重出于此。原屬本節之文則被誤置於本卷末頁。
〔二〕繩灰水服：原爲墨丁，占三字空。今據本卷夜啼内治補。
〔三〕貼之：卷五十馬骨「主治」原作「飲兒」，懸蹄「附方」作「飲之」。
〔四〕小兒驚癇：前有驚癇篇，此標題重出，其下藥物多同而排列及内容多異。
〔五〕同車前子末：原作「同○車前」。今據卷十三石蒜「附方」删「○」，補「子末」。
〔六〕草：原脱。今據本卷驚癇下「鈎藤」補。

子仁小兒軀啼驚癇溫水服之乳香同甘遂服沒藥盤腸氣痛同乳香服阿魏盤腸痛同蒜炮丸服安
息香燒之辟驚盧會鎮心除熱夜合花枝小兒撮口煮汁拭洗榆花治小兒癇熱蕪荑驚後
失音同麴蘗黃連丸服龍腦入心經為諸藥使桑根白皮汁治天弔驚癇客忤枳殼驚風搐搦
痰涎同豆豉末薄荷汁服荊瀝心熱驚癇茯苓伏神驚癇琥珀胎驚同防風朱砂末服○胎癇同朱
砂全蝎末服淡竹葉青竹茹竹瀝驚癇天弔口噤煩熱天竹黃驚癇天弔去諸風熱
羊脂止驚啼納口中馬絆繩煎洗兒癇木牛拳煎服止兒癇厠籌貼顖治驚竄燈火焠驚
風臘雪小兒熱癇黃土卒驚風遍身烏色胡燕窠土小兒驚癇金薄銀薄風熱驚癇
鎮心安魂錫悋脂小兒天弔搐搦同水銀牛黃丸服鉛霜去積熱痰涎鎮驚同牛黃鐵粉服○驚風喉閉口緊
同蟾酥少許烏梅蘸擦牙關黃丹驚癇鎮心安神銅鏡鼻客忤驚癇面青燒焠酒飲鐵粉驚癇發熱多涎
鎮心抑肝水服少許或加丹砂鐵精風癇鐵華粉虛癇剪刀股驚風馬銜馬癇白玉小兒驚啼
同寒水石塗足心紫英石補心定驚○風熱瘈瘲同寒水石諸藥煎服○菩薩石熱狂驚癇朱砂色赤
入心心熱非此不除○月內驚風欲死磨水塗五心○驚熱多啼同牛黃末服○客忤卒死蜜服方寸匕○驚忤不語血入心竅

子仁、小兒躽〔一〕啼驚癇，温水服之。乳香、同甘遂服。没藥、盤腸氣痛，同乳香服。阿魏、盤腸痛，同蒜炮，丸服。安息香、燒之，辟驚。蘆薈、鎮心除熱。夜合花枝、小兒撮口，煮汁拭洗。榆花、浴小兒癇熱。蕪荑、驚後失音，同麴、蘖、黄連，丸服。龍腦、入心經，爲諸藥使。桑根白皮汁、治天弔驚癇客忤。枳殼、驚風，搐搦痰涎，同豆豉，末，薄荷汁服。荆瀝、心熱驚癇。茯苓、伏神、驚癇。琥珀、胎驚，同防風、朱砂，末服。○胎癇，同朱砂、全蝎，末服。淡竹葉、青竹茹、竹瀝、驚癇天弔，口噤煩熱。天竹黄、驚癇天弔，去諸風熱。車脂、止驚啼，納口中。馬絆繩、煎洗兒癇。木牛桊〔二〕、煎服，止兒癇。厠籌、貼顖，治驚竄。燈火、焠驚風。臘雪、小兒熱啼。黄土、熨〔三〕驚風，遍身烏色。胡燕窠土、小兒驚癇。金薄、銀薄、風熱驚癇，鎮心安魂。錫恡脂、小兒天弔搐搦，同水銀、牛黄，丸服。鉛霜、去積熱痰涎，鎮驚，同牛黄、鐵粉服。○驚風喉閉口緊，同蟾酥少許，烏梅蘸擦牙關。黄丹、驚癇，鎮心安神。銅鏡鼻、客忤驚癇面青，燒，焠酒飲。鐵粉、驚癇發熱多涎，鎮心抑肝，水服少許。或加丹砂。鐵精、風癇。鐵華粉、虚癇。剪刀股、驚風。馬銜、風癇。白玉、小兒驚啼，同寒水石，塗足心。紫石英〔四〕、補心定驚。○風熱瘈瘲，同寒水石諸藥煎服。○菩薩石、熱狂驚癇。朱砂、色赤入心，心熱非此不除。○月内驚風欲死，磨水塗五心。○驚熱多啼，同牛黄，末服。○客忤卒死，蜜服方寸匕。○驚忤不語，血入心

〔一〕躽：原作「軀」。今據卷三十四柏柏實「附方」改。
〔二〕木牛桊：本卷驚癇作「牛桊木」。即卷三十八之「牛鼻桊」。
〔三〕熨：原作「慰」。今據卷八黄土「附方」改，與本卷驚癇「黄土」合。
〔四〕石英：原作「英石」。今據卷八紫石英乙正。

驚術心血丸服〇急驚搐潮同天南星全蝎末服〇水銀驚風熱涎潮同南星麝香服粉霜輕粉並下
痰涎驚熱銀朱內釣驚啼同乳香大蒜丸服雄黃驚癇同朱砂末服石油小兒驚風化和丸散服慈
石養腎止驚鍊水飲玄石代赭小兒驚氣入腹〇急驚搐搦不定火煅醋淬金薄湯服一錢〇石
綠同輕粉吐急驚礞石驚風痰涎煅研服亦丸服金牙石蛇黃雷墨鹽豉小兒
撮口貼臍灸之露蜂房驚癇瘈瘲寒熱煎汁服螳螂定驚搐蜈蚣蜥蜴啼鼻天漿子急慢驚風研汁
服〇同全蝎末砂丸服〇噤風同蜈蚣燒丸服〇臍風同僵蠶扮灌之〇白僵蠶驚癇客忤夫風痰〇撮口噤風
爲末蜜服〇燒地以大蒜泥制服〇棗猫癇風全蝎小兒驚癇風搐薄荷包炙研服胎驚天吊人朱砂麝香或丸服
風癇及慢驚用石猫煅過末服〇慢驚同白木麻黃末服〇臍風同麝服玳瑁清熱止急驚客忤鼈甲小兒驚癇
炙研乳服真珠小兒驚熱田螺殼驚風有痰牡蠣安神去煩小兒驚癇龍骨小兒熱氣驚癇安神定魂
魄〇龍齒小兒五驚十二癇身熱不可近龍角驚癇瘈瘲身熱如火鯪鯉魚肝驚守宮風痓驚癇〇心
虛驚癇蛇蛻小兒百二十種驚癇瘈瘲弄舌搖頭白花蛇小兒風熱急慢驚風搐搦烏蛇鯉魚
脂小兒驚忤諸癇鸛屎天吊驚風發不止炒研入麝香牛黃蝎末服鷩毛小兒衣之辟驚癇鴈毛同上

竅，猪心血丸服。○急驚搐搦，同天南星、全蝎，末服。**水銀**、驚風熱涎潮，同南星、麝香服。**粉霜**、**輕粉**、並下痰涎驚熱。**銀朱**、内釣驚啼，同乳香、大蒜，丸服。**雄黄**、驚癇，同朱砂，末服。**石油**、小兒驚風，化，和丸散服。**慈石**、養腎止驚，鍊水飲。**玄石**、**代赭**、小兒驚氣入腹。○急驚搐搦不定，火煅醋淬，金薄湯服一錢。**石緑**、同輕粉，吐急驚。**礞石**、驚風痰涎，煅研服，亦丸服。**金牙石**、**蛇黄**、**雷墨**、**鹽豉**、小兒撮口，貼臍灸之。**露蜂房**、驚癇瘈瘲，寒熱，煎汁服。**螳螂**、定驚搐，同〔一〕蜈蚣、蜥蜴，嗃鼻。**天漿子**、急慢驚風，研汁服。○同全蝎、朱砂，丸服。○噤風，同蜈蚣燒，丸服。○臍風，同僵蠶、膩粉，灌之。○**白僵蠶**、驚癇客忤，去風痰。○撮口噤風，爲末蜜服。○燒地，以大蒜泥制，服〔二〕。○**棗貓**、臍風。**全蝎**、小兒驚癇風搐，薄荷包炙，研服。胎驚天吊，入朱砂、麝香。或丸服。風癇及慢驚，用石榴煅過，末服。○慢驚，同白朮、麻黄，末服。○臍風，同麝服。**玳瑁**、清熱，止急驚客忤。**鼉甲**、小兒驚癇，炙研乳服。**真珠**、小兒驚熱。**田螺殼**、驚風有痰。**牡蠣**、安神去煩，小兒驚癇。**龍骨**、小兒熱氣驚癇，安神定魂魄。○**龍齒**、小兒五驚十二癇，身熱不可近。**龍角**、驚癇瘛瘲，身熱如火。**鮫鯉甲**〔三〕、肝驚。**守宫**、風痓驚癇。○心虚驚癇。**蛇蜕**、小兒百二十種驚癇瘈瘲，弄舌搖頭。**白花蛇**、小兒風熱，急慢驚風搐搦。**烏蛇**、**鯉魚脂**、小兒驚忤諸癇。**鸛屎**、天吊驚風發不止，炒研，入麝香、牛黄、蝎，末服。**鵝毛**、小兒衣之，辟驚癇。**雁毛**、同上。

〔一〕同：原脱。今據本卷前驚癇「蜥蜴」補。
〔二〕服：卷三十九蠶白殭蠶「附方」作「研末每用嗃鼻」。
〔三〕甲：原作「魚」。今據本卷前驚癇「鮫鯉甲」改。

鴨肉 小兒熱驚 雞冠血 小兒卒驚客忤搐吊 白雄雞血 驚風不醒，抹唇口。腦亦治驚癇 雞子 驚，止
伏翼 小兒驚，釀朱砂燒研服。慢驚灸焦，同人中白、蝎、麝丸服 五靈脂 小兒驚風，五癇 雞屎白 小兒驚忤
驚啼，燒炒水服 豬心血 心熱驚癇，調朱砂末服，引入心 豬心肝腎 並主驚癇 豚卵 豬乳齒
屎 並主驚癇 白狗屎 小兒驚癇客忤，燒服 狗屎中骨 寒熱驚癇 牛膽 治驚風有奇功 鼻津 客忤
灌之 馬屎 燒末，煮酒浴兒卒忤 尾 燒烟熏客忤 屎中粟 燒，治小兒客忤 馬絆繩 煎浴小兒癇 驢
乳 小兒癇疾客忤，天吊風，痰疾，服之 驢毛 煎飲，治客忤 牛黃 驚癇寒熱，竹瀝調服，或蜜調，或入朱砂 駝
黃 風熱驚疾 六畜毛蹄甲 客熱驚癇 鮓答 虎睛 虎魄 虎鼻 爪
象牙 犀角 濃磨汁服 牛黃及角 野猪黃及脂 熊膽 驚癇瘈瘲，竹瀝化服
羚羊角 平肝定風 麝香 驚癇客忤，驚啼，通諸竅，開經絡，透肌骨，辟邪氣 狐肝膽 驚癇寒熱搐搦 牡鼠
煎油摩驚癇 猬皮 驚啼，炒服 猴頭骨及手 驚癇寒熱口噤 髮髲 合雞子黃煎，消爲水，服，主小兒驚熱
百病 油髮灰 乳服，止小兒驚啼 月經血 小兒驚癇發熱，和青黛水服二錢，入口即瘥
【陰證】 黃芪 補脾瀉心 人參 同黃芪、甘草，治小兒胃虛而成慢驚，爲瀉火補金，益土平木之神劑 桔梗 上小

鴨肉、小兒熱驚。雞冠血、小兒卒驚，客忤搐吊。白雄雞血、驚風不醒，抹唇、口、腦。亦治驚癇。雞子、止驚。伏翼、小兒驚，釀朱砂燒，研服。○慢驚，炙焦，同人中白、蝎、麝，丸服。五靈脂、小兒驚風五癇。雞屎白、小兒驚忤驚喑，燒灰，水服。豬心血、心熱驚癇，調朱砂末服，引入心。豬心、肝、腎、並主驚癇。豚卵、豬乳、齒、屎、並主驚癇。白狗屎、小兒驚癇客忤，燒服。狗屎中骨、寒熱驚癇、。牛膽、治驚風有奇功。鼻津、客忤，灌之。馬屎、燒末，煮酒，浴兒卒忤。尾、燒烟，熏客忤。屎中粟、燒，治小兒客忤。馬絆繩、煎，浴小兒癇。驢乳、小兒癇疾，客忤天吊，風痰咳，服之。驢毛、煎飲，治客忤。牛黄、驚癇寒熱，竹瀝調服，或蜜調，或入朱砂。駝黄、風熱驚疾。六畜毛蹄甲、客熱驚癇。鮓答、虎睛、虎魄、虎鼻、爪、象牙、犀角、濃磨汁服。牛黄及角、野豬黄及脂、熊膽、驚癇瘈瘲，竹瀝[一]化服。羚羊角、平肝定風。麝香、驚癇客忤，驚啼，通諸竅，開經絡，透肌骨，辟邪氣。狐肝、膽、驚癇，寒熱搐搦。牡鼠、煎油，摩驚癇。猬皮、驚啼，燒服。猴頭骨及手、驚癇、寒熱口噤。髪髲、合雞子黄煎，消爲水服，主小兒驚熱百病。油髪灰、乳服，止小兒驚啼。月經血。小兒驚癇發熱，和青黛水，服二錢，入口即瘥。

【陰證】[二]黄芪、補脉瀉心。人參、同黄芪、甘草，治小兒胃虚而成慢驚，爲瀉火補金、益土平木之神劑。桔梗、主小

[一] 瀝：原作「歷」。今據卷五十一熊膽「主治」改。

[二] 陰證：此下「黄芪……神劑」一段亦見本卷驚癇陰症之下。其後「桔梗主小」四字乃本卷驚癇陽證錯簡之文。

水楊柳根風痒出不快煎湯浴 茱萸口噤嚼一二粒抹之 茶葉燒熏瘡痒 馬齒莧灰敗

茅 黃絹灰 海螵蛸末 黃牛屎灰 蕎麥 大豆 赤小豆

豌豆 綠豆並研傳爛瘡及瘡 枇杷葉洗爛瘡 青羊脂擦瘡痂如疥 薑石

芒消並塗瘡毒 雄黃痘疔同紫草末 燕脂水塗 蠶繭同白礬煅傳瘡疳 蜂蜜 酥油並潤

痘痂欲落不落且無瘢痕 白僵蠶用雄雞屎浸酒和塗豆瘢 蜜陀僧人乳調塗豆瘢 豬肉汁

馬肉汁並洗痘瘢 柳葉暑月生蛆鋪臥引出 畢澄茄嚏鼻治痘入目

水楊柳根〔一〕、風寒出不快，煎湯浴。茱萸、口噤，嚼一二粒抹之。茶葉、燒熏痘痒。馬齒莧、灰。敗茅、黄絹、灰。海螵蛸、末。黄牛屎、灰。蕎麥、大豆、赤小豆、豌豆、緑豆、並研，傅爛痘及癰。枇杷葉、洗爛痘。青羊脂、摩痘瘡如疥。薑石、芒消、並塗痘毒。雄黄、痘疔，同紫草，末，燕脂水塗。蠶繭、同白礬煅，傅痘疳。蜂蜜、酥油、並潤痘痂欲落不落，且無瘢痕。白僵蠶、用雄雞尾浸酒，和塗豆瘢。密陀僧、人乳調塗豆瘢。豬肉汁、馬肉汁、並洗豆瘢。柳葉、暑月生蛆，鋪卧引之。畢澄茄。嗃鼻，治痘入目。

〔一〕水楊柳根：據此下内容，當爲前痘瘡外治「胡荽」之後所脱之文，錯簡於此。

科学出版社中医药出版分社
联系电话:010-64019031　010-64037449
E-mail:med-prof@mail.sciencep.com

(R-0006.01)
ISBN 978-7-5088-5218-8
9 787508 852188
定價：398.00圓